정신간호학 Ⅱ

Theory and Practice for Clinical Settings

5th edition

강경화 · 강문희 · 김희숙 · 민지영 · 송지현 · 안영미 · 오은희
원미라 · 유영미 · 유진희 · 이윤주 · 장미희 · 허 정

KIM FOSTER, RN, DipAppSc, BN, MA, PhD, CF, FACMHN
Professor of Mental Health Nursing
Australian Catholic University and NorthWestern Mental Health
Australia

PETA MARKS, RN, CMHN, BN, MPH, MCFT, FACMHN
National Project Manager
InsideOut Institute, The University of Sydney and Australian Health Consulting
Australia

ANTHONY J O'BRIEN, BN, MPhil(Hons), PhD, FNZCMHN, ONZOM
Associate Professor, Mental Health Nursing
University of Waikato
New Zealand

TOBY RAEBURN, RN, MN(Hons), PhD, FACMHN, Churchill Fellow
Senior Lecturer and Nurse Practitioner in Mental Health
School of Nursing and Midwifery, Western Sydney University
Australia

ELSEVIER

MEP 의학교육

ELSEVIER

Elsevier Australia. ACN 001 002 357
(a division of Reed International Books Australia Pty Ltd)
Tower 1, 475 Victoria Avenue, Chatswood, NSW 2067

Mental Health in Nursing, Fifth edition ISBN: 9780729543392

Publisher's note: Elsevier takes a neutral position with respect to territorial disputes or jurisdictional claims in its published content, including in maps and institutional affiliations.

This translated edition of Mental Health in Nursing, Fifth edition by Kim Foster, Peta Marks, Anthony J. O'Brien & Toby Raeburn is published, in two volumes, by arrangement with Elsevier Australia.

정신간호학

Korean ISBN
1권 979-11-6127-249-8
2권 979-11-6127-250-4
세트 979-11-6127-248-1

Notices

본 번역은 Medical Science Publishing Co. 의 단독 책임하에 있습니다.
실무자와 연구자는 항상 자신의 경험과 지식에 의존하여 평가하고 여기에 설명된 정보, 방법, 화합물 또는 실험을 사용해야 합니다.
특히 의학의 급속한 발전으로 인해, 진단과 약물 복용에 대한 독립적인 검증이 이루어져야 합니다.
법의 모든 범위에서 엘스비어, 저자, 편집자 또는 기고자는 번역과 관련하여 제품 책임, 과실 또는 기타 방법으로 인한 사람이나 재산의 손상 및 손해에 대해 어떠한 책임도 지지 않습니다.
또한 본 자료에 포함된 모든 방법, 제품, 지침 또는 아이디어의 사용이나 운영에 대해서도 책임을 지지 않습니다.

Printed in Korea by Medical Science Publishing, Co.

간단 차례

1권

CHAPTER 01 정신건강이 중요한 이유 2
CHAPTER 02 모든 상황에서의 정신건강 20
CHAPTER 03 정신건강 환경 50
CHAPTER 04 정신건강과 질환의 스펙트럼 66
CHAPTER 05 정신건강과 관련된 법적 윤리적 문제 86
CHAPTER 06 정신건강 분야에서 가족과 협력하기 130
CHAPTER 07 전문적 자기돌봄 150
CHAPTER 08 정신건강 사정 178
CHAPTER 09 정신질환과 신체건강 208
CHAPTER 10 불안장애 230
CHAPTER 11 조현병 스펙트럼 및 기타 정신병적 장애 260
CHAPTER 12 기분장애(양극성 장애 및 우울증) 286
CHAPTER 13 물질 관련 및 중독장애 306

2권

CHAPTER 14 섭식장애 348
CHAPTER 15 성격장애 386
CHAPTER 16 수면-각성장애 406
CHAPTER 17 신체증상 및 관련 장애 420
CHAPTER 18 성 관련 장애 430
CHAPTER 19 아동·청소년 정신건강 440
CHAPTER 20 노인 정신건강 482
CHAPTER 21 주산기 및 신생아 정신건강 514
CHAPTER 22 정신약리학 528
CHAPTER 23 1차 보건의료 및 지역사회 562
CHAPTER 24 정신과적 응급처치 576
CHAPTER 25 법의정신간호 588

이 책의 차례

CHAPTER 14 섭식장애 348

서론 350
섭식장애의 유형 350
신경성 식욕부진증 350
신경성 폭식증 352
폭식장애 352
기타 특정 섭식장애 352
발병률 및 유병률 354
섭식장애와 성별 354
아동 및 청소년의 섭식장애 355
영향요인 356
생물학 및 유전적 요인 356
개인의 심리적 요인 357
사회문화적 및 환경적 영향 357
대인관계 358
예방 및 보호요인 359
징후와 증상 360
신체건강 360
정신건강 361
사정 362
신체사정 362
정신건강사정 363
신체이미지 사정 363
자살사정 365
영양 및 운동사정 365
무절제한 섭식행동 및 의식 평가 366
가족사정 367
중재 367
입원 368
의학적으로 불안정한 대상자의 간호 370
치료적 관계 371
영양재활, 식습관 정상화 및 식사 지지 373
정신치료 기술 및 치료법 375
간호사의 역할에 대한 마지막 말 379

CHAPTER 15 성격장애 386

서론 388
성격이란 무엇인가? 388
성격장애의 유형 389
유병률 392
기여요인 393
성격장애의 경험 393
징후 및 증상 393
자해와 성격장애 394
사정 영역 396
중재 397
위기 중재 398
한계 설정 398
자기관리 400
상호작용 치료방법 400
간호 접근 401
약리학적 중재 402

CHAPTER 16 수면-각성장애 406

서론 408

정상수면 408

수면의 주기 408

NREM 수면 409

REM 수면 409

수면의 기능 410

수면에 영향을 미치는 요인 410

수면과 정신질환 411

우울증과 수면 411

계절성 정서장애와 수면 411

불안장애와 수면 411

양극성 장애와 수면 411

조현병과 수면 411

주의력결핍과잉행동장애 및 자폐 스펙트럼장애와 수면 411

수면평가 411

수면-각성장애의 유형 412

불면장애 412

과다수면장애 412

기면증 413

호흡 관련 수면장애 413

일주기 리듬 수면-각성장애 414

사건수면 415

NREM 수면 각성장애 415

REM 수면 행동장애 416

하지불안증후군 416

수면장애 간호 416

약물간호 416

폐쇄성수면무호흡저호흡장애 간호 417

일주기 리듬 수면장애 간호 417

인지행동치료 417

건강한 수면습관 418

CHAPTER 17 신체증상 및 관련 장애 420

서론 422

신체증상장애의 유형 422

신체증상장애 422

질병불안장애 422

전환장애 423

인위성 장애 423

기타 의학적 상태에 영향을 주는 심리적 요인 423

신체증상장애의 원인 424

생물학적 요인 424

생화학적 원인 424

정신사회적 요인 424

가족역동 424

역학 및 통계 424

신체증상장애 사정 425

신체증상장애 중재 425

신체증상장애에 대한 약물 426

인지행동치료 426

마음챙김 기반 요법(치료) 427

스트레스 관리 427

신체증상장애 간호 428

CHAPTER 18 성 관련 장애 430

서론 432
성지향 433
성반응주기 433
 욕망기 433
 흥분기 433
 절정기 433
 해소기 433
성 관련 장애 434
 원인 434
성 관련 장애 유형 434
 성기능장애 434
 변태성욕장애 435
 성별불쾌감장애 437
성가치관에 대한 자기인식 437
성적 문제 초기 사정 437
약물치료 438
성태도 재조정 438

CHAPTER 19 아동 · 청소년 정신건강 440

서론 442
아동 및 청소년의 정신건강 진단 442
유병률 443
발달 문제 444
정신질환의 맥락 445
사정 445
아동 및 청소년이 접근 가능한 서비스 447
간호사의 역할 448
 취약한 아동 및 청소년의 식별 449
아동 및 청소년의 참여 449
 아동 450
 청소년 450
 정신증 및 행동 문제 451
 행동 문제 456
 우울 및 자살 456
 청소년의 자해 459
 중재 459
 청소년의 위험 감수 460
 테크놀로지와 청소년 461
가족 역할 463
자존감 463
정신 교육 464
법적 문제 464
자폐 스펙트럼장애와 지적장애 465
 신경전형적 사고 465
 자폐 스펙트럼장애 467
유병률 469
 원인 470
수용과 배제의 경험 472
자폐 스펙트럼장애와 지적장애 472
대상자의 신체건강 472
 자폐 스펙트럼장애 472
 지적장애 472
사정의 핵심 요점 473
중재 476
탈시설화 477

CHAPTER 20 노인 정신건강 482

서론 484
고령화와 인구통계 484
만성질환과 정신건강 485
선별검사와 관찰 486
건강력 청취 및 간호사정 487
인지기능 사정도구 488
노인의 정신질환 488
불안장애 489
세 가지 D: 우울증, 섬망, 치매 490
물질사용 및 오용 495
조현병 496
자살 497
노인의 자살 위험요인 497
노인정신간호 499
노인의 다약제 사용과 약물 안전성 500
• 위험신호 502
보호요소 502
지식 503
기술 504

CHAPTER 21 주산기 및 신생아 정신건강 514

서론 516
• 위험신호 517
지식 517
선별검사의 장벽 518
안전/위험요인 사정 및 보호요인 518
치료방식 및 고려사항 519
임신 및 수유 중 약물사용 519
태도 520
기술 520
• 위험신호 522
지식 522
분만 및 산후관리를 위한 간호계획 523
태도 524
간호 중재 524
돌봄/치료 방법 524

CHAPTER 22 정신약리학 528

서론 530
중요한 정신약리학 원칙 531
중요한 항정신성 약물 532
항불안제 또는 진정제 532
항우울제 535
기분안정제 538
항정신병제 또는 신경이완제 541
비정형 항정신병 약물 543
항정신병제 사용의 특별한 이슈 547
세로토닌 증후군 547
인지강화제 547
필요시(prn) 항정신병제 투여 547
복약 이행도 및 일치 548
중단증후군 549
항정신병제와 관련된 심혈관계 위험 549
대상자 교육 550

협력 처방 551
향정신성 약물사용의 사전동의 및 윤리 551
데포 또는 항정신병 약물 장기 지속형 주사제 552
급성 초조에 대한 약물 554
특수 집단의 향정신성 약물 사용 555
임산부 및 수유부 555
아동 및 청소년 556
노인 556

CHAPTER 23 1차 보건의료 및 지역사회 562

서론 564
1차 보건의료 및 지역사회 치료 환경 564
• 위험신호 566
보호요소 566
지식 567
태도 567
정신건강 기술 567
관련 치료양식 및 고려사항 568
• 위험신호 570
보호요소 570
지식 570
태도 571
정신건강 기술 571
간호활동 및 중재 572
관련 치료양식 및 고려사항 572

CHAPTER 24 정신과적 응급처치 576

서론 578
응급상황에서 정신건강 표현에 대한 접근 578
• 위험신호 580
보호요소 580
지식 581
태도 582
기술 582
치료방식 및 고려사항 582
• 위험신호 584
보호요소 584
지식 584
태도 585
기술 585
선별검사 586
치료방식 및 고려사항 586

CHAPTER 25 법의정신간호 588

서론 590

• 위험신호 591

지식 591

인구통계학적 특성 592

인지 및 사회적 기술 593

정신질환 및 타인에 대한 위험 593

물질사용 593

태도 594

정신건강 간호 활동 및 중재 594

위험사정 595

• 위험신호 596

지식 596

정신건강 간호 활동 및 중재 597

관련 치료양식 및 고려사항 598

INDEX 색인 603

CHAPTER 14

섭식장애

Eating Disorders

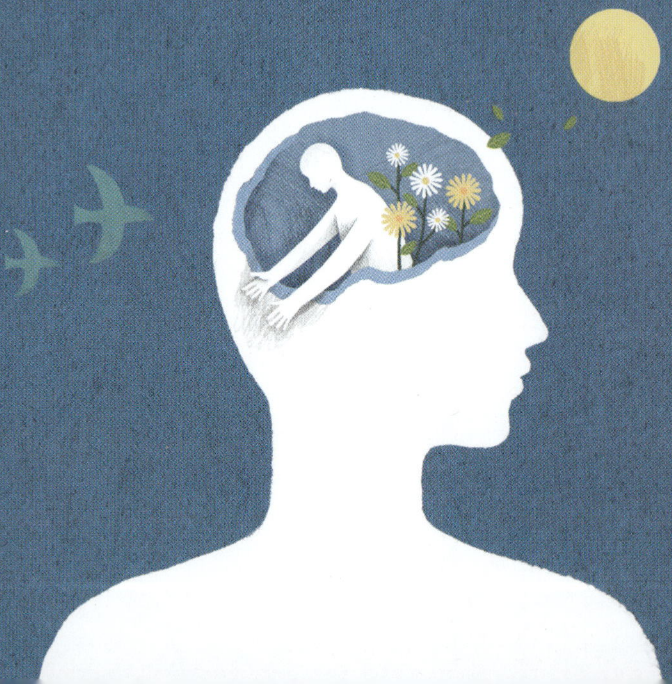

주요 내용

- 섭식장애는 심각한 이환율 및 사망률과 관련된 정신질환이다. 신경성 식욕부진증은 정신질환 중 사망률이 가장 높다.
- 섭식장애는 조기발견, 조기중재 및 적절한 치료로 회복이 가능한 질병이다.
- 섭식장애와 관련하여 많은 오해와 고정관념이 있다. 간호사는 대상자를 효과적으로 간호하기 위해 자신이 가지고 있는 가치관, 태도, 편견을 인식해야 한다.
- 섭식장애와 관련된 심리적 고통은 매우 높다. 치료에 대한 양면성과 저항은 질병의 일부이며 예상되는 부분이다.
- 모든 간호사는 섭식장애 환자가 정신과에서만 만날 수 있는 것이 아니라 복잡한 의학적 · 정신과적 합병증을 가지고 다양한 임상환경(1차보건, 입원 또는 외래 병동)에서 만날 수 있기 때문에 섭식장애에 대한 이해가 필요하다.

주요 용어

- 신경성 식욕부진증(anorexia nervosa)
- 신경성 폭식증(bulimia nervosa)
- 폭식장애(binge eating disorder)
- 급식증후군(refeeding syndrome)
- 기타 특정 섭식장애(other specified feeding or eating disorder, OSFED)
- 신체이미지 손상(body image disturbance)
- 동기강화 중재((motivational interventions)
- 정신교육(psychoeducation)
- 재활(rehabilitation)
- 기반 치료(family−based therapy)
- 인지행동치료(cognitive behaviour therapy)
- 전문가의 지지적 임상 관리(specialist supportive clinical management)
- 치료적 식사 지원(therapeutic meal support)

학습 목표

이 단원을 통해 다음을 수행할 수 있다.

- 개인, 가족 및 사회적 맥락 내에서 섭식장애 및 불규칙한 섭식 행동에 대해 이해한다.
- 섭식장애의 영향을 받는 신체건강, 정신건강, 영양상태, 사회적 및 행동 패턴을 포함한 건강 및 삶의 질 영역을 구분하고 섭식장애 대상자가 일반적으로 경험하는 치료에 대한 양가감정과 진정한 투쟁상황을 이해한다.
- 신경성 식욕부진증으로 입원한 대상자에게 모든 치료환경에서 긍정적인 치료결과를 위해 협력적이고 공감하는 간호중재의 중요성을 이해하고 설명한다.
- 전문가의 지지적 임상관리, 인지행동치료, 대인관계치료, 동기강화 중재, 가족 기반 치료, 정신교육 및 약물치료를 포함한 다양한 치료 접근방식을 설명한다.

서론

이 장에서는 신경성 식욕부진증, 신경성 폭식증, 폭식장애 및 기타 특정 섭식장애(OSFED)를 포함한 섭식장애에 대해 논의한다. 섭식장애 증상은 무절제한 식습관 및 식이제한과 같은 위험을 감수하는 행동에서부터 중등도의 심각하고 유병률이 높은 질병(예 신경성 폭식증 및 폭식장애), 매우 심각하지만 비교적 유병률이 낮은 질환(예 신경성 식욕부진증)에 이르기까지 연속적으로 존재하는 것으로 알려져 있다.

신경성 식욕부진증, 신경성 폭식증 및 기타 특정 섭식장애를 동시에 진단할 수는 없지만, 불규칙한 섭식행동은 시간이 지남에 따라 이러한 질병 사이에서 변동할 수 있다. 기타 특정 섭식장애는 보다 최근 정의된 섭식장애 범주이며 연구문헌에 잘 설명되어 있지 않다. 그러나 기타 특정 섭식장애의 전신인 '달리 명시되지 않은 섭식장애'는 폭식장애를 포함한다는 점에서 기타 특정 섭식장애와 달리 잘 연구되어 무증상 장애도 건강에 상당한 영향을 미칠 수 있음을 보여주며, 삶의 질, 이환율 및 사망률에 영향을 미치는 것으로 밝혀졌다.

섭식장애는 음식 제한 또는 조절되지 않은 섭식의 반복적인 에피소드와 같은 하나 이상의 심각하게 부적절한 섭식행동과 자가유발 구토, 과도한 운동 또는 완하제나 이뇨제의 남용을 포함한 체중 조절 행동이 특징이다. 섭식장애가 있는 사람은 자신의 체중에 몰두하며, 자신의 가치는 자신의 외형과 체중, 체중 조절능력에 달려 있다고 생각한다. 그들은 낙인과 섭식장애 때문에 은둔하며 치료는 받지 않는다.

모든 임상환경의 간호사는 섭식장애의 발달 및 지속에 대한 근거를 이해하고, 위험에 처한 사람을 조기 발견 및 조기 중재하고, 회복을 위해 대상자와 협력하는 기술을 습득해야 한다. 지역사회를 교육하고 대인관계 중심 치료를 제공하며 사람과 가족을 위한 더 나은 결과를 지원하는 것이 초점이다. 다른 모든 신체 및 정신장애와 마찬가지로 '적절하고 근거기반의 다학제팀 접근(의료, 심리 및 영양)을 기반으로 한 조기 인식 및 시기 적절한 중재가 이상적인 치료 표준'이 된다.

섭식장애는 모든 정신장애 중에서 가장 심각하고 잘못 이해되고 있는 질환 중 하나로, 질병과 관련된 오해와 고정관념이 대상자에게 상당한 영향을 미친다. 섭식장애는 사람들의 허영심이나 관심에 대한 욕구로 인해 선택한 생활방식이라고 볼 수 없다. 섭식장애는 일반적으로 장기간 치료가 필요한 복잡하고 잠재적으로 치명적인 질병이다. 섭식장애 환자는 질병을 스스로 만들지 않으며, 그렇기 때문에 단순히 다이어트를 중단하거나 증상의 일부인 부정적 자기파괴 행동을 스스로 바꾸기는 어렵다. 섭식장애는 건강에 심각한 부정적인 영향을 미칠 뿐만 아니라 심각한 삶의 질 손상 및 개인, 직장/교육 및 사회적 · 정서적 삶에도 심각한 영향을 미친다.

섭식장애의 유형

신경성 식욕부진증

신경성 식욕부진증은 조현병 대상자와 비슷한 손상 결과를 보이는 복잡하고 심각한 정신장애이며, 정신과적 동반질환, 의학적 이환율 및 사망률이 높다. 저체중 또는 낮은 체질량지수(BMI)가 가장 큰 특징이며, 체중 증가 또는 '뚱뚱한' 것에 대한 강렬한 두려움 및 회피가 나타나는데, 이는 지속적이고 심각한 식이제한 및 기타 체중 감소 행동을 유발한다. 신경성 식욕부진증은 일반적으로 청소년 초기에서 중기 사이에 시작되며(그러나 모든 연령에서 나타날 수 있음) 살찌거나 '건강에 해로운' 식이요법 또는 음식

당사자 이야기 14.1

R은 16세로, 부모와 언니와 함께 살고 있으며 고등학교를 다니고 있다. R은 지난 몇 달 동안 매우 적은 식사와 과도한 운동으로 인해 상당한 체중을 감량했지만 여전히 건강한 체중범위 중 낮은 범위에 있다. R은 이전에 활동적이고 사교적이며 학업성취도가 높았지만 올해는 학교에서 또래집단과의 관계 갈등, 왕따, 자신의 페이스북 페이지에 게시된 수치심을 유발하는 댓글로 인해 불안해하고 창피하면서 슬프고 매우 괴로워했다. 영양사인 그녀의 어머니는 R이 건강하게 식사할 수 있도록 도와주려 했지만 효과가 없었고 R이 섭식장애를 앓고 있는 것이 걱정되었다. R이 학교에서 쓰러졌을 때, 엄마는 R을 의사에게 데려갔다. 의사는 R이 지난 2개월 동안 8~10kg을 감량했으며, 의학적으로 불안정한 상태(저체온, 낮은 맥박, 체위성 저혈압 및 불규칙한 심전도)를 발견하고 즉시 지역병원 응급실로 보내 치료를 받도록 권유했다.

응급실에서 중증분류를 담당하는 간호사는 의사에게 다음과 같이 말하였다. "5번 침대에는 의학적으로 상당히 불안정한 16세 R이 있는데, 말라 보이진 않지만 보호자는 R이 섭식장애를 앓고 있는 것을 걱정하고 있어요. 전 이뻐지려고 스스로 굶어 죽는 사람을 정말로 이해할 수가 없어요."

학습 관점

고정관념, 낙인 및 차별은 의사의 태도와 접근방식에 영향을 줄 수 있으며, 이는 대상자의 도움을 구하는 행동과 잠재적으로 건강결과에 영향을 미친다. 섭식장애를 둘러싼 오해와 고정 관념을 없애기 위해 다른 의료종사자와 지식을 공유하는 것이 중요하다.

제한으로 시작된다. 이 식이제한은 질병이 진행됨에 따라 더욱 극단적으로 변하며, 일반적으로 우울한 기분 악화, 인지장애, 불안 증가 및 강박적 특징을 동반한다.

일반적인 체중 감량 행동에는 전체 식품군(예 탄수화물)을 먹지 않는 것, 과도한 운동, 자가유발 구토 또는 배출, 식욕억제제 또는 이뇨제 사용이 포함된다. 신경성 식욕부진증을 가진 젊은 사람은 발달단계에 따른 정상적인 체중 증가를 이루지 못하거나 정상적인 발달 과정을 유지하지 못할 수 있다. 신경성 식욕부진증의 발병이 사춘기 이전인 경우, 사춘기 사건의 순서가 지연되거나 심지어 정지될 것이다(예 여아의 경우 유방이 발달하지 않고 원발성 무월경이 있으며, 남아의 경우 생식기가 덜 발달함). 『정신질환 진단 및 통계 편람(DSM-5)』에서 체질량지수(BMI)는 질병의 중증도를 단계화하는 데 사용된다.

BMI $< 15\text{kg/m}^2$ = 극도
BMI $15 \sim 15.99\text{kg/m}^2$ = 심함
BMI $16 \sim 16.99\text{kg/m}^2$ = 보통
BMI $> 17\text{kg/m}^2$ = 경도

당사자 이야기 14.1은 섭식장애의 초기 진행에 대해 설명한다.

신경성 식욕부진증을 경험하는 대상자는 종종 자신의 정체성을 섭식 장애와 동일시하고, 체중 감소와 영양실조의 결과로 사람이 경험하는 심각한 영양 손상과 생명을 위협하는 의학적 합병증, 그리고 질병을 동반한 쇠약해지는 심리적 고통에도 불구하고 질환을 통해 자신의 환경에 대한 통제감이나 감량목표 달성에 대한 만족감을 경험한다. 대상자는 체중과 체형에 대한 왜곡의 실제 느낌이 있고 전체적으로 과체중이라고 느끼거나 특정 신체부위(특히 엉덩이, 허벅지 또는 복부)에 '너무 뚱뚱하다'고 초점을 맞춘다. 체중 증가에 대한 생각은 용납할 수 없는 자

제력의 실패로 간주하며, 신경성 식욕부진증이 있는 사람의 체중이 얼마나 저체중이 될 수 있는지(또는 그들이 얼마나 기분이 좋지 않을 수 있는지)에 관계없이 뚱뚱해지는 것에 대한 압도적인 두려움이 있다. 더 많은 체중을 감량하고 지속적인 체중 감량을 위한 전략에 점점 더 몰두하게 된다.

신경성 폭식증

신경성 폭식증은 많은 양의 음식을 과식(폭식)하고 싶은 규칙적이고 압도적인 충동이 특징이며, 자가유발 구토, 과도한 운동, 음식 회피 또는 완하제 남용과 같은 체중 증가를 피하기 위한 보상적 행동을 취한다. 신경성 식욕부진증 대상자와 마찬가지로 신경성 폭식증 대상자는 자신의 체중과 외형을 과대평가하고 체중 증가를 두려워한다. '폭식'은 대부분의 사람이 유사한 상황에서 동일한 시간 동안 먹는 것보다 확실히 많은 양의 음식을 과도하게 먹는 것으로, 폭식은 항상 통제력 부족과 관련된다.

폭식의 주요 원인 중 하나는 배고픔이다. 낮에는 음식을 제한하고 오후/저녁에는 폭식을 하는 주기가 형성되는 경우가 많다. 다른 유발요인은 대인관계 스트레스, 강렬한 감정, 지루함 또는 낮은 자존감, 체중 및 외형과 관련된 부정적인 감정일 수 있다. 폭식은 그 사람이 불편하거나 고통스러울 정도로 배불러서 죄책감, 자책감, 자기혐오감을 느낄 때까지 계속된다. 체중 증가에 대한 두려움은 구토나 다른 보상적 행동을 유발하여 낮은 자존감을 더욱 강화하고 다음날 '다이어트'는 내일부터 하기로 합리화하면서 폭식증을 유지한다.

신경성 폭식증과 신경성 식욕부진증을 구별하는 주요 특징은 체중이다. 신경성 폭식증이 있는 사람은 체중이 정상 또는 거의 정상에 가까울 가능성이 높다. 신경성 폭식증이 있는 사람은 입원이 필요할 가능성이 낮다. 그러나 신경성 폭식증이 무해한 질병이라는 말은 아니며, 대상자의 신체건강 상태에 따른 체액 및 전해질 장애는 병원에서 치료가 필요할 수 있는 심각하고 잠재적으로 치명적인 의학적 문제(예 심장 부정맥, 식도파열, 위파열)로 이어질 수 있다.

당사자 이야기 14.2에서는 의사에게 완하제를 요청하는 대상자가 묘사되어 있지만 문제는 불규칙한 섭식 및 배설 패턴이다.

폭식장애

폭식장애는 가장 흔한 섭식장애이며, 사람의 건강과 삶의 질에 영향을 미친다. 폭식장애가 있는 사람은 반복적인 폭식 삽화를 경험하지만 보상 행동은 사용하지 않는다. 다른 섭식장애를 가진 사람과 마찬가지로 폭식은 먹는 동안 자제력 부족을 동반하고 폭식 후에는 극심한 고통(죄책감, 혐오감)과 불안과 우울감을 동반한다. 폭식장애는 정상 체중, 과체중 또는 비만인 대상자에게 발생할 수 있다. 비만인 사람이 모두 폭식을 하는 것은 아니지만, 그렇지 않은 사람보다 기능장애, 삶의 질 저하, 주관적 고통, 정신병적 동반질환을 경험하는 사람이 더 많다. 폭식장애를 경험하는 사람의 약 3/4에서 정신장애가 동시에 발생한다. 중요한 정신병적 동반질환은 거식증 및 신경성 폭식증과 비슷하다.

기타 특정 섭식장애

사람들 중에는 중요한 기능 영역(예 사회적, 직업적)에서 임상적으로 심한 고통이나 손상이 있지만 섭식장애 진단 기준을 완전히 충족하지 않는 섭식장애를 경험한다. 예를 들어 신경성 식욕부진증에 대한 모든 기준을 충족하지만 체중이 정상 범위 내 또는 초

당사자 이야기 14.2

M은 25세 여성으로 주치의가 따로 없었기 때문에 완하제 처방을 위해 새로운 의사를 찾았다. M은 자신이 복통으로 문제가 있고 변비가 있어서 더 강한 완하제를 처방받기 위해 의사의 진찰을 받고 싶다고 말했다. 그녀는 처방전 없이 살 수 있는 대부분의 완하제를 시도했지만 효과가 없었고, 자신이 스트레스, 체중 조절, 식단 관리에 문제가 있음을 인정했다. 그녀는 음식 알레르기로 고통받고 있다고 생각했다. 아마도 유당과 글루텐불내증일 것이다(그녀는 식단에서 둘 다 피했다). 새 직장을 다니기 시작한 지 얼마 되지 않아 규칙적으로 식사를 하지 않고 식사를 거르게 되었다. 또한 피곤하고 우울했으며, 생리는 불규칙해졌다. 그녀는 날씬하고 창백했으며 검사상 임상적으로 변비는 아니었다.

1차 보건의료 간호사가 배를 만져도 변비의 임상적 징후가 보이지 않는다고 이야기했다. 또한 변비가 아니라면 다른 임상적 상태일 수 있음을 말하며 실제 변비가 걱정되는 분은 식사가 힘들다고 말해 주었다. 간호사는 확실히 변비가 맞는지 다시 한번 질문하였다.

학습 관점

사실에 입각하여 비판단적인 방식으로 불규칙한 섭식 행동에 대해 묻는 것은 조기 식별 및 중재에 중요하다. SCOFF는 모든 임상환경에서 사용할 수 있는 간단한 증거기반 선별도구로, 여기에는 다섯 가지 간단한 질문이 포함된다.

S (Sick) 불편할 정도로 포만감을 느껴서 힘듭니까?
C (Control) 먹는 양에 대한 통제력을 잃은 것이 걱정됩니까?
O (Over) 최근 3개월 동안 6kg 이상 감량한 적이 있습니까?
F (Fat) 다른 사람들이 당신이 너무 말랐다고 말할 때 당신은 자신을 뚱뚱하다고 믿습니까?
F (Food) 음식이 당신의 삶을 지배하나요?

이 질문 중 2개 이상에 대해 '예'라고 답한 경우 섭식 및 식이요법에 대한 보다 포괄적인 평가가 필요하다. 또한, 아래 두 가지 질문을 하는 것은 신경성 폭식증(젊은 성인에게 더 흔함)에 대한 높은 민감도와 특이성을 나타내는 것으로 나타났다.

1. 식사 패턴에 만족하시나요?
2. 당신은 몰래 식사를 한 적이 있습니까?

출처: Hill, L. S., et al., 2010

과인 사람, 또는 폭식빈도 또는 기타 보상에 대한 기준을 제외하고 신경성 폭식증 또는 폭식장애에 대한 모든 기준을 충족하는 사람이 있다. 기타 특정 섭식장애는 폭식 없이 배를 비워 내는 제거행동장애(Purging disorder)와 야식증후군도 포함된다. 2018년 영국의 국립보건임상연구원(National Institute for Health and Care Excellence, NICE)은 해당 섭식장애의 치료에 있어 대상자가 경험하는 증상과 가장 유사한 섭식장애와 동일해야 한다고 권고하는 지침을 발표했다.

또한 체중과 외형 문제에 초점을 맞추지 않았기 때문에 이 장에서 논의되지 않는 많은 섭식장애가 있다. 음식에 대한 관심 부족, 이전에 불건강한 음식 관련 경험에 대한 반응으로 먹기; 사람이 흙과 같은 음식이 아닌 물질을 갈망하고 먹는 이식증 및 음식을 역류시키고, 다시 씹고, 삼키는 반추장애 등이 이에 해당한다.

발병률 및 유병률

섭식장애의 발병률과 유병률은 결정하기 어렵고 세계 여러 지역에 알려져 있지 않다. 장애에 대한 통찰력, 부정, 수치심, 비밀 유지 및 낙인 때문에 역학에 대한 데이터가 부족할 수 있지만, 역학적 섭식장애 연구에 대한 투자 부족을 반영하기도 한다.

건강보험심사평가원 자료를 보면, 섭식장애(F50) 환자 수는 2017년 8,168명에서 2021년 1만 900명으로 증가했다. 2021년 섭식장애 환자 중 여성은 총 8,833명, 연령대를 보면 20~29살 여성이 2,248명으로 가장 많았다. 80살 이상 여성도 1,921명에 이르렀다. 이런 공식적인 질병 통계에서 섭식장애 환자의 수가 너무 적게 잡히거나 왜곡된 것도 현실을 반영하지 못하고 있다. 일부 연구에서는 섭식장애 유병률이 인구의 3%에 해당하여 2021년 기준 5,174만 명인 한국의 경우 155만 명에 이른다. 의료보험에 잡힌 통계가 턱없이 낮다고 주장하고 있다.

섭식장애와 성별

섭식장애 대상자는 대부분 여성이다. 그러나 섭식장애는 소년과 남성에게도 발생한다. 섭식장애는 임신한 여성, 노인, 레즈비언, 게이, 트랜스젠더 및 신체건강 문제 및 권장 체중을 초과하거나 몸집이 크거나 비만인 사람 등 모든 연령과 문화 집단, 사회경제적 스펙트럼에 걸친 사람, 기타 정신건강 문제가 있는 사람에게서 발생한다.

섭식장애 행동은 섭식장애 연구 및 임상실무에서 진단이 적은데, 최근 남성에서 점점 더 많이 발생하고 있다(**당사자 이야기 14.3**). 일부 연구자는 섭식장애가 여성보다 남성에게 더 일찍 진단되는 경향이 있다고 이야기한다. 그러나 발병연령에서 성별 차이가 없음을 보여주는 인구 기반 데이터가 있다(14세 미만 포함). 다른 연구에 따르면 섭식장애의 발병은 남성의 경우 좀 더 늦은 나이에 나타나는 것으로 밝혀졌다. 최근 연구에 따르면 폭식장애가 성인 남성(여성과 거의 동일한 유병률)에서 경험하는 가장 흔한 섭식장애이며, 그 다음이 신경성 폭식증 및 신경성 식욕부진증이었다.

섭식장애에 대한 소인, 촉진 및 지속 요인의 측면에서 남성과 여성 사이에 상당한 차이가 존재할 수 있다. 예를 들어 섭식장애가 있는 남성은 병전 경증에서 중등도 비만일 가능성이 더 높은 반면, 여성은 정상적인 체중을 갖고 있지만 체중 감량 전에 뚱뚱함을 느끼는 경향이 있다. 신경성 폭식증, 또는 폭식장애가 있는 남성은 여성보다 구토나 완하제 남용을

당사자 이야기 14.3

V는 몸집이 크고 뚱뚱했기 때문에 항상 부끄러움을 느꼈다. 학교에서 놀림을 받은 그는 마음의 안정을 위해 폭식을 일삼았다. 25살이 되자 그는 식이요법과 운동을 하기로 결심했고, 극단적인 식단 제한을 통해 상당한 체중을 감량하고 운동으로 근육량을 늘리기 위해 노력했다. 친구들이 생각하는 '이상적인' 몸매에도 불구하고 28세의 V는 비참했다. 엄격한 다이어트가 너무 힘들었기 때문에 결국 V는 몰래 폭식을 시작했다. 특히 파티에서 몇 잔의 술을 마셨을 때 스스로를 통제하던 경계가 무너지며 더욱 심해졌다. 그는 자신이 먹은 것에 대해 죄책감과 괴로움을 느꼈기 때문에 살이 찌지 않기 위해 때때로 토하기도 하고 헬스장에서 두 배로 뛰고 한 번에 며칠 동안 먹지도 않았다. 그는 자신이 겪고 있는 폭식-구토-금식의 순환을 멈추게 하는 데 도움이 필요할 것이라고 생각했지만, V는 또한 자신에게 '여성이 주로 경험하는' 문제를 가지고 있다는 사실이 부끄럽고 아무도 그를 믿지 않을까 봐 두려워했다.

덜 하고 보상행동으로 과도한 운동을 사용할 가능성이 더 높다. 남성은 분노가 폭음을 유발할 수 있는 반면, 분노를 억제하는 것은 여성에게 더 큰 위험요인이 된다고 보고한다.

마른 이상 체형, 체중에 초점을 맞춘 자기가치, 음식 제한 및 신체 불만족의 내면화가 레즈비언, 게이, 트랜스젠더 등의 성인에게서 보고되었다. 그리고 트랜스젠더 청소년은 내면의 불만족, 신체 감시, 불규칙한 섭식 및 수치심을 경험하는 것으로 보고되기도 했다.

신체이형장애(『DSM-5』에서는 '섭식장애'가 아니라 '강박 장애 및 관련 장애'에 속함)와 신경성 식욕부진증은 '사회인구학적 특성, 신체이미지 문제의 심각도, 신체 불만족 및 몰두, 완벽주의의 정도, 감정의 변화, 강박장애의 동반질환의 정도 및 신체 크기 추정의 결손' 면에서 유사한 특성을 가지고 있다. 그리고 신체이형장애의 하위 유형인 근육이형은 여성보다 남성에게 더 만연한 것으로 널리 알려져 있다. 이것은 근육질에 대한 집착과 낮은 체지방률 달성을 특징으로 하며, 섭식장애 증상(신체 확인, 신체 회피 등)뿐만 아니라 다른 신체이형장애보다 더 큰 정신병리, 정신사회적 손상 및 자살위험과 관련이 있다.

영양실조와 관련된 남성의 섭식장애 임상특징으로는 아침 발기 및 몽정 감소, 낮은 테스토스테론 수치 및 높은 알코올 의존비율이다. 그러나 섭식장애와 관련된 삶의 질 손상, 생산성 저하 및 정신적 고통은 남성과 여성 간에 유의미한 차이가 없다.

아동 및 청소년의 섭식장애

섭식장애가 있는 아동은 성인보다 더 빨리 아플 수 있다. 어린 사람은 에너지 저장량이 적고 탈수가 더 빠르기 때문에 쇠약 및 의학적 합병증이 더 빨리 발생할 수 있다. 결과적으로 아동의 급격한 체중 감소는 생명을 위협하는 합병증을 유발할 가능성이 더 높다.

섭식장애가 있는 12세 미만의 아동은 청소년 및 성인과 유사한 심리적 증상을 나타낼 수 있다. 그러나 비만이나 체중 증가에 대한 두려움을 보고할 가능성이 적고, 질병이 얼마나 심각한지 인식할 가능성이 적은 반면, 비특이적 증상을 나타낼 가능성이 더 높으며, 체중이 빠르게 감소할 가능성도 더 높다.

역사적 일화 14.1: 모든 성별에 대한 섭식장애의 영향

무질서한 섭식습관에 대한 설명은 고대 종교 문헌에서 찾아볼 수 있다. 1600년대의 청교도 기독교는 영적 깨달음을 위한 단식을 장려했으며, 금식이 정화와 더 영적인 삶에 대한 육체적 욕망을 통제하는 데 사용될 수 있다고 제안했다. 흥미롭게도 섭식장애에 대한 초기 설명에서는 섭식장애를 남성이 경험하는 상태로 거의 보지 않았다. 1873년 초에 '신경성 식욕부진증'이라는 용어를 만든 Dr. William Gull은 그것을 '극도의 쇠약을 특징으로 하는 15세에서 23세 사이의 여성'의 상태로 설명했다. 초기 치료접근법은 신경성 식욕부진증을 경험한 여성을 가족 내에서 고통을 유발하는 '예민하고 감정적인' 사람으로 여겨 가족과 분리시키는 데 중점을 두었다. 정신건강의학과 의사가 제1차 세계대전의 여파와 외상후스트레스장애와 같은 여러 전쟁 관련 정신건강 상태의 출현이 증가하면서 '남성 거식증'도 주의가 필요가 필요하다는 것을 받아들였다.

자세히 알아보기: Zhang, C., 2014. What can we learn from the history of male anorexia nervosa? Journal of Eating Disorders, 2(1): 138.

또한 구토나 완하제 남용 가능성이 적어 불특정 섭식장애 또는 섭식장애로 진단될 가능성이 더 높다.

성장 지연, 사춘기 성숙 지연, 뼈 발달에 대한 비가역적이고 장기적인 영향과 같은 발달에 영향을 미치는 잠재적으로 돌이킬 수 없는 합병증인 다양한 장기계통(뇌 포함), 사춘기 성장 지연/심장 정지 및 질환의 만성화를 예방하기 위해 섭식장애가 있는 아동과 청소년에게는 보다 적극적인 영양 재활이 조기에 필요하다.

비판적 사고 과제 14.1

1. 신체이미지, 식사 및 다이어트에 대한 '정상적인' 관심과 '강박적인' 관심을 어떻게 설명하겠는가?
2. 남성과 여성의 대답이 다를 수 있는가?
3. 연령은 '정상'이라고 생각하는 것에 영향을 주는가?
4. 심한 다이어트는 섭식장애 발병의 가장 큰 위험요소이다. 또한 지역사회에서 비만과 높은 다이어트 행동 발생률을 예방하는 데 중점을 두고 있다. 위험과 예방에 대한 이러한 메시지의 균형을 맞추는 것이 어떻게 가능한가?

영향요인

섭식장애 발병에 대한 취약성을 증가시키는 몇 가지 요인이 있다. 이들 중 일부는 수정 가능한 위험요인이고 나머지는 그렇지 않다. 예를 들어, 10~25세, 여성이고 산업화된 사회에서 살고 있다는 것은 수정이 불가능한 상위 세 가지 위험요인이다. 유전적 소인, 완벽주의적 기질 및 외상적 삶의 경험 또한 수정이 불가능한 요인에 포함된다.

식이요법, 불규칙한 섭식 행동 및 과도한 운동, 신체 불만은 잠재적으로 표적 예방활동의 초점이 될 수 있는 수정 가능한 위험요인이다. 위험 측면에서 심한 다이어트는 섭식장애 발병에 대한 가장 강력한 예측인자이며, 어린 나이 다이어트의 시작은 신체적 · 정신적 건강 악화, 섭식장애, 극단적인 신체 불만족과 관련이 있다. 청소년의 가족과의 갈등 및 우울한 기분, 골밀도 감소와 같은 일반적 건강문제 역시 섭식장애에 영향을 미친다.

여기서는 여러 위험 요인을 설명한다. 그러나 대부분의 사람은 이러한 많은 요인에 노출되어 있음에도 섭식장애를 일으키지 않기 때문에 위험요인과 보호요인 사이에 복잡한 상호작용이 있을 수 있으며 각 개인에 대해 질병이 고유한 방식으로 진행된다는 점을 기억해야 한다.

생물학 및 유전적 요인

신경성 식욕부진증, 신경성 폭식증 및 폭식장애는 모두 유전적 및 환경적 요인의 영향을 받는 유전질환이다. 최근 연구에 따르면 신경성 식욕부진증은 교육 정도, 다중 대사장애와 함께 다른 정신질환(예 강박충동장애)과 상당한 유전적 상관관계가 있는 복잡한 유전성 표현형(즉, 유전자와 환경의 상호작용으로 인한 특성을 가짐) 질환이다. 식욕부진증이 있는 사람의 직계가족은 일반 인구보다 장애가 발병할 가능성이 11배 더 높으며, 일반적으로 섭식장애가 발병할 가능성이 훨씬 더 높다. 산모의 섭식장애는 또한 부정적인 임신 영향(예 당뇨병, 임신중독증 및 임신성 고혈압), 분만 중 합병증(예 분만 연장, 유도 분만), 태아 및 신생아 성장에 미치는 영향, 비정상적 호흡을 나타낸다.

식이 제한 및 불규칙한 섭식 또는 과도한 운동의 결과로 발생하는 생물학적 후유증은 신체적 질병 또는 당뇨병(식이 제한이 필요한)과 같은 질병의 존재와 관련된 체중 감소도 섭식장애를 유발한다.

개인의 심리적 요인

대인관계 기능장애와 부정적인 감정은 섭식장애가 있는 모든 대상자의 위험요소로 알려져 있다. 신경성 식욕부진증 대상자는 일반적으로 낮은 자존감, 완벽주의, 강박관념, 감정표현 불능증 및 친밀감 문제를 포함한 성격 특성과 자신의 삶을 통제할 수 없다는 느낌을 나타낸다. 죄책감, 혐오감 및 수치심, 회피 및 부정적인 문제 해결, 다른 사람과 자신을 비교하고 복종하는 행동, 걱정 및 반추, 갈등을 피하기 위한 감정 억제 사용 등 다양한 감정 조절 어려움도 일반적이다.

신경성 폭식증이 있는 대상자에게 더 흔한 성격 특성에는 충동성, 기분 불안정성 및 자기 비판이 있다. 신경성 폭식증이나 폭식장애가 있는 대상자는 충동적일 수 있고 감정 조절에 어려움을 겪을 수 있으며, 때때로 자해행동 또는 심지어 중독행동을 보이기도 한다. 신경성 폭식증과 폭식장애는 신체적·성적·정서적 학대와 관련이 있으며, 방임 및 기타 외상적 경험(예 비판, 놀림, 체중과 체형에 대한 괴롭힘, 상실과 슬픔)은 모두 섭식장애와 관련이 있다.

섭식장애에 대한 사회학적 이론은 박스 13.1에서 살펴본다.

사회문화적 및 환경적 영향

사회문화적 영향에는 소셜 미디어와 같은 영상매체에서 제공하는 이미지, 과체중인 사람에 대한 낙인(스스로 게으르고 똑똑하지 못하다고 생각하는 고정관념), '완벽한' 몸매를 추구하는 사람의 성형수술 증가 및 이에 대한 문화적 수용이 포함된다. '마름'은 거의 모든 다른 가치보다 더 높게 평가된다. '날씬'을 미의 이상으로 생각하는 사회환경적 압박감을 가진 많은 사람의 경우 낮은 자존감과 외모 및 신체 이미지에 대한 걱정이 더욱 악화된다. 자신의 몸을 다른 사람(예 또래, 가족, 유명인 또는 인스타그램 '인플루언서')과 비교하고 외모 관련 따돌림/놀림 및 '뚱뚱한 몸에 대한 수치심'은 신체 불만족, 다이어트 및 섭식장애 증상에 영향을 미치는 요인이다. 사진 게시 및 '좋아요' 활동을 활용하는 소셜 네트워킹 사이트의 사용과 함께, 청소년 및 젊은 여성의 소셜 미디어 사용과 신체이미지 및 섭식 문제 사이에는 강력하고 일관된 연관성이 있다.

- 신체 비교 및 불만족에 기여
- 날씬함, 식이 제한 및 불규칙한 섭식에 대한 욕구 유발
- 마른 이상형의 내면화 강화

중년 여성의 경우 갱년기 상태와 노화에 대한 불안이 신체이미지 불만족 및 섭식장애 증상의 발병 또는 악화와 관련이 있다.

최근 몇 년 동안 패션, 미디어, 마케팅 및 광고 산업은 보다 현실적인 체중과 체형을 가진 모델의 고용을 장려해야 한다는 압력을 받고 있다. 그 결과 여

박스 14.1 섭식장애의 사회학적 이론

인지행동 이론은 음식의 제한 및 기타 특징적인 행동이 체중 및 섭식에 대한 개인의 신념과 관련이 있으며 이러한 신념은 억제된 섭식의 과대평가를 강화할 뿐만 아니라 근본적인 체형 및 체중 문제를 강화한다고 제안한다. 섭식장애에 대한 사회문화적 이론은 사람들이 자신을 보는 방식과 타인과의 비교에 영향을 미치는 환경적 요인과 퍼져있는 사회적 기준(예 마른 여성)이 내면화되는 방식과 관련이 있다. 페미니스트 이론은 섭식장애를 여성의 신체 및 성공, 존경 및 통제에서 사회로부터 받는 메시지와 관련하여 설명하고 있으며, '날씬한 여성'은 여성의 독립성과 권력에 대해 반대하는 사회의 시도라고 본다. 정신역동이론의 관점에서 분노의 표현과 정신, 성적 발달의 어려움 뿐만 아니라 얽힌 관계와 관련된 분리 및 자율성의 문제를 기술하고 있다.

러 '진짜 몸' 캠페인이 시작되고 홍보되기도 했다. 프랑스 정부는 이스라엘, 스페인, 이탈리아와 함께 지나치게 저체중인 모델의 고용을 금지하는 법안을 제정했다. 이러한 변화가 섭식장애의 발병률과 유병률을 낮추는 데 어떤 식으로든 영향을 미칠지 여부는 아직 알려져 있지 않다. 건강에 해로운 이미지[거식증을 찬성하는 모임 '프로아나(pro-Ana)' 또는 '신스피레이션(thinspiration)' 및 '핏스포(fitspo)' 포함], 영양 관련 정보['클린이팅(clean eating)'을 장려하는 사람들을 포함]가 누구나 접근 가능한 소셜 미디어의 부상과 그 영향을 고려할 때, 소셜 미디어 문해력 여부는 섭식장애에 영향을 미칠 가능성이 더 높아 보인다. 체중, 체형 및 외모가 강조되는 스포츠, 취미 또는 직업(예 모델, 체조, 보디빌딩 및 발레)은 특히 고위험 영역이다.

대인관계

● 가족관계

가족은 섭식장애의 발생 또는 유지에 주요한 역할을 할 수 있는데, 이것은 가족이 섭식장애에 책임이 있다는 것을 의미하지는 않는다. 아직까지 가족 기능과 섭식장애의 발병 사이의 인과관계를 증명하는 연구는 없다. 치료를 위해 사정해야 할 가족 문제는 부모 구조, 양육 및 의사소통 방식, 식사시간 갈등, 섭식장애 행동 모델링(예 다이어트, 강박 운동) 및 섭식장애 태도(예 신체 불만족)의 중대한 변화가 포함될 수 있다. 평가 또는 치료 중에 식별된 모든 문제는 치료의 일부로 해결된다. 섭식장애는 건강에 미치는 영향을 포함하여 가족에게 엄청난 스트레스를 준다. 가족은 사랑하는 사람이 회복할 수 있도록 지원하는 데 필요한 지식과 기술을 개발하기 위해 정서적 지지와 도움이 필요하다. 대부분의 경우 가족은 회복의 주요 자원이 된다. 가족이 제공할 수 있는 지지와 이해는 회복 과정에 매우 중요하다. 연구에 따르면 가족 참여는 특히 아동과 청소년뿐만 아니라 성인, 특히 질병기간이 짧은(3년 미만) 정신적/의학적 이환율을 줄이는 데 유용한 것으로 나타났다.

● 동료 및 기타 중요한 관계

청소년기는 또래집단의 관계로 인해 가족의 중요성이 약해지기 시작하는 시기이다. 이 시기 온라인 커뮤니티에서 가지고 있는 친구 및 네트워크를 포함하여 모든 동료의 영향을 고려하는 것이 중요하다. 젊은 사람들의 소셜 미디어 사용 증가는 온라인 활동의 통제에 취약하다는 것을 의미한다. 연구에 따르면 이런 인터넷 남용은 삶의 질과 정신 건강에 부정적인 영향을 미칠 수 있다. 모든 소셜 미디어 플랫폼에 존재하는 '프로아나' 운동의 맥락에서 발전된 접근과 영향은 '체중 감량방법'이 공유되고 '지역사회'는 극심한 마른 체형에 초점과 동기를 유지하기 위해 서로를 지원한다. 이러한 신념/운동은 신경성 식욕부진증을 질병이 아니라 생활방식의 선택이라고 주장하고 있다.

신체 관련 경쟁심이 강한 또래집단이나 다이어트에 대한 압박감이나 날씬해야 한다는 압박감이 있는 곳에서는 이들에 대해 영향력 있는 사람들(예 체중 관련 코치 또는 개인 트레이너)이 젊은 사람이 인지하는 외모에 대한 과대 평가를 강화할 수 있다. 외모에 대한 괴롭힘이나 놀림은 수치심 및 신체 불만과 관련이 있다. 이는 온라인 또는 대면을 통해 발생할 수 있으며, 함께 다이어트를 하고 체중과 체형을 비교하는 또래집단은 매우 큰 영향을 미친다. 신체 비교는 청소년과 소셜 미디어에서 흔히 볼 수 있는 행동으로 또래끼리 비교하고 경쟁하는 부정적인 결과를 가져온다. 예를 들어, 셀카를 찍고 편집하는 데 상당한 시간적 투자가 필요함에도 불구하고 이들이 셀카를 게시하는 것은 신체 불만, 체형과 체중의 과

역사적 일화 14.2: 제인 폰다(Jane Fonda)

프랑스 의사 피에르 자네(Pierre Janet)는 1903년에 폭식증 행동을 보이는 사람들을 처음 기술했지만 제랄드 러셀(Gerald Russell)이 신경성 폭식증에 관한 첫 번째 공식 논문을 발표한 것은 1979년이었다. 그는 폭식증을 거식증의 뚜렷한 변종으로 설명했다. DSM-3-R은 1987년 처음으로 폭식증을 별도의 장애로 구분했다. 여성 피트니스 및 패션 산업의 선구자인 제인 폰다(Jane Fonda)는 1960년대 초반 10대 시절부터 신체 이미지와 폭식증으로 고생했다. 그녀는 신체적으로 건강하게 자랐지만 '완벽해 보이기' 위해 그녀의 아버지와 사회에서 받은 정서적 압박을 설명했다. 압력은 그녀의 자아 개념에 큰 영향을 미쳤다. 그녀는 청소년기에 낮은 자존감과 부정적 자아상과 씨름하다가 곧 폭식증으로 변해 중년까지 이겨내지 못했다.

자세히 알아보기: Bosworth, P., 2011. Jane Fonda: the private life of a public woman. Houghton Mifflin Harcourt, Boston

대평가(마르고 이상적인 모습의 내면화) 및 식이 제한과 관련이 있다는 것을 알고 있다는 것이다. 최근 인스타그램 및 기타 소셜 미디어 플랫폼의 핏스프레이션(fitspiration) 및 클린이팅(clean Eating) 운동에서, 날씬하고 근육질의 이상적인 몸매 이미지를 홍보하는 데 이중 11.3%가 기능장애가 있음이 보고되고 있다. 연구에 따르면 핏포(fitpo)는 사람들이 건강을 개선하고 더 건강하게 먹도록 해 주지만 신체 불만족을 크게 증가시키는 것과도 관련이 있는 것으로 나타났다. 핏스프레이션(fitspiration)을 포스팅한 여성의 약 1/5(17.5%)이 임상적 섭식장애의 위험이 있는 것으로 추정된다.

예방 및 보호요인

심각한 삶의 영향, 질병의 중증도 및 섭식장애의 치료 복잡성을 감안할 때 예방은 중요한 공중보건의 목표이다. 개인의 보호요인에는 좋은 사회적 및 정서적 기술 개발(정서적 삶의 질), 자기주장, 자기주도적 태도, 긍정적인 대처방식(탄력성 개발)이 있다. 미디어의 문해력과 미디어 이미지를 비판적으로 처리하는 능력도 중요하다. 보호요인 중 가족요인에는 가족관계, 체중 및 외모에 초점을 맞추기보다 강점과 기술을 인식하는 데 중점을 둔 가족의 일원이 되는 것, 조화롭고 일관된 양육방식이 포함될 수 있다. 섭식장애 및 기타 다양한 정신건강 문제 전반에 걸쳐 가족을 위한 가장 간단하고 최상의 보호행동 중 하나는 가족식사를 함께 하는 것이다. 환경 및 사회문화적 관점에서 다양한 체형이 수용되고 신체적 매력보다 내면의 성장이 중요하며 관계(예 동료, 교사, 지역사회 구성원)가 경쟁적이고 비판적이기보다는 지지하고 보살피는 분위기 등이 보호요인이 될 수 있다.

비판적 사고 과제 14.2

1. 개인의 신체이미지, 체중, 체형 인식에 대해 생각해 보자. 이러한 측면에서 당신이 자신을 보는 방식에서 무엇을 알 수 있는가?
2. 자신의 신체이미지 또는 체중 및 체형 인식에 가장 큰 영향을 미쳤다고 생각하는 것은 무엇인가?
3. 소셜 미디어를 포함한 미디어의 이미지가 신체이미지에 어느 정도 영향을 미쳤는가?
4. 자신의 신체이미지, 체중 및 체형에 대한 믿음이 섭식장애가 있는 사람과 간호 및 치료 관계를 제공하는 방법에 어떤 영향을 미칠 수 있는가?

징후와 증상

신체건강

체중 또는 체질량지수(BMI) 측정이 반드시 잠재적인 의학적 손상 정도를 나타내는 좋은 지표는 아니다. 빠르게 체중을 줄이는 사람은 여전히 BMI가 높더라도 시간이 지남에 따라 천천히 체중을 줄이는 사람보다 의학적으로 손상될 수 있다. 잠재적으로 생명을 위협하는 많은 의학적 후유증은 검사로 감지하기 어렵거나 감지할 수 없으며, 질병의 의학적 합병증으로 사망하는 대상자 중 일부는 정상적인 진단검사 수치를 나타낸다는 점에 유의하는 것이 중요하다.

영양실조는 신체의 모든 기관에 영향을 미치며 관련 의학적 합병증은 생명을 위협할 수 있다. 신경성 식욕부진증의 급성 합병증에는 서맥 및 심장 손상, 저혈압, 저체온, 전해질 장애(일반적으로 완화제 사용과 관련 탈수, 기아), 위장운동 장애, 신장 문제, 불임 및 주산기 합병증이 포함된다. 신경성 식욕부진증의 의학적 합병증(골다공증 및 괴사성 장 제외)의 대부분은 영양 재활과 건강한 체중 범위의 유지로 회복할 수 있다. 그러나 인지, 뇌구조 및 뇌기능에 대한 영양실조의 장기적인 영향은 추가 연구가 필요하다.

신경성 폭식증 대상자에서 나타나는 이상, 특히 전해질 장애는 일반적으로 잦은 구토 또는 완하제 및 이뇨제의 남용과 관련이 있다. 폭식장애는 고혈압, 고콜레스테롤, 심장병, 당뇨병 및 뇌졸중의 위험 증가와 같은 비만에서 볼 수 있는 것과 유사한 의학

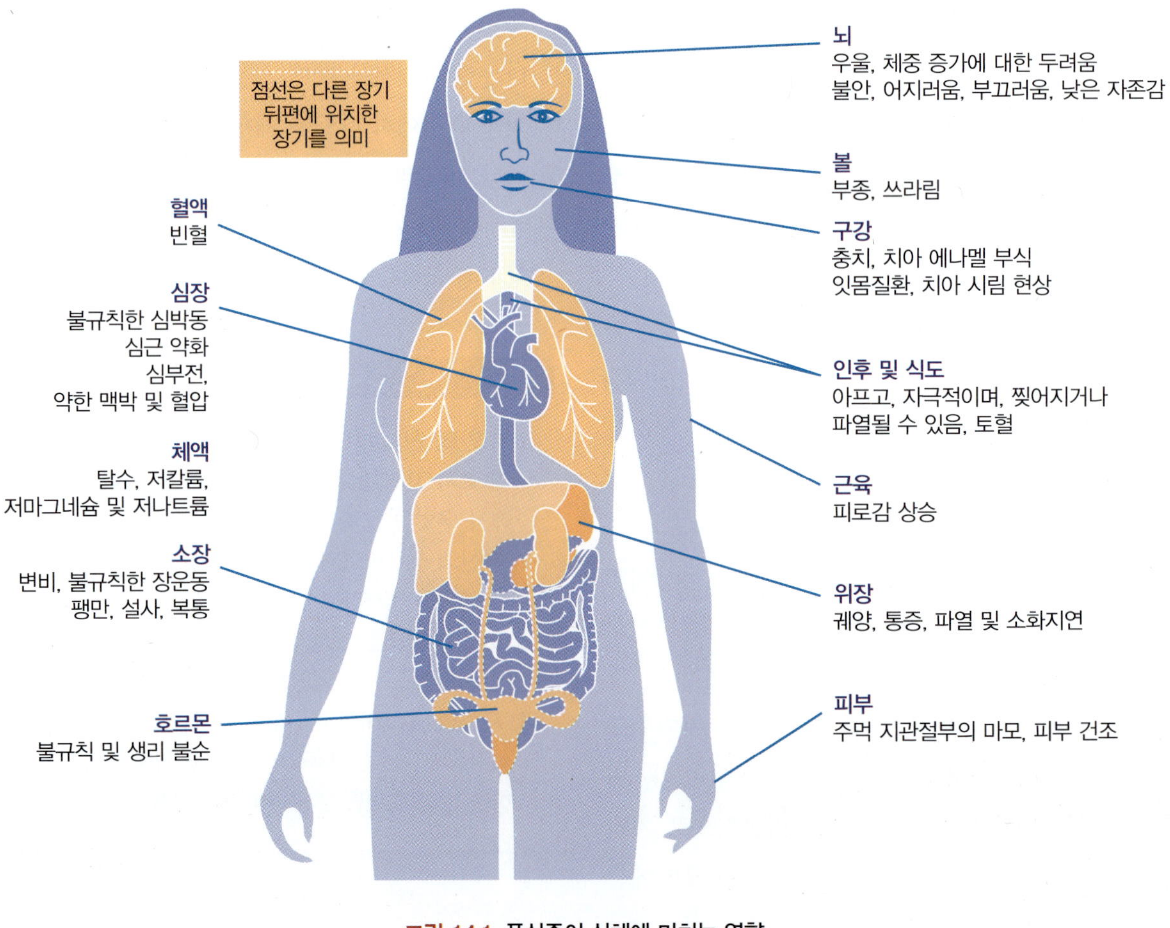

그림 14.1 폭식증이 신체에 미치는 영향

출처: National Women's Health Information Center

적 위험 및 장기적 결과를 수반한다(**표 14.1**).

정신건강

섭식장애의 정신적 · 정서적 측면은 중요하며, 개인과 가족에게 치명적일 수 있다.

섭식장애의 발병 및 지속과 관련된 근본적인 정신적 · 정서적 문제는 장기적인 치료를 통해 해결해야 할 문제이다. 섭식장애 대상자의 대부분은 동반된 정신건강 문제를 경험한다. 일생동안 지속되는 동반 이환으로 특히 주요우울장애, 불안장애, 강박장애, 약물 남용/의존, 외상후스트레스장애 및 성격장애가 있다. 불안장애는 종종 섭식장애의 발병보다 먼저 발생하며, 치료가 진행되고 체중이 회복됨에 따

표 14.1 영양실조의 영향

신체 계통/기관	영향
심혈관계	• 서맥, 저혈압 및 심장 부정맥 • 심전도 이상(QTc 간격 연장 및 비특이적 ST 분절 억제 또는 T파 변화)은 전해질 장애 및 영양실조와 관련이 있다. • 부정맥으로 인해 심정지가 발생할 수 있음 • 서맥이 있거나 심전도에서 QTc 간격이 연장된 사람들에게는 입원 및 심장 모니터링이 권장된다(그림 13.1 참조).
전해질 이상	• 낮은 칼륨, 염화물, 나트륨 수치를 포함한 전해질 불균형 – 신경성 폭식증 및 제거형 신경성 식욕부진증 대상자 • 잦은 구토는 대사성 알칼리증 및 저칼륨혈증을 유발할 수 있는 반면 완하제 남용은 대사성 산증, 저나트륨혈증 및 저칼륨혈증을 유발할 수 있다. • 영양재개증후군은 치명적일 수 있다.
신장 기능 이상	• 거식증과 신경성 폭식증에서 사구체여과율 감소, 혈청 요소 질소 증가 및 저혈량증이 발생할 수 있다. • 소변 배출량 감소는 심각한 탈수 또는 진행성 신부전을 나타낼 수 있다. • 관련 신부전은 때때로 성인 대상자, 특히 질병이 만성화된 대상자에게서 나타난다.
위장관계	• 적은 양의 음식을 먹었음에도 불구하고 속이 더부룩하거나 포만감이 느껴지며 위 운동이 지연될 수 있다. • 폭식은 위 팽창을 유발할 수 있으며, 드물게 위가 파열되거나 사망할 수 있다. • 설사는 완하제 남용의 징후일 수 있다. 변비는 부적절한 음식 섭취, 탈수 또는 위 운동성 감소로 인해 발생할 수 있다. • 인공감미료, 껌, 다이어트 음료와 같은 일반적인 가정 식품에는 설사효과가 있을 수 있다. • 반복적인 구토는 턱밑샘 및 침샘 비대, 식도염 또는 식도 또는 위 파열로 이어질 수 있다. • 복통이나 음식이 비자발적으로 역류하는 것은 외상 및 구토 빈도와 관련이 있을 수 있다.
내분비계	• 불규칙적인 섭식으로 인한 불규칙한 월경 또는 무월경 및/또는 지방세포에서 분비하는 호르몬인 렙틴의 분비 감소와 함께 뇌하수체 및 시상하부와 같은 중추 조절 구조에 대한 영양실조의 영향 • 혈청 테스토스테론 수치 감소 및 그에 따른 성욕 상실은 일반적으로 저체중 남성에게서 발견 • 갑상샘 기능(특히, T3 수치)은 신경성 식욕부진증이 있는 대상자에서 저하될 수 있으며 건조한 피부와 푸석푸석한 모발, 피로 및 냉증과 같은 임상소견
근골격계	• 골감소증, 골다공증, 골절 위험은 장기간/심각한 신경성 식욕부진에서 흔하다. • 돌이킬 수 없을 정도로 감소한 골밀도는 장기간의 영양실조, 낮은 에스트로겐 수치 및 6개월 이상의 무월경, 근육량 감소와 관련이 있다. • 섭식장애가 있는 여성이 연속 6개월 이상 무월경을 경험한 경우 일반적으로 이중 에너지 X선 흡수 계측법(DEXA) 스캔을 시행하여 골밀도를 평가한다. • 선형 성장지연은 성장판이 닫히기 전에 섭식장애의 발병이 발생하는 아동에게 발생할 수 있다.
치아 및 구강	• 자기유도 구토가 반복되면 치아 미란 및 충치가 발생할 수 있다. • 리보플라빈 결핍은 입술, 특히 입가에 균열을 일으킬 수 있으며, 철 및 아연 결핍은 설염 및 미각 상실을 유발한다.

표 14.1 영양실조의 영향 (계속)

신체 계통/기관	영향
피부	• 영양실조는 피하지방 손실로 이어진다. • 라누고(Lanugo)는 얼굴과 몸에 자라는 가늘고 솜털 같은 털로 흔히 볼 수 있고, 체지방 감소에 대한 적응으로 여겨지며 체온을 유지하는 데 도움이 되는 기능을 한다. • 톱 및 건조한 피부가 일반적으로 나타난다.
신경계	• 신경성 식욕부진증에서 구조적 및 기능적 변화가 보고되었다. • 신경성 식욕부진증에서 뇌 부피 감소, 대뇌 위축, 뇌실 확장을 포함한 뇌의 구조적 변화가 보고되었다. • 감소된 총 백질의 양 및 전체 회백질의 양이 지속적으로 보고된다. 회백질 부피 위축은 유연한 섭식에 중요한 이마엽(실행 기능 담당)과 관자엽(기억, 언어, 감정 및 감각 정보 통합에 관여)을 포함한 뇌의 다양한 영역에서 보고되었다.
인지기능	• 집중력과 기억력 손상 • 통합적 사고전략을 사용하는 능력에 상당한 결함이 있는 집착하고, 경직되고, 순환적이며, 융통성 없는 사고를 특징으로 한다. • 신경성 식욕부진증의 핵심 진단기준 중 하나인 음식, 체형 및 체중 관련 문제에 대한 전반적인 집착 • 아동 및 청소년의 경우 집중력이 떨어지면 학업을 따라가지 못하여 어려움을 겪을 수 있고, 시험 및 평가를 위해 학교에 특별한 고려를 요청해야 하며, 수업시간은 개인의 회복 단계에 맞게 조정되어야 할 수 있다. • 인지기능, 특히 실행기능에 대한 심각한 영향은 정신적 중재에 참여하는 개인의 능력을 손상시킨다. 대상자가 정신적 중재에 참여하고 이를 효과적으로 사용하여 궁극적으로 신체적 · 정서적 · 심리적 회복에 도달할 수 있도록 최소한의 건강한 체중을 넘어서는 영양 재활이 필요하다.

라 불안도 발생하거나 악화될 수 있다. 금식으로 인한 인지적 · 정신적 영향과 질병 자체의 증상이 정신건강 상황을 복잡하게 만들 수 있음을 기억하는 것이 중요하다. 예를 들어, 우울한 기분, 짜증, 사회적 위축과 같은 우울증 증상은 저체중인 대상자에게 흔하며, 이는 영양실조의 결과일 수 있다. 이러한 증상은 종종 영양 재활을 통해 나아지기 때문에 주요 우울증의 진단과 밀접한 관계에 있다고 볼 수 있다.

치료(체중 증가 필요, 섭식 정상화 및 근본적인 심리적 문제 해결)에 수반되는 증가된 불안 및 정서적 고통은 대상자와 가족에게 괴로움을 줄 수 있다. 따라서 확인, 공감, 병의 외현화, 개인 및 가족과의 협력을 포함한 지지적 간호중재가 매우 중요하다.

사정

포괄적인 사정 평가는 특정 섭식장애의 진단기준이 충족되는지 여부를 결정하고 개인의 치료 프로그램에 중재가 필요한 증상과 행동을 식별한다. 또한 전문가가 대상자와의 관계를 형성하고 그들을 한 개인으로서 알 수 있는 기회가 된다. 사정 및 치료계획에 대한 협력적 접근방식은 회복을 위해 대상자와 관계를 맺는 데 필수적이다.

신체사정

혈액 화학검사, 소변검사 및 심전도검사를 포함한 신체사정은 중대한 의학적 합병증을 감지하는 데 도움이 된다. 체중 감소의 다른 원인을 배제하는 것도 중요하다. 건강 검진에는 키와 체중, 측정, 활력징후, 심혈관 및 말초혈관 기능, 대사 상태, 피부과적 증상 및 자해 증거가 포함된다.

의학적 합병증은 체중이 급격하게 많이 감소하는 사람 중에서 더 발생하기 때문에 최고 및 최저 체중의 기록은 체중 감소의 속도와 경과를 사정하고 개인의 건강한 체중범위를 추정하는 데 도움이 된다. 또한 생애주기 사건과 체중 감소 사이의 중요한 관계를 기록하는 것도 유용하다. 이는 치료에서 다룰 수 있는 잠재적 원인 요인에 대한 통찰력을 제공하기 때문이다. 성인의 경우 기아 정도를 결정하는 데 도움이 되는 BMI 계산에 키와 체중이 사용된다(박스 14.2). 16세 미만의 어린이 및 청소년은 이상적인 체중의 백분율 또는 성별에 따른 표준화된 성장도에 따라 평가된다.

정신건강사정

정신건강사정은 특정 진단을 확인하고 동반이환된 정신질환을 식별하며, 섭식장애에서 볼 수 있는 신체이미지 장애 및 체중 증가에 대한 두려움 없이 식욕 감퇴 및 체중 감소로 나타날 수 있는 주요 우울증과 같은 가능한 감별진단을 배제한다. 기분과 불안, 약물 사용, 치료 참여 동기, 성격 특성 및 가족 지원을 포함하여 임상 경과 및 결과에 영향을 미치는 정신건강 상태의 다른 측면이 평가된다.

정신상태 사정을 수행하고 금식으로 인해 발생할 수 있는 인지 변화, 특히 느린 사고 과정, 단기기억 장애, 인지 유연성의 변화, 주의력 결핍 및 집중력 저하를 식별해야 한다. 정신건강사정에서 검토되어야 하는 정신사회적 요인에는 개인의 가족력(가족구성원의 섭식장애 및 기타 정신질환 포함), 애착 및 발달 문제, 개인에게 특히 영향을 미치는 외상 또는 중대한 삶의 사건, 대인관계 문제가 포함된다.

신경성 식욕부진증이 있는 대상자는 질병에 대해 증상을 최소화하며 사정 과정을 복잡하게 만들 수 있다. 아동 및 청소년의 부모 또는 보호자는 일반적으로 사정의 일부로 인터뷰를 통해 수집된 결과를 확인하고 위험 및 보호요인을 식별하는 데 도움이 되는 가족력을 제공한다.

> **박스 14.2 BMI 계산**
>
> BMI를 계산하려면 체중(킬로그램)을 키(제곱미터)로 나눈다. 예를 들어 키가 163cm(1.63m)이고 체중이 55kg인 성인의 체질량지수는 20.70이며 정상 범위 내에 있다. 계산식은 다음과 같다:
>
> $$1.63 \times 1.63 = 2.656$$
> $$55 \div 2.656 = 20.70\text{의 BMI}$$
>
> 온라인 계산기는 www.heartfoundation.org.au/healthy-eating /Pages/bmi-calculator.aspx에서 사용할 수 있다.
>
> BMI 백분위수(단순한 BMI가 아님)는 어린이와 청소년의 예상 키, 체중 및 성장경로를 결정하는 데 사용된다(https://www.cdc.gov/healthyweight/bmi/resultgraph.html 참조).

신체이미지 사정

체중에 대한 개인의 인식을 이해하고 체중이나 체형에 대한 놀림, 따돌림 또는 비판과 같이 신체이미지에 대한 부정적인 반응을 유발할 수 있는 중요한 사건을 식별하는 것이 유용하다. 신체이미지 왜곡의 정도와 성격을 평가하고 체중 증가에 대한 두려움을 파악하는 것은 질병의 진단, 장애의 심각성을 이해하고 치료의 방향을 결정하는 데 도움이 된다. 신체이미지 사정에는 다음과 같은 몇 가지 구성요소가 있다.

1. 신체이미지 왜곡: 구체적인 반대 증거에도 불구하고 사람들이 자신의 신체 또는 신체 일부를 크거나 뚱뚱한 것으로 묘사하는 지각장애, 인지-정서 및 행동 요소로 구성된 다차원 현상이다.
2. 신체이미지 불만족: 외모에 대한 부정적인 평가로 이어지는 인지 및 감정의 장애로 신체이미

임상사례

20세 여성 P는 초등학교 때부터 친구들에게 뚱뚱하다고 놀림을 받았다. 학업성취도는 낮은 편이었고, 친구도 거의 없었다. 2년 전 대학에 입학하면서 집을 떠나 혼자 자취를 했다. 새로운 곳에서 새 친구들을 사귀기 위해 살을 빼야겠다고 생각했다. 그 후 극히 소량의 음식을 먹었고, 매일 윗몸 일으키기를 1,000개씩 하였다. 6개월 전부터 식욕부진, 체중감소, 무월경이 있었고 수업을 듣던 도중에 쓰러져 119를 타고 응급실 통해 정신건강의학과 병동에 입원하였다. 입원 당시 키 165cm, 몸무게 42kg, 혈압 70/48mmHg, 맥박 56회/분, 호흡 16회/분, 체온 35.5℃였으며 혈당은 74mg/dL, 헤모글로빈 8.0g/dL였다. 피부에 솜털이 많고, 등의 흉추 부분에 어두운 색깔의 굳은 살이 관찰되었다. 피부 탄력성은 저하되어 있고, 상박 둘레를 손으로 잡아 엄지와 중지 사이에 들어오지 않으면 윗몸 일으키기를 과도하게 하였다. 음식은 거의 먹지 않고, 체중을 하루에도 여러 번 측정하여 100g의 체중 변화에도 일희일비한다. 거울을 보며 자신이 뚱뚱하다고 말하여 간호사가 극심한 저체중이라고 하자 아직도 팔뚝 살이 잡힌다며 자신이 뚱뚱하다고 말한다. 자신이 깡말라야 친구들이 자신을 좋아할 거라 말한다.

증상과 징후

- 체중감소, 무월경
- 피부탄력성 저하
- 솜털, 서맥, 저혈압

간호진단

영양불균형: 신체요구량보다 적음

간호활동

- 현실적인 체중에 맞는 적절한 칼로리를 계산하여 식사 제공
- 필요시 비위관을 삽입하여 유동식을 제공할 수 있음을 알림
- 음식과 식행동에 초점을 두지 않고 진정한 감정에 대해 대화하기
- 섭취량과 배설량 기록, 체중 매일 1회 측정하기
- 식사하는 동안 함께 하면서 즐거운 분위기를 형성하도록 하고 식후 1시간 동안 같이 있기
- 음식 섭취와 치료방침 준수에 기반한 행동수정 프로그램 설명하기

결과

- 적절한 열량을 섭취하여 점진적으로 체중이 증가함
- 탈수 및 피부탄력성 저하 없음
- 영양 관련 검사 수치가 정상화됨
- 과도한 운동을 하지 않음

증상과 징후

- 건강문제를 축소하고 이것이 자신의 건강에 미치는 영향의 위험성을 인식하지 못함

간호진단

비효과적 부정

간호활동

- 수용적인 태도를 보이고 신뢰관계 형성하기
- 체중 증가와 치료방침 준수에 기반한 결과와 권한을 알려주고 모든 치료진이 일관성 있게 적용하기
- 수립한 식행동 계획을 따라야 한다는 통제감 상실로 인한 분노를 적절하게 표출하도록 돕기
- 현재 부적응적 식행동이 건강에 미치는 영향에 대한 정보 제공하기
- 해결되지 않은 부정적 감정을 말로 표현하도록 격려하기

결과

- 자신의 식행동이 부적응적임을 말로 표현함
- 현재의 부적응적 식행동이 자신의 건강에 매우 위협적임을 이해한다고 말함

증상과 징후

- 자신이 뚱뚱하다고 여김
- 소량의 체중 변화에도 민감한 반응을 보이며 체중에 집착함

간호진단

신체상 혼란/ 자존감 저하

간호활동

- 왜곡된 사고, 가치나 신념에 대해 보다 구체적으로 파악하기
- 대상자가 생각하는 신체 이미지에 대해 파악하기
- 인지행동치료 프로그램에 참여할 수 있도록 격려하기
- 자신의 감정을 표현할 기회 제공하기
- 자신의 가치를 외모나 체형에 두지 않고 자신의 긍정적인 면에 집중을 할 수 있도록 기회 제공하기
- 섭취 습관이 정상화되어갈 때 대상자의 노력 및 강점에 초점을 맞추어 칭찬 제공하기
- 변화하려는 동기를 촉진하고 변화에 대해 긍정적 피드백 제공하기

약물처방:
파록세틴(Paroxetine) 10mg bid

결과

- 뚱뚱하다는 신체상이 왜곡된 것임을 인식함
- 체중이 증가되었음에도 건강하게 자신을 받아들임
- 타인의 평가보다는 자신이 부여하는 긍정성을 중요하게 생각함
- 자신이 잘하는 것을 탐색하여 해 보려고 시도함

그림 14.2 섭식장애 대상자를 위한 간호계획 개념지도

지에 대한 불만은 섭식장애가 있는 사람뿐만 아니라 사회에 만연해 있기 때문에 '규범적'이라고 볼 수 있다. 그러나 무해하다고 말하는 것은 아니며, 섭식장애가 없는 여성의 경우에도 신체이미지에 대한 불만은 심각한 삶의 질 손상을 줄 수 있으며 정신건강, 정신사회적 기능 및 신체건강에 영향을 미친다.

3. 신체 관련 회피: 회피행동은 개인적이거나 상황에 따라 달라질 수 있다. 자신의 몸과 대면을 피하는 것(예 거울을 보지 않거나 몸이 잘 보이는 곳에서 목욕을 피함)은 신체이미지 왜곡과 관련이 있는 것으로 생각된다. 신체 관련 회피 행동은 신체를 과대평가하는 데 크게 기여한다. 상황적 회피는 해변에 가는 것과 같이 신체에 대한 불안을 유발하는 환경이나 사회적 상황을 피하는 것을 포함한다.
4. 뼈를 만지거나, 하루에 여러 번 체중을 재거나, 거울로 몸의 실루엣을 확인하거나, 신체의 한 부분만 보기와 같은 신체검사 행동을 평가할 수도 있다.

대상자의 신체이미지에 대한 통찰력을 제공할 수 있는 간단한 질문은 다음과 같다.

- '제가 당신을 볼 때 매우 마른 것을 알 수 있습니다. 자신을 어떻게 봅니까?'
- '사람들은 종종 뚱뚱하지 않아도 뚱뚱하다고 느낍니다. 스스로의 몸을 어떻게 느낍니까?'
- '어떤 사람은 하루에도 여러 번 체중을 잽니다. 체중을 여러 번 잽니까?'
- '거울을 볼 때 신체의 특정 부분에 초점을 맞춥니까, 아니면 몸 전체를 봅니까?'
- '자신에게 맞는 체중은 얼마라고 생각합니까? 자신이 원하는 목표체중이 있습니까?'

자살사정

섭식장애가 있는 대상자는 자살과 자해의 위험이 있으며, 일부 장애는 다른 장애보다 더 큰 위험을 내포한다. 특히 신경성 식욕부진증은 높은 자살률과 관련이 있으며, 신경성 식욕부진증이 있는 사람의 약 20%가 자해를 시도한다. 자해행동은 다른 섭식장애를 가진 대상자에게도 흔하다. 이러한 행동은 특히 청소년, 동반된 정신건강 문제가 있는 대상자, 폭식 및 제거 증상을 포함하는 섭식장애를 가진 대상자에게 더 자주 발생한다. 대상자에게 자살 생각과 자해에 대해 묻는 것이 중요하다. '먹고 있는 자기 자신을 보며 부정적인 생각을 하거나 어떤 식으로든 자신을 해치고 싶은 생각이 있었습니까?'와 같은 질문이 자살 또는 자해 행동으로 촉발하지 않는다. 대상자는 장애가 얼마나 심하고 기분이 나쁜지를 누군가가 이해하고 있다는 사실을 알고 안도하게 될 것이다. 간호사는 자살 고위험군의 모든 표현에 대응해야 한다.

영양 및 운동사정

식사기록은 특정 결핍을 식별하는 데 사용되며, 개인의 영양(음식 및 수분) 섭취에 대한 정보와 식욕을 줄이거나 조절하기 위해 마련된 행동(예 카페인 섭취, 흡연), 알코올 사용, 보조제 사용(예 비타민, 허브제제) 및 체중 측정 빈도를 포함한다. 섭취 및 제한 음식의 양과 유형, 체중 증가를 조절하기 위한 과도한 운동, 폭식 및 배출을 포함한 보상행동의 정도를 통해 열량 섭취량과 배설량을 확인할 수 있다. 많은 섭식장애 대상자는 전체 식품군(일반적으로 육류 단백질, 유제품 및 탄수화물)을 피한다. 통제할 수 없는 체중 증가에 대한 믿음 때문에 일부 음식은 섭식장애 대상자에게 '공포스러운 음식'으로 간주되기도 한다.

과도한 운동은 섭식장애가 있는 대상자의 30~80%

에서 발생하는 것으로 추정되며, 신경성 폭식증보다 신경성 식욕부진증이 있는 대상자에게 더 일반적이다. 체중 증가를 막기 위한 보상행동이나 체중 감소 방법으로 과도한 운동을 할 수 있다. 과도한 운동 여부는 운동을 놓치거나 연기할 때 심하게 부정적인 감정(예 죄책감)을 경험하거나 즐거움보다는 체중이나 체형에 영향을 미치는 데 초점을 맞추어 식별할 수 있다. 대상자에게 운동의 목표가 무엇인지 묻는 것은 과도함과 섭식장애와 관련이 있는지를 판단하는 데 도움이 될 것이며, 영양 및 정신적 회복 중에 적절한 운동으로 돌아가기 위한 점진적 접근방식을 개발하는 데 도움이 될 것이다.

무절제한 섭식행동 및 의식 평가

무절제한 섭식행동은 체중 증가에 대한 두려움으로 인해 발생한다. 간호사는 대상자의 식사시간 행동을 관찰할 때 음식에 대한 대상자의 어려움 정도를 평가할 수 있다. **박스 14.3**은 자주 관찰되는 몇 가지 섭식장애행동의 예를 보여준다.

섭식장애가 있는 사람들은 때때로 체중 감소에 도움이 될 수 있다고 인식하는 일부 조미료 또는 음식을 과도하게 사용한다. 섭식장애 대상자는 다량의 수분 섭취가 배고픔을 억제하는 데 도움이 될 수 있고 체중 증가를 피하는 데 도움이 된다고 인식하여 의도적으로 물을 많이 마시기도 한다. 또한, 체중을 측정하기 직전에 물을 마셔서 체중이 증가된 것처럼 보이게 할 수 있다.

신경성 폭식증 대상자는 일반적으로 아침과 점심을 건너뛰고 신체의 배고픔 신호에 따라 밤에 폭식한다. 폭식은 자발적이거나 계획적일 수 있으며 의식적인 방식으로 발생할 수 있다. 예를 들어, 폭식은 매일 같은 시간과 장소에서 일어날 수도 있고 주위에 아무도 없는 특정한 밤에만 일어날 수도 있으며, 특정한 순서로 음식을 먹으면서 폭식이 진행될 수도 있다. 계획된 폭식을 할 수 없게 되는 상황이 발생하거나 통제할 수 없는 사건이 폭식행동을 하는 데 장애를 일으키면 대상자들은 큰 불안을 경험할 수 있다. 일부 폭식증 대상자는 시간이 지나면서 쉽게 역류되는 음식이나 폭식을 감당할 수 없게 되면 경제적인 음식(매우 비쌀 수 있음)을 선택할 수 있다. 폭식 삽화는 보통 복부 팽만감 및 통증, 음식 부족 또는 주변의 방해 시 종료된다.

자가유발 구토는 일반적으로 폭식 후에 나타나며, 구토를 유도하는 데 사용되는 기술에는 손가락이나 칫솔과 같은 다른 도구를 목구멍에 대거나 식사 후 역류가 자발적일 수도 있다. 신경성 식욕부진증 대상자가 구토를 유발한다는 징후로는 처방된 영양 프

박스 14.3 섭식장애 행동의 예시

- 먹기 거부
- 특정 식품(예 케이크, 치즈, 초콜릿) 또는 전체 식품(예 탄수화물, 지방, 단백질)을 끊는다.
- 음식을 작은 조각으로 자른 다음 조각을 개별적으로 또는 색깔별로 또는 숫자로 나누어 먹기(예 완두콩 2개, 당근 2개)
- 음식에서 기름과 지방을 제거하려고 시도(예 냅킨에 음식을 누르거나 샌드위치에서 버터를 긁어 내기)
- 매일 같은 음식을 먹도록 음식 제한
- 음식을 만지거나 다른 식품군이 접시에 닿는 것을 두려워함
- 즐거움 없이 천천히 고통스럽게 먹기
- 계속적으로 테이블을 만지기 – 불안이나 굶주림으로 인해 활성화될 수 있는 신체 과잉행동과 관련이 있을 수 있음
- 강박적인 칼로리 계산 및 모든 음식 양 측정
- 식사 중 또는 식사 직후 숨긴 음식을 치우거나 버리는 행위
- 다이어트 식품 또는 다이어트 제품의 과도한 사용
- 음식을 준비하고 다른 사람에게 제공하는 데 지나치게 몰두하지만 자신이 먹지는 않음
- 사회적 맥락에서 다른 사람과 함께 식사하는 것을 피함
- 폭식(특정 시간 내에 다른 사람이 먹는 것보다 더 많이 먹음)
- 음식을 '얻기' 위해 구토, 설사제 또는 과도한 운동과 같은 보상 행동을 사용하는 행위

로그램을 분명히 준수했음에도 불구하고 체중 감소 또는 체중 증가가 없음, 식사 직후 식탁을 떠나 샤워나 화장실에 가기, 또는 화장실, 세면대 또는 샤워실에서 구토 냄새나 토사물 존재가 있다. 낮은 칼륨 또는 상승된 아밀라아제 역시 징후가 될 수 있다. 이뇨제는 체액 손실을 일으키고 완하제는 음식의 영양소 대부분이 이미 소장에서 흡수된 후 대장에서 작용한다.

간호사는 불규칙한 섭식 행동과 의식적 행동에 대해 세심하면서도 비판단적인 방식으로 접근하는 것이 중요하다. 대상자는 자신의 행동 중 일부에 대해 크게 당황할 수 있으며, 이를 역겹다고 인식할 수 있다. 그들은 자신이 하는 행동패턴을 즉시 바꿔야 해서 엄청난 체중 증가를 일으킬 것이라고 걱정할 수 있다. 다른 사람들도 유사한 문제를 경험한다는 것을 말해 주면서 불규칙한 섭식행동에 대한 질문을 하는 것이 덜 위협적일 수 있다. 예를 들어, '많은 섭식장애 대상자는 구토를 하거나 음식을 제거하는 방법이 체중을 조절하는 데 도움이 된다고 느끼기도 합니다. 혹시 이러한 시도를 한 적이 있습니까?'

가족사정

가족사정을 수행할 때 가족관계의 질, 가족 내에서 이용할 수 있는 지원 수준, 가족구성원이 서로 의사소통하는 방식, 식사와 외모에 대한 가족의 태도, 섭식장애가 미치는 영향 등을 파악하는 것이 중요하다. 섭식장애, 정신질환 또는 약물 남용의 가족력이 치료에 영향을 미칠 수 있다. 많은 가족구성원이 섭식장애를 관리하도록 돕기 위해 감정적으로 지쳐 있으며, 죄책감, 실패, 분노, 비난 및 두려움이 흔하다는 것을 명심해야 한다. 비난 등 부정적 피드백은 그들의 치료 및 회복 과정에 적극적이고 건설적으로 참여하려는 욕구, 의지 및 능력을 손상시킬 수 있으므로 따뜻하게 격려하며 비판단적이고 협력적인 접근방식을 전달하는 것이 중요하다.

가족 참여가 중요한 권장사항이지만 청소년과 성인 모두 비밀유지 문제를 고려해야 하며 이는 사정 기간 동안 명확하게 논의되어야 한다. 성인 대상자의 가족, 배우자 또는 파트너를 포함할지에 대한 결정은 대상자와 상의하여 이루어져야 한다.

치료 과정을 통해 가족을 지원하는 간호사 역할의 중요성은 아무리 강조해도 지나치지 않는다. 가족사정 단계에서 섭식장애에 대한 정보를 제공하고 가족구성원이 장애와 관련된 문제와 기회를 이해하도록 돕는 것이 유용할 수 있다.

중재

섭식장애로부터의 회복은 항상 현실성 있어야 하고 목표 중심적이어야 한다. 질병기간은 조기에 발견하여 치료를 받은 소아 및 청소년의 경우 1년 미만부터 재발하여 만성질환에 이르기까지 다양하다.

섭식장애 대상자 치료는 1차 보건의료, 외래 및 주간 프로그램, 입원 환경에서 시행한다. 가장 적절한 치료서비스를 결정하는 것은 대상자의 나이와 신체적 · 정신적 건강은 물론 전문적인 지역의료서비스 제공자의 이용 가능성에 따라 달라진다. 의료 및 간호, 영양 재활, 정신치료, 특히 아동과 청소년의 경우 가족 기반 치료가 모두 치료의 필수적인 부분이므로 다학제팀 접근이 필요하다. 실무환경에 관계없이 섭식장애 치료 우선순위에는 다음이 포함된다.

- 비판단적이고 포용적이며 공감적인 접근방식을 사용하여 사람과 관계를 맺는다.
- 가족과 소통하고 사랑하는 사람의 '건강한' 부분에 호소하는 데 도움을 요청한다.
- 앞서 설명된 대로 철저한 평가를 수행한다.

- 정상적인 식사(건강한 영양 및 섭식 패턴 포함)에 대한 정보를 제공하고 규칙적인 식사를 할 수 있도록 지원한다.
- 의학적 안정성 모니터링 및 의학적 합병증에 대응한다.
- 지원과 정신교육을 포함한 구조화된 정신치료를 제공하고, 치료적 관계를 먼저 구축하며, 후에 금식의 영향 측면 및 의학적 · 영양적 · 인지적 관점에서 개인이 충분히 안정되면 개별 치료를 시행한다.

폭식장애 대상자는 일반적으로 1차 보건의료를 통해 지역사회 환경에서 치료를 받게 된다. 치료의 목표는 섭식 패턴의 정상화, 폭식 삽화의 감소 또는 제거, 건강한 체중범위 내에서 체중 안정화, 근본적인 정신병리를 효과적으로 치료하고 재발을 예방하는 것이다.

입원

대상자는 심각한 의학적 후유증이나 질병의 합병증에 대한 임박한 위험에 처할 수 있고, 질병과 관련된 심각한 정신건강 증상을 경험하거나 외래치료 효과가 없을 수 있다. 이 경우 섭식장애 대상자는 대체로 적절한 치료를 받기 위해 입원이 필요하다.

신경성 식욕부진증 또는 기타 특정 섭식장애 대상자는 신경성 폭식증 대상자보다 의학적 손상을 입거나 입원이 필요할 가능성이 더 크다. 입원 지표로는 의료 불안정, 심각한 자해 또는 자살 위험, 정신병적 증상(심각한 기분 저하, 자살 충동, 정신병) 및 심각한 가족기능장애 또는 학대관계 등이 있다. 필요한 경우 비자발적 입원치료를 시작할 수 있다. 모든 간호사는 섭식장애 대상자의 입원과 관련된 정책을 알고 있어야 한다.

병원에서 누군가를 치료하는 것은 다음을 포함한다.

- 안전하게 음식 섭취하기 – 영양재개증후군(이 장의 뒷부분 참조) 및 영양 부족 방지
- 가능한 폭식 및 제거 행위를 줄이거나 없애기
- 의학적 안정화 및 신체적 합병증 치료
- 건강한 식습관을 회복하고 치료에 완전히 참여할 수 있는 능력 지원 및 향상
- 대상자가 질병의 정신적 측면(생각, 감정, 태도, 신념, 동기, 갈등 포함)을 평가하고 다루도록 돕기
- 불안이나 기분장애를 포함하여 동시에 발생하는 정신건강문제를 치료하고 질병 유지에 기여하는 충동 조절, 감정 조절 및 기타 자존감 및 행동 문제와 같은 문제 해결
- 정신치료, 의사의 정기 진찰 및 식이요법 지원이 포함된 퇴원치료계획
- 자신의 가족이나 중요한 사람과 협력하여 지원을 요청
- 가능하고 적절한 경우 정신교육, 가족치료 또는 개별 상담 제공

입원은 일반적으로 의학적 안정을 위한 단기 입원과 체중 회복 및 섭식 정상화를 위한 장기 입원으로 구성된다. 대상자의 체중은 최소한의 건강한 BMI로 회복하는 것을 목표로 한다. 이는 대상자가 지속적인 외래 정신치료에 참여할 수 있는 능력을 촉진하기 때문이다. 의학적 안정만을 위한 24~48시간 동안의 짧은 입원은 회복에 도움이 되지 않으며, 신체적 또는 정신적 상태가 더 나빠진 상태로 재입원을 초래할 수 있다. 이상적으로는 식사 지원과 식이요법 및 정신과 치료뿐만 아니라 상담에 숙련된 정신건강간호사의 심리적 지지가 포함되어야 한다.

입원대상자 프로그램은 체중 증가를 위해 비정상적인 섭식행동에 도전하고 해결하는 행동 수정전략

을 포함하는 구조적이면서 돌봄적인 환경의 제공을 목표로 한다. 행동 프로그램은 일반적으로 대상자가 영양학적으로 재활됨에 따라 진행되는 활동 '레벨 시스템'을 기반으로 한다. 이러한 프로그램에는 일반적으로 대상자가 신체적으로 손상되었을 때 절대적 침상안정과 병실 밖에서의 산책을 포함하고 가정 및 지역사회 환경에서 정상적인 섭식행동을 실행하도록 퇴원기간을 늘리기도 한다. 대상자가 의학적으로 안정되면 스트레칭 및 강화 운동을 포함한 활동 지도/물리치료의 수준을 높이면서 근골격계 건강을 회복하도록 돕는다. 소아청소년의 경우 입원 중 학교 교육이 가능한 경우 입원 프로그램에 포함한다.

현실적인 기대와 명확한 입원 목표를 설정하는 것이 중요하다. 입원은 섭식장애 대상자의 회복 과정의 한 부분일 뿐임을 이해해야 한다. 회복은 지속적인 체중 회복, 섭식 패턴의 정상화 및 대화요법을 포함하는 긴 과정이 될 수 있다. 이상적으로, 대상자가 퇴원을 하면 체중회복에 있어 의학적으로 안정되고 개인 또는 가족정신치료 중재에 효과적으로 참여할 수 있는 더 큰 능력을 갖게 되는 것이다.

당사자 이야기 14.4

L은 18개월 만에 세 번째로 응급 정신건강병동에 입원한 24세 여성이다. 그녀는 10년 동안 신경성 식욕부진증을 앓고 있으며, 지난 10년의 대부분을 병원에서 보내며 대학 공부를 마쳤지만 처음 진단을 받은 이후로 건강한 체중에 도달할 수 없었다. L은 지난 5년 동안 개인심리치료를 받았다가 그만두기를 반복하였다가 가족과 멀어졌다. 2년 전 어느 날 밤, L은 도서관에서 집으로 돌아오는 길에 성폭행을 당했고 이후로 몸이 좋지 않았다.

L은 마지막 병원 입원 때 체중을 과도하게 줄여 의학적으로 매우 위험한 상황이었고 눈물을 흘리며 스스로를 패배자로 생각하는 등 심리적으로도 건강하지 않아 일대일 간호가 필요하였다. 그녀는 섭식장애로 고군분투하는 과정에서 음식을 숨기고, 비위관을 만지고(삽입하기로 동의했음에도 불구하고), 기회가 되면 몰래 운동을 하기도 한다. L은 회복하고 싶다고 말하지만 아무도 자신을 도울 수 없다고 느낀다.

간호사 반응 1

L이 돌아왔다는 소식에 간호사들은 눈살을 찌푸린다. '놀랍지도 않지… 그녀는 절대 나아지지 않을 거야. 우리를 왜 귀찮게 하는지 그 이유를 모르겠어요! 너무 어려운 대상자이고 침상 낭비예요. 그녀를 저에게 배정하지 말아 주세요. 저는 그녀를 절대 이해하지 못하겠습니다.'

간호사 반응 2

인계에 참여한 간호사들은 L의 고군분투에 공감한다. 그들은 L이 회복하는 것이 얼마나 어려운지 알고 있다. 그들은 그녀가 경험한 트라우마와 질병이 그녀의 신체적 · 정신적 건강에 미치는 피해를 알고 있다. 그들은 신경성 식욕부진증으로부터의 회복이 장기적인 과정일 수 있다는 것을 이해한다. 그들은 퇴원 후 체중이 잘 유지되지 않은 이유를 알고 싶어 하며 그녀를 지원하기로 결심하고 회복에 대한 희망을 함께 품고 있다. 'L은 너무 빨리 재입원하게 되어 더욱 패배감을 느꼈을 거예요. 그녀가 지난번에 이곳을 떠난 후 무슨 일이 있었는지 궁금하네요.'

반영

1. 위에 요약된 두 가지 간호반응이 L에게 미치는 영향은 무엇이라고 생각하는가?
2. 반응 2에서 볼 수 있는 유형의 응답을 표현한 간호사에게 어떻게 응답하겠는가?

다른 정신질환과 마찬가지로 섭식장애에서 회복하는 것은 시간과 용기가 필요한 여정이다. 자기지식, 자기자비, 친구, 가족, 건강 전문가의 지원이 필요하고 증상의 재발과 여러 번 병원에 입원하는 것은 드문 일이 아님을 알아야 한다(당사자 이야기 13.4). 대상자가 패배감을 느끼고 실패한 것처럼 느끼거나 무기력해지고 여러 번 입원 후에 시설에 수용되지 않게 하려면 명확하게 명시된 목표를 포함하는 입원계획을 공동으로 개발해야 한다. 간호사는 대상자가 입원에 대해 느끼는 방식과 달성할 수 있는 것에 대한 접근방식을 염두에 두고 고려해야 한다. 간호사는 그들의 자기효능감에 영향을 미칠 수 있는 태도, 신념 또는 가치를 알고 있어야 한다.

의학적으로 불안정한 대상자의 간호

심각하고 복잡한 섭식장애를 가지고 의학적으로도 불안정한 대상자를 치료함에 있어 간호사는 의학적 및 정신건강 지식과 기술이 모두 필요하다. 대상자의 생명을 위협하는 합병증으로 병원에 입원한 경우 의학적 소생 및 의학적 불안정성의 안정화가 항상 우선시된다. 대상자가 입원 시 서맥인 경우에는 지속적인 심장 모니터링과 매일 심전도 평가가 권장된다. 최소 72시간 동안 정상 수치가 유지될 때까지 심박수, 체온 및 혈압을 포함한 활력징후 측정값을 4시간 단위로 기록한다. 신체가 가장 안정되어 있을 때 측정한 활력징후와 혈당 수치는 항상성을 유지하는 신체능력에 대한 매우 중요한 기준점이 될 수 있다. 지속적인 비위관 영양은 대상자가 충분한 칼로리를 입으로 섭취할 수 없을 때 의학적 불안정성을 되돌리는 데 중요하다.

이 상황에서 간호의 예는 다음과 같다.

- 대상자의 신체 안전에 대해 모니터링한다.
- 활력징후를 기록하고 활력징후가 의학적 불안정성을 나타낼 때 프로토콜에 따라 행동한다. 섭식장애 대상자를 치료하는 모든 서비스에는 의학적 불안정성을 관리하기 위한 명확한 지침이 있어야 한다.
- 대상자가 표현하는 고통에 공감하고 자신의 경험을 확인한다.
- 규정된 재급식 과정을 시작하고 장려한다.
- 비위관을 삽입함으로써 대상자가 영양분을 함부로 변경하는 것을 방지하는 역할을 한다.
- 영양 섭취을 기록한다.
- 영양재개증후군의 임상징후를 모니터링한다.
- 대상자가 몰래 운동, 체중 조절, 구토, 음식 숨기기와 같은 비효과적인 행동을 하는지 관찰하고 관리한다.
- 대상자와 입원에 대한 정서적 반응에 대해 이야기하고 대상자와 가족 모두의 불안과 고통을 억제하는 데 도움이 되는 치료 지원 및 정신 교육을 제공한다.
- 처방된 약을 투여한다.

대상자의 정신적, 정서적 보살핌을 위해서는 간호사가 다음을 수행해야 한다.

- 섭식장애 행동은 체중 증가에 대한 두려움과 압도적인 불안에서 비롯됨을 이해한다.
- 개인 및 가족과 협력하여 불안과 고통을 억제하는 기술을 개발한다.
- 행동 변화를 강요하기보다는 변화에 대한 동기를 촉진하고 장려한다. 사람, 미래 계획, 희망, 꿈, 열망을 알게 되면 더 큰 그림을 보는 데 도움이 된다.
- 영양 재활, 정상화된 섭식행동 및 보상행동 감소를 달성하기 위해 식사를 감독하며 지지하도

록 한다.

- 지속적으로 치료계획을 준수한다.
- 목표는 명확하고 확인 가능할 수 있도록 처음부터 대상자와 논의한다.
- 치료계획에 기여하기 위해 다학제 간 사례 검토에 참석한다.

영양재개증후군

영양재개증후군은 심각한 영양실조가 있는 대상자에게 재급식을 시작한 첫 1~2주 동안 발생할 수 있는 드물지만 잠재적으로 치명적인 합병증이다. 임상 간호사는 영양재개증후군의 징후와 증상을 경계해야 한다. 이는 다양하고 예측할 수 없으며 경고 없이 발생할 수 있는 의학적 응급상황이다.

영양재개증후군은 인슐린 및 혈청 전해질 장애, 특히 인산염, 칼륨 및 마그네슘의 변화, 비타민 결핍 및 나트륨 및 체액 저류의 증상을 보인다. 특히 재급식 첫 주 동안 혈청 인산염 수치가 현저히 떨어지면 심장, 신경 및 혈액학적 합병증과 돌연사를 유발할 수 있다. 전해질 이상은 정상 범위 내에서 안정화될 때까지 매일 모니터링해야 한다.

특히 영양재개증후군의 위험이 있는 섭식장애가 있는 대상자는 다음과 같다.

- 심각한 영양실조, 특히 장기간 지속되는 경우
- 몇 주에 걸쳐 주당 1kg 이상의 급격한 체중 감소
- 매우 낮은 BMI(14 미만, BMI가 정상인 대상자에서 증후군이 보고된 바 있음)
- 재급식 전의 비정상적인 전해질 수치
- 심각한 식이제한 또는 일주일 이상 금식의 이력
- 구토, 완하제 남용 또는 폭식
- 당뇨병, 감염 또는 주요 장기부전과 같은 질병이 동시에 있는 경우

재급식의 첫 1~2주 동안 간호사는 영양재개증후군의 임상징후(혼란, 섬망 또는 기타 정신상태 변화, 발작, 심장 부정맥, 체액 저류 및 부종)를 모니터링하고 인산염과 비타민 및 미네랄 보충제가 투여되는지 확인한다. 영양재개증후군의 징후가 분명해지면 전해질 수준을 정상화하고 심혈관 및 기타 장기계통 부전 및 사망을 예방하기 위해 긴급 의료상담을 받아야 한다. 예방 차원으로 신중하게 인산염 보충제를 투여하고, 재급식 속도를 조절하며 재급식 시작 첫 1~2주 동안 매일 전해질 모니터링을 통해 대상자의 증후군의 발병위험을 최소화한다. 이상적으로는 대상자가 음식을 통해 적정 수준의 비타민과 미네랄 필요량을 얻을 수 있지만 처음에는 비타민과 미네랄 보충제가 일반적으로 처방된다.

치료적 관계

효과적인 간호는 대상자와 치료적 동맹을 통해 섭식장애를 회복하는 것이다. 이것이 없으면 대상자는 섭식장애를 유일한 동맹자 또는 친구로 여기고 부모, 친구나 의료종사자 모두가 자신을 반대한다고 느낄 것이다. 치료적 동맹은 대상자의 경험('회복은 정말 어렵다'), 공감적 공유, 일관된 긍정적인 존중, 안심, 동기부여 강화를 확인하고 대상자가 새로운 통찰력을 개발하고 변화를 수용하도록 지원함으로써 강화된다. **간호사 이야기 14.1**은 신경성 식욕부진증이 있는 청소년에게 간호한 경험을 나누고 있다. 대상자에 대한 긍정적인 존중은 섭식장애 생각과 행동을 대상자와 별개로 '외현화'함으로써 나타낼 수 있다. 예를 들어, '오늘 거식증 때문에 식사하기 정말 힘들죠?', '거식증은 '하지 말라'고 하면 더 먹기 힘든 거 알아요. 그러한 섭식장애에 대한 생각과 싸우는 데 어떻게 최선을 다할 수 있습니까?' 질병과 대상자 자체에 이러한 거리를 두는 것은 대상자가 자신이 중요하게 여기는 것들(예 건강, 우정, 학교에서 잘하

간호사 이야기 14.1

신경성 식욕부진증이 있는 청소년을 처음 간호하기 시작했을 때 잘못된 말이나 행동을 할까 봐 두려웠다. 소아과 간호사로서 나는 질병의 복잡성이나 그들이 정상적으로 먹고 건강한 체중을 유지하는 것이 왜 그렇게 어려운지 이해하지 못했다.

이전에는 항상 대상자의 요구사항을 충족하고 옹호하려고 노력했지만 불규칙한 식습관을 지지하면 질병을 강화하고 대상자는 더 많은 체중 감량만 한다는 것을 알 수 있었다. 내가 처음에 그 행동에 대해 이야기하려고 했을 때 그들은 내게 거짓말을 하거나 화를 냈는데, 처음에는 이를 이해하기 어렵고 상당히 실망스러웠다.

운 좋게도 나는 훌륭한 팀과 함께 일하며 '현장에서' 배울 수 있었다. 내 선임 간호사들은 질병에 대해, 내가 보고 있는 대상자의 행동이 개인적으로 나를 향하는 것이 아니라 오히려 거식증 자체에 대한 생각과 변화에 대한 그 사람의 압도적인 두려움을 반영한다는 것을 가르쳐 주었다.

나는 그 사람을 살찌게 만든 책임이 없다는 것을 깨달았다. 오히려 나는 그들이 질병을 경험하는 것이 어떤 것인지 이해하고, 질병이 무엇인지 보기 위해 그들과 협력하여 일하고, 회복을 위한 동기와 능력을 높일 수 있도록 도우려고 노력했다. 나는 다른 접근방식을 취함으로써 대상자가 두려움을 더 잘 관리하고 행동의 작지만 긍정적인 변화에 책임을 지도록 격려할 수 있다는 것을 곧 알게 되었다.

이제 섭식장애 대상자가 변화하는 것이 얼마나 어려운지 이해하고, 불안을 관리하는 데 더 잘 지원할 수 있으며, 더 잘 협력하고, 그 사람의 신뢰를 얻어 정직하게 의사소통할 수 있다. 섭식장애 대상자에 대한 더 큰 이해와 함께 간호사로서의 좌절감보다는 내 역할에 대한 자신감과 내 직업에 대한 만족감이 생겼다. 나는 지금 이렇게 청소년들과 함께 하는 일을 즐기고 내가 그들의 삶에 긍정적인 변화를 만들고 있다고 느낀다.

는 것, 훌륭한 직업을 갖는 것)이 장기적으로 질병을 유지하는 것과 양립할 수 없다는 것을 이해하도록 돕는 매우 중요한 첫 번째 단계가 된다. 또한 가족이 질병의 일부로 그 사람의 섭식장애 생각과 행동을 식별하고 외현화하는 방법을 배우는 것이 매우 유용하다.

특정 상황이 대상자의 생명을 위협하지 않는 한, 그들과의 대립과 사생활 침해(예 화장실에서 대상자 관찰)는 일반적으로 불필요하며, 치료관계의 발전이나 대상자의 자기책임과 변화 동기를 촉진하는 데 도움이 되지 않는다. 이러한 행동이 필요한 경우에도 협력방식으로 문제를 해결하고 가능한 한 선택의 여지를 제공할 수 있다. 예를 들어, '매 순간 섭식장애를 참기 어렵다는 것을 알아요. 나는 당신이 그에 대한 통제력을 되찾도록 돕고 싶어요. 어떤 방법이 있는지 함께 알아봐요.'

음식을 피하고 보상적인 행동을 하는 것은 체중 증가 패턴(그리고 혈액 및 소변 검사 결과)에 크게 반영된다. 일반적으로 대상자는 매주 병원에서 자신이 기대하는 체중을 얻지 못한 경우에는 경구섭취를 제한했거나 보상행동에 참여한 것을 나타낸다. 사생활을 침해하거나 대립하는 것은 긍정적인 성장과 변화에 대한 동기부여를 장려하기보다는 섭식장애 대상자의 분노를 초래할 것이다. 다음 진술은 섭식장애 대상자에게 분노를 유발할 수 있는 간호사 반응의 예이다. '체중 감량을 통해 당신이 프로그램에서 부정행위를 해왔다는 것이 매우 분명합니다. 당신의 접근방식이라면 결코 여기에서 벗어날 수 없을 거예요'와 같은 내용이 해당한다.

식사를 조절하고 보상행동을 중단하는 것은 궁극적으로 대상자의 책임이다. 따라서 간호사의 목표는 변화를 강요하는 것이 아니라 불규칙한 섭식행동에 대한 개인의 관점과 경험을 탐구하고 제시함으로써 변화하려는 개인의 동기를 점차적으로 장려하는 것이다. 예를 들면 '오늘 체중이 줄었는데 이에 대해 이야기할 수 있는지 궁금해요. 일반적으로 체중 감소는 충분히 먹지 않거나 운동 또는 구토로 인해 발생합니다. 지난 며칠 동안 기분이 너무 나빴거나 섭식장애로 인해 너무 힘들어서 혹시 그런 일을 하고 있지는 않은지 궁금합니다.'

그러나 추상적 사고 과정이 아직 발달하지 않은 경우 아동의 경우, 청소년 및 성인보다 더 지시적인 접근이 필요할 수 있다. 예를 들면 '체중이 감소했고 우리는 그것을 확인해야 해. 왜냐하면 더 나아지기 위해서는 건강한 체중 범위로 돌아가야 하기 때문이야. 나는 네가 식사를 끝내지 않았다는 것을 알아. 나아지려면 식사를 잘 해야 하는데 식사를 다 마칠 수 있도록 어떻게 도와주면 좋을까?'와 같은 반응이 가능하다.

영양재활, 식습관 정상화 및 식사 지지

영양치료의 초석은 교육, 식사계획, 규칙적인 식사패턴 확립 및 식이요법 자제이다. 섭식장애 대상자는 체중 증가를 두려워할 것이다. 특히 치료의 초기 단계에서 규칙적인 식사가 시작되고 종종 체중이 치료목표치에 가까워짐에 따라 고통이 고조된다. 극단적인 식이제한 및 굶주림, 폭식, 불규칙한 섭식의 영향과 이를 되돌릴 필요성에 대한 정신교육이 중요하다.

치료환경과 섭식장애의 유형에 따라 처방된 주간 체중 증가를 달성하거나 섭식행동을 정상화하도록 설계된 식사계획이 개발되어야 한다.

식사계획은 개인화되고 개인의 취향, 문화적 배경, 신체적 요구 및 임상결과를 고려하고 점차적으로 제한했던 음식을 소개한다. 목표는 모든 식품군이 식이요법에 포함되고 기피하는 식품이 하나씩 섭취하는 음식이 되도록 간호사가 안심하고 격려하는 것이다.

섭취에 어려움을 겪는 대상자는 영양보충이 필요할 수 있다. 영양보충은 음료로 제공되거나 비위관을 통해 제공되며, 이는 대상자가 의학적 문제 및 의학적 합병증이 있거나 적절한 영양재활을 달성하기에 충분한 음식을 먹을 수 없을 때 고려된다. 비위관 섭취를 시작할 때 처음에는 영양재개증후군을 일으키지 않을 정도로 충분히 천천히 제공해야 하지만, 대상자에게 영양을 충분히 공급하지 못할 정도로 너무 천천히 제공하지는 않아야 한다. 24시간 지속 공급은 인슐린 대사 변화로 인한 저혈당을 예방하는 데 도움이 되며, 보충 섭취 시 영양재개증후군의 위험을 완화하는 데 도움이 되도록 탄수화물의 일일 에너지 비율을 제한해야 한다.

비위관 영양에 대한 대상자의 반응은 다양하다. 어떤 대상자는 체중 증가에 필요한 엄청난 양의 음식을 먹을 필요가 없다고 안도감을 표현하거나 체중 증가에 대한 책임이 자신에게서 사라졌다는 사실을 긍정적으로 보기도 한다. 반면 어떤 대상자는 비위관의 침습적 특성과 영양 섭취에 대한 통제력 부족으로 어려움을 겪는다. 이런 경우 대상자가 비위관 영양 및 절차를 완전히 이해하도록 쉽게 설명하며 부정적인 인식을 최소화할 수 있어야 한다. 영양보조제는 가능한 한 최단 시간만 제공해야 한다. 궁극적으로 대상자는 정상적으로 음식을 먹는 방법을 다시 배워야 하므로 목표는 항상 가능한 한 빨리 경구식사 계획으로 전환하는 것이다. 퇴원 전에 세 끼의 식사와 세 번의 간식을 포함한 완전한 경구식단으로 전환하도록 한다.

영양재활 과정에서 나타나는 괴로운 생각에 대처할 수 있도록 대상자를 지원하는 것은 간호사에게 중요한 역할이다. 여기에는 주의산만, 인지적 도전 및 마음챙김과 같은 다양한 전략을 개발하도록 돕는 것이 포함된다. 입원환경에서 간호사는 치료적 식사를 제공하고, 예상되는 식사시간 행동에 대한 명확한 경계를 설정하며, 건강한 섭식 행동의 역할 모델을 함으로써 도움을 줄 수 있다. 식사 지원의 목표는 대상자가 섭식행동을 정상화하도록 돕고, 체중 증가 과정을 시작하거나 적어도 체중 유지를 보장하며, 즐거운 사회적 경험으로 식사의 개념을 재도입하고, 체중 감량에 대한 생각을 다루고 이를 감소하도록 돕는 것이다. 또한 건강한 음식을 선택하고 '정상적인' 양을 섭취하는 능력과 자신감을 키우도록 한다.

• 3시간 규칙

섭식장애 대상자는 과식하거나 음식 섭취를 제한하거나, 배고픔과 포만감에 대한 이해를 상실하거나, 배고프지 않게만 식사를 하는 경우, 규칙적인 식사패턴 확립을 위해 노력해야 하며, 3시간 규칙을 도입한다는 점을 이해하는 것이 중요하다. 3시간의 법칙은 3시간마다 무언가를 먹으면서 다이어트를 하지 않는 것을 의미하는데, 이는 배고픔이 폭식의 주요 원인이므로 일관된 섭취를 유지하여 폭식/제거 행동을 중단할 수 있도록 돕는 것이다. 이 때 많은 대상자는 3시간마다 음식을 먹는 과정에서 체중 증가에 대한 불안과 두려움을 느끼는데 간호사는 연구 및 임상 경험에 미루어 볼 때, 규칙적인 식사로 신체의 신진대사가 증가한다는 것을 연구결과를 설명하면서 대상자를 안심시키는 것이 중요하다.

• 섭취 점검 및 체중 증가

식이섭취 점검은 섭식양상을 확인하는 데 도움이 되어 대상자와 치료팀이 실제로 무엇을 얼마나 많이 먹고 있는지에 대한 정도를 파악할 수 있는 정보를 제공한다. 병원에서 실제 식사량에 대한 점검은 우선 보호자 또는 간호조무사가 수행하지만 필요시 간호사가 직접 수행하기도 한다. 간호사는 식이섭취에 대한 대상자의 생각과 감정을 확인하는 것도 필요하다. 대상자는 섭취일지를 작성하면서 섭식 또는 제한 행동에 대한 자신의 생각과 감정을 확인하고, 음식물 섭취에 대한 죄책감, 분노, 슬픔과 같은 감정에 어떻게 반응하는지 점검할 수 있다. 이 과정을 통해 대상자가 자신의 섭식장애 행동패턴이 도움이 되지 않음을 인식하고 효과적인 전략을 찾아가도록 한다. 또한 근거기반 회복전략을 제공하는 모바일앱(예 Recovery Record App)을 사용하면 대상자가 스스로 확인할 수 있으므로 반응을 관리하고 섭취량을 실시간으로 관찰할 수 있어 치료에 상당히 도움이 될 수 있다 .

체중 회복은 신경성 식욕부진증이 있거나 저체중인 사람의 주된 치료목표이기 때문에, 신경성 폭식증 또는 폭식장애가 있는 대상자가 이를 두려워할 수 있으므로 규칙적인 식사가 반드시 체중 증가로 이어지는 것은 아님을 설명한다. 체중은 정기적으로 정확하게 점검해야 한다. 대상자는 체중 측정에 대해 매우 불안해하므로 민감하고 직접적인 방식으로 체중을 측정해야 한다. 체중을 '자신의 체중'이 아닌 '저울의 숫자'로만 설명하는 것은 그 숫자를 자신에 대한 느낌과 구분하는 데 도움을 주기 위해 제안된 인지행동치료기법이다. 특히 체중계마다 조금씩 상이한 부분이 있을 수 있고 음료 섭취만 해도 바뀔 수 있기 때문에 체중에 초점을 맞추지 않는다.

'굶는 것'에 대해 대상자의 생각은 상당히 경직되어 있으므로 '목표체중'을 과도하게 강조하는 것은 도움이 되지 않는다. 치료팀은 대상자의 심혈관상태 및 혈액검사 결과, 배란 및 정상적인 월경주기의 복귀와 같은 건강과 연계되는 의학적 상태와 심리적 회복을 검토하는 것이 지속적인 영양 재활에 도움이 될 것이다.

치료팀은 대상자의 체중 증가에 대해 입원환경에서 주당 평균 1~2kg, 외래환경에서 0.5kg를 목표로 한다. 체중 측정빈도는 치료 설정에 따라 다르지만 진행상황을 점검하고 보상하는 데 보통 일주일에 두 번이면 적정하다. 간호사는 아침 일찍 대상자가 환의만 입고 음식이나 음료를 섭취하기 전에 체중을 측정한다. 일부 대상자 경우 체중을 재기 직전 많은 양의 물을 마시고 체중 증가를 시도하기도 한다. 따라서 간호사는 대상자에게 체중을 측정하기 직전에 방광을 비우도록 요청하고 소변검사를 통해 수분 부하[요비중이 낮은 경우(<1.010)] 또는 제한[높게 기록된 경우(pH 8~9)]이 발생했는지 식별한다. 대상자의 체중이 갑자기 증가하거나 관찰된 섭식행동과 일치하지 않는 증가는 대상자가 의도적인 체중 조절을 시도하는 상황일 가능성이 있으므로 대상자의 행동에 대해 확인하고 물어보며 논의를 해 가는 것이 필요할 수 있다.

대상자가 실제 체중을 조작하고 있다고 판단되면 정해진 시간 외에 무작위로 체중을 측정할 수 있다. 간호사는 대상자가 체중 조절을 시도하는 경우 두려움과 고통에서 그렇게 하는 것이며, 섭식장애에 대한 양가감정과 고군분투하기 때문임을 인식하는 것이 중요하다. 대상자는 자신의 행동이 관찰되는 것에 대해 매우 불안해할 것이지만 숨기는 비밀이 밝혀지면 오히려 안도할 수 있다. 간호사는 대상자와 이러한 문제를 논의할 때 민감하고 존중하며 공감하는 방식으로 반응하여 대상자가 굴욕감이나 판단에 따른 절망감을 느끼지 않도록 해야 한다. 예를 들면 '나는 현재 체중이 실제로 어제보다 훨씬 낮다는 것을 알 수 있습니다. 식이조절이 너무 힘들어서 체중 측정에 대한 걱정을 많이 하셨을 것 같은데… 맞나요? 체중 측정 전 무엇을 했는지 말해 줄 수 있습니까?'

정신치료 기술 및 치료법

유형에 관계없이 섭식장애 대상자를 위한 치료의 일반 원칙은 다음과 같다.

- 대상자 중심의 정보에 입각한 의사결정
- 가족 및 대상자에게 중요한 사람 포함
- 회복 관점에서의 실무
- 최소한의 제한적인 치료
- 다학제 간 접근
- 단계적이고 원활한 관리
- 진단 및 치료에 대한 다차원적이고 문화적 특성에 입각한 접근

섭식장애 대상자를 관리하는 데 사용되는 정신치료 기술 및 치료법의 예가 다음에 설명되어 있다. 임상실무에서는 이러한 요법의 혼합 또는 여기에 설명되지 않은 기타 심리요법(예 정신역동적 심리요법, 변증법적 행동요법 및 내러티브 요법)이 사용될 수 있다. 섭식장애 치료를 고려할 때 개인의 건강상태, 연령, 가족 지원, 인지능력, 질병기간 및 서비스 접근성을 모두 고려한다. **간호사 이야기 14.2**는 정신건강간호

간호사 이야기 14.2

나는 섭식장애 대상자(대부분 신경성 식욕부진증이 있지만 기타 특정 섭식장애 대상자 또는 다른 신체적 또는 정신질환을 앓는 신경성 폭식증 대상자)를 간호하는 정신건강간호사이자 가족치료사이다. 나는 대학원에서 가족치료 교육을 받았고 다양한 전문치료(인지행동치료, 수용전념치료, 변증법적 행동치료, 섭식장애에 대한 가족요법)를 수련하였으며 기타 특정 섭식장애치료법을 연구했다. 내 분야는 항상 더 많은 것을 배우며 정신건강간호 지식과 기술을 사용할 수 있다. 우리는 기초 간호과학에 대한 배경지식을 통해 대상자의 신체건강 상태를 평가 및 반응하고 약물의 영향을 점검할 수 있다.

사의 역할을 설명한다.

인지행동치료

섭식장애에 대한 강화된 인지행동치료(Enhanced Cognitive Behaviour Therapy, CBT-E)는 섭식장애의 치료 과정에 초점을 맞추도록 구성되어 있다. 강화된 인지행동치료는 다양한 인지 및 행동 중재를 사용하는데, 다른 형태의 인지행동치료에서 흔히 볼 수 있는 직접적인 인지 재구성보다는 사고를 수정하기 위한 전략적 행동 변화를 사용한다. CBT-E는 일반적으로 40개 이상의 세션, 3단계로 진행된다. 1단계는 치료와 변화에 대상자를 참여시키고, 치료계획안을 함께 만들며, 자가점검의 정립, 주간 체중 측정, 규칙적인 식사패턴 확립 및 대상자와 중요한 사람을 대상으로 하는 교육 제공 등이 이루어진다. 2단계는 간략히 1단계에 대한 검토와 3단계에 대한 계획이 포함된다. 마지막 단계는 체형과 체중의 과대평가, 식사규칙, 대인관계 문제, 완벽주의 및 자존감 문제에 대한 치료이다. 여기서 초점은 체중감량, 문제 해결 및 자존감과 신체 및 체중을 연결하는 생각 수정, 재발 예방 및 스트레스 요인 관리기술 개발에 중점을 두어 섭식장애를 가진 외래 대상자에게 특히 효과적이다. 인지행동치료가 신경성 식욕부진증에서 체중 회복 후 재발 감소에 효과적이지만 체중이 회복되지 않은 신경성 식욕부진증 대상자에게는 덜 효과적이다. 하지만 신경성 폭식증 대상자에게는 상당히 효과적이어서(체중감량, 폭식 및 제거 또는 기타 극단적인 체중 조절 행동의 주기를 다루는 데 사용되는 경우) 폭식장애와 신경성 폭식증이 있는 청소년에게도 도움이 되고 있다.

가족 기반 치료

가족 기반 치료의 초점은 다양하지만 일반적으로 가족이 치료에 참여하고 체중 회복을 지원하는 것이다. 이는 성인과 부부를 위한 가족중재 모델로 개발되었지만 주로 3년 미만의 신경성 식욕부진증이 있는 아동과 청소년에게 적용하고 있는 치료방법으로 아직까지 18세 이상에서는 효과가 입증되지 않았다.

가족이 섭식장애가 있는 청소년을 사정하고 치료하는 데 중요한 역할을 하므로 치료팀은 금기사항이 없는 한 해당 질환에 대한 부담을 적정하게 관리할 수 있도록 지원해야 한다. 그러므로 질병을 이해하고 있는 가족은 치료팀의 중요한 자원이다. 가족은 대상자의 변화를 촉진하기 위해 질병을 지원하고 유지하는 행동 관리하기 위한 효과적인 대처전략을 개발하고, 청소년의 정상적인 성장과 발달을 위해 상호작용해야 한다.

때때로 대상자가 섭식에 대한 고통이 너무 심한 경우, 가족은 대상자의 행동에 굴복, 수용 또는 동조하여 섭식장애를 무심코 강화할 수 있다. 아동 및 청소년의 가족 중 치료 프로그램에 불참하거나 참여율이 저조할 경우, 대상자의 불규칙한 섭식행동에 경계를 명확히 하지 못해 대상자 섭식장애의 재발 가능성이 더 높아진다.

신경성 식욕부진증이 있는 아동과 청소년을 위한 가족요법의 특정 모델인 모즐리(Maudsley) 가족 기반 치료는 일부 가족에게 효과가 입증되었다. 이 치료법은 세 가지로 구분된다. 첫 번째는 이상적인 체중의 90%에 도달할 때까지 부모가 자녀의 식사를 통제하는 것이다. 두 번째는 가족이 대상자에게 다시 먹는 것에 대한 통제권을 점차 부여하면서도 동시에 건강한 체중 범위에 도달할 때까지 계속 감독하는 것이다. 그리고 마지막 단계는 청소년이 해결되지 않은 개인의 문제를 해결하도록 지원하는 것뿐만 아니라 해결되지 않은 가족 관련 상호작용 문제를 해결하여 가족이 정상적인 가족 생활주기로 돌아갈 수 있도록 지원하는 것이다.

가족 기반 치료는 또한 신경성 폭식증, 신경성 식욕부진증의 전구증상, 소아비만 및 회피적/제한적 섭식장애 대상자의 가족에게도 사용되고 있다. 이 치료는 체중 회복 과정에서 식사의 정상화, 새로운 음식/두려운 음식 먹기, 정기적인 가족식사 및 건강한 식생활을 본보기로 하는 부모 지원까지로 연결된다.

● MANTRA

MANTRA [Maudsley Model of Anorexia Nervosa Treament for Adults; 성인을 위한 신경성 식욕부진증 치료의 모즐리(maudsley) 모델]는 대인 관계의 어려움, 거절에 대한 두려움, 자신에 대한 부정적인 인식, 부정적인 감정을 치료하는 모델이다. 변화와 회복을 향한 균형을 위해 노력하는 신경성 식욕부진증 대상자를 지원하는 MANTRA는 '개념을 배우는 것이 가능한 순간'을 찾고 달성하는 데 매우 전략적인 동기강화상담 방식을 사용한다.

● 대인관계치료

섭식장애 대상자를 위한 대인관계치료는 대인관계의 어려움이 자존감과 기분의 장애를 유발하고 섭식장애 증상을 일으킨다는 전제를 근거로 하고 있어 섭식장애 증상 자체가 치료의 초점은 아니다. 대인관계치료는 대상자의 긍정적인 자존감, 감정 및 문제해결기술을 달성하기 위한 섭식장애의 실행 가능한 대안을 제공하는 데 초점을 맞춘 구조화된 정신치료로, 대인관계의 어려움을 해결하고 긍정적인 관계의 발전을 촉진할 수 있다. 대인관계치료는 신경성 폭식증 대상자와 폭식장애 대상자에게 장기적인 효과를 나타내고 있다.

● 동기강화

동기강화는 섭식장애 대상자에게 중요한 문제로 치료 초기에 변화하려는 개인의 동기가 결과를 예측하는 데 도움이 된다. 동기강화는 일반적으로 거부, 양가감정 및 변화에 대한 저항을 보이는 섭식장애 대상자에게 사용한다. 다른 심리적 중재에 참여하기 전에 또는 MANTRA와 같은 다른 치료법의 핵심 요소로 사용된다. 동기강화 측면에서 대상자의 이해 수준을 파악하는 것은 중요하다. 행동 단계에서 대상자가 사전에 관조적이고 문제가 있음을 인식하면 개인의 의료안전을 보장하기 위한 조치가 필요하지만, 문제가 있다고 생각하지 않는 경우 어려움을 유발할 수 있다. 존중하는 접근방식을 취하는 것과 마찬가지로 대상자와의 협업 및 중요하다고 생각하는 문제를 선정해야 한다. 간호사는 변화하는 것이 매우 어렵다는 것을 인정하고 동기강화상담 기술을 사용하여 질병의 영향에 대한 이해를 도우며 대상자를 지원한다.

● 정신교육

정신교육은 섭식장애에 대한 정보를 제공하여 섭식장애가 있는 대상자(또는 가족/보호자)가 그들이 겪고 있는 질병과 영향을 더욱 잘 이해하고 이를 극복하기 위해 보다 효과적인 대처전략을 개발할 수 있도록 한다. 교육은 모든 유형의 섭식장애치료의 필수적인 부분이다. 섭식장애가 있는 대상자가 행동과 질병 사이의 상호작용과 그들을 덫에 걸리게 하는 이중역할을 이해할 때 섭식장애행동을 바꾸기가 훨씬 용이해진다.

정신교육 주제의 몇 가지 예는 다음과 같다.

- 금식의 장단기 의학적 · 심리적 영향
- 체중을 조절하는 생물학적 요인: 식이요법이 신체의 체중 조절기에 어떻게 작용하여 신체적 ·

심리적 기능 모두에 스트레스를 유발하는지에 대한 논의를 포함한다.

- 구토와 완하제 및 이뇨제 남용의 신체적 부작용
- 폭식(제거 주기 및 그것이 자존감에 미치는 영향): 간호사는 대상자가 폭식 및 제거 행동에 대한 신호를 식별 및 관리하도록 도울 수 있으며, 식사 직후 구토충동을 감소시키기 위한 주의산만 또는 이완 기술을 배우고, 하루 종일 규칙적으로 식사하는 것의 이점을 통해 저녁에 폭식하려는 신체적 · 심리적 충동을 줄인다.
- 체중 조절이나 체형 조절을 위해 칼로리를 소모하는 데 집중하기보다는 즐거움을 바탕으로 건강한 운동 패턴을 수립하고 근육 강화 및 뼈 건강에 중점을 두는 것이 중요하다.
- 불안이 신체에 미치는 영향 및 대처기술(예 마음챙김 연습, 인지적 도전)

개인 또는 그룹 기반의 정신교육은 치료 프로그램에 부모와 가족구성원을 참여시키고, 질병의 복잡성에 대한 이해를 높이고 현실적인 기대치를 개발하며 개인의 무질서한 섭식행동을 더 잘 관리하기 위해 유용한 전략을 촉진하는 데 매우 유용할 수 있다. 정확한 정보를 가지고 있는 가족일수록 덜 불안해하거나 비난하는 마음이 줄어들고 대상자의 건강 결과를 지원하고 개선할 수 있는 긍정적인 변화를 만드는 데 더 개방적일 것이다.

지지정신치료

지지정신치료는 대상자의 변화를 촉진하는 문제를 탐색하도록 권장되며, 체중을 늘리고 덜 제한적으로 먹고 부적절한 보상행동의 사용을 줄임으로써 핵심 증상을 적극적으로 바꾸도록 지원하는 데 도움이 된다. 지지정신치료는 섭식장애 대상자를 치료하는 데 사용되어 왔으며 1차 보건 의료 및 일반 정신건강 환경에서 시행될 수 있는 일반화된 요법이다. 구체적인 방법으로는 적극적인 경청, 구두 및 비언어적 지지, 개방형 질문 사용, 성찰 격려, 안심과 칭찬 제공과 같은 기술이 있으며, 조언 제공 및 치료자의 자기노출이 있다. 지지요법의 특정 구성요소에는 두려움, 슬픔, 걱정 및 좌절과 같은 억눌린 감정의 공유 또는 카타르시스에 대한 안심, 설명, 안내, 제안, 격려가 포함된다.

자조 프로그램

근거 기반 자조 프로그램은 18세 이상의 신경성 폭식증 및 폭식장애 대상자에게 1단계 중재로 권장된다. 의료전문가의 직접적인 지원을 포함하는 자조 프로그램을 '안내식' 또는 '지원되는' 자조라고 한다. 이들은 '순수한' 자조모임보다 순응도와 치료결과가 더 좋은 것으로 밝혀졌다. 그러나 아직까지 신경성 식욕부진증이 있는 저체중 청소년 및 젊은 대상자를 위한 자조프로그램의 효과에 대한 근거는 아직 부족하여 지속적인 연구가 필요하다.

약물치료

약물치료는 신경성 식욕부진증 대상자의 1차 치료제로 사용되지는 않는다. 약리학적 치료에 대한 근거는 미약하지만 일부 대상자에게는 저용량 항정신성 약물(예 올란자핀)이 불안, 반추 및 강박사고를 줄이는 데 도움이 될 수 있으며, 사고 침습과 신체이미지의 왜곡을 줄이는 효과를 보여주었다. 항불안제와 항우울제는 신경성 식욕부진증으로 인한 저체중 대상자의 영양재활 후에 효과가 더 잘 나타난다. 음식과 영양재활은 기분 개선을 위한 최고의 '약'이 될 수 있기 때문이다.

약물치료는 신경성 폭식증 및 폭식장애가 있는 대상자에게 도움이 되는 보조치료(CBT-E와 함께)와 함께 사용한다. 정신치료를 쉽게 받지 못하는 경우 폭식증/폭식장애가 있는 대상자를 위한 약리학적 치료가 중요하다.

간호사의 역할에 대한 마지막 말

모든 임상간호사는 섭식장애를 경험하는 많은 대상자(아동, 청소년, 여성 및 남성)의 건강과 정신건강에 중대한 영향을 미칠 수 있는 이상적인 위치에 있다. 간호사는 복잡하고 도전적인 삶의 경험을 바탕으로 섭식장애 대상자를 공감하고 확인하여 지원하는 데 필요한 기술을 보유하고 있다. 질병의 모든 단계에서 회복은 항상 가능하며, 필요한 것은 간호사로서 대상자가 스스로 희망을 가질 수 없을 때 희망을 품을 수 있도록 돕는 것이다. 간호사는 대상자가 회복하기 위해 고군분투하는 과정에서 겪는 어려움을 이해하고, 겁에 질려 당황하고 스스로에게 의문을 제기하는 가족을 지원하며, 질적으로 대상자를 지원하기 위해 근거 기반 간호를 제공할 수 있도록 치료자 자신의 관행을 비판적으로 반성해야 한다.

섭식장애 대상자의 치료 과정은 간호사에게 보람 있는 전문적인 경험이다. 이는 지식과 기술을 확장하고 간호실무에 대한 가치와 태도의 영향을 반영하도록 요구하는 복잡한 질병이기 때문이다. 섭식장애 대상자를 돕기 위해 간호사는 추가 훈련과 전문성을 개발(예 정신치료, 가족 기반 치료, CBT-E 또는 기타 전문치료)하고 정기적인 임상 수퍼비전을 받는 것도 필요하다.

다음은 회복 중인 한 청년대상자가 간호사에게 쓴 편지의 일부를 발췌한 것이다.

> 신경성 식욕부진증을 처음 진단받은 지 이제 6년이 되었습니다. 인생에 대해 배우고 실수와 경험에서 배우려면 아직 몇 년이 더 남았다는 것을 압니다. 그러나 이 회복 과정은 나 자신과 직면하고 나 자신에게 도전하고 긍정적으로 생각하도록 내 마음을 훈련하는 방법에 대해 많은 것을 가르쳐 주었고 효과가 있었습니다. 내가 할 수 없을 때 내 장애를 단호히 맞서며 나와 함께 있어줘서 고맙고, 나를 살아있게 해주고 마침내 내가 이 질병을 필요로 하지 않거나 원하지 않을 정도로 충분히 강하다고 느끼는 지점에 도달할 때까지 나를 지지해줘서 감사합니다.

입원한 섭식장애 대상자에 대한 중재 시 요구되는 전문적인 측면은 다음과 같다.

- 과도하게 관여하지 않거나 무시하거나, 과소하게 관여하지 않는 것을 포함하여 명확한 전문적 경계를 유지한다.
- 실무를 위해 간호사가 근거기반 행동 프로그램을 개발하고 정기적으로 검토한다.
- 질병의 복잡성과 만성임을 감안할 때 입원 중에 달성할 수 있는 것에 대한 현실적인 기대를 가질 수 있도록 한다. 여기에는 재발과 재입원이 일반적이며, 이는 실패의 징후가 아니라 재발계획을 검토할 기회라는 인식이 중요하다.
- 자신의 정서적 안정을 유지하기 위한 적절한 임상 수퍼비전 및 지원에 참여하도록 한다.
- 섭식장애가 있는 대상자를 돌보는 도전을 즐기고 더 건강한 방식으로 자신을 이해하고 돌볼 수 있도록 지원을 아끼지 않는다.
- 대상자의 경험을 확인하고 대상자의 양면성과 치료에 대한 저항에 직면하여 긍정적인 존중을 유지한다.

단원 요약

이 장에서는 간호실무에서 접하게 되는 섭식장애에 대해 소개했으며 정신적 요인, 의학적 합병증, 평가 및 치료에 초점을 맞추었다. 섭식장애는 정신적 · 신체적 건강 문제의 범위를 포괄하는 복잡하고 다차원적인 질병이다. 섭식장애의 발병률은 상대적으로 낮지만 증가하고 있으며 삶의 질, 이환율 및 사망률 측면에서 이 장애가 미치는 영향의 심각성은 높다. 많은 대상자가 적절한 서비스에 접근하는 데 어려움을 겪으며, 이러한 장애와 일반적으로 관련된 치료에 대한 수치심, 거부 및 양가감정과 함께 치료가 지연될 수 있다.

현대는 여성과 남성 모두의 신체이미지, 체중, 체형 및 외모에 대한 관심이 날로 증가하고 있다. 이것은 일부 대상자에게는 섭식장애를 포함하여 다양한 정신질환을 일으킬 수 있는 심각한 고통과 혼을 을 야기하기도 한다. 특히 남녀를 불문하고 아주 어린 아동에서부터 건강한 자존감, 신체이미지 및 회복탄력성을 키우는 것을 목표로 하는 1차 예방전략이 더욱 강조되고 있다.

섭식장애 치료에 대한 다학제적 접근은 매우 중요하며 섭식장애 대상자를 돌보는 데 전념하는 간호사는 입원 대상자, 외래 대상자, 지역사회 및 1차 보건의료 환경에서 많은 기여를 해야 한다. 대상자는 정신건강, 소아과, 심장치료, 응급실 또는 일반 의료환경에서 24시간 간호가 필요할 때 병원에 입원하게 된다. 최적의 치료를 위해서는 모든 간호사가 진료범위 및 임상환경과 질병의 정신생물학적, 사회적 복잡성을 이해하고 이를 관리하는 기술을 개발하는 것이 중요한다.

추후 생물학적 · 심리사회적 위험과 보호요인의 상대적 중요성을 더 잘 이해하고 보다 효과적인 치료법을 계속 개발하려면 더 많은 연구가 필요하다. 긍정적인 결과를 향상시키고 높은 이환율 및 사망률을 감소시키기 위해 새로운 치료법도 개발되어야 할 것이다. 또한, 섭식장애 대상자가 인지행동치료와 같은 정신치료중재에 참여할 수 있도록 도우며, 조기에는 보다 적극적인 영양재활에 더 중점을 둘 필요가 있다. 간호사는 섭식장애를 더욱 잘 이해하고 섭식장애 대상자를 위한 치료와 결과를 향상시킬 근거기반의 효과적인 간호전략을 촉진하기 위해 고안된 연구를 수행하는 데 핵심적인 위치에 있음을 잊지 않아야 한다.

수업참여를 위한 연습

1. 집단에서 젊은 여성과 남성의 섭식장애 발병에 대한 미디어, 마케팅, 광고 산업 및 인기 있는 역할 모델의 영향에 대해 토론한다.
2. 청소년기에 신체이미지에 대한 불만이 증가하는 경향이 있는 이유를 토론한다.
3. 인터넷에서 언셀 키즈(Ancel Keys)의 연대 기아 연구를 검색한다. 섭식장애 대상자에게서 일반적인 금식과 관련된 신체적·정신적·사회적·영적 측면의 영향 요인을 식별하고, 섭식장애가 스스로 자초하고 의도적이거나 일종의 성격장애라고 생각하는 일부 연구 결과가 있는데 이에 대한 반론을 제시한다.
4. 자신의 강점을 찾기 위해 그 사람과 협력하는 것은 섭식장애에서 회복하는 데 중요한 부분이다. 2개의 열이 있는 표를 만들어 한 열에 섭식장애가 있는 대상자가 경험할 수 있는 파괴적인 생각을 나열해 본다. 다른 열에는 자립적인 행동과 생각을 할 수 있는 대안을 제시한다.
5. '뚱뚱하다는 이야기'는 특히 선진국의 젊은 여성과 함께 여성 문화의 일반적인 모티브로 알려져 있다. 소녀와 여성은 마른 '이상적인' 체형을 열망하고 종종 이 주제를 중심으로 자기 비하적인 말을 하거나 다른 사람들과 소통한다. 흔히 듣는 다음과 같은 말을 생각해 본다. '오늘 너무 뚱뚱한 것 같아'. 이 표현은 남성보다 젊은 여성이 더 일반적으로 사용하며 계속 반복된다. 실제로 걱정, 죄책감, 분노 또는 좌절과 같은 다른 감정을 느끼고 있다. 감정의 표현은 외적인 육체적 존재(뚱뚱함)를 대신 언급함으로써 은폐된다. 따라서 '뚱뚱하다는 이야기'는 실제로 느낌에 대한 은유이다. 이 개념이 은유로 확인되면 도전을 받고 대체될 수 있다. 청소년이 자신의 감정을 더 정확하게 표현하는 데 도움이 될 수 있다고 제안할 수 있는 보다 생산적인 은유나 진술에는 어떤 것이 있는가?
6. 일부 치료진은 섭식장애 대상자가 교묘한 행동을 한다고 말한다. 이간질(분열)은 실제로 치료팀이 일관성을 유지하고 공유된 목표를 달성하는 데 협력하지 못하도록 한다. 또한 '조작하다'와 같은 단어가 매우 해롭고 낙인을 찍을 수 있다는 것을 알고 있다. 임상간호사로 일할 때 대상자로부터 이간질, 조작당하여 판단적이고 비치료적인 언어를 사용하지 않도록 어떻게 자신을 보호할 수 있는지 논의한다.

● 유용한 웹사이트

Australian and New Zealand Academy for Eating Disorders. http://www.anzaed.org.au/

Bridges Eating Disorder Association of WA. http://www.bridges.net.au/

Butterfly Foundation for Eating Disorders. https://www.thebutterflyfoundation.org.au/

Eating Disorders Association of New Zealand. https://www.ed.org.nz/

Eating Disorders Queensland. https://eatingdisordersqueensland.org.au/

Eating Disorders Victoria. https://www.eatingdisorders.org.au/

InsideOut Institute for Eating Disorder Research. https://insideoutinstitute.org.au/

Journal of Eating Disorders – peer-reviewed journal publishing leading research in the science and practice of eating disorders. https://jeatdisord.biomedcentral.com/.

National Eating Disorders Collaboration (NEDC). http://nedc.com.au/

South Australia Statewide Eating Disorder Service (SEDS). https://www.sahealth.sa.gov.au/

The Victorian Centre for Excellence in Eating Disorders (CEED). http://ceed.org.au

● 기타 자원

전국 ED 헬프라인: 1800 ED HOPE/1800 33 4673

이메일: support@thebutterflyfoundation.org.au 또는 헬프라인에 전화. 주 7일 오전 8시부터 자정까지 상담사와 상담가능.

● 참고문헌

Academy for Eating Disorders. Eating disorders: a guide to medical care. Critical points for early recognition and medical risk. Available at: www.aed.org, 2016. [(Viewed 12 December 2019).].

American Psychiatric Association. Diagnostic and Statistical Manual of Mental Disorders, fifth ed. Washington, DC: APA; 2013.

Bannatyne, A. J., Abel, L. M. Can we fight stigma with science? The effect of aetiological framing on attitudes towards anorexia nervosa and the impact on volitional stigma. Aust. J. Psychol.. 2015; 67:38 – 46.

Bell, K., Rieger, E., Hirsch, J. K., Eating disorder symptoms and proneness in gay men, lesbian women and transgender and non-conforming adults: comparative levels and a proposed mediational model. Front. Psychol. 2018; 9 2692

Beinther, I., Jacobi, C., Schidt, U. H. Participation and outcome in manualized self-help for bulimia nervosa and binge eating disorder – a systematic review and metaregression analysis. Clin. Psychol. Rev.. 2014; 34(2):158 – 176.

Bert, F., Gualano, M. R., Camussi, E., et al, Risks and threats of social media websites: twitter and the Proana movement. Cyberpsychol. Behav. Soc. Netw. 2016; 19:4. https://doi.org/10.1089/cyber.2015.0553 [[published online].].

Bodell, L. P., Cheng, Y., Wildes, J. E. Psychological impairment as a predictor of suicide ideation in individuals with anorexia nervosa. Suicide Life Threat. Behav.. 2019; 49(2):520 – 528.

Bosworth, P. Jane Fonda: The Private Life of a Public Woman. Boston: Houghton Mifflin Harcourt; 2011.

Breithaupt, L., Eickman, L., Byrne, C. E., et al. Enhancing empowerment in eating disorder prevention: another examination of the REbeL peer education model. Eat. Behav.. 2017; 25:38 – 41.

Brown, A., McClelland, J., Boysen, E., et al. The FREED Project (first episode and rapid early intervention in eating disorders): service model, feasibility and acceptability. Early Interv. Psychiatry. 2016; 12:250 – 257.

Campbell, K., Peebles, R. Eating disorders in children and adolescents: state of the art review. Pediatrics. 2014; 134(3):582 – 593.

Caslini, M., Bartoli, F., Crocamo, C., et al. Disentangling the associations between child abuse and eating disorders: a systematic review and meta-analysis. Psychosom. Med.. 2016; 78(1):79 – 90.

Cervantes-Luna, B. S., Ponce de Leon, C. S., Ruiz, E. J.C., et al. Aesthetic ideals, body image, eating attitudes and behaviors in men with different sexual orientation. Rev. Mex. Trastor. Aliment. (Mex. J. Eat. Disord.). 2019; 10(1):66 – 74.

Chung, Y. I., Kim, J. K., Lee, J. H., et al. Onset of dieting in childhood and adolescence: implications for personality, psychopathology, eating attitudes and behaviours of women with eating disorder. Eat. Weight Disord. Stud. Anorexia Bulimia Obes.. 2017; 22(3):491 – 497.

Clausen, L., Jones, A. A systematic review of the frequency, duration, type and effect of involuntary treatment for people with anorexia nervosa, and an analysis of patient characteristics. J. Eat. Disord.. 2014; 2:29.

Da Luz, F. Q., Sainsbury, A., Mannan, H., et al. Prevalence of obesity and comorbid eating disorder behaviors in South Australia from 1995 to 2015. Int. J. Obes.. 2017; 41(7):1148 – 1153.

Davico, C., Amianto, F., Gaiotti, F., et al, Clinical and personality characteristics of adolescents with anorexia nervosa with or without non-suicidal self-injurious behavior. Compr. Psychiatry 2019; 94. https://doi.org/10.1016/j.comppsych.2019.152115.152115

DerMarderosian, D., Chapman, H. A., Tortolani, C., et al. Medical considerations in children and adolescents with eating disorders. Child Adolesc. Psychiatr. Clin. N. Am.. 2018; 27:1 – 14.

de Vries, D. A., Peter, J., de Graaf, H., et al. Adolescents' social network site use, peer appearance-related feedback, and body dissatisfaction: testing a mediation model. J. Youth Adolesc.. 2016; 45:211 – 224.

Dittmer, N., Jacobi, C., Voderholzer, U., Compulsive exercise in eating disorders: proposal for a definition and clinical assessment. J. Eat. Disord. 6 42 2018. https://doi.org/10.1186/s40337-018-0219-x

Dobinson, A., Cooper, M., Quesnel, D. The Safe Exercise at Every Stage (SEES) guideline: a clinical tool for treating and managing dysfunctional exercise in eating disorders. Available: www.safeexerciseateverystage.com, 2019.

Duncan, L., Yilmaz, Y., Bulik, C. Genome-wide association study reveals first locus for anorexia nervosa and metabolic correlations. Am. J. Psychiatry. 2017; 174(9):850 – 858.

Erskine, H. E., Whiteford, H. A. Epidemiology of binge eating disorder. Curr. Opin. Psychiatry. 2018; 31(6):462 – 470.

Fairburn, C. G., Bailey-Straebler, S., Basden, S., et al. A transdiagnostic comparison of enhanced cognitive behaviour therapy (CBT-E) and interpersonal therapy in the treatment of eating disorders. Behav. Res. Ther.. 2015; 70:64 – 71.

Ferguson, C. J., Munoz, M. E., Garza, A., et al. Concurrent and prospective analyses of peer, television and social media influences on body dissatisfaction, eating disorder symptoms and life satisfaction in adolescent girls. J. Youth Adolesc.. 2014; 43:1 – 14.

Guillaume, S., Jaussent, I., Maimoun, L., et al. Associations between adverse childhood experiences and clinical characteristics of eating disorders. Nature. Sci. Rep. 2017; 6 35761

Hay, P., Girosi, F., Mond, J. Prevalence and sociodemographic correlates of DSM–5 eating disorders in the Australian population. J. Eat. Disord.. 2015; 3(19):1 – 7.

Hay, P., Chinn, D., Forbes, D., et al. Royal Australian and New Zealand College of Psychiatrists clinical practice guidelines for the treatment of eating disorders. Aust. N. Z. J. Psychiatry. 2014; 48(11):977 – 1008.

Haynos, A. F., Pearson, C. M., Utzinger, L. M., et al. Empirically derived personality subtyping for predicting clinical symptoms and treatment response in bulimia nervosa. Int. J. Eat. Disord.. 2017; 50:506 – 514.

Hilbert, A., Pike, K., Goldschmidt, A., et al. Risk factors across the eating disorders. Psychiatry Res.. 2014; 220(1 – 2):500 – 506.

Hill, L. S., Reid, F., Morgan, J. F., et al. SCOFF, the development of an eating disorder screening questionnaire. Int. J. Eat. Disord.. 2010; 43(4):344 – 351.

Hinchcliff, G. L.M., Kelly, A. B., Chan, G. C.K., et al. Risky dieting amongst adolescent girls: associations with family relationship problems and depressed mood. Eat. Behav.. 2016; 22:222 – 224.

Hoek, H. W. Review of the worldwide epidemiology of eating disorders. Curr. Opin. Psychiatry. 2016; 29(6):336 – 339.

Hohman, E. E., Balantekin, K. N., Birch, L. L., et al, Dieting is associated with reduced bone mineral accrual in a longitudinal cohort of girls. BMC Public Health 2018; 18 1285

Holland, G., Tiggemann, M. 'Strong beats skinny every time': disordered eating and compulsive exercise in women who post fispiration on Instagram. Int. J. Eat. Disord.. 2017; 50(1):76 – 79.

Hummel, A. C., Smith, A. R. Ask and you shall receive: desire and receipt of feedback via Facebook predicts disordered eating concerns. Int. J. Eat. Disord.. 2015; 48:436 – 442.

Kiela, P. R., Gishan, F. K. Physiology of intestinal absorption and secretion. Best Pract. Res. Clin. Gastroentorol.. 2016; 30(2):145 – 159.

Kornstein, S. G. Epidemiology and recognition of binge–eating disorder in psychiatry and primary care. J. Clin. Psychiatry. 2017; 78(Suppl. 1):3 – 8.

Kostro, K., Lerman, J. B., Attia, E. The current status of suicide and self–injury in eating disorders: a narrative review. J. Eat. Disord.. 2014; 2:19.

Lawrence, D., Johnson, S., Hafekost, J., et al. The mental health of children and adolescents. Report on the second Australian Child and Adolescent Survey of Mental Health and Wellbeing. Canberra: Department of Health; 2015.

Lavender, J. M., Wonderlich, S. A., Engel, S. G., et al. Dimensions of emotion dysregulation in anorexia nervosa and bulimia nervosa: a conceptual review of the empirical literature. Clin. Psychol. Rev.. 2015; 40:111 – 122.

Levinson, C. A., Zerwas, S., Calebs, B., et al. The core symptoms of bulimia nervosa, anxiety, and depression: a network analysis. J. Abnorm. Psychol.. 2017; 126(3):340 – 354.

Lonergan, A. R., Bussey, K., Mond, M., et al. Me, my selfie, and I: the relationship between editing and posting selfies and body dissatisfaction in men and women. Body Image. 2019; 28:39 – 43.

Madden, S., Miskovic–Wheatley, J., Clarke, S., et al. Outcomes of a rapid refeeding protocol in adolescent anorexia nervosa. J. Eat. Disord.. 2015; 3:8.

Mehler, P. S., Brown, C. Anorexia nervosa: medical complications. J. Eat. Disord.. 2015; 3:11.

McLean, S. A., Paxton, S. J. Body image in the context of eating disorders. Psychiatr. Clin. North Am.. 2019; 42:145 – 156.

McLean, S. A., Wertheim, E. H., Masters, J., et al. A pilot evaluation of a social media literacy intervention to reduce risk factors for eating disorders. Int. J. Eat. Disord.. 2017; 50(7):847 – 851.

McLean, S. A., Paxton, S. J., Wertheim, E. H., et al. Photoshopping the selfie: self photo editing and photo investment are associated with body dissatisfaction in adolescent girls. Int. J. Eat. Disord.. 2015; 48:1132 – 1140.

Merlotti, E., Mucci, A., Volpe, U., et al. Impulsiveness in patients with bulimia nervosa: electrophysiological evidence of reduced inhibitory control. Neuropsychobiology. 2013; 68:116 – 123.

Mitchison, D., Hay, P., Griffiths, S., et al. Disentangling body image: the relative associations of overvaluation, dissatisfaction, and preoccupation with psychological distress and eating disorder behaviors in male and female adolescents. Int. J. Eat. Disord.. 2017; 50(2):118 – 126.

Mitchison, D., Mond, J. Epidemiology of eating disorders, eating disordered behaviour, and body image disturbance in males: a narrative review. J. Eat. Disord.. 2015; 3:20.

National Institute for Health and Care Excellence. Eating disorders: recognition and treatment. In: NICE Guideline NG69. London:

NICE; 2017.

Mond, J. M., Mitchison, D., Latner, J., et al. Quality of life impairment associated with body dissatisfaction in a general population sample of women. BMC Public Health. 2013; 3(13):920.

Oberst, U., Wegmann, E., Stodt, B., et al. Negative consequences from heavy social networking in adolescents: the mediating role of fear of missing out. J. Adolesc.. 2016; 55:51 – 60.

Oldershaw, A., Lavender, T., Sallis, H., et al. Emotion generation and regulation in anorexia nervosa: a 272systematic review and meta–analysis of self–report data. Clin. Psychol. Rev.. 2015; 39:83 – 95.

Popovic, M., Pizzi, C., Rusconi, F., et al. The role of maternal anorexia nervosa and bulimia nervosa before and during pregnancy in early childhood wheezing: findings from the NINEFA birth cohort study. Int. J. Eat. Disord.. 2018; 51(8):842 – 851.

Phillipou, A., Castle, D. J., Rossell, S. L. Direct comparisons of anorexia nervosa and body dysmorphic disorder: a systematic review. Psychiatry Res.. 2019; 274:129 – 137.

Reas, D. L., Grilo, C. M., Current and emerging drug treatments for binge eating disorder. Expert Opin. Emerg. Drugs 19 1 2014 99142

Renz, J. A., Fisher, M., Vidair, H. B., et al, Excessive exercise among adolescents with eating disorders: examination of psychological and demographic variables. Int. J. Adolesc. Med. Health 31 4 2017. https://doi.org/10.1515/ijamh–2017–0032

Rienecke, R. Family–based treatment of eating disorders in adolescents: current insights. Adolesc. Health Med. Ther.. 2017; 8:69 – 79.

Riesco, N., Aguera, Z., Granero, R., et al. Other specified feeding or eating disorders (OSFED): clinical heterogeneity and cognitive–behavioural therapy outcome. Eur. Psychiatry. 2018; 54:109 – 116.

Robinson, P. H., Nicholls, D. Critical Care for Anorexia Nervosa: The MARSIPAN Guidelines in Practice. London: Springer; 2015.

Royal College of Psychiatrists. Junior MARSIPAN: Management of Really Sick Patients under 18 with Anorexia Nervosa. Council Report CR168. London: Royal College of Psychiatrists; 2012.

Schaumberg, K., Welch, E., Breithaupt, L., et al. The science behind the Academy for Eating Disorders' nine truths about eating disorders. Eur. Eat. Disord. Rev.. 2017; 25(6):432 – 450.

Schmidt, U., Wade, T. D., Treasure, J. The Maudsley model of anorexia Nervosa treatment for adults (MANTRA): development, key features, and preliminary evidence. J. Cogn. Psychother.. 2014; 28(1):48 – 71.

Sidani, J. E., Shensa, A., Hoffman, B., et al. The association between social media use and eating concerns among US young adults. J. Acad. Nutr. Diet.. 2016; 116(9):1465 – 1472.

Smolak, L., Levine, M. P. The Wiley Handbook of Eating Disorders, Assessment, Prevention, Treatment, Policy, and Future Directions. Chichester: John Wiley & Sons; 2015.

Strother, E., Lemberg, R., Stanford, S. C., et al. Eating disorders in men: underdiagnosed, undertreated and misunderstood. Eat. Disord.. 2012; 20(5):346 – 355.

Thapliyal, P., Mitchison, D., Miller, C., et al. Comparison of mental health treatment status and use of antidepressants in men and women with eating disorders. Eat. Disord.. 2017; 26:248 – 262.

Thompson, K. A., Bardone–Cone, A. M., Disordered eating behaviours and attitudes and their correlates among a community sample of older women. Eat. Behav. 2019; 34 101301

Thornton, L. M., Munn–Chernoff, M. A., Baker, J. H., et al. The Anorexia Nervosa genetics initiative (ANGI): overview and methods. Contemp. Clin. Trials. 2018; 74:61 – 69.

Tiggemann, M., Slater, A. Facebook and body image concern in adolescent girls: a prospective study. Int. J. Eat. Disord.. 2016; 50(1):80 – 83.

Tiggemann, M., Zaccardo, M. 'Strong is the new skinny': a content analysis of #fitspiration images on Instagram. J. Health Psychol.. 2018; 23(8):1003 – 1011.

Tiggemann, M., Zaccardo, M. 'Exercise to be fit, not skinny': the effect of fitspiration imagery on women's body image. Body Image. 2015; 15:61 – 67.

Treasure, J., Claudino, A. M., Zucker, N. Eating disorders. Lancet. 2010; 375:583 – 593.

Utter, J., Denny, S., Peiris–John, R., et al. Family meals and adolescent emotional well–being: findings from a national study. J. Nutr. Edu. Behav.. 2017; 49(1):67 – 72.

Vossbeck–Elsebusch, A. N., Waldorf, M., Legenbauer, T., et al. Overestimation of body size in eating disorders and its association to body–related avoidance behaviour. Eat. Weight Disord.. 2014; 20(2):173 – 178.

Watson, H. J., Zerwas, S., Torgersen, L., et al. Maternal eating disorders and perinatal outcomes: a three–generational study in the Norwegian mother and child cohort study. J. Abnorm. Psychol.. 2018; 126(5):552 – 564.

Wong, W., Lawrence, F. N., Am I man/woman enough: using trans–youth 'self–portrait drawing' to analyse their body imageFisher R., Howard L., Monteith K., eds. The Gender & Sexuality Hub. (Accessed 4 December 2019). Gender & love: A Critical Issues research and publications project:, 2015.

Online: http://www.inter-disciplinary.net/critical-issues.

Yilmaz, Z., Hardaway, J. A., Bulik, C. M. Genetics and epigenetics of eating disorders. Adv. Genomics Genet.. 2015; 5:131-150.

Zayas, L. V., Wang, S. B., Coniglio, K., et al. Gender differences in eating disorder psychopathology across DSM-5 severity categories of anorexia nervosa and bulimia nervosa. Int. J. Eat. Disord.. 2018; 51(9):1098-1102.

Zerwas, S., Larsen, J. T., Petersen, L., et al. The incidence of eating disorders in a Danish nationwide register study: associations with suicide risk and mortality. J. Psychiatr. Res.. 2015; 65:16-22.

Zhang, C. What can we learn from the history of male anorexia nervosa? J. Eat. Disord.. 2014; 2(1):138.

Zipfel, S., Giel, K. E., Bulik, C. M., et al. Anorexia nervosa: aetiology, assessment and treatment. Lancet Psychiatry. 2015; 2(12):1099-1111.

CHAPTER 15

성격장애

Personality Disorders

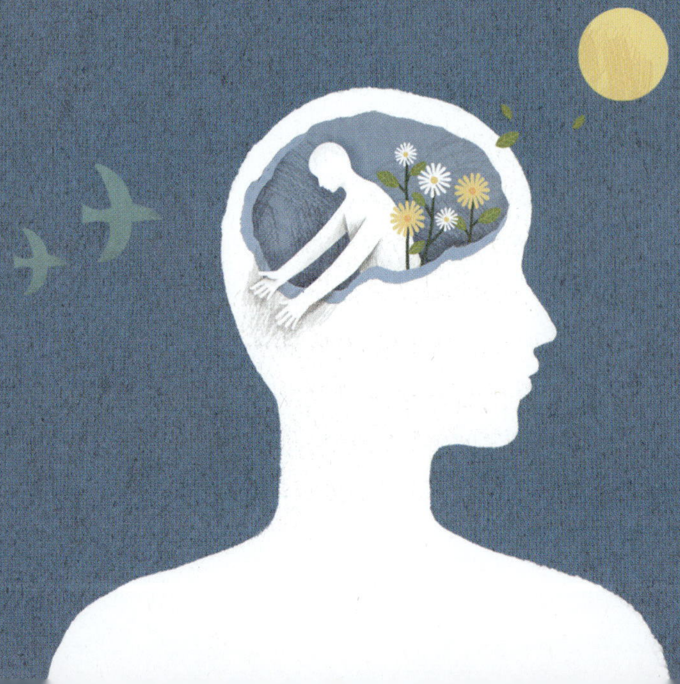

주요 내용

- 성격장애는 매우 흔하며, 간호업무 시 경계성 성격장애 대상자는 간호사와 부닥치기도 한다
- 성격장애는 『정신질환 진단 및 통계 편람(DSM-5)』에서 A군, B군 C군의 세 가지 범주로 분류된다: (A) 이상한 또는 괴상한, (B) 극적, 감정적 또는 불규칙적, (C) 불안하거나 두려운.
- 성격장애가 있는 대상자를 효과적으로 간호하려면 치료적 관계를 발전시키고 명확한 경계를 설정하는 것이 필요하다.
- 성격장애 대상자 행동에 대한 이해와 간호수행 및 성찰을 위해서 교육과 자문이 필요하다.

주요 용어

- 가족(family)
- 경계성(borderline)
- 기분(mood)
- 변증법(dialectical)
- 병원(hospital)
- 성격(personality)
- 외상(trauma)
- 장애(disorder)
- 진단(diagnosis)
- 행동(behaviour)
- 회복(recovery)

학습 목표

이 단원을 통해 다음을 수행할 수 있다.

- 성격에 대해 이해한다.
- 성격장애의 세 가지 범주의 주요 특성을 설명한다.
- 성격장애가 있는 대상자를 간호할 때 간호사 및 기타 의료전문가가 경험할 수 있는 반응을 설명한다.
- 성격장애가 있는 대상자를 간호하기 위한 효과적인 간호 접근방식을 적용한다.

서론

성격장애는 다른 사람들과의 만족스러운 관계형성이나 사회적으로 일을 할 때 행동, 생각, 감정 등에서 문제점이 드러난다. 성격장애 대상자들은 대부분 우울증, 불안 및 약물 남용에 대한 치료를 위해서는 병원을 방문하여 진료를 받지만, 성격을 치료받기 위해 병원을 방문하지 않는 경향이 있다. 그러기에 성격장애 대상자를 돌보는 간호사의 경우 치료적으로 도움을 제공하기 위해서는 적절한 교육과 훈련이 반드시 필요하다.

성격장애자를 연구한 결과 어린 시절에 신체적 또는 성적 학대를 경험한 적이 있는 것으로 나타났다. 정확한 비율을 확인하기 어렵지만 경계성 성격장애(BPD) 진단을 받은 많은 대상자는 어린 시절에 반복적인 정서적 · 성적 또는 신체적 외상 및 정서적 방치의 과거력이 있었다. 또한 경계성 성격장애의 약 39%가 외상후스트레스장애 동반진단을 받았고, 이에 대한 원인으로는 어린 시절의 성폭행과 구타 경험, 어머니에 대한 폭력 목격, 고문, 십 대 강간, 무자비한 조롱, 관심과 초점이 다른 곳에 있는 중독된 부모와 함께 사는 것 등이 있다. 이러한 지속적인 학대는 경계 혼란, 두려움, 충동, 수치심, 자기증오, 무력감, 죄책감, 일관성 없는 자기감각, 정서적 혼란 및 기타 통제 불가능한 감정을 초래할 수 있다. 성격장애자의 삶에 미칠수 있는 외상의 영향에 대한 이해와 공감이 필요하다.

성격장애에 대한 정신건강서비스 및 외상치료 원칙에는 다음의 내용을 포함한다: 안전, 치유를 위한 대인관계 역할 모델링, 문화 이해, 통제, 선택 및 자율성의 옹호, 외상 이해, 권력 공유, 대상자에게 치료에 대한 희망을 주고 회복 지원, 통합치료 제공, 권력과 규칙 공유 등이 있다.

성격장애 대상자를 치료하는 임상가는 안전, 신뢰성, 선택, 협력 및 권한 부여 등에 대한 원칙을 유념해야 한다.

이 장에서는 『정신질환 진단 및 통계 편람(DSM-5)』에 제시된 성격장애 분류와 유형 및 특성을 구분하고 성격장애를 진단하는 데 있어 몇 가지 문제에 대해서도 논의해 보고자 한다. 이 장은 간호사가 실제로 접할 가능성이 가장 높은 B군에 해당하는 경계성 성격장애를 평가하고 중재하는 데 중점을 둔다. 정신과 서비스를 이용하는 대상자 중 경계성 성격장애의 유병률은 지역사회 환자 집단에서는 20% 이상이고 입원환자 집단에서는 약 40%이다.

성격이란 무엇인가?

우리 각자에게는 성격이 있고 그것이 의미하는 바에 대한 상식적인 이해가 있다. 예를 들어 우리는 다른 사람을 '외향적', '단호한', '내향적' 또는 '수줍은' 등으로 묘사할 수 있지만 때로는 자신을 설명할 때 사용한 표현과 주변 사람의 표현에 차이가 있기도 하다.

어떤 사람은 사람들을 이끄는 성격을 가지고 있어 카리스마, 외향적, 친절, 좋은 팀플레이어, 도움이 되는 등으로 표현될 수 있지만, 사람을 끌어들이거나 관계를 유지하는 데 어려움을 겪는 사람의 경우 수용적이지 않고, 차갑고, 냉담, 고립적, 괴팍, 변덕, 공격적, 무모해 보이는 것으로 표현되기도 한다. 성격은 시간이 지남에 따라 진화하는 감정, 생각 및 행동 패턴으로 표현될 수 있고 유전, 가족, 삶의 사건, 문화 및 사회 등은 모두 성격을 형성하는 데 영향을 미친다. 즉, 성격은 일반적인 성향, 행동패턴 및 세상에 대한 접근방식을 통해 나타나며, 특히 다른 사람들과의 상호작용 중에 분명하게 표현된다.

성격 특성은 우리를 독특한 삶의 경험에 반응할

수 있게 하며 이를 인식할 수 있게 하는 특징을 갖고 있다. 한 사람의 성격을 다른 사람의 성격과 구별하는 특징은 삶에 대한 관점, 문제에 대응하고 적응하는 방식, 상황이 해석되는 방식에서 분명히 나타날 수 있다.

역사적으로 다른 시대, 사회, 문화에 따라 성격을 각기 다르게 묘사하기도 하고 특정 성격 유형을 장려 또는 낙인시키기도 한다. 예를 들어 비밀 경찰이 널리 퍼져 있고 가족에게도 침투하는 구 동독과 같은 체제에서 자란 사람은 비밀스럽고 다른 사람을 의심하고 앞으로 나서지 않을 가능성이 더 크다. 반면 공동체를 지향하는 문화권에서는 개인주의를 희생시키면서 상호 우호, 공유 및 적응을 지지하기도 한다.

성격장애의 유형

지속적으로 나타나는 성격의 양상이나 특징을 '성격 특성'이라고 하며, 이러한 특성에 따라 성격 유형이 나뉜다. 사회적 관습은 '정상적인' 성격 특성을 구성하는 데 보이지 않는 경계선 설정에 영향을 미친다. 예를 들면 학생이 수줍음이 많고 긴장되기 때문에 수업시간에 자신의 작품을 발표하는 것에 대해 걱정하면 대부분의 사람은 그 어려움을 이해하고, 학생은 불편함을 느끼더라도 인내심을 갖고 견뎌 내면서 지지 받으며 자신감을 얻고 수업에 참여한다. 그러나 어떤 사람은 대중 앞에서 연설/발표하는 것을 너무 싫어해 결국 발표 상황을 피하거나 좋은 직장에서 퇴사하기도 하고 친구와의 접촉을 피하기도 한다. 이러한 극단적인 행동은 사회적으로 수줍음을 넘어선 상태를 의미한다. 이때 성격 특성은 정상적인 경계를 넘어 정신병리학의 관점에서 이해할 수 있는 지점으로 이동했다고 볼 수 있다.

어떤 사람의 행동과 태도로 볼 때 합리적인 범위를 넘어서는 성격 특성을 보이기도 하는데, 이런 경우 일상생활에서 다른 사람에게 실제적이고 사회적인 문제를 일으키기도 한다.

이러한 성격은 개인의 삶이나 주변 사람의 삶에 심각한 지장을 줄 때 성격장애로 진단될 수 있다. 때로는 어린 시절부터 성격장애 특성이 나타나며 청소년기나 성인기까지 지속된다. 성격장애 특성으로는 융통성이 없고 낮은 자존감, 스트레스에 대한 부적응, 자기중심성, 다른 사람에 대한 공감 부족, 감정이나 대인관계 및 인지행동 영역 전반에 걸쳐 극단적이고 지속적인 문제를 보인다.

이를 극단적으로 보여주는 예로는 자신의 이익을 위해서라면 다른 사람에게 어떤 것이라도 할 수 있다. 그들은 규범 안에서 적절한 행동을 하기도 하지만 간호사에게 도전을 하기도 한다. 그렇다면 성격장애는 언제 어떻게 표현되는가?

성격장애는 개인과 다른 사람에게 해를 끼치는 행동패턴을 지속적으로 보이고, 스트레스 대처가 항상 부적응적이며, 융통성이 없는 것을 특징으로 한다. 또한 성격장애가 있는 대상자는 때로 주변 사람에게 부정적인 영향을 미치기도 한다.

『DSM-5』에서는 성격장애를 A, B, C의 세 가지 범주로 분류한다. 범주 A는 이상하거나 괴상한 성격장애, 범주 B는 극적이고 불규칙하며 감정적인 성격장애, 범주 C는 불안하고 두려워하는 성격장애로 구성되어 있다.

표 14.1은 임상환경에서 사용되는 진단기준과 함께 각 범주에서 다루는 장애를 요약한 것이다. 그러나 한 유형의 성격장애 증상을 보이는 사람이 항상 다른 장애의 증상도 나타내기 때문에 성격장애를 평가하고 진단하는 것은 어려울 수 있다. 대상자의 문제를 성격장애 또는 다른 성격장애로 범주화하는 어려움을 해결하기 위해 『DSM-5』는 성격장애에 대한

표 15.1 성격장애의 유형별 분류

유형	분류	기준-다음의 특징을 가진 사람
범주 A	편집성 성격장애 (Paranoid personality disorder)	• 충분한 이유 없이 피해를 입거나 착취당할 것으로 예상함 • 충분한 근거 없이 의심에 사로잡혀 있음 • 다른 사람에게 털어놓기를 꺼림 • 다른 사람의 순수한 말을 숨겨진 의도, 모욕적, 위협적인 메시지로 인식함 • 원한을 품는 경향이 있음 • 배우자나 파트너가 외도를 하고 있다고 의심함
	조현성(분열성) 성격장애 (Schizoid personality disorder)	• 친밀한 관계를 즐기거나 원하지 않음 • 혼자 활동을 선호함 • 성행위에 거의 관심이 없음 • 칭찬이나 비판에 무관심 • 감정적으로 냉담함
	조현형(분열형) 성격장애 (Schizotypal personality disorder)	• 관계사고 있음 • 동떨어진 이상한 신념과 생각을 말로 표현하고 외모가 이상함 • 편집증적인 사고 • 사회적 불안이 있음 • 소셜 네트워크/친구가 부족
범주 B	반사회성 성격장애 (Antisocial personality disorder)	• 만 18세 이상 • 15세 이전에 품행장애를 나타냈을 수 있음 • 법률을 무시함 • 무모하고 공격적이고, 기만적이며 충동적인 행동을 보임 • 후회 없음 • 취업/공부를 지속할 수 없음
	경계성 성격장애 (Borderline personality disorder)	• 버려지는 것을 두려워하고 적극적으로 시도하는 것을 피함 • 불안정한 기분을 경험함 • 불안정한 관계를 형성함 • 정체성 혼란을 경험함 • 충동적인 자기파괴적 행동을 함 • 반복적인 자살행동을 보임 • 만성적인 공허감과 일시적인 편집증을 경험
	연극성(히스테리성) 성격장애 (Histrionic personality disorder)	• 외모를 사용, 자기극화하여 관심의 중심이 되기를 갈망함 • 부적절하게 성적으로 유혹적인 행동을 보임 • 다른 사람에게 깊은 인상을 주기 위해 말을 많이 하지만 깊이가 부족함 • 감정을 과장하고 극적으로 표현하는 경향이 있음 • 다른 사람들과 친밀감을 과장하는 경향이 있음 • 다른 사람에게 쉽게 이끌리는 경향이 있음
	자기애성 성격장애 (Narcissistic personality disorder)	• 자만심과 과대함 • 성공, 권력, 천재성 또는 아름다움에 대한 환상에 사로잡혀 있음 • 자신은 특별하고 따라서 자격이 있다는 강한 믿음이 있음(즉, 특별한 대우와 호의를 받을 자격이 있다고 믿음) • 거만함 • 감탄받고 싶어함 • 공감력이 부족함 • 자신의 이익을 위해 다른 사람을 착취하는 경향이 있음

표 15.1 성격장애의 유형별 분류(계속)

유형	분류	기준–다음의 특징을 가진 사람
범주 C	회피성 성격장애 (Avoidant personality disorder)	• 비판이나 거절, 인정받지 못하는 것 등을 두려워 하여 이러한 일이 발생할 수 있는 직업 및 사회적 상황을 피함 • 위와 같은 두려움으로 인해 친밀한 관계를 피함 • 수치, 거절, 조롱에 대한 우려움에 사로잡혀 있음 • 사회적 상황에서 당황해 하거나 불안해 함 • 열등감을 느낌 • 위험을 감수하는 것을 매우 꺼림
	의존성 성격장애 (Dependent personality disorder)	• 조언, 지시 및 안심 없이는 결정을 내리거나 프로젝트를 시작할 수 없음 • 불만을 표현하는 데 어려움이 있음 • 혼자 있을 때 불편함을 느끼고 고립을 두려워 함 • 자신감이 부족하고 다른 사람의 지원을 얻기 위해 엄청난 노력을 기울임 • 기존 관계가 종료되면 지원과 보살핌을 받기 위해 새로운 관계 구축을 함
	강박성 성격장애 (Obsessive–compulsive personality disorder)	• 세부 사항, 규칙, 일정 및 조직에 몰두함 • 완벽주의는 오히려 작업 완료를 방해함 • 지나치게 성실하고, 융통성이 없으며, 완고함 • 재산을 비축하는 경향이 있고 지출을 꺼림 • 사교 활동보다 일하는 것을 선호하는 경향이 있음
달리 명시되지 않은 성격장애		• 하나 이상의 기능 영역에서 전체 기준을 충족하지 않고 하나 이상의 장애의 특징을 보임

출처: American Psychiatric Association, 2013

명확성과 증거기반을 도입하여 성격장애를 7개의 유형으로 줄였다(**표 15.2**).

표 15.1과 **15.2**의 기준 중 일부는 중복되며, 하나 이상의 성격장애로 진단될 수 있는 대상자가 많다. 과거에 임상적으로 가장 많이 기록된 성격장애 진단은 '달리 명시되지 않음'이라는 잔여 범주의 진단이

표 15.2 향후 연구를 위한 성격장애 분류

분류	기준
조현형 성격장애	괴상한 행동을 보이고, 다른 사람과의 의사소통을 왜곡하며, 친밀한 관계에서 불편함을 느끼는 사람은 만성적인 불신과 다른 사람의 행동에 대한 부정적인 해석을 보일 수 있음
반사회적 성격장애	타인의 권리를 무시하고 지속적으로 침해하는 사람
경계성 성격장애	감정 조절과 충동에 어려움을 겪는 사람
자기애성 성격장애	만성적으로 자신의 중요성을 과대평가하고 타인에 대한 공감 능력이 부족한 사람
회피성 성격장애	지속적인 자신의 부족감으로 인해 사회적으로 어려움을 겪고 타인의 시선에 과민하게 반응하는 사람
강박성 성격장애	질서와 통제에 몰두함
지정된 성격장애 특성(PD–TS)	성격장애가 있는 것으로 간주되지만 특정 성격장애에 대한 기준이 완전히 충족되지 않는 경우

출처: American Psychiatric Association, 2013

역사적 일화 15.1: '다른 것'과 '장애'는 같지 않다.

조지나 웰던(Georgina Weldon)은 1870년대 초반에 타비스톡 하우스(Tavistock House)에서 살았던 영국의 전문 가수로 고아원을 운영하며 음악 수업을 통해 거리의 아이들을 재활시켰다. 조지나는 죽은 어머니의 영혼이 애완용 토끼의 몸에 산다고 믿었던 심령술사였다. 1875년 그녀의 남편 해리 웰던(Harry Weldon)은 두 명의 의사에게 도움을 받아 조지나를 정신병원에 입원시키려고 했지만 정신병원 직원이 그녀를 강제로 데려가기 위해 도착했을 때, 조지나는 탈출하여 입원을 피했다. 그녀는 빅토리아 시대에는 보기 드문 폭행 혐의를 남편에게 적용하기 위해 보우 스트리트 법원에 갔다. 법원에서 정신상태가 정상 소견으로 판명된 조지나는 남편을 학대 혐의로 계속해서 고소하여 성공적으로 소송을 마무리했다.

자세히 알아보기: Wise, S., 2013. Inconvenient people: lunacy, liberty, and the mad-doctors in England. Counterpoint Press, Berkeley

었다. 이는 임상의가 둘 이상의 가능성 중에서 결정할 수 없음을 의미한다. 이는 임상의의 진단능력 한계를 반영하는 것이 아니라 성격장애가 있는 사람과의 상호작용 유형이 상황에 따라 눈에 띄게 변할 수 있다는 현실적인 인식을 반영한 것이다.

유병률

일반적으로 성격장애는 흔한 질환이다. 13개국(n = 21,162)에서 성격장애검사를 사용하여 『DSM-5』 성격장애 유병률 6.1% 결과를 확인하였고, 성격장애 범주 A, B, C의 경우, 각각 3.6%, 1.5%, 2.7%였다. 성격장애의 비율을 보면 남성(범주 C), 별거 또는 이혼한 사람(범주 C), 실업자(범주 C), 젊은이(범주 A 및 B) 및 저학력(범주 A, B, C)에서 더 높았다.

자살시도 이력이 있는 사람의 절반 이상과 정신과 외래환자의 절반 이상이 성격장애가 있는 것으로 추정된다. 지역사회 정신건강 대상자의 40% 이상이 성격장애가 공존하고 상급 정신건강서비스와 교도소에서는 70~90% 사이라고 한다. 장기간 적극적인 치료가 필요한 대상자는 약물 남용, 불안, 기분 또는 정신병적 장애와 성격장애가 공존한다. 이때 성격장애로 진단되지 않아도 치료의 어려움과 좋지 않은 결과에 영향을 미치는 것으로 예상할 수는 있다.

남성과 여성 모두에서 성격장애의 유병률은 나이가 들면서 감소하는 것으로 보인다. 현재 분류된 바와 같이, 성격장애는 전 세계 인구의 약 6%로, 국가 간에 차이는 거의 없다. 다른 인구집단에 대한 역학 연구 검토에서도 성격장애에 대한 일관된 추정치를 확인했다. 모든 성격장애의 유병률 중앙값은 10.65%이고 평균 비율은 11.39%로, 이는 10명 중 1명이 진단 가능한 성격장애를 가지고 있음을 의미한다. 국가별 성격장애 유병률은 5~10%(미국 10명 중 1명, 호주 15명 중 1명, 영국 20명 중 1명) 범위이다.

임상에서 가장 흔하고 가장 복잡한 성격장애는 경계성 성격장애(BPD)이다. 다른 국가의 일반 인구 중 유병률은 약 1~4%로 추정되며, 정신과서비스를 이용하는 대상자의 경계성 성격장애 유병률은 외래환자의 경우 최대 23%, 입원환자의 경우 최대 43%로 추정되고, 청소년 중 경계성 성격장애의 비율은 1~14%로 추정된다.

기여요인

성격장애의 원인은 알려져 있지 않지만 연구에 따르면 어린 시절의 신체적 · 정서적 또는 성적 학대나 정서적 방치를 경험, 고립 또는 폭력을 특징으로 하는 가정에서 자란 대상자에게서 성격장애 진단이 높다고 한다. 현대 병인학적 관점에서는 유전, 생활 경험, 경직된 성격, 자아를 약화시키는 환경, 생물학적 · 심리적 · 사회적 위험요인의 조합 등이 원인으로 설명된다. 성격장애의 기질과 성격구성요소가 유전된다는 가정이 합리적이라고 받아들여지고 있기도 하고 아니라는 견해도 있다. 경계성 성격장애 증상의 절반은 장기적으로 치료하나, 나머지 절반은 급성으로 치료에 잘 반응하기도 한다.

성격장애의 경험

성격장애 때문에 정신병원에 입원하는 경우는 거의 없다. 오히려 불안, 우울증 또는 약물 남용 또는 자해와 자살의도를 포함한 극단적 행동의 평가를 위해 의료서비스에 접근해 입원을 하는 경향이 있다. 또한 대부분 위기, 깨어진 관계 및 삶의 스트레스에 대처하기 위해 입원을 결정하기도 한다.

일반 정신질환자에게도 성격장애가 공존하는 것으로 나타났다. A군의 이상하고 괴상한 성격장애 진단을 받은 정신질환자는 치료를 받을 가능성이 가장 낮고, C군의 불안하고 두려운 장애가 있는 대상자는 더 자주 치료받기를 원한다. B군의 극적이고 정서적인 성격장애가 있는 정신질환자는 정신과 의사에게 치료를 받는 경우가 가장 많은데 대상자의 특성상 무모한 행동, 충동성, 성적 위험을 감수하고 자살 및 자해행동으로 인해 법률 및 의료서비스와 접촉하는 경향이 나타나며, 주의를 끌 수 있는 다른 행동으로는 도둑질, 약물 및 알코올 남용이 있다.

징후 및 증상

성격장애가 있는 대상자는 성격에서 비롯된 반복적인 행동패턴을 보이기 때문에 일상생활에서 문제를 나타낸다. 다른 사람을 향해 병리적 증상이 발현되어 부적응적 행동을 보이기도 한다. 성격장애의 일반적인 징후는 다음 중 하나 이상을 포함하지만 이에 국한되지 않는다.

- 불만족스럽고 역기능적인 대인관계
- 감정 조절의 어려움
- 공감 경험의 어려움
- 쉽게 산만해짐
- 자기동기 수준이 낮음
- 자기만족의 영역을 제외하고는 현저하게 끈기가 부족함
- 스트레스를 견디는 능력이 부족함
- 충동성이 있음
- 어려움을 느낄 때 언어적 또는 신체적으로 폭발적인 행동을 보임
- 경험을 통한 학습 지속의 어려움 반영 능력 부족함
- 예측력 부족함
- 도덕 규범이나 가치 체계를 유지하기 어려움
- 행동은 종종 자기 보호적이거나 자기폐배적, 파괴적, 기만적임

성격장애에는 다양한 성격 및 생활상의 부적응행동을 포함하는 무수한 조건이 있다. 특정 조건에 대한 자세한 내용은 **표 14.1**을 참고한다. 증상의 심각성은 다양하지만 성격장애가 있는 대상자는 일반적으로 다른 사람에 대한 관심이 없고, 극도로 자기중심적인 것으로 나타나며, 자신의 행동을 설명하거나 변명하거나 동정을 얻기 위해 거짓말을 할 수 있다고 하였다. 이러한 대상자는 특징적으로 자신의 문

역사적 일화 15.2: 경계성

사람들의 정신상태를 설명하기 위해 '경계성'이라는 용어를 사용하기 시작한 것은 20세기 초이다. 독일 본 대학교의 칼 펠만(Carl Pelman, 1838-1916) 교수는 당시 지배적인 진단범주였던 '정신병'에 대한 설명에 맞지 않는 문제의 범위를 설명하기 위해 '경계성'이라는 용어를 사용하여 논문을 작성했다. 1938년에 이르러 '경계성'이라는 용어는 정신분석가들이 당시의 두 가지 주요 진단범주인 정신병 또는 정신신경증 그룹에 속하지 않는 사람들을 설명하면서 성격과 관련짓기 시작했다. 따라서 '경계성'이라는 문구는 자기애 및 불안과 같은 지배적인 증상을 설명하는 데 사용되었다. 오늘날 경계성 성격장애와 관련된 진단 용어는 DSM의 다양한 판에서 변경되고 현대화되었다.

자세히 알아보기: Howell, E., 2018. From hysteria to chronic relational trauma disorder: the history of borderline personality disorder and its connection to trauma, dissociation, and psychosis. In: Moskowitz A, Dorahy MJ, Schäfer I (eds) Psychosis, trauma and dissociation: evolving perspectives on severe psychopathology. John Wiley & Sons, Hoboken, pp. 83–95

제에 대한 통찰력이 거의 없다는 점을 감안할 때 자신이 만든 문제에 대해 다른 사람을 비난하는 경향이 뚜렷하게 있으며, 이는 긴장된 관계를 더욱 악화시킨다. 그들은 또한 관계와 실수로부터 배우지 않는 경향이 있기 때문에 오류를 반복하기도 한다. 예를 들어, 경계성 성격장애 대상자는 버려지는 것을 두려워하면서도 다른 사람을 몰아내는 경향이 있는 방식으로 계속 행동한다. 이는 감정적 고통에 대한 내성이 낮기 때문에 다른 사람들에게 낮은 자존감을 경험하게 하며, 알코올이나 다른 약물로 자가치료를 하거나 스스로를 베거나 자르는 등의 자해행동을 보인다. 또는 섭식장애를 일으키거나 성적으로 난잡한 생활을 이어갈 수도 있다.

이러한 부적응적 행동은 자신의 감정을 다루는 방식 중 하나이다. 징후 및 증상에는 유해한 약물 및 알코올 사용, 자해 또는 신체절단, 자살 생각이나 시도, 공격성 또는 폭력 사례, 설명할 수 없는 신체 부상, 위험한 성행위 및 직장관계, 가족 문제가 있다. 불법약물 남용이나 폭력과 같은 하나 이상의 고위험 행동은 경찰의 주의를 받았던 경험이 있을 수 있고, 미지급 벌금이나 임박하게 해결해야 하는 법적 절차는 성격장애가 있는 사람들의 삶을 더욱 복잡하게 만들기도 한다.

자해와 성격장애

간호사가 직면하여 간호하기 어려운 경우가 특히 자해행동을 하는 대상자이다.

성격장애가 있는 대상자가 다양한 행동을 보일 수 있지만, 경계성 성격장애의 경우 진단 받은 사람들 사이에서 자해가 더 만연하기 때문에 좀 더 부정적으로 낙인 찍힌 장애가 되었다. 자해행동으로는 손목피부 베기, 머리 때리기, 도구를 사용하거나 사용하지 않고 깊게 긁는 것, 담배로 스스로 지지는 것 등이 대표적이지만 이에 국한되지는 않는다. 자해행동은 자살의 중요한 위험요소이므로 주의가 필요하다.

자해행동은 직면한 고통스러움과 경계성 성격장애에 대한 부정적인 태도에 영향을 미친다. 대상자의 자해 이유를 이해한 간호사와 정신과 의사는 대상자의 불신, 공포, 두려움, 충격 또는 혐오와 같은 부분에 대해 좀 더 전문적인 치료와 사람을 통한 상호작용으로 도움을 제공하고자 한다. 다시 말해, 간호사와 정신과 의사는 성격장애 대상자의 상태와 그들의 자아에 대한 이해가 높아야 한다.

성격장애 대상자의 자해 이유는 다음과 같다.

임상사례

29세 여성 T는 평소에도 우울한 감정이 있었고 불안정하여 사람을 통해 안정감을 찾는 편이었다. 친한 사람들에게는 의존적이고 집착하였으며 자기편이 되어주지 않으면 편 가르기를 하거나 의도적으로 관계를 멀리하는 행동이 반복되었다. 자신의 요구사항이 받아 들여질 때까지 남자친구에게 어린아이처럼 조르는 행동을 보이다가 갑자기 화를 내는 등의 불안정한 모습을 보였고, 남자친구와 주변 친구들이 힘들다고 이야기 함에도 불구하고 농담으로 받아들이고 행동의 변화를 보이지 않았다. 3개월 전에 남자친구에게 이별을 통보받았으나 받아들이지 못하고 1개월 동안 매달리는 행동 보이다가 갑자기 냉담한 태도를 보이며 이별의 모든 잘못을 남자친구 탓으로 돌리고 있다.

증상과 징후

- 비난과 책임감 투사
- 만족감 지연시키지 못함
- 명백한 문제 부정
- 불안정한 기분

간호진단

방어적 대응양상

간호활동

- 안전한 환경 제공과 자기점검을 통해 문제 인식할 수 있도록 돕는다.
- 현재 문제에 초점을 두며 조종을 위해 거짓말하는 경우는 직면의 방법을 적용한다.
- 인내심을 배우고 책임 있는 행동을 위해 회피할 여지가 없도록 구조화된 체계를 제공한다.
- 불안정한 기분, 고통스러운 감정을 겪어내고 새로운 행동을 시도하는 동안 지지한다.
- 짧고 간결하며 분명하고 일관성 있는 메시지를 전달하고 경계와 한계를 제공한다
- 문제행동에 대해서는 중립적이고 사무적인 태도로 설명한다.

결과

- 자신의 문제를 인식하고 수용한다.
- 만족을 거부하고 자신의 욕구를 채우기 위해 다른 사람을 조종하는 행동을 보이지 않는다.
- 불안정한 감정이 감소된다.

증상과 징후

- 피상적인 대인관계
- 매달리거나 거리를 둠
- 편 가르는 이간질 행동
- 우울, 불안정한 감정

간호진단

사회적 상호작용 장애

간호활동

- 일관성 있고 수용적인 태도를 보이며 안전한 환경에서 신뢰감을 형성한다.
- 자기 점검을 통해 두려움을 분석한다.
- 퇴행하려는 의존과 행동화를 줄여주기 위해 구조화된 환경을 제공한다.
- 여러 사람과의 대인관계를 통해 적절한 친밀감을 경험하도록 격려한다.
- 의존적이지 않고 독립적인 활동에 대해 긍정적 강화를 제공한다.

결과

- 편 가르기, 매달리거나 거리를 두는 등의 부적절한 관계형성을 보이지 않는다.
- 적절한 상호작용을 통해 친밀한 관계형성을 경험하고 이를 지속한다.

약물처방: Lithium 300mg qd, Xanax 0.25mg bid, Risperidone 0.5mg qd
환경치료, 인지행동치료 , 지지치료

그림 15.1 성격장애 대상자를 위한 간호계획 개념지도

- 자기조절력 재획득
- 감정적 안도감 제공
- 긴장 완화
- 공허감 완화
- 플래시백을 피하고 현실로 되돌아가기
- 자신이나 타인에 대해 금지된 분노 표현
- 폭력 경험으로 인한 자기혐오 해소
- 다른 사람들로부터 소외 감소

자해는 압도적인 정서적 고통을 다루기 위해 일부 대상자가 사용하는 전략이다. 개인의 관점에서 자해는 '문제가 아닌 해결책'인 것이다. 그럼에도 불구하고 많은 임상가들은 계속해서 자해를 해결책의 일부가 아니라 문제로 보고 있으며, 적절한 치료를 받으면 일시적 또는 잠정적 해결책이 될 수 있음을 강조한다. 단순히 현실적으로 자해행위만 포기하기를 기대하는 것은 오히려 극심한 공황과 불안을 조장할 수 있다. 왜냐하면 대상자는 분노, 수치심, 소외감 등에 대한 자신만의 해결방법에 대해 포기하라는 요청만 받고 있기 때문이다.

사정 영역

성격장애 대상자가 겪는 가장 큰 어려움 중 하나는 일반적으로 사람들, 특히 의료전문가들과의 애착(다른 사람과의 만족스러운 정서적 참여)이다. 따라서 임상가의 핵심 과제는 신뢰관계 형성이며, 열린 마음, 자기인식, 인내심, 끈기를 통해 치료적 관계를 형성해야 한다. 이는 대상자와 치료적 관계 형성과 사정이 진행되고 있음을 의미한다.

초기 사정 단계에서는 갑상선기능항진증, 쿠싱증후군, 기분/불안 장애, 외상후스트레스장애, 약물 남용 또는 일부 증상을 설명할 수 있는 기질적 장애와 같은 상태는 배제해야 한다. 기질적 원인이 의심되는 경우 추가검사가 진행될 수 있으며, 경우에 따라 혈중알코올농도검사 및 약물선별검사가 필요할 수 있다. 실제로 물질 또는 알코올 남용은 종종 성격장애, 특히 경계성 성격장애와 공존한다. 약물(합법 또는 불법, 처방 또는 일반 의약품)을 복용하거나 중단하면 정신상태와 행동이 바뀔 수도 있다. 금단으로 인한 공격성, 동요 또는 변화하는 기분상태(불안)는 성격장애의 징후로 잘못 해석될 수 있다. 스테로이드 남용의 부작용도 유사하게 나타날 수 있다.

의학적 상태, 약물 남용 및 처방약물의 부작용을 구별하는 가장 중요한 기준은 개인의 문제행동과 평소의 지속적인 행동을 비교하는 것이다. 성격장애는 장기적 행동 패턴을 특징으로 하는 반면, 갑작스럽고 일관되지 않은 행동 변화를 수반하기 때문이다. 간호사는 성격장애 대상자를 사정하고 돌봄을 제공할 때 이러한 가능성을 인식하고 있어야 한다.

사정 단계는 높은 수준의 의사소통과 경청, 예리한 관찰을 바탕으로 하는 긴 인터뷰가 필요한 지속적인 과정이다. 개인의 현재 상태는 물론 어린 시절의 경험과 충격적인 사건까지 전반적으로 고려해야 한다. 확정된 자료가 수집될 때까지는 잠정적인 것으로 간주된다. 인간관계와 직업적인 관계에서 어려움을 겪고 있는 성격장애 대상자와 치료적 관계를 형성하기 위해서는 사정 단계에서 공감적인 접근이 필요하다.

사정 단계에서 문제 중심적인 질문보다는 '당신에게 무슨 일이 일어났습니까?', '당신에게 무슨 문제가 있습니까?' 등의 질문이 더 적합하다.

현대사회의 다문화적 특성을 고려할 때 간호사가 문화적 차이에 민감하게 반응하는 것은 매우 중요하다. 일부 문화권에서는 여성과 남성, 젊은이와 노인 간의 상호작용 시 특정 관습에 따라 존중을 유지하고 관계의 권력 차이를 반영하는 데 영향을 미칠 수 있다. 예를 들면 눈맞춤, 물리적 근접성, 상호작용 중 방향 전환과 같은 행동이 간호사에게 익숙한 것일 수 있으나 그들에게는 이상하게 보일 수도 있다.

간호사는 모든 정신과 진단이 어떤 상황에서는 명확성이 부족하고 때때로 중복된다는 점을 인식해야 한다. 이는 대상자에게 특정 장애가 있는지 여부에 대한 논쟁이 합법적일 수 있음을 의미한다. 정신의학은 부정확한 과학이며, 성격장애에 대한 확실한 진단이 가능하더라도 최적의 치료방법이 항상 명확한 것은 아니다. 『DSM-5』는 진단범주 해석에 대해 임상의에게 주의를 요하고 있다. 실제로 특정 진단기준은 전문적인 판단이 아니라 정보를 제공하는 역할을 한다고 제시한다. 이는 진단이 성격장애인 경우에는 특히 그렇다.

역사적으로 정신과 진단은 종종 낙인이 되는데, 특히 의료전문가에 의한 기술어가 포함된 진단이 편견과 고정관념을 제공한다. 히스테리와 경계성 성격장애의 경우에도 대상자를 부정적으로 평가하는 데 사용되어 대상자는 진단 때문에 부정적인 대우를 받았다고 느낄 수 있다. 경계성 성격장애 진단도 부정적 낙인으로 인해 대상자에게 도움이 되고 있지 않으며, 간호사도 종종 환자에 대해 부정적인 감정과 인식이 생기기도 한다. 간호사는 대상자에게 낙인이 내면화되지 않도록 돕는 것이 중요하다.

성격장애 분류체계는 삶의 사건, 개인의 이력 및 사회적 상황을 무시하는 편협하고 주관적인 평가로 이어지기 때문에 부적합한 것으로 간주되기도 한다.

중재

경계성 성격장애 대상자는 간호하기가 어렵다고 보고되지만, 성격장애 대상자와 더 쉽게 일할 수 있도록 다양한 치료방식의 내용은 증가하고 있다.

성격장애가 있는 대상자와 생산적인 일을 하기 위해서는 숙련된 대인관계 기술뿐만 아니라 개인의 회복탄력성과 내적 힘이 필요하다. 모든 치료의 기본이 되는 치료적 관계 형성 개발이 필요하며, 상호작용하는 동안 신뢰와 희망, 낙관, 존중이 기반되어야 한다. 낙관적인 신뢰관계를 발전시키기 위해서는 '개방적이고, 참여적이며, 비판단적인 방식으로, 일관되고 신뢰할 수 있는' 사람들과 협력하는 것이 중요하다.

성격장애가 있는 대상자가 치료에 대해 선택할 수 있도록 개인의 요구와 선호도 또한 고려되어야 한다. 경계성 성격장애 진단을 받은 대상자에 대한 정신과 간호사의 반응을 매그래스와 다울링(McGrath & Dowling, 2012)은 다음 네 가지 주제로 설명했다.

- 도전적이고 어려움
- 조작적이고 파괴적이며 위협적인 행동을 함
- 취약한 사람을 노려 직원과 서비스 사용자를 분열시킴
- 경계 및 구조

정신과 간호사들은 경계성 성격장애자에 대해 첫 번째, '도전적이고 어렵다'라는 인식을 갖고 있다. 왜냐하면, 경계성 성격장애자들이 자신의 행동에 대해 책임지지 않으려 해서 예후도 비관적이며 그로 인해, 무력감과 절망감을 느끼게 하기 때문이다.

두 번째, '조작적이고 파괴적이며 위협적인 행동을 함'이라는 인식을 갖고 있다. 왜냐하며 경계성 성격장애자들은 숨겨진 동기를 갖고서, 간호사와 다른 사람들의 반응을 이끌어 내기 위해 폭력적이거나 자해행동을 보일 수 있기 때문이다.

세 번째, '취약한 사람을 노려 직원과 서비스 사용자를 분열시킴'이라는 인식을 갖고 있다. 왜냐하면, 경계성 성격장애자들은 직원과 다른 소비자의 관계를 조작하기 대문이다.

마지막으로 '경계성 구조'가 필요하다는 인식을 갖고 있다.

이런 이유로 경계성 성격장애 환자에게 치료를 제공하는 동안 간호사는 분노, 좌절 및 두려움과 씨름하는 것이 일반적이었다. 따라서 전문적인 기술을 향상시키기 위한 훈련 및 교육(예 동기 부여 기술, 트라우마, 감독)뿐만 아니라 보다 명확한 원칙이 필요하다.

성격장애가 있는 대상자와 효과적으로 협력하기 위해 다음과 같은 '예방 가능한 오류'를 주의해야 한다.

- 역전이(countertransference)는 대상자에 대한 치료자의 강한 감정(긍정적 또는 부정적)으로 치료자의 전문적인 객관성과 관점의 상실을 초래한다.
- 성격장애가 있는 사람은 회복할 수 없다는 편견을 지속화하여 낙인을 찍음으로써 자기충족적 예언을 만들 수 있다.
- 의존, 불순응 또는 분노를 유발할 수 있는 문제에 대해서는 직접적으로 조언한다.

위기 중재

경계성 성격장애 환자의 급성 고통에 대처하는 첫 번째 우선 순위는 위기 중재 및 안정화이다. 촉발시킨 문제를 처리하는 것은 좋은 시작이 된다. 이렇게 하면 문제가 해결되거나 적절하게 참여할 수 있을 만큼 충분히 진정될 수 있기 때문이다. 간호사는 모든 의사결정에 성격장애가 있는 대상자를 적극적으로 참여시키고 의사결정은 명시적이며 공동의 이해를 기반으로 한다. 관련된 다양한 치료 선택과 부정적인 결과도 고려하며, 목표 설정과 문제 해결은 대상자와 협력해 의사소통해야 한다.

한계 설정

성격장애 대상자는 사회적, 정서적 행동 영역에서 자제력이 충분히 발달하지 않았기 때문에 명확한 한계 설정이 최우선 과제 중 하나이다. 즉, 치료관계에서 어떤 행동이 허용되고 무엇이 허용되지 않는지 명확하게 전달하는 것이다. 한계 설정은 대상자가 통제하기 어려운 행동에 대해 외부적으로 강화된 통제를 제공하는 것이다. 한계 설정을 통한 행동 관리를 위해서는 팀원 간의 합의와 빈번한 의사소통, 비판단적 태도를 가져야 하며 한계 설정은 명확성, 공정성, 일관성 있게 적용해야 한다.

한계 설정 시 목표는 성격장애자가 자신의 행동을 통제할 수 있는 정도로 한다. 한계 설정은 대상자와 함께 설정하고 행동 위반에 대한 결과도 미리 알아야 하며, 결과를 결정하는 과정에도 같이 참여해야 한다. 의사소통이 지속적으로 잘 이루어지는 팀이 한계 설정을 수행하면 유혹, 의존, 거부, 의제 설정, 담합 및 직원 분열 등을 피할 수 있다. 병원 환경에서 '타임아웃(자해충동이 사라질 때까지 조용하고 사적이며 자극이 적은 환경에서 모니터링되는 시간이 제공됨)'을 사용하는 것은 실제로 유용한 것으로 밝혀졌다. 부적응 행동을 보다 긍정적이고 수용 가능한 방식으로 다루도록 한다. 또한 고통과 강렬한 감정을 조절하는 데 도움이 되는 감각 중재는 건강한 대처 전략을 적용하는 방법으로, 입원환자를 중재하는 환경에서 자주 사용된다. 감각적 접근은 자기진정 방법으로, 감각 자극을 목표로 한다. 전략으로는 무게 담요, 안마의자, 진정시키는 조명과 그림, 모래놀이 및 장난감, 아로마테라피 사용 등이 있다. 환자가 사용할 수 있도록 감각키트, 위안실 등이 마련되어 있기도 하다.

당사자 이야기 15.1

M은 술에 취한 상태에서 양부모를 심하게 구타한 후 국립병원에 입원한 19세 소년이다. 그의 부모는 '그는 항상 문제아였다'고 보고했고, 계속해서 학교에 들락날락했다. 14세 때 M은 친구와 함께 도난당한 차를 타고 있었는데, 경찰에 따르면 나중에 친구를 '구타'하여 소년원으로 갔고 이후 M은 2년 반 동안 집행유예를 선고받았다.

M은 경찰에 대한 적개심을 갖게 되었고 '경찰이 잘못을 하고 있으며 국민에게 정의롭게 하지 않는다'고 믿는다. 그는 경찰과 여러 차례 대치했지만 구체적인 사건에 대한 자세한 설명을 거부했다. 그러나 그는 병동 간호사에게 이러한 경험 중 일부를 이야기했다. 그는 노인의 집을 털었다고 일부 인정했지만 양심상 이것에 문제가 있다고 생각하지 않는다고 말했다. '어쨌든 나는 이웃의 물건을 훔친 것이 아니다', '거지 같은 세상이다. 나는 거리에서 자랐다'고 말했다. 그는 16세에 술을 마시기 시작했다고 시인했으며, 그 이후로 과음에 대한 많은 일을 겪었다고 했다. 부모에 따르면 그가 집에 돌아왔을 때 폭력적이고 적대적이며 통제할 수 없는 상태였다고 한다. 1년 전 그는 처음으로 아버지를 때렸고 나중에는 어머니도 때렸다고 한다. 이후 어머니는 그를 두려워했으며 몇 달 전부터 M은 부모님 집을 떠나 친구와 함께 아파트에 살고 있다. 그는 여러 직장에서 일했지만 오래 일하지는 못했다. M은 스스로를 '내가 받는 것보다 더 많은 것을 받을 자격이 있는 좋은 일꾼', '함께하는 사람들에게 좋은 친구'라고 설명한다.

그의 부모는 아들의 음주습관을 고치기 위해 여러 가지 방법을 시도했지만 성공하지 못했다며 아들의 행동을 걱정했다. 당일 술에 취해 집에 돌아왔을 때 위협을 하여 경찰을 불렀으나 경찰이 도착했을 때는 이미 M이 두 부모 모두를 심하게 구타한 상태였다. 그는 국립교도소로 이송되었다가 나중에 병원으로 이송되었다. 그의 부모는 인근 응급실에서 치료를 받고 퇴원했다. 그들은 아마도 입원이 도덕적으로나 사회적으로 용인되는 삶의 방식을 찾는 데 M에게 도움이 될 것이라는 희망을 가지고 있었다. 병원에서 M은 새로운 친구를 사귀었고 정치에 관심을 갖게 되었다. 그는 미국의 상황에 대해 몇 가지 성명을 발표했으며 그의 방은 정치 문헌으로 가득 차 있다. 예를 들어 미국 공산주의 노동자운동의 신문인 매스 라인과 마오쩌둥 주석의 인용문과 같은 것이 대부분이다. 그는 스스로 삶을 찾으려고 노력하고 있으며, 아직 공산주의자는 아니지만 무슨 일이 일어나고 있는지 배우고 이해하려 노력하고 있다고 말한다. 그는 부모에게 편지를 써서 자신의 새로운 정치적 견해를 설득하고 이러한 것들이 그에게 의미하는 바를 설명하려고 했다. 다음은 그가 쓴 편지의 일부 내용이다.

"국가는 정부가 운영하고 정부는 부자가 운영합니다. 노동자는 모두 나라의 중추입니다. 몇 년 안에 혁명이 일어나고 정부에 큰 변화가 있을 것이며, 모든 파시스트 법원, 경찰, 판사 및 수많은 인민대중을 사용하도록 훈련된 기타 비현실적인 세력은 더 이상 존재하지 않게 될 것입니다."

같은 편지에서 그는 병원에서 겪은 몇 가지 경험을 다음과 같이 설명했다.

"그들이 나에게 준 알약의 목적에 대해 물었을 때 그들은 나를 진정시키고 초조하고 화를 내지 않게 하기 위해서라고 말했습니다. '낮에 약을 복용하시고 잠이 더 잘 오지 않으세요?'라고 물어보는데, 저는 그 이후로 약을 복용하지 않았습니다."

다양한 치료 동안 M의 기분은 수시로 바뀌었다. 때때로 그는 매우 협조적이고 친절했으며 자신의 개인적인 문제와 개인적인 삶의 역사에 대해 자유롭고 논리적이며 일관성 있게 이야기했다. 자신의 음주습관에 대해 이야기할 때, 자신이 스스로 책임질 만큼 충분히 어른이 된 것 같다며 술에 취하는 것을 통제할 수 있다고 말하면서도 술에 취해 즐거움을 얻고 싶기도 하다고 말했다. 그는 자신을 '프롤레타리아에 속하지만 가능하면 사치, 쾌락 등으로 편안한 삶의 방식을 선호하는 룸펜 프롤레타리아'라고 설명했다. 그는 '가장 좋은 것을 좋아한다'고 말한다. 선택해야 한다면 '최고의 차, 최고의 집, 최고의 양복, 최고의 신발, 최고의 모든 것'을 갖고 싶다고 말하며, '나는 가족을 이루고 적어도 아들과 딸을 낳고 싶지만 4명 이상은 싫다'고 이야기한다. 그는 평범한 교육방식을 좋아하지 않고 공장에서 일하는 것도 좋아하지 않는다고 말한다. 그는 '트럭에 물건을 배달하고 운반하는 직업'을 선호하며 '화끈하고 쉽고 급하게 행동하는 사람'으로 자신을 표현했다. 그는 여러 세션에서 그가 싫어하는 문제나 주제에 초점이 맞춰졌을 때 흥분해서 팔을 흔들고, 큰 소리로 말하는 등으로 그의 성격의 한 부분을 보여주었다.

그는 레크리에이션 치료에 가는 것을 즐기고 다른 환자, 특히 자신보다 어린 환자와 정치에 관해 이야기하는 데 많은 시간을 보냈다. 그는 자신이 가능한 한 빨리 퇴원해야 한다고 주장하며 자신의 음주습관에 대해 비판적이며 부모님을 때린 것도 미안하다고 말한다. M은 가족에게 돌아가 새로운 삶을 시작할 준비가 되었다고 스스로 믿고 있다.

자기관리

대상자의 개인적 문제, 상호작용 및 전문적인 문제는 해결하기가 쉽지 않으므로 간호사와 의료팀의 다른 구성원이 논의를 통해 명확히 해야 할 필요가 있고, 대상자 관리 시 다음의 내용을 주의 깊게 반영해야 한다.

- 통제 및 안전에 대해서 개별적 요구사항을 유연성 있게 적용함
- 전문적, 기능적, 객관성과 정서적 연결의 비교
- 불안을 유발하는 행동에 직면했을 때의 침착함
- 그런 일이 일어날 수 있다는 사람들의 이야기를 믿는 것과 불신
- 두려운 상황에서 신뢰 개발

성격장애자와 효과적으로 일하기 위해서는 신뢰와 긍정적인 관계가 기반이 되므로 임상가를 위한 교육과 슈퍼비전은 필수로 제공되어야 한다. 합리적인 사람이 깊은 통찰력을 갖고 돌봄을 제공하는 것이 바람직하며 치료방법은 대화형 방법이 효과적이다. 특정 기술을 배우는 것보다 사람과 자신을 이해하는 것이 중요하다.

상호작용 치료방법

성격장애 대상자가 다양한 이유로 치료하지 않는 경향이 있다는 점을 감안할 때, 개인과 임상가 모두가 겪는 어려움은 분명히 있다. 치료에 참여하는 것이 중요함에도 불구하고 문헌고찰 결과 다양한 요인으로 인해 성격장애 대상자의 치료 미완료율은 37%였고, 젊은 사람과 남성에서 참여가 더 적었다.

인지행동치료(CBT)는 도움이 되지 않는 신념 수정을 목표로 하는 인지치료와 비건설적이거나 해로운 행동을 바꾸는 것을 목표로 하는 행동치료를 모두 사용한다. CBT는 대상자가 일상적인 상황에 대해 생각하고 대응하는 현실적인 방법을 촉진하는 전략을 갖추도록 함으로써 대상자가 보다 효과적으로 대처하는 메커니즘을 개발하도록 돕는 것을 목표로 한다. CBT가 다양한 성격장애를 가진 사람들을 위한 효과적인 치료 방식이라는 결론을 많은 연구에서 제시하였다.

변증법적 행동치료(DBT)는 CBT를 기반으로 하며, 경계성 성격장애가 있는 대상자에게 유용하다. 변증법적 행동치료는 사회기술훈련을 적극적으로 통합해 활용하며 치료의 초점은 (1) 자살충동 및 생명을 위협하는 행동의 약화, (2) 치료를 방해하는 행동의 약화, (3) 개인 삶의 질을 향상시키는 능력을 좌절시키는 행동의 약화이다.

성격장애는 주변 사람의 지지를 받지 못하고 혼란스러워 하거나 외상으로 인해 감정조절과 규범에 따른 행동에 문제를 보인다. 변증법적 행동치료는 강점을 식별하고 부정적인 대처습관을 극복하는 데 중점을 둔 개인과 그룹 모두에게 가능한 집중적이고 구조화된 치료 접근방식이다. 이 치료방법은 상황에서 적용 가능한 대체행동을 연습하도록 도움을 제공한다. 변증법적 행동치료프로그램의 구성요소는 다음과 같다.

- 개인치료: 강점 찾기에 초점을 맞추고 최근 문제를 반영하며, 치료자와 인간관계 안에서 새로운 대처기술을 연습한다.
- 그룹 치료 및 교육: 대인관계 효율성, 고통 내성, 감정 조절 및 마음챙김의 네 가지 핵심 주제에 중점을 둔다.
- 역할극: 개인 또는 그룹 치료에서 실행되는 행동을 리허설한다.

• 숙제: 실제 상황에서 사회적 기술을 연습한다.
• 전화요법: 다른 많은 접근방식과 달리 치료자와 대상자 간의 전화 접촉을 권장한다.

변증법적 행동치료가 성격장애에 유용할 수 있다는 근거가 여러 연구를 통해 확인되고 있다.

간호 접근

성격장애와 동시에 다른 질환을 갖고 있는 경우 가능하면 동일한 간호사가 통합적으로 간호를 제공하면 바람직하겠으나 가능하지 않은 경우라면 간호사와 치료를 담당하는 임상가들은 서로 협력해야 한다.

치료적 돌봄을 제공하기 위해서는 질 높은 훈련과 교육이 기반이 되는 팀기반 접근방식으로 운영되어야 한다. 이를 위해서 직원계발, 간호술, 의사소통술 및 성찰 능력에 대한 비슷한 이해와 기술을 운용할 수 있도록 지원이 필요하다.

성격장애 대상자는 첫 만남에서 지적이고, 매력적이고, 유쾌하고, 친절하고, 기능적인 사람이라는 인상을 주기도 한다. 그러나 당사의 이야기와 간호사 이야기에서 M이 한 것과 같은 행동과 말에는 차이가 있음을 알게 된다. 성격장애 대상자를 위한 치료를 계획할 때 간호사는 **박스 15.1**의 몇 가지 기준이 유용하다는 것을 알게 될 것이다.

간호사는 성격장애 대상자들의 경우 자신은 도움이 필요한 상태라고 생각하지 않는 다는 것을 명심해야 한다. 그들은 자신이 나머지 세계와 경쟁 또는 대치해야 하는 상황에 있다고 생각한다. 그들은 남을 속이려 하는 유능한 배우이며 그 과정에서 결국 자신 스스로를 속이기도 한다. 삶에 장난을 치며 자신이 놓치고 있는 것이 무엇인지 완전히 깨닫지 못

박스 15.1 성격장애에 대한 인식 개선을 위한 권고사항

• 희망적이고 낙관적인 회복 방향으로 치료 선택을 탐색한다
• 많은 사람이 학대, 거부 또는 낙인을 경험했다는 사실을 기억한다.
• 문제 해결 및 선택에 대상자가 적극적으로 참여하도록 한다.
• 한계를 설정하고 결과를 결정하는 데 대상자를 참여시킨다.
• 인생에는 끊임없는 위험이 수반되는 것을 기억하고 임상의는 위험에 대해 '가정'하는 것은 피해야 한다.
• 스트레스가 많은 생활이나 상황은 비정상적인 행동을 증가시키는 경향이 있다.
• 증상은 부적절함, 무가치함, 두려움을 감추기 위해 사용/발현되기도 한다.
• 충동적인 행동은 좌절감에 대한 반응으로 나타날 수 있다.
• 성격장애 대상자는 의미 있는 관계를 피하기 위해 기만적이고 공격적인 행동을 보인다.
• 한계 설정과 환경의 일관된 구조화는 사회적으로 수용 가능한 반응을 배울 기회를 높인다.
• 자신에 대한 책임을 받아들일 수 있도록 개인의 능력에 따라 한계를 설정해야 한다.
• 직접적이고 정직한 접근방식은 긍정적인 행동을 강화한다.
• 일관성은 현실적인 자기인식을 촉진한다.
• 비현실적인 목표를 설정하고 지킬 수 없는 약속을 할 때 함정에 빠질 수 있다.
• 사람과의 협력 및 공유를 통해 치료요법의 순응은 일어난다.
• 간호사-대상자 관계를 통해 자기조절을 지향하는 학습을 하게 된다.
• 명확한 한계 내에서 자유와 활동을 허용하는 합리적인 권위를 사용한다.
• 현실적인 자기평가를 위한 보조직원과 함께 활동기회를 제공한다.
• 성격장애 대상자는 종종 자신의 욕구 충족에 대한 책임을 다른 사람에게 전가하려고 한다는 점을 인식한다.
• 환자에 대한 개인적인 감정을 인식하거나 제어할 수 없으면 간호사와의 치료관계는 방해를 받는다.

출처: National Collaborating Centre for Mental Health, 2009

간호사 이야기 15.1

정신건강복지센터에서 DBT프로그램을 진행하는 정신건강 간호사 V는 M을 보면서 그녀의 오빠인 S가 떠올라 즉각적인 공감을 느꼈다. V는 M을 DBT 접근방식을 사용하여 정기적인 일대일 개인치료와 센터에서 운영하는 다양한 집단치료에도 참여시켰다. V는 또한 정신과 의사가 처방한 항우울제에 대해서 M을 지속적으로 모니터링했다.

치료 초기에 V는 M이 슬픔을 쉽게 극복하고 회복 과정에 적응할 수 있도록 부모님 댁을 방문하지 않도록 했고 M은 동의했다. V의 공감적인 접근방식에 따뜻해 하며 그는 그녀를 "내가 만난 최고의 상담가… 내가 어떤 약을 먹고 있는지에만 관심이 있는 정신과 의사보다 훨씬 낫습니다"라고 말했다. V는 M의 열정을 높이 평가했지만 성격장애가 있는 대상자가 의존적 특성을 나타낼 수 있다는 것을 알고 있었기 때문에 사례회의 시간에 M의 사례를 논의했다.

M의 열정과 확신에도 불구하고, 그는 몇 달 만에 부모의 집으로 돌아가 스트레스를 받는 순간에 부모를 학대하기 시작했다. 이에 경찰의 추가조치는 법원 명령으로 이어졌다.

V는 M이 이런 식으로 행동하는 것을 보면서 그녀의 오빠 S와 경험했던 문제가 지속적으로 떠올랐기 때문에 몇 주를 매우 고통스럽게 보냈고 종종 와인을 마시고 잠을 이루기 위해 고군분투하는 자신을 발견했다.

치료는 진행이 너무 느리기 때문에 V는 종종 두 걸음 앞으로 나아갈 때마다 한 걸음 물러나는 것처럼 느꼈다. 그러나 M은 2년간 지원을 통해 더 성숙해지면서 적응에 도움이 되는 감정조절 기술을 개발했고 본인이 다른 사람들을 이상화하는 경향과 거절에 대한 두려움을 서서히 인식하게 되었다. 그는 화가 났을 때 충동적으로 행동하고 싶은 욕구와 계속 싸웠지만 자신의 감정을 더 건강한 배출구인 운동을 통해 배출하기 시작했다. V는 M의 사례와 임상자문을 통해 자신에 대해 좀 더 알게 되었고 자신의 심리치료 가능성에 대해서도 좀 더 많이 배우게 되었다.

하는 경우가 많고, 일반적으로 사랑하고 사랑받는 것을 그리워한다.

약리학적 중재

성격장애 대상자에게 약물사용에 대한 정당성을 설명하기에는 근거가 제한적인 것이 일반적인 의견이다. 그러나 증상 개선에 도움이 되는 일부 항정신병약물을 사용하기도 한다. 특정 증상 조절에 도움이 되는 기분조절장애(선택적세로토닌재흡수억제제), 충동성(기분안정제, 항경련제, 카르바마제핀), 제한된 사교성(비정형 신경이완제) 및 인지 왜곡(비정형 신경이완제) 등이 포함된다.

수업참여를 위한 연습

M의 이야기를 읽은 후 그룹과 함께 다음 질문에 대해 토론하시오.

1. 제공된 정보를 바탕으로 M에 대해 어떤 진단을 고려하겠는가?
2. 진단을 내리기 위해 어떤 추가정보가 필요한가?
3. M 같은 사람이 간호사에게 보일 수 있는 잠재적 문제는 무엇인가?

단원 요약

성격장애 대상자는 정신건강서비스 제공자에게 도전과제를 제시한다. 이를 해결하기 위해서 간호사 및 다른 직영들을 위한 훈련, 교육 및 직원 지원 등도 필요하다. 머지않은 미래에 성격장애가 낙인 없이 정의되고 적절하게 관리될 것이다. 이미 새로운 치료법 중 일부는 효능을 나타내며 희망을 보여주고 있다.

성격장애에 대한 치료개발을 위해서도 새로운 세대의 임상가와 연구자를 지원하고 우수 센터 개발과 실무기반으로 경험적 근거에 의한 구조화되고 체계적인 전략을 연구해야 한다. 또한 전문화되지 않은 의료전문가를 임상실습에 통합할 수 있는 모범사례프로그램을 개발할 필요도 있다. 외상에 대한 돌봄의 치료원칙은 안전, 신뢰성, 선택, 협력 및 권한 부여 등이 있고 간호사와 그 외 사람들은 그들에게 협력하고 지원한다. 이 집단에게 일관성, 자기인식 및 성찰, 희망으로 초점을 맞춘다면 매우 보람 있는 경험이 될 것이다.

● 유용한 웹사이트

National Health and Medical Research Council. www.nhmrc.gov.au/guidelines-publications/mh25

National Institute for Health and Care Excellence - borderline personality disorder treatment and management. www.nice.org.uk/guidance/cg78

National Institute for Health and Care Excellence - personality disorders overview. http://pathways.nice.org.uk/pathways/personality-disorders

National Institute of Mental Health. www.nimh.nih.gov/health/publications/borderline-personality-disorder/index.shtml

Project Air. https://www.projectairstrategy.org/index.html

Royal College of Psychiatrists. www.rcpsych.ac.uk/healthadvice/problemsdisorders/personalitydisorder.aspx

● 참고문헌

American Psychiatric Association. Diagnostic and Statistical Manual of Mental Disorders, fifth ed. Washington DC: APA; 2013.

Ansell, E. B., Wright, A. G., Markowitz, J. C., et al. Personality disorder risk factors for suicide attempts over 10 years of follow-up. Personal. Disord.. 2015; 6(2):161.

Bateman, A. W. Treating borderline personality disorder in clinical practice. Am. J. Psychiatry. 2012; 169(6):560-563.

Bateman, J., Henderson, C., Kezelman, C. Trauma-informed care and practice: towards a cultural shift in policy reform across mental health and human services in Australia. A National Strategic Direction, 286Position Paper and Recommendations of the National Trauma-Informed Care and Practice Advisory Working Group. Sydney: Mental Health Coordinating Council; 2013.

Booth, R., Keogh, K., Doyle, J., et al. Living through distress: a skills training group for reducing deliberate self-harm. Behav. Cogn. Psychother.. 2014; 42(2):156-165.

Bowen, M., Mason, T. Forensic and non-forensic psychiatric nursing skills and competencies for psychopathic and personality disordered patients. J. Clin. Nurs.. 2012; 21(23-24):3556-3564.

Cleary, M., Hungerford, C. Trauma-informed care and the research literature: how can mental health nurses take the lead to support women who have survived sexual assault? Issues Ment. Health Nurs.. 2015; 36:370-378.

Cloninger, R., Svrakic, D. Personality disorders. In: Fatemi S., Clayton P., eds. The Medical Basis of Psychiatry. Totowa, NJ: Humana Press; 2008:471-483.

Commons Treloar, A. J. Effectiveness of education programs in changing clinicians' attitudes toward treating borderline personality disorder. Psychiatr. Serv.. 2009; 60(8):1128-1131.

Cooper, L. D., Balsis, S., Oltmanns, T. F. Aging: empirical contribution. A longitudinal analysis of personality disorder dimensions and personality traits in a community sample of older adults: perspectives from selves and informants. J. Personal. Disord.. 2014; 28(1):151.

Crawford, M., Price, K., Gordon, F., et al. Engagement and retention in specialist services for people with personality disorder. Acta Psychiatr. Scand.. 2009; 119(4):304 – 311.

Crawford, M. J., Koldobsky, N., Mulder, R., et al. Classifying personality disorder according to severity. J. Personal. Disord.. 2011; 25(3):321 – 330.

Debast, I., van Alphen, S. P., Rossi, G., et al. Personality traits and personality disorders in late middle and old age: do they remain stable? A literature review. Clin. Gerontol.. 2014; 37(3):253 – 271.

Di Pierro, R., Preti, E., Vurro, N., et al. Dimensions of personality structure among patients with substance use disorders and co-occurring personality disorders: a comparison with psychiatric outpatients and healthy controls. Compr. Psychiatry. 2014; 55(6):1398 – 1404.

Fanaian, M., Lewis, K. L., Grenyer, B. F. Improving services for people with personality disorders: views of experienced clinicians. Int. J. Ment. Health Nurs.. 2013; 22(5):465 – 471.

Feigenbaum, J. Self-harm – the solution not the problem: the dialectical behaviour therapy model. Psychoanal. Psychother.. 2010; 24(2):115 – 134.

Flaskerud, J. H. DSM-5: implications for mental health nursing education. Issues Ment. Health Nurs.. 2012; 33(9):568 – 576.

Friborg, O., Martinsen, E. W., Martinussen, M., et al. Comorbidity of personality disorders in mood disorders: a meta-analytic review of 122 studies from 1988 to 2010. J. Affect. Disord.. 2014; 152:1 – 11.

Friborg, O., Martinussen, M., Kaiser, S., et al. Comorbidity of personality disorders in anxiety disorders: a meta-analysis of 30 years of research. J. Affect. Disord.. 2013; 145(2):143 – 155.

Gunderson, J. G. Borderline personality disorder: ontogeny of a diagnosis. Am. J. Psychiatry. 2009; 166(5):530 – 539.

Harned, M. S., Korslund, K. E., Foa, E. B., et al. Treating PTSD in suicidal and self-injuring women with borderline personality disorder: development and preliminary evaluation of a dialectical behavior therapy prolonged exposure protocol. Behav. Res. Ther.. 2012; 50(6):381 – 386.

Holm, A. L., Berg, A., Severinsson, E. Longing for reconciliation: a challenge for women with borderline personality disorder. Issues Ment. Health Nurs.. 2009; 30(9):560 – 568.

Holm, A. L., Severinsson, E. Struggling to recover by changing suicidal behaviour: narratives from women with borderline personality disorder. Int. J. Ment. Health Nurs.. 2011; 20(3):165 – 173.

Horn, E. K., Bartak, A., Meerman, A. M., et al. Effectiveness of psychotherapy in personality disorders not otherwise specified: a comparison of different treatment modalities. Clin. Psychol. Psychother.. 2014; 22:426 – 442.

Horsfall, J., Cleary, M., Hunt, G. E. Stigma in mental health: persons and professionals. Issues Ment. Health Nurs.. 2010; 31(7):450 – 455.

Howell, E. From hysteria to chronic relational trauma disorder: the history of borderline personality disorder and its connection to trauma, dissociation, and psychosis. In: Moskowitz A., Dorahy M.J., Schäfer I., eds. Psychosis, Trauma and Dissociation: Evolving Perspectives on Severe Psychopathology. Hoboken: John Wiley & Sons; 2018:83 – 95.

Huang, Y., Kotov, R., De Girolamo, G., et al. DSM-IV personality disorders in the WHO world mental health surveys. Br. J. Psychiatry. 2009; 195(1):46 – 53.

Kern, M. L., Della Porta, S. S., Friedman, H. S. Lifelong pathways to longevity: personality, relationships, flourishing, and health. J. Pers.. 2014; 82(6):72 – 84.

Kezelman, C., Stavropoulos, P. Practice Guidelines for Treatment of Complex Trauma and Trauma Informed Care and Service Delivery. Kirribilli: Adults Surviving Child Abuse; 2012.

Kim, Y. R., Tyrer, P. Controversies surrounding classification of personality disorder. Psychiatry Investig.. 2010; 7(1):1 – 8.

Koekkoek, B., Van Der Snoek, R., Oosterwijk, K., et al. Preventive psychiatric admission for patients with borderline personality disorder: a pilot study. Perspect. Psychiatr. Care. 2010; 46(2):127 – 134.

Lamont, S., Brunero, S. Personality disorder prevalence and treatment outcomes: a literature review. Issues Ment. Health Nurs.. 2009; 30(10):631 – 637.

Lawn, S., McMahon, J. Experiences of care by Australians with a diagnosis of borderline personality disorder. J. Psychiatr. Ment. Health Nurs.. 2015; 22(7):510 – 521.

Leichsenring, F., Leibing, E., Kruse, J., et al. Borderline personality disorder. Lancet. 2011; 377(9759):74 – 84.

Linehan, M. M. An illustration of dialectical behavior therapy. In Session. Psychother. Pract.. 1998; 4(2):21 – 44.

Linehan, M. M. Commentary on innovations in dialectical behavior therapy. Cogn. Behav. Pract.. 2000; 7(4):478 – 481.

Matusiewicz, A. K., Hopwood, C. J., Banducci, A. N., et al. The effectiveness of cognitive behavioral therapy for personality disorders. Psychiatr. Clin. North Am.. 2010; 33(3):657 – 685.

McGrath, B., Dowling, M., Exploring registered psychiatric nurses' responses towards service users with a diagnosis of borderline personality disorder. Nurs. Res. Pract. 2012; . doi:10.1155/2012/601918

McMain, S. F., Guimond, T., Streiner, D. L., et al. Dialectical behavior therapy compared with general psychiatric management for borderline personality disorder: clinical outcomes and functioning over a 2-year follow-up. Am. J. Psychiatry. 2014; 169(6):650-661.

McMurran, M., Huband, N., Overton, E. Non-completion of personality disorder treatments: a systematic review of correlates, consequences, and interventions. Clin. Psychol. Rev.. 2010; 30(3):277-287.

National Collaborating Centre for Mental Health (NCCMH). Borderline personality disorder: treatment and management. National Clinical Practice Guideline Number 78. Leicester: The British Psychological Society and The Royal College of Psychiatrists; 2009.

National Health and Medical Research Council (NHMRC). Clinical Practice Guideline for the Management of Borderline Personality Disorder. Melbourne: National Health and Medical Research Council; 2012.

Newton-Howes, G., Tyrer, P., Anagnostakis, K., et al. The prevalence of personality disorder, its comorbidity with mental state disorders, and its clinical significance in community mental health teams. Soc. Psychiatry Psychiatr. Epidemiol.. 2010; 45(4):453-460.

Novak, T., Scanlan, J., McCaul, D., et al. Pilot study of a sensory room in an acute inpatient psychiatric unit. Australas. Psychiatry. 2012; 20(5):401-406.

O'Connell, B., Dowling, M. Dialectical behaviour therapy (DBT) in the treatment of borderline personality disorder. J. Psychiatr. Ment. Health Nurs.. 2014; 21(6):518-525.

Pasieczny, N., Connor, J. The effectiveness of dialectical behaviour therapy in routine public mental health settings: an Australian controlled trial. Behav. Res. Ther.. 2011; 49(1):4-10.

Purves, D., Sands, N. Crisis and triage clinicians' attitudes toward working with people with personality disorder. Perspect. Psychiatr. Care. 2009; 45(3):208-215.

Samuels, J., Eaton, W. W., Bienvenu, O. J., et al. Prevalence and correlates of personality disorders in a community sample. Br. J. Psychiatry. 2002; 180(6):536-542.

Scanlan, J. N., Novak, T. Sensory approaches in mental health: a scoping review. Aust. Occup. Ther. J.. 2015; 62(5):277-285.

Skodol, A. E., Bender, D. S., Oldham, J. M., et al. Proposed changes in personality and personality disorder assessment and diagnosis for DSM-5 part II: clinical application. Personal. Disord.. 2011; 2(1):23-40.

Soloff, P. H., Chiappetta, L. Subtyping borderline personality disorder by suicidal behavior. J. Personal. Disord.. 2012; 26(3):468.

Stoffers, J. M., Völlm, B. A., Rücker, G., et al, Psychological therapies for people with borderline personality disorder. Cochrane Database Syst. Rev. 2 2012 CD005652

Torgersen, S., Kringlen, E., Cramer, V. The prevalence of personality disorders in a community sample. Arch. Gen. Psychiatry. 2001; 58(6):590-596.

Turner, B. J., Chapman, A. L., Layden, B. K. Intrapersonal and interpersonal functions of non-suicidal self-injury: associations with emotional and social functioning. Suicide Life Threat. Behav.. 2012; 42(1):36-55.

Tyrer, P., Mulder, R., Crawford, M., et al. Personality disorder: a new global perspective. World Psychiatry. 2010; 9(1):56-60.

Tyrer, P., Reed, G. M., Crawford, M. J. Classification, assessment, prevalence, and effect of personality disorder. Lancet. 2015; 385(9969):717-726.

Vermetten, E., Spiegel, D. Trauma and dissociation: implications for borderline personality disorder. Curr. Psychiatry Rep.. 2014; 16(2):1-10.

Westwood, L., Baker, J. Attitudes and perceptions of mental health nurses towards borderline personality disorder persons in acute mental health settings: a review of the literature. J. Psychiatr. Ment. Health Nurs.. 2010; 17(7):657-662.

Whitbeck, L. B., Armenta, B. E., Welch-Lazoritz, M. L. Borderline personality disorder and axis I psychiatric and substance use disorders among women experiencing homelessness in three US cities. Soc. Psychiatry Psychiatr. Epidemiol.. 2015; 50(8):1285-1291.

Wise, S. Inconvenient People: Lunacy, Liberty, and the Mad-Doctors in England. Berkeley: Counterpoint Press; 2013.

Zanarini, M. C. Psychotherapy of borderline personality disorder. Acta Psychiatr. Scand.. 2009; 120(5):373-377.

CHAPTER 16

수면-각성장애

Sleep-Wake Disorder

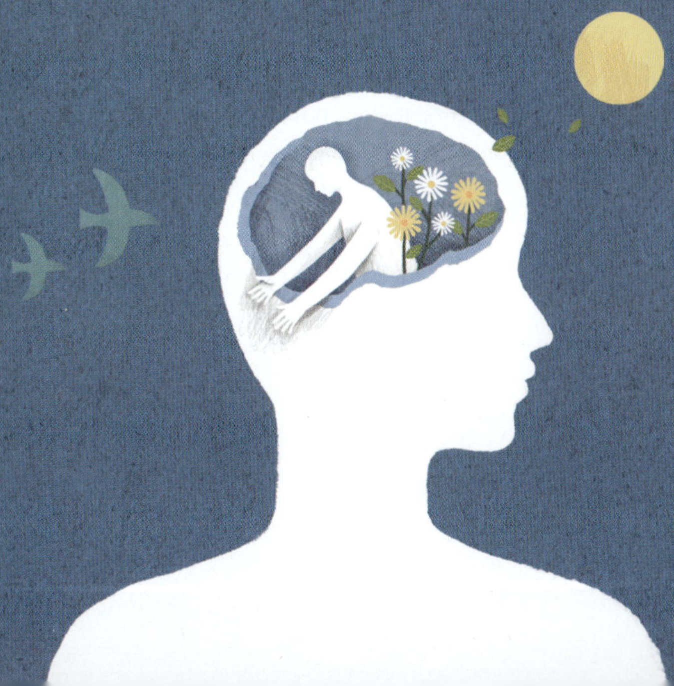

주요 내용

- 인간이 잠을 자면서 보내는 시간은 일생의 약 삼분의 일을 차지할 정도로 수면은 인간에게 중요한 일이다.
- 건강한 수면을 취하는 것은 신체적 · 정신적 건강 모두에 중요하며 생산성과 전반적인 삶의 질을 향상시킨다.
- 인간의 수면주기는 수면중 뇌 활동을 기반으로 NREM (non-rapid eye movement; N1, N2, N3)와 REM (rapid eye movement)단계로 구성된다.
- 수면-각성장애 유형에는 불면장애, 과다수면장애, 기면증, 호흡 관련 수면장애, 일주기리듬수면-각성장애, 사건수면이 있다.
- 수면-각성장애 간호중재에서 가장 중요한 것은 건강한 수면습관을 형성하는 것으로 약물간호, 인지행동요법, 체중관리 등 다양한 간호중재를 적용할 수 있다.

주요 용어

- 과다수면장애(hypersomnolence disorder)
- 기면증(hypnolepsy)
- 불면장애(insomnia)
- 사건수면(parasomnia)
- 수면주기(sleep cycle)
- 악몽장애(nightmare disorder)
- 일주기 리듬 수면-각성장애(circadian rhythm sleep-wake disorder)
- 하지불안증후군(restless legs syndrome)
- 호흡 관련 수면장애(breathing related sleep disorder)
- NREM 수면각성장애(NREM sleep and wake disorder)

학습 목표

이 단원을 통해 다음을 수행할 수 있다.

- 정상수면을 정의한다.
- 수면의 기능과 생리현상을 설명한다.
- 수면-각성장애의 유형을 설명한다.
- 수면-각성장애의 행동특성을 설명한다.
- 대상자에게 간호과정을 적용한다.

서론

인간이 잠을 자면서 보내는 시간은 일생의 약 삼분의 일을 차지할 정도로 수면은 인간에게 중요한 일이다. 인간의 수면은 믿을 수 없이 복잡하고 사실상 신체의 모든 기관에 영향을 미친다. 수면시간 동안 인간은 신체적 · 정신적 피로에서 회복하고 에너지를 충전함으로써 건강한 생활을 유지할 수 있다.

건강한 수면을 취하는 것은 신체적 · 정신적 건강 모두에 중요하며 생산성과 전반적인 삶의 질을 향상시킨다. 아동부터 노인에 이르기까지 좋은 수면습관의 형성은 건강의 핵심이다. 지속 가능하고 유익한 루틴을 만들면 건강한 행동이 거의 자동으로 느껴지고 지속적인 긍정적 강화 프로세스가 생성되지만 반대로 나쁜 습관은 부정적인 결과를 초래하더라도 몸에 배어든다.

수면시간은 일반적으로 성인은 평균 7~8시간, 아동은 9~10시간이 필요한 것으로 알려져 있다. 그러나 필요한 수면시간은 개인마다 다르며, 아침에 잠을 자고 일어났을 때 피곤하지 않고 낮 동안 졸리지 않게 생활할 수 있는 수면시간이 개인에게 필요한 수면의 양이다. 불충분한 수면은 피로와 낮의 과도한 졸음(sleepiness)을 유발할 수 있으며 일상업무를 위한 신체능력을 감소시킨다. 또한 대사, 내분비 및 면역계 등을 손상시켜 건강에 좋지 않은 영향을 미친다. 성인의 수면장애는 고혈압, 제2형 당뇨병, 우울증, 비만 및 암을 포함한 만성질환의 위험을 증가시키며, 수면장애가 있는 성인은 원인에 따른 사망률이 증가하는 것으로도 보고 되고 있다.

정상수면

정상수면이란 수면의 각 단계가 정상적인 비율로 유지되고 6~9시간 동안 일정한 주기가 반복되는 회복적인 수면으로 정의하며, 빠른 안구운동이 수면 중에 나타나는 급속 안구운동 수면 또는 렘수면(REM 수면)과 비급속 안구운동 수면 또는 비렘수면(non-REM 수면)으로 구성된다. 렘수면과 비렘수면은 약 90~120분의 주기로 반복되며 정상적으로는 하룻밤에 약 5회 정도의 주기를 거친다.

표 16.1 연령별 평균 수면시간

	연령	수면시간
신생아	0~3개월	14~17시간
영아	4~11개월	12~15시간
유아	1~2세	11~14시간
학령전기	3~5세	10~13시간
학령기	6~13세	9~11시간
청소년기	14~17세	8~10시간
성인	18세~64세	7~9시간
노인	65세 이상	7~8시간

연령별로 제시되는 평균 수면시간은 **표 15.1**과 같다.

각 수면 단계는 몸과 마음이 상쾌하게 일어나도록 하는 역할을 한다. 수면주기를 이해하면 불면장애와 폐쇄성수면무호흡증을 포함한 특정 수면장애가 사람의 수면과 건강에 어떤 영향을 미칠 수 있는지 설명하는 데 도움이 된다.

수면의 주기

인간의 수면은 다양한 주기와 단계로 분류하며, 일반적으로 이를 수면 구조라고 한다. 수면 단계는 2007년 미국 수면의학회에 의해 분류되었다가 2020년 AASM에 의해 수면의 주기가 4단계로 합의되었다. 한 단계는 빠른 안구운동(REM) 수면을 위한 것이고 나머지 세 단계는 비렘(NREM) 수면으로 구성한다. 이 단계는 각 단계를 특징짓는 뚜렷한 패턴을 보여주며, 수면 중 뇌 활동을 기반으로 결정된다.

NREM 수면

NREM 수면은 세 가지 단계로 구성되며 NREM 수면 단계가 높을수록 잠에서 깨어나는 것이 더 어렵다.

• 1단계 / N1 단계

1단계는 "졸음" 단계로 일반적으로 1~5분 동안 지속된다. N1 수면 중에는 몸과 뇌 활동이 짧은 움직임(연축)으로 느려지기 시작하지만 몸이 완전히 이완되지는 않는다. 이 수면 단계에서는 누군가를 깨우기는 쉽지만 방해받지 않는다면 2단계로 빠르게 이동할 수 있다.

• 2단계 / N2 단계

2단계에서는 체온이 떨어지고 근육이 이완되고 호흡과 심박수가 느려지는 등 몸이 더 가라앉은 상태에 들어간다. 동시에 뇌파는 새로운 패턴을 보여 안구운동이 멈춘다. 전반적으로 뇌 활동은 느려지고 실제로 외부 자극에 의해 깨어나는 것에 저항한다. 첫 번째 수면주기 동안 10~25분 동안 지속될 수 있으며 각 N2 단계는 밤에 더 길어질 수 있다. 총체적으로 사람은 일반적으로 수면시간의 약 절반을 N2 수면으로 보낸다.

• 3단계 / N3 단계

3단계 수면은 깊은 수면으로도 알려져 있으며, 이 단계에 있는 사람은 깨우기가 더 어렵다. 몸이 더 많이 이완됨에 따라 N3 수면에서 근육긴장도, 맥박 및 호흡률이 감소한다. 뇌 활동에 델타파가 나타나 이 단계를 델타수면 또는 서파수면이라고도 한다. 이 단계는 신체 회복과 성장을 가능하게 하는 회복수면에 매우 중요하며, 면역체계 및 기타 주요 신체과정을 강화할 수 있다. 뇌 활동은 감소하지만 깊은 수면을 통해 통찰력 있는 사고, 창의성 및 기억력 회복이 가능하다. 밤 수면 전반부에 깊은 수면에 가장 많은 시간을 보낸다. 초기 수면 주기 동안 N3 단계는 일반적으로 20~40분 동안 지속되며, 잠을 계속 자면 이 단계는 짧아지고 대신 REM 수면에 더 많은 시간을 소비하게 된다.

REM 수면

REM 수면 중에는 뇌 활동이 증가하여 깨어 있을 때 보이는 수준과 유사하다. 동시에 눈과 호흡을 제어하는 근육을 제외하고 근육의 일시적 마비인 무력

표 16.2 수면의 종류 및 단계

수면의 종류	수면단계		정상시간
NREM	Stage 1	N1	1~5분
NREM	Stage 2	N2	10~60분
NREM	Stage 3	N3, 델타수면, 깊은 수면	20~40분
REM	Stage 4	REM	10~60분

출처: https://www.sleepfoundation.org/how-sleep-works

증이 나타나 눈을 감아도 빠르게 움직이는 것을 볼 수 있다. REM 수면은 기억력, 학습 및 창의성과 같은 인지기능 회복에 필수적이다. REM 수면은 뇌 활동의 증가로 가장 생생한 꿈을 꾸게 된다. 꿈은 모든 수면 단계에서 발생하지만 NREM 단계에서는 덜 일반적이고 강렬하다.

정상적인 상황에서는 약 90분 동안 잠들 때까지 REM 수면 단계에 들어가지 않지만 잠의 후반부로 갈수록 REM 단계는 길어진다. 첫 번째 REM 단계는 몇 분 동안만 지속될 수 있지만 이후 단계는 약 1시간 동안 지속될 수 있으며, 전체적으로 REM 단계는 성인 수면의 약 25%를 차지한다.

비판적 사고 과제 16.1

1. 수면부족이 어떤 면에서 정신건강 회복을 방해할 수 있는가?
2. 불면증을 겪고 있는 사람의 수면을 개선하기 위해 어떤 간호중재를 제공할 수 있는가?

수면의 기능

수면의 기능은 다음과 같다. 첫째, 낮 동안 소모되고 손상된 신체기능을 회복시킨다. REM 수면은 단백질 합성을 증가시켜 정신적으로 소모된 뇌기능을 회복시키며, 체온조절기능이 상실되어 생체에너지를 효율적으로 관리하고 저장한다. NREM 수면은 신체와 근육을 회복시키며, 뇌 온도와 뇌혈류량이 감소한다. 둘째, 수면 동안 성장호르몬이 방출되어 성장이 촉진된다. 특히 성장이 활발한 신생아는 REM 수면이 활발하게 일어난다. 셋째, 정보를 처리하고 저장한다. REM 수면 시 해마에서는 낮 동안 학습된 불필요한 정보를 버리고 유용한 것을 재학습하거나 기억하도록 하는 정보의 정리가 일어난다. 넷째, 감정을 조절한다. 불쾌하고 불안한 감정을 꿈이나 정보처리 과정을 통해 정화하는 일을 한다. 이러한 수면의 기능을 통해 인간은 낮 동안의 생존기능과 본능적 보존기능, 건강한 대인관계를 유지할 수 있다.

수면에 영향을 미치는 요인

수면의 단계는 일반적인 패턴이 있지만 수면에 영향을 미치는 여러 요인에 따라 개인차가 있다.

- 연령: 수면의 단계는 인간의 발달단계에 따라 달라진다. 신생아는 REM 수면에서 훨씬 더 많은 시간(약 50%)을 보내고 잠들자마자 REM 단계에 들어갈 수 있으며, 나이가 들어감에 성인의 수면과 비슷해진다. 일반적으로 5세가 되면 성인과 비슷한 수면구조에 도달한다. 반면 노인은 REM 수면시간이 적은 경향이 있다.
- 최근 수면패턴: 사람이 며칠 이상 불규칙하거나 불충분한 수면을 취하면 비정상적인 수면주기를 유발할 수 있다.
- 알코올: 알코올 및 일부 다른 약물은 수면구조를 변경할 수 있다. 예를 들어, 알코올은 이른 밤에 REM 수면을 감소시키지만 알코올이 약해짐에 따라 REM 수면 반동이 발생하여 REM 단계가 연장된다.
- 수면장애: 수면 무호흡증, 하지불안증후군(RLS) 및 여러 번의 각성을 유발하는 기타 상태는 건강한 수면 주기를 방해할 수 있다.

수면과 정신질환

우울증과 수면

우울증 환자의 약 75%가 불면장애의 증상을 보이며, 많은 환자가 과도한 주간 졸림증과 과다수면증을 경험한다. 역사적으로 우울증이 수면 문제를 야기한다고 여겨져 왔지만 수면 부족은 우울증을 악화시키고 수면을 더욱 방해한다. 따라서 일부 환자에서는 수면을 개선하는 것이 우울증상을 줄이는 방법으로 제시되기도 한다.

계절성 정서장애와 수면

계절성 정서장애는 연중 일조시간이 감소하는 시기에 사람들에게 가장 자주 나타나는 우울증의 하위 유형이다. 일조량은 수면을 포함한 여러 신체활동을 제어하는 데 필요한 생물학적 시계 또는 일주기 리듬에 영향을 주는데, 계절성 정서장애가 있는 사람은 잠을 너무 많이 자거나 혹은 너무 적게 자는 등의 수면주기에 변화를 경험한다.

불안장애와 수면

불안장애는 수면 문제와 밀접한 관련이 있다. 과각성은 불면장애의 주요 원인으로 간주되는데, 불안장애 환자가 경험하는 걱정과 두려움은 과각성상태를 만들 수 있다. PTSD (post traumatic stress disorder) 환자 역시 부정적인 사건을 재경험하고, 악몽이나 깨어 있는 상태가 지속되어 수면을 방해할 수 있다.

양극성 장애와 수면

양극성 장애는 조증과 우울증의 극단적인 기분의 변화를 보이는 것으로, 유형에 따라 감정과 증상은 다양하다. 양극성 장애는 감정상태에 따라 수면패턴이 크게 바뀐다. 조증 기간에는 일반적으로 수면의 필요성을 덜 느끼지만 우울 기간에는 잠을 과도하게 잘 수 있다. 연구에 따르면 많은 양극성 장애 환자가 증상을 경험하기 전에 수면패턴의 변화를 경험하거나 수면 문제가 양극성 장애를 유발 또는 악화시킬 수 있다고 보고하였다.

조현병과 수면

조현병 환자는 불면장애와 일주기리듬장애를 경험할 가능성이 더 높다. 조현병 치료에 사용되는 약물에 의해 수면 문제가 악화될 수도 있다. 열악한 수면과 조현병 증상은 서로 강화될 수 있기 때문에 수면패턴을 안정화하고 정상화하는 것이 조현병 치료에도 도움이 될 수 있다.

주의력결핍과잉행동장애 및 자폐 스펙트럼장애와 수면

주의력결핍과잉행동장애(ADHD) 및 자폐 스펙트럼장애(ASD) 환자에서 수면 문제는 흔하게 나타난다. 잠들기 어렵고, 자주 깨고, 낮에 과도하게 졸리는 증상을 겪는다. 폐쇄성수면무호흡증 및 하지불안증후군(RLS)과 같은 다른 수면 문제의 비율도 더 높은 것으로 보고되고 있다.

수면평가

대상자의 수면습관 및 최근 수면의 질을 평가하기 위해서 관찰할 수 있는 피로 및 수면 부족의 징후(다크서클, 협응력 부족, 졸음, 과민성 등)를 살핌과 동시에 다음의 사항을 사정할 수 있다.

- 평가 전 한 시간 동안의 일반적인 활동
- 수면 대기시간
- 각성횟수 및 인지된 원인
- 수면패턴의 규칙성
- 낮잠의 빈도와 시간
- 수면장애의 초기 발병과 관련된 사건
- 평소 침실 이외의 장소에서 쉽게 잠드는지 여부
- 대상자가 졸음과 싸우는 상황
- 일일 카페인 섭취량
- 알코올, 수면제 및 기타 약물 사용
- 아침 두통의 발생률
- 코골이 빈도, 뚜렷한 호흡정지, 발을 차는 동작

수면-각성장애의 유형

수면-각성장애는 10개의 장애 또는 장애군을 포함한다. 불면장애, 과다수면장애, 기면증, 호흡 관련 수면장애, 일주기리듬 수면-각성장애, 비급속안구운동 수면각성장애, 악몽장애, 급속안구운동 수면행동장애, 하지불안 증후군, 물질-치료약물로 유발된 수면장애가 수면-각성장애에 포함된다. 이런 장애를 가진 대상자는 전형적으로 수면의 질과 시간대와 양에 대한 불만족감을 호소하며, 그로 인해 낮 시간의 고통과 손상의 발생이 모든 수면-각성장애의 핵심 양상이다.

불면장애

미국수면의학회(American Academy of Sleep Medicine)에 따르면 불면장애는 주간 손상을 동반하는 잠들거나 잠드는 데 어려움이 있는 것으로 정의한다. 불면장애(Insomnia Disorder)는 수면 개시나 유지의 어려움을 호소하며 동반한 수면의 양 또는 질에 불만족하는 것으로써 모든 수면-각성장애 중 가장 유병률이 높다. 성인의 약 6~10% 정도가 불면장애로 진단을 받으며, 불면장애는 남성보다 여성에게서 유병률이 높고, 단독으로 진단받을 수도 있지만 다른 정신질환이나 의학적 상태로 동시에 이환되는 경우가 많다. 불면장애 환자의 약 40~50% 정도가 동반이환된 정신질환을 가지고 있다.

불면장애는 잠들기 어려움을 호소하거나 잠이 들더라도 자주 깨거나 깬 뒤에 다시 잠들기 어려운 양상 또는 이른 아침에 깨서 다시 잠들지 못하는 어려움이 특징이며, 이러한 증상이 적어도 주 3회 이상 발생하고 3개월 이상 지속될 경우 진단 내려질 수 있다.

COVID-19와 불면장애

연구에 따르면 COVID-19 팬데믹 초기 몇 달 동안 불면장애 비율이 증가했으며, 무려 60%의 사람들이 불면장애 증상을 경험했다고 보고하였다. COVID-19 감염은 불면장애 증상을 증가시키는데, 병원 중환자실에 입원한 환자들을 대상으로 한 연구에서는 COVID-19 감염 후 수면의 질이 감소했으며 30일 후에도 수면에 영향을 미쳤다고 하였다. COVID-19 감염을 포함하여 팬데믹 기간 동안 수면 변화를 경험한 사람은 장기적인 수면 문제를 예방하기 위해 수면 문제를 신속하게 해결해야 한다.

과다수면장애

과다수면장애(Hypersomnolence Disorder)는 과도한 양의 수면, 각성의 질 악화, 그리고 수면무력증과 같은 증상을 보인다. 이 장애가 있는 사람은 빠르게 잠들어 수면효율은 90% 이상으로 좋으나 아침에 깨어나는 것을 어려워 하고, 때로는 혼돈된 졸림과 싸우는 실조양상을 보이기도 한다. 지속적인 수면욕구는 거의 혹은 전혀 다음날 기억할 수 없는 자동행동을 유발할 수 있다. 과다수면장애의 대부분은 야간수면을 9시간 이상 취했음에도 수면을 통해 피로가 해소되지 않고 아침에 깨어나는 것을 어려워 한다. 또한 야간수면을 6~9시간 취했다하더라도 의도치 않게 낮잠을 잘 수 있는데, 이때 낮잠의 길이가 상대적으로 길고, 비회복적이며, 거의 매일 낮잠을 잔다.

과다수면장애는 증상의 심각도가 점진적으로 진행하는 만성적인 경과를 보인다. 극도의 경우에는 수면시간이 20시간에 이르기도 한다.

과다수면장애는 아동에서는 드물며, 후기 청소년기나 성인 초기에 증상이 전형적으로 나타나고, 평균 발병연령은 17~24세이다. 그러나 첫 증상이 발생한 지 10~15년 후에야 진단을 받는다.

기면증

기면증(Narcolepsy)은 수면-각성 과정을 방해하는 장애이다. 주요 증상은 주간의 과도한 졸음이며 뇌가 각성과 수면을 적절하게 조절할 수 없어 발생한다. 정상적인 수면은 일련의 단계를 거쳐 진행되는데, REM(급속 안구운동) 수면은 일반적으로 잠든 후 1시간 이상 지난 마지막 단계에서 발생하지만, 기면증에서 REM 수면은 불규칙하며 정상수면보다 훨씬 빠르게 잠든 후 몇 분 이내에 시작되기도 한다.

기면증은 억누를 수 없는 수면욕구, 깜박 잠이 드는 것, 또는 낮잠이 하루에 반복적으로 나타나며, 적어도 3개월 동안 최소 주 3회 이상 발생하여야 한다. 기면증은 학교, 직장 및 사회적 환경에서 장애를 유발할 수 있을 뿐만 아니라 심각한 사고 및 부상의 위험을 높일 수 있는 심각하고 지속적인 주간졸음이 특징이다.

『국제수면장애분류 편람 제3판(ICSD-3)』에 따르면 기면증에는 유형 1(narcolepsy type 1, NT1)과 유형 2(narcolepsy type 2, NT2)가 있다.

• 기면증 유형 1

NT1은 갑작스러운 근긴장도 상실인 탈력 발작의 증상과 관련이 있다. NT1은 이전에 "허탈발작을 동반한 기면증"으로 알려져 있다. NT1 진단을 받은 모든 환자가 탈력발작을 경험하는 것은 아니나 각성을 조절하는 데 영향을 미치는 히포크레틴-1 수치가 낮은 경우에 NT1을 진단할 수 있다. 진단 시 존재하지 않더라도 탈력발작은 결국 히포크레틴-1 수치가 낮은 상당수의 사람들에게 발생한다.

• 기면증 유형 2

NT2는 이전에 "탈력발작이 없는 기면증"으로 알려져 있다. NT2를 가진 대상자는 NT1을 가진 대상자와 비슷한 증상을 많이 보이지만 탈력발작이나 낮은 수준의 히포크레틴-1이 없다. NT2를 가진 대상자가 나중에 탈력발작 또는 낮은 히포크레틴-1 수치를 나타내면 NT1으로 진단을 재분류할 수 있다. 이러한 진단의 변화는 사례의 약 10%에서 발생하는 것으로 추정된다.

호흡 관련 수면장애

호흡 관련 수면장애(Breathing-Related Sleep Disorders)는 만성 코골이 및 수면무호흡증을 포함하여 수면 중 비정상적이고 어려운 호흡상태를 말한다. 일부 수면 관련 호흡장애는 건강에 미치는 영향이 제한적이지만, 수면과 혈중 산소 및 이산화탄소 균형에 잠재적인 영향을 미치기 때문에 심각한 결과를 초래할 수 있다.

• 폐쇄성수면무호흡저호흡증

폐쇄성수면무호흡저호흡증(Obstructive Sleep Apnea Hypopnea)은 가장 흔하고 심각한 호흡 관련 수면장애 중 하나이다. 이 질환은 수면 중에 기도가 반복적으로 허탈되어 수면을 방해하고 신체의 산소 수준에 영향을 미쳐 호흡의 지연을 일으킨다. 성인의 약 30%가 영향을 받으며, 여성보다 남성에서 더 일반적이다. 수면 중 코골이, 헐떡임 또는 질식, 과도한 주간졸림이 주요 증상으로, 주요 원인 중 하나로 비만이 꼽힌다. 치료하지 않고 방치하면 고혈압 및 뇌졸중과 같은 심혈관 문제를 포함한 심각한 건강 문제가 발생할 수 있으며, 다양한 치료방법을 통해 증상을 해결하거나 줄일 수 있다.

• 중추성수면무호흡증

중추성수면무호흡증(Central Sleep Apnea, CSA)은 호흡 노력 부족으로 수면 중 호흡이 중단되는 증상이다. 이것은 뇌가 호흡근에 신호를 제대로 보내지 않거나 뇌의 신호에 반응하여 호흡근이 활성화되지 않을 때 발생한다. 중추성 수면 무호흡증은 폐쇄성수면무호흡증과 구별되지만 동시에 두 조건의 증상을 모두 보일 수도 있다. CSA는 OSA보다 흔하지 않지만 40세 이상 인구의 1% 미만에서 영향을 받으며, 남성과 65세 이상에서 더 흔하다.

• 수면 관련 환기 저하

수면 관련 환기 저하(Sleep-Related Hypoventilation)는 폐로 들어오고 나가는 공기의 부족으로 인해 수면 중 이산화탄소의 혈중 수치 상승을 수반한다. 이 불충분한 호흡은 일반적으로 만성폐쇄성폐질환(COPD) 또는 폐고혈압과 같은 폐질환과 같이 다른 건강 문제와 관련 있으며, 신경계에 영향을 미치는 장애와 일부 유형의 약물도 호흡에 영향을 미치고 저호흡을 유발할 수 있다. 비만 환자에서 발생할 수 있으며, 일반적으로 폐쇄성수면무호흡증과 함께 발생한다. 수면 관련 환기 저하가 있는 대상자는 깨어 있을 때에도 적절하게 호흡하는 데 어려움을 겪지만 일반적으로 수면 중에 문제가 더 심해진다. 중추성 수면 무호흡증과 마찬가지로 수면 관련 환기 저하에는 호흡 문제를 일으키는 근본적인 질병을 관리함으로써 치료한다.

일주기 리듬 수면-각성장애

일주기 리듬은 다양한 생리적 과정에 매우 중요하다. 수면 외에도 이 리듬은 체온, 식사 및 소화, 호르몬 활동을 조절을 한다. 인간의 마스터 생체일주기 시계는 뇌의 시상하부에서 발견되며 SCN (suprachiasmatic nucleus)으로 알려진 단백질 클러스터로 구성된다. 건강한 성인의 경우 밝음과 어두움 주기에 따라 24시간마다 재설정된다. 아침에 일어나는 건강한 사람은 하루 종일 점차 피곤해지며 졸음은 어두워진 저녁에 최고조에 달하게 된다. 일주기 리듬 수면-각성장애(Circadian Rhythm Sleep-Wake Disorder)는 신체 내부 시계의 기능장애와 관련된 상태를 말한다.

이 장애는 시차로 인한 피로와 같은 가벼운 상태부터 지연 및 진행된 수면-각성장애, 불규칙한 수면-각성 리듬 장애 및 교대근무 장애까지 다양한 종류의 장애가 있다.

• 뒤쳐진 수면위상형

뒤쳐진 수면위상형(Delayed Sleep Phase Type) 장애는 사람의 수면-각성 주기가 일반적인 수면일정으로 간주되는 것보다 2시간 이상 뒤로 밀려날 때 발생한다. 지연된 일주기 리듬으로 인해 대상자는 밤에 잠들고 아침에 일찍 일어나는 데 어려움을 겪을 수 있다. 이 장애를 가진 대상자는 아침에 일찍 일어나야 하는 학교 또는 직장을 다니는 경우 수면 부족으로 고통받게 되며, 보통은 올빼미족으로 불리기도 한다. 젊은 성인과 청소년의 유병률은 7~16%이다.

앞당겨진 수면위상형

앞당겨진 수면위상형(Advanced Sleep Phases Type) 장애는 앞서 살펴본 뒤쳐진 수면위상형과는 본질적으로 정반대이다. 이 장애는 잠들고 원하는 시간보다 2시간 이상 일찍 일어나는 경향이 있으며, 고령이 이 장애의 주요 위험 요소이다.

불규칙한 수면-각성형

불규칙한 수면-각성형(Irregular Sleep-Wake Type) 장애는 안정적인 리듬이나 낮-밤 주기의 동조 없이 일관되지 않은 수면패턴을 특징으로 한다. 비정상적인 수면시간은 수면장애와 하루 중 과도한 주간졸림을 유발할 수도 있다. 불규칙한 수면-각성형 장애가 있는 대부분의 대상자는 파킨슨병, 알츠하이머병 또는 헌팅턴병과 같은 신경발달 또는 신경퇴행성 장애를 가지고 있다. 이 장애는 발달장애가 있는 아동에서도 관찰된다.

비24시간 수면-각성형

24시간 명-암 주기와 내인성 일주기 리듬 간의 비정상적인 동기화에 의한 불면 또는 과도한 졸림증상의 과거력으로 근거한다. 이들은 전형적으로 불면과 과도한 졸림 기간이 짧은 무증상 기간과 번갈아 가면서 나타난다. 무증상 기간이 시작되면 수면위상이 외부 환경에 맞추어 조정되지만, 수면 잠복기가 점차 늘어나고, 수면 개시 불면 증상을 호소하게 된다. 대상자의 수면시간이 낮 시간에 이루어지면 이들은 낮 동안 각성을 유지하는 데 어려움을 겪고 졸림 증상을 호소한다.

비24시간 수면-각성형(Non 24 hour Sleep-Wake Type) 장애는 주로 완전 맹인에게서 나타나는데, 눈을 통해 뇌에 많은 빛 신호를 전달할 수 없기 때문에 하루 중 시간에 대한 혼란을 초래한다. 맹인의 50~80%가 수면장애를 호소하며, 전문가들은 완전 맹인의 절반이 24시간 수면-각성 리듬 장애가 있다고 추정한다.

교대근무형

"교대근무"라는 용어는 기존의 오전 8시에서 오후 6시를 벗어나는 모든 교대근무에 적용될 수 있다. 그러나 교대근무형(Shift Work Type) 장애는 일반적으로 늦은 밤 또는 이른 아침에 일하는 대상자에게도 영향을 미친다. 주간 및 야간 시간으로 구성된 교대근무는 수면장애 및 주간졸음을 유발할 수 있다. 야간 근무 집단에서 대략 5~10%로 추정되며, 유병률은 중년 이후로 연령이 높아질수록 증가한다.

사건수면

사건수면(Parasomnia)은 사람들이 잠들기 전, 잠자는 동안 또는 수면과 각성 사이 동안 경험하는 비정상적인 행동에 대한 포괄 용어이다. 이러한 행동은 특성, 심각도, 빈도 등이 다양하게 나타난다. 사건수면은 성인보다 어린이에게 더 흔하지만 다양한 연령대에서 나타나기도 한다. 각 사건수면에는 뚜렷한 증상과 진단기준이 있지만 크게 NREM 관련, REM 관련, 기타의 세 그룹으로 분류할 수 있다.

NREM 수면 각성장애

수면보행증

수면보행증(sleepwalking)은 잠든 상태에서 침대에서 일어나지만 주변 환경에 대한 인식이나 반응이 제한적이다. 수면 중 보행 동안 무표정하게 응시하는 얼굴을 보이고, 말을 거는 다른 사람의 노력에 반응을 보이지 않으며 깨우기가 매우 어렵다. 개인이 균형을 잃거나 다른 물체와 충돌하는 경우 부상으로 이어질 수도 있다.

• 야경증

야경증(Night Terrors)은 수면 중 갑작스러운 비명과 함께 반복적으로 잠이 깨며, 심한 공포, 동공산대, 빈맥, 빈호흡, 발한 같은 자율신경계 반응의 징후를 보이지만 외부에서 안심시키려 하여도 반응하지 못한다. 깨어나면 공포의 원인을 기억하지 못하며, 삽화는 30초에서 3분 정도 지속된다.

• 악몽장애

악몽장애(nightmare disorder)는 극도로 불쾌하며 생생하게 기억나는 꿈들의 반복적인 발생이 야간 수면시간의 후기 1/2 동안 일어나며, 꿈에서 깨어나면 빠르게 지남력을 회복하고 각성한다. 일반인들도 악몽을 꾸기는 하지만 악몽장애는 수면, 기분 또는 주간 기능을 방해하여 일상생활에 현저한 고통을 가져오는 반복되는 악몽을 포함하고 있어야 한다.

REM 수면 행동장애

정상적인 REM 수면 동안 신체는 일시적인 근육마비를 경험하며 동시에 뇌는 각성상태와 유사하게 활동하여 혈압 상승, 불규칙한 호흡, 급속 안구운동이 나타난다. 이는 뇌가 활동하는 동안 가만히 누워 안전하게 꿈을 꿀 수 있게 해준다.

REM 수면 행동장애는 정상적인 근육마비가 발생하지 않아 꿈을 꾸면서 큰 소리를 내고, 때리고, 발로 차고, 함께 자는 사람을 잡고, 침대에서 뛰쳐나오는 등의 행동을 할 수 있다. 쫓기거나 공격당하는 꿈을 꿀 경우 자신도 모르게 꿈을 실생활에서 실행할 수 있다.

하지불안증후군

하지불안증후군(restless legs syndrome, RLS)은 다리 또는 팔을 움직이고 싶은 충동이 특징인 감각운동성, 신경학적 수면장애이다. 전형적으로 다리의 근질거림, 스멀거림, 따끔거림, 타는 듯하거나 가려움으로 표현되는 불쾌한 감각을 동반한다. RLS 증상은 수면 시작을 지연시킬 수 있고, 잠에서 깨기도 하며, 심각한 수면분절을 일으키기도 한다.

수면장애 간호

약물간호

불면장애를 조절하기 위해 수면제나 진정제를 처방하기도 하는데, 이는 불안을 감소시키는 효과를 가지며 주로 단기간에 사용한다. 졸피뎀(zolpidem), 조피클론(zopiclone) 등과 같은 벤조디아제핀(benzodiazepine)계를 주로 사용하는데, 이는 수면잠복기를 감소시키고 총 수면시간을 증가시키는 효과가 있다. 독실아민(doxylamine)이나 디펜히드라민(diphenhydramine) 같은 항히스타민제도 각성효과를 저하시키는 효과로 인해 불면장애 치료에 사용되기도 하지만 부작용에 유의해야 한다. 항우울제인 아미트리프틸린(amitriptyine)을 잠들기 전에 투여하면 불면장애가 호전되어 우울증에도 긍정적인 치료효과를 보인다.

과다수면장에 환자의 지나친 졸음을 예방하기 위해 페몰린(pemoline), 메칠페니데이트(methylphenidate), 암페타민(amphetamine) 등과 같은 중추신경자극제를 처방하기도 하지만 내성, 의존성, 간독성의 부작용이 있으므로 주의해야 한다. 탈력발작이나 수면보행증 대상자에게도 소량의 항우울제나 벤조디아제핀계의 약물을 사용하기도 한다.

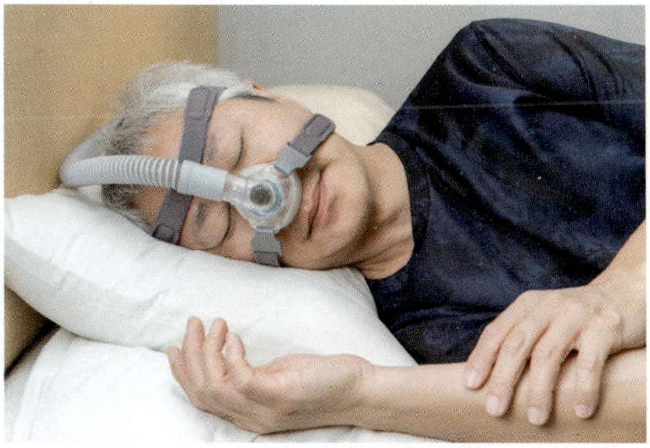

그림 16.1 기도양압호흡기
출처: https://images.search.yahoo.com/search/images;_ylt=AwrgLIrzjbNjfHI6FiBXNyoA;_ylu=Y29sbwNncTEEcG9zAzEEdnRpZANMT0NVSTA1M18xBHNlYwNwaXZz?p=CPAP&fr2=piv-web&fr=yfp-t#id=491&iurl=https%3A%2F%2Fkellerdsm.com%2Fwp-content%2Fuploads%2Fsites%2F582%2F2020%2F04%2FCPAP-Alternatives.jpg.optimal.jpg&action=click

폐쇄성수면무호흡저호흡장애 간호

• 기도양압호흡기

PAP (Positive Airway Pressure) 요법은 수면 중에 기도를 열어 두기 위해 침대 옆 기계를 통해 압축공기를 코나 입으로 제공한다. PAP요법은 지속 양압(CPAP), 이중 수준 양압(BiPAP 또는 BPAP) 또는 자동 적정 양압(APAP)을 사용하며 이중 지속적 기도양압호흡기(Continuous Positive Airway Pressure, CPAP)는 폐쇄성수면무호흡저호흡 환자에게 가장 자주 사용된다. CPAP 기계는 숨을 들이쉬고 내쉬는 동안 미리 설정한 압력의 공기를 일관되게 주입하며, 숨을 내쉴 때마다 압력을 낮출 수 있다.

• 체중 감소

체중 감소는 과체중으로 인해 발생하거나 악화되는 비만 또는 폐쇄성 수면 무호흡(OSA)이 있는 대상자에게 중요한 치료요소이며, 체중 감량 없이 운동만으로도 야간 호흡장애를 줄일 수 있다.

• 유발요인 피하기

알코올과 진정제를 포함한 약물은 호흡을 감소시키고 깨어나기 어렵게 만들 수 있기 때문에 가능하면 OSA 환자는 복용을 최소화하거나 피해야 한다.

일주기 리듬 수면장애 간호

일주기 리듬 수면장애의 치료는 대상자의 특정 진단에 따라 다르다. 대부분의 치료는 양호한 수면위생, 건강한 수면환경, 일관된 수면-각성 일정을 강조한다.

광선요법(phototherapy)은 건강한 일주기 리듬의 변화를 위해 사용하는데, 정해진 아침시간에 밝은 빛에 노출하는 것은 뒤처진 수면위상형의 경우에, 저녁에 동일한 노출은 앞당겨진 수면위상형 환자에게 도움이 될 수 있다.

교대근무형 일주기 리듬장애의 경우 교대근무이나 일정 시간 동안 빛에 노출되는 것이 도움이 될 수 있다. 또한 근무 전 낮잠을 자고 교대 중 적당한 카페인 섭취를 통해 도움을 받을 수 있다. 교대근무 중에는 깨어 있고 낮에는 잠을 자는 대처전략을 위해 낮 동안 밝은 빛을 피하고 직장에서 밝은 빛에 노출하는 수면환경을 유지한다. 멜라토닌 보충제 또는 수면제가 낮 동안 수면을 위한 보조역할을 할 수 있지만 일시적인 해결책이며, 일주기 불균형을 교정하지는 않는다.

인지행동치료

인지행동치료(Cognitive Behavioral Therapy, CBT)는 생각의 패턴을 조사하고 부정적인 생각을 새로운 방식으로 재구성하기 위해 노력함으로써 작동한다.

우울증, 불안 및 양극성 장애와 같은 특정 문제에 대해 다양한 유형의 인지행동치료가 개발되었으며, 불면장애에 대한 인지행동치료(CBT-insomnia)는 수면 문제를 줄였다는 연구결과가 있다. 수면 및 정신 건강 문제를 모두 해결하기 위한 다양한 인지행동치료가 진행되고 있으며, 훈련된 상담사의 도움을 받아 왜곡된 생각을 재구성하면 수면과 정신상태 모두 의미 있게 개선할 수 있다.

건강한 수면습관

정해진 일과를 갖는 것은 수면을 하루의 필수 부분으로 정상화하고 뇌와 신체가 필요한 충분한 수면을 취하는 데 익숙해지도록 한다. 미국 수면재단에서는 건강한 수면습관을 만들기 위해 다음 방법을 제시하였다.

- 기상시간을 고정한다. 주중이든 주말이든 상관없이 변동하는 일정으로 인해 일관된 수면리듬에 도달하지 못하므로 같은 시간에 일어나도록 노력해야 한다.
- 수면을 우선시한다. 일, 공부, 사교활동 또는 운동을 위해 잠을 건너뛰고 싶은 유혹이 들 수 있지만 수면을 우선순위로 삼는 것이 중요하다. 정해진 기상시간을 기준으로 목표 취침시간을 계산하고 매일 밤 그 시간에 잠자리에 들기 위해 최선을 다해야 한다.
- 점진적으로 조정: 수면시간을 바꾸고 싶다면 일정을 엉망으로 만들 수 있으므로 한 번에 모든 것을 바꾸려 하지 않는다. 대신 최대 1~2시간 동안 조금씩 단계별로 조정하여 새로운 일정에 적응하고 정착할 수 있도록 한다.
- 과도한 낮잠은 삼간다. 낮잠은 낮 동안 에너지를 회복하는 편리한 방법이 될 수 있지만 밤에는 잠을 방해할 수 있다. 이를 피하려면 낮잠을 상대적으로 짧게 유지하고 이른 오후로 제한한다.
- 야간습관을 만든다. 잠자리에 들기 위해 어떻게 준비하느냐에 따라 얼마나 쉽게 잠들 수 있는지가 결정될 수 있다. 이러한 팁 중 일부가 포함된 취침 전 플레이북을 사용하면 마음이 편해지고 원할 때 더 쉽게 잠들 수 있다.
- 일과를 일관되게 유지한다. 잠옷을 입고 이를 닦는 것과 같은 일을 포함하여 매일 밤 같은 단계를 따르면 취침시간이라는 것을 마음속에 강화할 수 있다.
- 긴장 완화를 위해 30분 투자한다. 조용한 음악, 가벼운 스트레칭, 독서 또는 긴장 완화 운동과 같이 차분한 상태로 만드는 모든 것을 활용할 수 있는 시간을 가진다.
- 조명을 어둡게 한다. 밝은 조명은 신체가 수면을 촉진하기 위해 생성하는 호르몬인 멜라토닌 생성을 방해할 수 있으므로 멀리해야 한다.
- 전자장치에서 플러그를 뽑는다. 장치가 없는 30~60분의 취침 전 버퍼시간을 만든다. 휴대폰, 태블릿, 노트북은 차단하기 어려운 정신적 자극을 유발하고 멜라토닌 생성을 감소시킬 수 있는 블루라이트를 생성하기도 한다.
- 이완에 집중한다. 잠드는 것을 목표로 하는 대신 이완에 집중하는 것이 더 쉬운 경우가 많다. 명상, 마음챙김, 호흡 조절 및 기타 이완기술을 통해 취침에 대한 올바른 마음가짐을 가질 수 있다.
- 뒤척이지 않는다. 침대에 있는 것과 실제로 잠듦 사이에 건강한 정신적 연결을 유지하는 데 도움이 된다. 따라서 20분이 지나도 잠이 오지 않으면 다시 잠들기 전에 일어나서 스트레칭을 하거나 책을 읽거나 어두운 곳에서 진정시키는 다른 일을 한다.
- 건강한 일상습관을 기른다. 숙면을 취하는 데 중요한 역할을 하는 것은 취침시간 습관만이 아니다. 낮 동안 긍정적인 일과를 통합하면 일주기

리듬을 지원하고 수면방해를 제한할 수 있다.

- 일광에 노출한다. 빛, 특히 햇빛은 양질의 수면을 장려할 수 있는 일주기 리듬의 주요 요인 중 하나이다.
- 신체활동을 한다. 규칙적인 운동은 밤에 더 쉽게 잠을 잘 수 있게 해주며 다른 많은 건강상의 이점도 제공한다.
- 금연한다. 니코틴은 수면을 방해하는 방식으로 신체를 자극하므로 흡연이 수많은 수면 문제와 관련이 있는 이유를 설명하는 데 도움이 된다.
- 알코올 섭취를 줄인다. 알코올은 잠들기 쉽게 만들 수 있지만 그 효과가 사라져 밤늦게 잠을 방해한다. 따라서 알코올 소비를 줄이고 저녁 늦게 마시는 것을 피하는 것이 좋다.
- 오후와 저녁에 카페인을 줄인다. 카페인은 각성제이기 때문에 쉬고 싶을 때도 카페인을 섭취할 수 있으므로 오후에는 피하도록 한다. 또한 수면 부족을 보충하기 위해 카페인을 많이 섭취하고 있는지 확인한다.
- 늦게 식사하지 않는다. 저녁을 늦게 먹으면, 특히 양이 많거나, 기름지거나, 매운 음식인 경우 잠자리에 들 시간이 되어도 여전히 소화가 되지 않기 때문에 일반적으로 잠자리에 들기 전 음식이나 간식은 가벼운 편이어야 한다.
- 침대 내 활동을 제한한다. 수면과 침대 사이의 연결 고리를 마음속에 구축하려면 침대를 잠잘 때만 사용하는 것이 가장 좋다.

● 유용한 웹사이트

https://www.sleepnet.or.kr/sleep/normal
https://www.sleepfoundation.org/narcolepsy
https://www.amc.seoul.kr/asan/healthinfo/disease/diseaseDetail.do?contentId=31891h https://j2vjt3dnbra3ps7ll1clb4q2-wpengine.netdna-ssl.com/wp-content/uploads/2020/01/Summary-of-Updates-in-v2.6-1.pdf
https://www.thensf.org/sleep-health-and-the-covid-19-pandemic/
https://aasm.org/clinical-resources/practice-standards/practice-guidelines/
https://currentnursing.com/pn/nursing_management_sleep_disorders.html

● 참고문헌

김선아 외. 2020. 정신간호총론 제8판. 수문사.
김성재 외. 2021. 정신건강간호학(수정판). 학지사메디컬.
신윤아, 윤인애. 2022. 운동과 수면장애: 체계적 문헌고찰.
이미형 외. 2019. 정신건강간호학 6판. 현문사.
APA/ 권준수 외. 2015. 정신질환의 진단 및 통계편람(DSM-5). 학지사.

단원 요약

적절한 수면은 급성 및 만성 질환이 있는 대상자를 간호하는 데 중요한 요소이다. 일부 수면장애는 입원 스트레스로 인해 일시적으로 발생하여 퇴원 후에는 문제가 해결되기도 한다. 그럼에도 불구하고 환자에게 수면장애가 있다면 수면의 문제가 해결되었는지는 반복적으로 평가하고 관리를 하는 것이 중요하다. 수면장애가 장기화되는 환자는 치료의 효과를 위해 지속적인 지원이 필요하며, 간호사는 수면에 영향을 미치는 환경을 조성하고 대상자의 수면 위생을 교육하는 중추적인 역할을 할 수 있다.

CHAPTER 17

신체증상 및 관련 장애

Somatic Symptom and Related Disorder

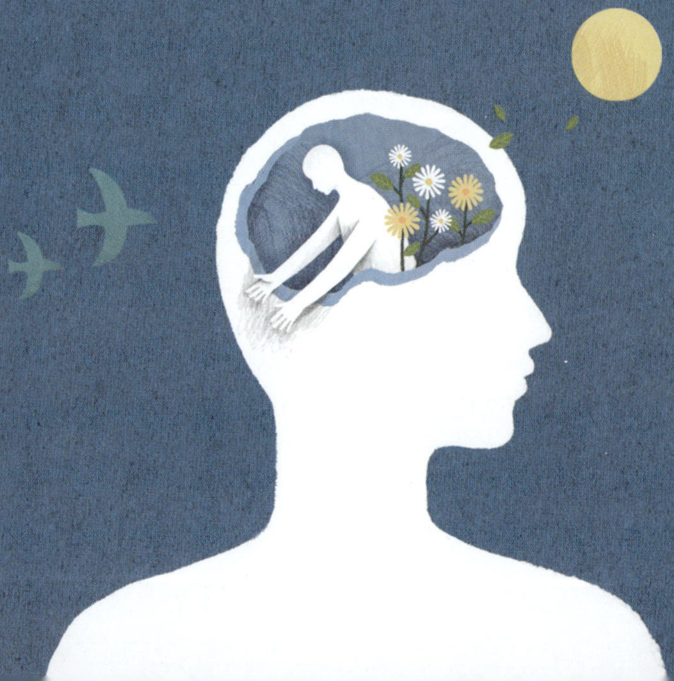

주요 내용

- 신체증상 및 관련 장애는 일상적인 기능을 방해할 정도의 신체적 증상에 중점을 두는 정신질환이다.
- DSM-5에서 신체증상 및 관련 장애에는 신체증상장애, 질병불안장애, 전환장애, 인위성 장애, 기타 의학적 상태에 영향을 주는 심리적 요인으로 분류한다.
- 신체증상 및 관련 장애 대상자는 여러 병원에서 신체질환에 대한 검사를 받는 경우가 많고, 이상소견이 없다는 의사의 진단을 믿지 못해 여러 병원에서 검사를 반복하는 의사쇼핑의 모습을 보인다.
- 스트레스 관리는 신체증상장애 대상자에게 필요하며 점진적 이완, 인지 행동치료 운동 및 마음챙김 기반 스트레스 감소요법을 주로 사용한다.

주요 용어

- 기타 의학적 상태에 영향을 주는 심리적 요인
- 수용전념치료(acceptance and commitment therapy, ACT)
- 신체증상장애(somatic symptom disorder)
- 인위성 장애(factitious disorder)
- 전환장애(conversion disorder)
- 질병불안장애(illness anxiety disorder)
- 희생양(scapegoat)

학습 목표

이 단원을 통해 다음을 수행할 수 있다.

- 신체증상 및 관련 장애를 설명한다.
- 신체증상장애 증상을 사정한다.
- 질병불안장애 증상을 사정한다.
- 전환장애 증상을 사정한다.
- 인위성 장애 증상을 사정한다.
- 신체증상 및 관련 장애 환자를 간호한다.

서론

신체증상 및 관련 장애는 일상적인 기능을 방해할 정도의 신체적 증상에 중점을 두는 정신질환이다. 앞서 배운 다양한 정신질환의 특징은 확연하게 부적응적인 정신증상을 특징으로 가지고 있으나 신체증상장애는 그 정신적 요인들이 신체화 과정으로 표현되며, 환자의 주요 관심사는 통증, 쇠약, 피로, 오심, 신체감각의 변화가 된다. 이러한 증상들은 무의식적이고 비자발적으로 발생하는 것에서부터 의식적이고 의도적으로 발생하는 것까지 다양하다. 예전에는 의학적으로 설명 불가능한 증상이 있을 경우(특히 전환장애)에 진단하였으나 최근에는 의학적인 원인이 없는 경우에도 진단하지만 의학적인 원인이 있다고 하더라도 그 의학적 원인의 결과보다 더 지나치게 반응하는 경향이 있을 때 진단된다(Joel, 2022).

이 장애를 가진 대상자는 질병의 원인을 신체적인 것으로 보는 경우가 많아서 정신과 진료보다는 여러 의사나 병원을 옮겨 다니며 치료를 받는 경우가 많아서 만성화되는 경향이 높다. 『DSM-5』에서 신체증상 및 관련 장애는 신체증상장애, 질병불안장애, 전환장애, 인위성 장애, 기타 의학적 상태에 영향을 주는 심리적 요인으로 분류된다.

신체증상장애의 유형

신체증상장애

신체증상장애(somatic symptom disorder)는 전형적으로 여러 가지 현존하는 신체증상을 호소하며, 이는 고통스럽고 일상에서 중대한 지장을 초래하지만 때로는 단지 하나의 중증 증상, 가장 흔하게는 통증이 나타나기도 한다. 이러한 신체증상이 의학적으로 설명되든, 설명되지 않든 대상자가 느끼는 주관적인 고통은 확실히 있는 것이다.

과거에는 히스테리 혹은 브리케 증후군(Briquet syndrome)으로 불렸던 질환으로, 대상자는 질병에 대해 지나치게 걱정하여 자신이 경험하는 신체적 증상을 과도하게 위협적이고, 위험하며, 최악의 것으로 생각하기도 한다. 이러한 신체증상은 일부 문화적 상황에서 "고통의 방언"이라고도 표현되는데, 이는 드러나는 신체적 증상이 특별한 의미를 가지기 때문이다.

성인집단에서의 신체증상장애 유병률은 대략 5~7% 정도이며, 남성보다 여성의 유병률이 더 높다. 지속적인 신체증상은 인구학적 특성(여성, 노인, 낮은 교육 수준과 사회경제적 지위, 실직), 아동기 학대나 성적 학대, 다양한 사회적 요인(만성적 신체질환이나 정신질환, 사회적 스트레스, 질병으로 얻는 이득 등), 기질적으로 부정적인 정서를 가지고 있을 경우 발생할 위험성이 높다.

질병불안장애

건강염려증 또는 건강불안증이라고도 하는 질병불안장애(illness anxiety disorder)는 자신이 심각하게 아프거나 심각해질 수 있다고 지나치게 걱정하는 질환으로, 신체적 증상이 없거나 건강검진상 정상적인 신체상태나 경미한 증상의 결과를 심각한 질병의 징후라고 생각하기도 한다.

근육경련이나 피로와 같은 증상이 심각한 특정 질병과 관련되어 있다는 극도의 불안을 경험한다. 이 대상자들은 신체적 증상 자체가 아니라 증상으로 발생된 과도한 불안으로 삶이 방해받을 수 있는 심각한 고통을 초래한다.

질병불안장애는 누군가 병에 걸렸다는 것을 전해 듣거나, 건강 관련 뉴스를 읽음으로써 질병에 대해 쉽게 걱정하게 된다. 의학적 검사에서 이상소견이 발견되지 않거나 검사 결과가 음성이거나 양호한 질병경과에 대한 소견을 듣더라도 반응하지 않으며, 이러한 질병은 대상자 자신의 정체성과 자기 이미지의 중요한 특징이 되며, 일상적 대화의 중요한 주제가 되고, 스트레스성 일상 사건의 특징적인 패턴이 된다.

유병률은 1.3~10%에까지 이르며 남녀 간 발병률은 큰 차이가 없다. 아동기의 학대 과거력이나 심한 질환이 있었을 경우 질병불안장애로 발전할 소인이 크다.

전환장애

전환장애(conversion disorder; functional neurological symptom disorder)는 정신건강 문제가 뇌의 작동에 영향을 주어 통제할 수 없는 실제적인 신체적 증상을 유발한다. 증상에는 발작, 쇠약, 마비 또는 하나 이상의 감각(시각, 청각 등) 입력 감소가 포함될 수 있다. 이 상태는 다양한 유형의 요법을 통해 치료할 수 있다.

전환장애는 신경질환을 암시하는 자발적 운동 또는 감각기능에 영향을 미치는데, 모든 신체적 질병과 같은 증상이 나타날 수 있으며, 심리적 발병 계기가 명백하고, 증상이 갑자기 생겨서 극단적으로 심해진다. 전환장애 특징 중에 가장 많이 나타나는 증상은 운동장애와 감각장애이다. 쇠약, 마비, 떨림, 근육긴장, 보행 이상, 사지의 이상 등이 나타나는 운동장애와 피부감각, 시각, 청각 등의 감각이 감소되거나 상실되는 감각장애가 대표적이다.

전환장애의 유병률은 인구 10만 명 당 2~5명으로 추정하며, 전체 연령에서 모두 나타날 수 있지만 비뇌전증 발작의 발병은 30대에서, 운동증상은 40대에서 가장 많이 나타나는 것으로 보고되고 있다.

인위성 장애

인위성 장애(factitious disorder)의 핵심은 자신이나 타인의 의학적 혹은 심리학적 징후와 증상을 허위로 꾸며내는 속임수와 관련이 있다. 누군가가 아픈 것처럼 보이거나 의도적으로 아프거나 자해를 함으로써 다른 사람을 속이는 심각한 정신질환이다. 또한 가족구성원이나 돌봄제공자가 자신이 돌보는 아동이나 사람이 아프거나 다치거나 장애가 있다고 거짓으로 말하기도 한다. 인위성 장애는 경증(약간 과장된 증상)에서 중증(이전에는 뮌하우젠 증후군이라고 함)까지 다양하며, 고위험 수술과 같은 치료가 필요한 상황을 만들어 내고 다른 사람들을 설득하기 위해 증상을 꾸며내거나 의료검사를 조작할 수도 있다. 인위성 장애 대상자는 자신이 스스로 자신의 증상이나 질병을 만들어내고 있음을 알지만 자신의 행동에 대한 이유를 이해하지 못하거나 자신에게 문제가 있음을 인식하지 못할 수 있다. 이 장애를 식별하거나 치료하기는 어렵지만 자해, 심각한 부상이나 사망을 예방하기 위해 의학적 및 정신과적 치료가 필요하다.

개인의 이익을 위해 고의적으로 증상을 만드는 꾀병과는 구별되는데, 인위성 장애는 명백한 외적 보상이 존재하지 않는다. 유병률은 인위성 장애를 가진 사람들이 보이는 속임수와 관련이 있어 잘 알려져 있지 않지만, 병원에 방문하는 환자 중 1%는 인위성 장애 진단기준을 충족하는 것으로 추정하고 있다.

기타 의학적 상태에 영향을 주는 심리적 요인

기타 의학적 상태에 영향을 주는 심리적 요인(Psychological Factors Affecting Other Medical Conditions, PFAOMC/PFAMC)의 핵심 특징은 임상적으로 중요한 정신적 또는 행동적 요인이 개인의 의학적 상태에 악영향을 미치고 고통, 사망 또는 장애의 위험을 증가시킬 때 진단되는 정신 질환이다. 이러한 요인에는 심리적 고통, 대인관계의 패턴, 대처방식, 부적응 건강행위(예 증상을 부정하거나 의학적 상태를 위한 의료진의 권고사항을 잘 준수하지 않음)가 포함된다.

신체증상장애의 원인

생물학적 요인

직계가족 중 신체증상 및 관련 장애 대상자가 있을 경우 10~20%의 여성에서 이 질환이 발병하며, 전환장애의 경우도 친인척 중 같은 질환을 가진 환자가 있을 경우 더 자주 발생한다. 신체증상 및 관련 장애 환자는 부적절한 자극과 반응을 적절하게 분류하지 못한다. 정상적인 신체감각을 경험할 때 실제보다 훨씬 더 병적 감각으로 해석하며, 이러한 병적 감각은 관심을 끌기 위해 과장되게 느낀다. 이러한 과장된 감각인식으로 인해 대상자는 더욱 긴장하게 되고 위협적인 신체적 감각을 경험하게 된다.

생화학적 원인

신체증상장애가 있는 대상자에서 트립토판 대사가 비정상일 수 있으며(Yates, 2014), 세로토닌과 엔돌핀의 감소는 통증을 일으킬 수도 있다.

정신사회적 요인

신체증상 및 관련 장애 환자는 스트레스, 불안, 좌절을 외부로 표출하기보다는 내재화하여 자신의 내부에 가지고 있다. 이러한 내재화된 감정과 스트레스를 신체적 증상으로 표현한다. 내재화와 신체화는 모두 무의식의 방어기전이며, 의식상에서 인식하지 못하며 수의적으로 이를 조절하지 못한다.

또한 자신의 정서와 감정을 말로 쉽게 표현하지 못하며 대인관계 갈등을 다루는 것을 매우 힘들어한다. 갈등이나 정서적 스트레스 상황에 놓이면 신체증상이 더욱 악화되며, 안전, 관심, 애정과 같은 일차적, 이차적 이득의 정신적 욕구를 통해 완화된다. 일차적 이득은 신체적 증상으로 인해 불안, 갈등, 스트레스가 줄어드는 직접적인 외적 이득을 말한다.

가족역동

신체증상은 희생양(scapegoat) 역할을 함으로써 가족 내 스트레스나 긴장을 낮추어줄 때 강화된다. 희생양은 스트레스를 받는 상황을 면피할 수 있거나, 골치 아픈 의무를 사양할 수 있고, 질병으로 인해 주위로부터 관심을 받게 되거나 아픈 사람에게 관심이 바뀌거나 실제 문제로부터 벗어나는 것으로 가정 내의 갈등을 완화시키는 것을 배우게 된다.

생명에 위협을 가했던 자신 또는 가까운 가족구성원의 신체적 질병에 대한 과거 경험은 질병불안장애에 쉽게 걸리게 한다. 질병의 재발에 대한 두려움은 과한 불안과 건강에 대한 염려로 이어지는 가벼운 신체적 변화에 대해 지나친 반응을 일으키게 된다.

역학 및 통계

조사에 따르면 진료현장에서 신체증상을 호소하는 환자들 중 원인이 밝혀지지 않은 경우가 10~40%나 된다. 국내 종합병원 내원 환자를 대상으로 한 연구에서도 정신건강의학과 외의 진료과 초진환자 중에서도 11.5%에 달하는 것으로 보고되고 있다.

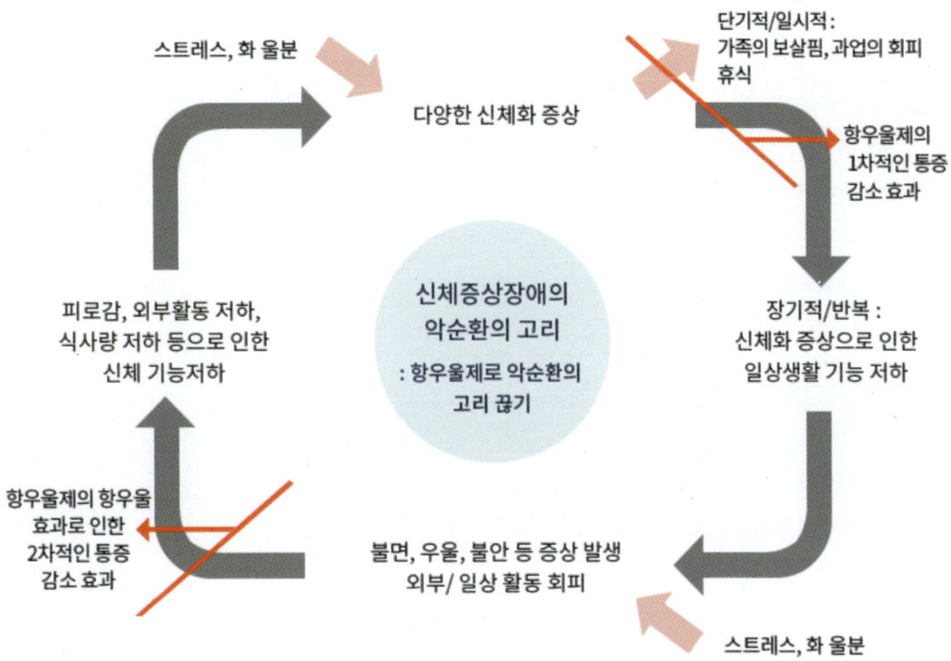

그림 17.1 신체증상장애의 악순환의 고리

출처: https://nct.go.kr/distMental/rating/rating01_4_3.do

신체증상장애 사정

신체증상장애 대상자는 신체의 모든 장기에 걸쳐 다양한 신체증상을 호소할 수 있다. 신체증상장애 세부질환의 종류에 따라 다음에 기술된 증상 중 일부 증상만 호소하거나 대부분을 호소할 수 있으며, 시간에 따라 주로 호소하는 증상이 바뀌기도 한다.

- 일반적 신체증상: 근육통, 무기력감, 땀, 입마름, 얼굴의 화끈거림 등
- 소화기계 증상: 구토, 오심, 속쓰림, 복부팽만감 등
- 신경계 증상: 두통, 어지럼증, 손발의 저림이나 떨림 등
- 심장 및 호흡기계 증상: 가슴 두근거림, 가슴 답답함, 숨막힘, 가슴의 열감 등
- 비뇨생식기계의 증상: 생리불순, 생리통, 하복부통증, 성기능 이상 등

이런 다양한 신체증상을 가진 환자는 신체질환이 있을 거라는 생각에 여러 병원에서 신체질환에 대한 검사를 받는 경우가 많고 검사 결과 특별한 이상이 없다는 의사의 말을 믿지 못하고 다른 병원에 가서 다시 검사를 반복하는 의사쇼핑(doctor shopping)의 모습을 보인다. 또한 뚜렷한 병명 없이 신체증상이 지속되기 때문에 환자는 희망을 잃고 무력감, 좌절감을 느껴 우울증 등을 동반하기도 하며, 집중력 감소, 식욕부진, 짜증이 많이 나고 예민해짐, 결단력이 없어짐, 멍한 느낌, 불면 등의 정신적인 어려움을 흔히 호소하기도 한다.

신체증상장애 중재

신체증상장애 환자는 자신이 경험하는 신체적 감각과 그 의미에 대해 많은 시간과 에너지를 소비하여 걱정한다. 불필요하고 과도한 증상을 해결하기 위해 취하는 조치들이 때때로 의학적 상태에 대한

표 17.1 신체증상장애 측정도구(Somatic symptom Scale 8)

증상	전혀 없다	조금 있다	보통이다	있다	아주 많다
허리통증	0	1	2	3	4
가슴 통증이나 숨이 참	0	1	2	3	4
어지러움	0	1	2	3	4
지친 느낌이나 힘이 빠지는 느낌	0	1	2	3	4
두통	0	1	2	3	4
팔, 다리, 관절 등의 통증	0	1	2	3	4
위장장애	0	1	2	3	4
수면의 어려움	0	1	2	3	4

* 점수: 점수가 높을수록 신체 증상으로 인한 불편함 수준이 높은 것을 의미
낮음(4~7); 중간(8~11); 높음(12~15); 매우 높음(16~23)

치료 결과를 악화시키거나 일상생활활동을 방해하기도 한다. 신체증상장애 치료는 이러한 환자에게 삶의 질을 향상시키는 방향으로 도움을 줄 수 있다.

신체증상장애에 대한 약물

약물치료가 신체장애에 대한 일차적 치료중재는 아니지만 특정 증상을 완화시키기 위해 사용할 수 있다. 특히 신체증상장애 환자가 불안 및 우울증과 같은 정신장애를 동시에 가지고 있는 경우에는 일반적으로 사용된다.

항정신병약

항정신병 약물은 때때로 전환장애 및 신체증상장애의 치료에 사용되기는 하지만 일반적으로 치료효과에 대한 근거는 명확하지 않다. 다만 심인성 증상에 심각한 운동장애가 포함된 극단적인 전환장애의 경우는 유용할 수 있다.

항우울제

신체증상장애에 대해 항우울제는 효과적인 치료법이라는 연구결과가 있다(Stuart, et al., 2016). 연구결과 삼환계 항우울제가 선택적세로토닌재흡수억제제(SSRI)보다 더 효과적이라고 주장하였으며, 그럼에도 불구하고 두 종류의 항우울제는 신체증상장애가 있는 대상자의 통증을 줄이고 전반적인 기능과 수면을 개선하며 전반적인 삶의 질을 높이는 효과가 있었다. 항우울제는 질병불안장애 및 전환장애의 치료에도 효과적이라고 보고되고 있다. 그러나 인위성 장애나 다른 의학적 상태에 영향을 미치는 심리적 요인을 치료하는 데는 약물치료보다는 일반적인 요법이 효과적이다.

인지행동치료

인지행동치료(CBT)는 모든 신체증상장애 치료에 일차적으로 적용된다. 인지행동치료는 비합리적 사고와 정서적 및 행동적 고통 사이의 관계를 다룬다. CBT는 대상자가 자신의 증상이 실제보다 훨씬 더 나쁜 신호라고 믿는 인지적 왜곡을 식별하도록 도와

줌으로써 대상자가 자신의 왜곡된 인지를 더 잘 인식하고 변화를 시작하도록 도울 수 있다.

마음챙김 기반 요법(치료)

수용전념치료(Acceptance and commitment therapy, ACT)는 신체장애 치료에 유용할 수 있는 마음챙김 기반 인지치료의 한 유형이다. CBT와 마찬가지로 수용전념치료는 왜곡된 생각을 대상으로 하지만 사람들에게 생각을 바꾸라고 지시하지 않는 대신, 대상자가 자신과 자신의 행동에 대해 생각하는 방식에서 더 나은 유연성과 균형을 개발할 수 있도록 한다.

● ACT의 여섯 가지 핵심 원칙

- 수용(acceptance): 수용의 원칙은 고통스러운 경험에 대한 자신의 감정과 싸우기보다 그러한 감정을 판단하거나 그러한 감정을 가지고 있는 자신을 판단하지 않고 그러한 감정과 함께 살도록 한다. 이것은 변증법적 행동치료와 같은 마음챙김 기반 치료에서 사용되는 유사한 개념으로 ACT에서 수용행위는 보다 유용한 행동을 만들기 위한 중요한 단계이다.
- 인지적 탈융합(cognitive defusion): 인지적 탈융합은 폭발물 관리와 유사하다. 부정적인 생각이 영향을 미치지 못하도록 생각을 비활성화하거나 중화하는 것이다. 인지적 탈융합을 통해 대상자는 파괴적인 생각을 멈추려고 하기보다("이렇게 나 자신을 다치게 하는 것을 그만둬야 해") 생각의 힘을 완화하게 된다("나는 내가 스스로 문제를 만들고 있는 것 같은 느낌이 든다").
- 현재를 살기(being present): ACT 및 심리 요법은 몸과 마음에서 일어나는 일에 대해 판단하지 않고 마주보는 방법을 배우는 것이 중요하다고 강조한다. 이러한 시도는 대상자가 보이는 행동과 가치관이 조화를 이룰 수 있다고 말한다.
- 맥락으로서의 자아(self as context): '현재를 살기'는 대상자가 자신이 경험하는 것과 생각하는 것으로부터 건강하게 분리되어 나올 수 있도록 돕는다. 대상자는 자신의 핵심 존재에 영향을 미치지 않고도 자신을 관찰할 수 있게 된다. 이는 보다 영구적인 자아를 형성하는데 도움이 될 수 있으며, "나의 존재는 단순히 내가 생각하고 느끼고 갈망하는 것이 아니다"라는 생각을 재창조할 수도 있다.
- 가치(value): 인간이 믿고, 존중하고, 옹호하고, 헌신하는 것은 인간의 행동과 경험에 큰 영향을 미친다. ACT에서는 자신이 가지고 있는 불편한 감정이 자신의 가치관과 맞는지, 그 불편한 감정을 견디는 것이 의미 있는 것인지 스스로에게 질문하도록 한다. 간호사는 대상자와 협력하여 보다 가치있고 건강한 행동을 유지하고 발전시킬 수 있도록 도울 수 있다.
- 적극적인 행동(committed action): ACT의 마지막 단계에서 대상자는 자신의 가치를 사용하여 목표를 설정하고 이러한 목표를 달성하기 위해 적극적으로 행동하도록 하는 것이다.

스트레스 관리

스트레스 관리는 특히 신체증상장애가 있는 대상자에게 필요하다. 점진적 이완, 인지행동치료, 운동 및 마음챙김 기반 스트레스 감소 요법이 포함된다. 마음챙김 기술은 명상 수련에서 비롯되며 호흡 및 자세를 알아차림과 같은 기술을 사용하여 불안한 생각을 현재 순간에 고정시키고 신체 감각으로 초점을 전환하도록 한다. 신체 감각에 대해 세련되게 인식하도록 함으로써 신체증상장애가 있는 대상자가 덜 불안하게 신체 현상을 관찰하도록 도울 수 있다.

마음챙김 기반 스트레스 감소 프로그램은 스트레스 감소뿐만 아니라 스트레스 관련 신체 및 심리적 증상 개선에도 효과적임이 증명되었다.

신체증상장애 간호

- 활력징후를 확인함으로써 간호평가를 수행한다. 대상자의 기본 정보를 얻고 증상의 물리적 또는 설명된 원인이 있는지 확인한다.
- 매일 또는 기관의 프로토콜에 따라 신경학적 평가를 수행한다. 대상자에게 치료방향을 결정하는 데 영향을 미칠 수 있는 다른 신경학적 증상이 있는지 확인한다.
- 대상자가 자살이나 타살 생각 또는 약물남용의 잠재성이 있는지 평가한다. 환자의 안전과 타인의 안전을 유지한다.
- 적절한 척도에 따라 통증을 평가한다. 통증은 주관적이며 대상자가 느끼고 보고하는 바에 따라 관리되어야 한다.
- 대상자를 위한 편의시설을 제공하고 더 편안하게 만든다(예 베개, 온도, 자세 등). 이것은 대상자가 수용되고 있다는 느낌, 친밀감과 신뢰를 발전시키는 데 도움이 될 수 있다. 이를 통해 대상자는 더 편안하게 느끼고 자신의 감정을 의료진에게 더 쉽게 표현할 수 있다.
- 대상자를 칭찬하고 증상이 호전될 때 더 많은 관심을 제공하는 것과 같은 행동수정치료를 실시한다. 대상자가 나타내고 있는 증상에 초점을 맞추는 대신 건강 상태의 개선에 대해 성취감을 느끼고 더 긍정적으로 느끼도록 돕는다.
- 점진적 근육이완 및 심호흡 운동을 포함한 이완기술의 교육을 제공한다. 이는 대상자가 느낄 수 있는 급성 통증과 괴로움을 완화하는 데 도움이 될 수 있지만 집중하고 마음을 진정시켜 많은 증상을 조절하는 방법을 배우도록 도와준다.
- 두려운 상황 또는 실제 의학적 상태에 대한 교육을 제공한다. 대상자가 보다 현실적인 안목으로 상황을 이해하도록 돕고 특정 건강 문제에 대한 두려움과 불안을 완화할 수 있도록 돕는다.
- 약물을 투여하고 증상이 호전되는대로 적절하게 복용량을 줄인다. 인지된 통증과 증상은 적절하게 치료되어야 하지만 상황이 허락하는 한 약물치료를 줄이고 증상의 개선에 대한 칭찬을 계속 제공하여 지속적인 회복을 유도한다.
  - 진통제/진정제
  - 항우울제
  - 항불안제
  - 항구토제
- 대상자와 증상이 시작되었을 때나 증상을 호전시키거나 악화시키는 요인, 이러한 증상을 어떻게 관리해 왔는지 이야기한다. 이러한 과정은 정확한 진단과 대상자에게 가장 적합한 치료방법을 찾는 데 도움이 되기도 하며, 대상자가 증상의 원인을 파악하도록 도움으로써 증상을 악화시키는 상황을 인식하고 피할 수 있도록 도움을 줄 수 있다.
- 대상자가 증상의 일지와 증상의 발달 및 해결로 이어지는 사건 또는 요인을 기록하도록 격려한다. 이는 대상자가 어떤 요인(보통 스트레스)이 증상의 시작을 촉발하는지 이해하도록 돕는 인지행동치료기법 중 하나로 대상자가 증상을 둘러싼 감정 변화를 파악하는 데 도움이 될 수 있다.
- 대상자 치료에 가족구성원을 참여하도록 권장한다. 징후 및 증상, 증상을 유발하는 요인에 대해 이야기를 나누면서 가족이 대상자의 상태에 대한 현실을 인식하고 이해하도록 돕는다. 이는 장기적으로 가족이 대상자에게 현실적인 피드백과 지원을 하는 데 도움이 된다.

단원 요약

신체증상장애는 통증이나 피로와 같은 신체증상에 극도로 집중하여 심각한 정서적 고통과 기능 문제를 유발하는 것이 특징이다. 이러한 증상과 관련된 다른 진단된 의학적 상태가 있을 수도 있고 없을 수도 있지만 증상에 대한 반응은 정상적이지 않다. 자신의 증상에 대해 최악의 상황을 생각하고 다른 심각한 상태가 배제된 경우에도 계속해서 설명을 찾으며 의료서비스를 찾는 경우가 많다. 건강 문제가 삶의 중심이 되어 제대로 작동하지 못하고 때로는 장애로 이어질 수도 있다. 신체증상장애가 있는 경우 심각한 정서적 · 신체적 고통을 경험할 수 있기 때문에 치료는 증상을 완화하고 대처하도록 도와 대상자의 삶의 질을 향상시키도록 하는 데 있다.

● 유용한 웹사이트

https://www.merckmanuals.com/
https://www.psychdb.com/somatic/dsm-5/psychological-factors
https://nursing.com/lesson/nursing-care-plan-for-somatic-symptom-disorder-ssd
https://www.therecoveryvillage.com/mental-health/somatic-symptom-disorder/treatment/
https://www.therecoveryvillage.com/treatment-program/addiction-therapies/acceptance-and-commitment/
https://doi.org/10.1007/s10865-007-9130-7
http://www.mentalhealth.go.kr/portal/disease/diseaseDetail.do?dissId=8.
https://nct.go.kr/distMental/rating/rating01_4_2.do

● 참고문헌

김선아 외. 2020. 정신간호총론 제8판. 수문사.
김성재 외. 2021. 정신건강간호학(수정판). 학지사메디컬.
이미형 외. 2019. 정신건강간호학 6판. 현문사.
이숙 외. 2017. 정신건강간호학. 신광출판사.
APA/ 권준수 외. 2015. 정신질환의 진단 및 통계편람(DSM-5). 학지사.

Joel E. Dimsdale. 2022. Functional Neurological Symptom Disorder (Conversion Disorder). University of California, San Diego.
Gierk B Kohlmann S, Korenke K, et al. 2014. The Somatic Symptom Scale-8 (SSS-8): a brief measure of somatic symptom burden. JAMA Intern Med 174(2):400.
STUART L. KURLANSIK, and MARIO S. MAFFEI. 2016. Somatic Symptom Disorder. American Family Physicion, 93(1):49-54.
Carmody, J., Baer, R.A. 2008. Relationships between mindfulness practice and levels of mindfulness, medical and psychological symptoms and well-being in a mindfulness-based stress reduction program. J Behav Med 31, 23 - 33.
Gierk B, Kohlmann S, Kroenke K, et al. The Somatic Symptom Scale - 8 (SSS-8): A Brief Measure of Somatic Symptom Burden. JAMA Intern Med. 2014;174(3):399 - 407. doi:10.1001/jamainternmed.2013.12179

CHAPTER 18

성 관련 장애

Sexual disorders

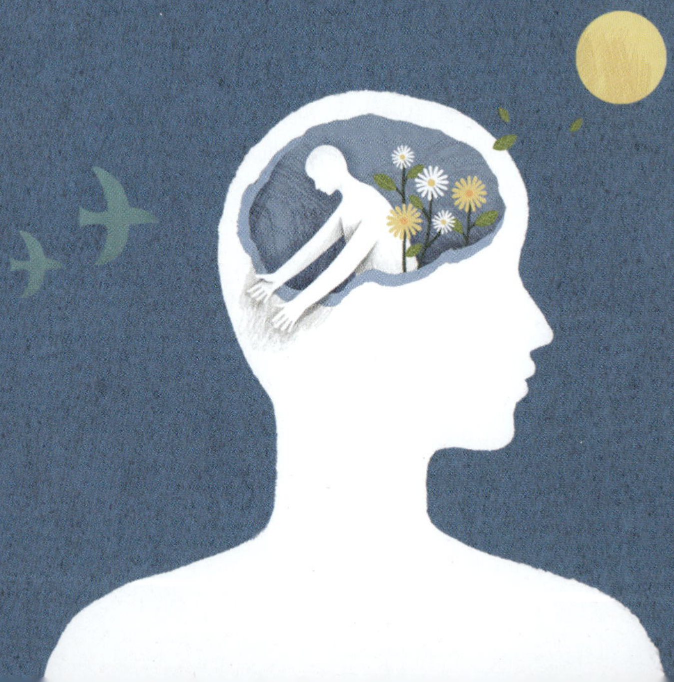

주요 내용

- 인간의 성은 신체건강 및 정신건강에 영향을 미치며, 성별정체성 발달은 신체건강 및 정신성적 발달 외 사회문화적 환경에도 영향을 받는다.
- 성기능장애는 정상적인 성반응 단계에 문제를 보이는 것으로 성욕감퇴장애, 성적 관심/흥분장애, 극치감장애 및 성적 통증장애를 포함한다.
- 변태성욕장애는 소아성애장애, 노출장애, 물품음란장애, 마찰도착장애 및 복장도착장애, 성적 피학장애 및 성적 가학장애, 관음장애가 있다.
- 성별불쾌감장애는 생물학적 성에 불편감을 보이며 반대 성으로 살고 싶은 욕망을 보이는 장애로 아동성별불쾌감, 청소년과 성인의 성별불쾌감으로 분류한다.

주요 용어

- 성별정체성(Gender identity)
- 성지향(Sexual orientation)
- 성기능장애(Sexual dysfunction)
- 변태성욕장애(Paraphilic disorders)
- 성별불쾌감(Gender dysphoria)

학습 목표

이 단원을 통해 다음을 수행할 수 있다.

- 성과 관련된 발달과정을 설명한다.
- 성지향성의 의미와 성반응 주기를 설명한다.
- 성 관련 장애의 관련 요인을 설명한다.
- 성 관련 장애를 기술하고 각각의 특성을 설명한다.

서론

이 장에서는 성기능장애, 변태성욕장애 및 성별불쾌감장애를 포함한 성 관련 장애에 대해 논의한다. 성적 존재인 인간은 삶 속에서 다양한 방법으로 성을 표현하고 다양한 성적 활동에 관여한다. 기본욕구 중 하나로 분류되는 성은 인간의 사고, 감정, 행동 등에 영향을 미치며, 신체건강 및 정신건강과도 밀접한 관계가 있다. 인간의 생애주기에 걸친 성과 성별정체성 발달은 신체적 및 정신성적 발달 외 사회문화적 환경에도 영향을 받는다. 또한 성에 대한 개념은 관습과 종교 및 문화적 특성에 따라 차이를 보인다. 성과 성별정체성의 발달을 연령별로 살펴보면 다음과 같다.

영아기 성별정체성은 염색체에 따라 출생 이전에 결정되나, 출생 후 아동을 둘러싼 환경적 요인은 자신을 성적으로 어떻게 지각하느냐에 영향을 미칠 수 있다. 아동기는 중요한 성인과의 유대관계를 통하여 성별 정체성 발달에 영향을 받는다.

2~3세의 아동은 자신의 성이 무엇인지 알고 동성의 부모와 닮았고 이성의 부모나 아동과 다르다는 것을 안다. 이러한 자신의 성에 대한 인식을 성별정체성이라고 부르며, 성별정체성은 타인의 행동이 남성이나 여성으로서 적절한지 명확하게 해석할 수 있다.

4~5세 아동은 '병원놀이'나 '엄마아빠놀이'와 같은 이성놀이에 참여한다. 이러한 놀이를 통해 아동은 이성의 아동과 결혼이나 관계에 대한 개념을 배우며, 자신의 생식기를 자극하는 수음행위를 보이기도 한다.

후기 아동기와 전기 청소년은 생식과 임신, 출산에 대한 관심뿐만 아니라 이성에 대한 관심도 증가한다. 아동은 자신의 신체에 대한 자각과 함께 신체적 매력에 더욱 관심을 가진다.

청소년기는 생물학적 변화와 정신사회적 · 성적 발달이 가속화되는 시기이며, 연령에 적절한 성역할에 관심을 보인다. 이 시기의 청소년은 성적 감정을 새롭거나 좀 더 강력하게 느끼게 되며, 자신이 성행동을 어떻게 다루어야 할지에 관심이 많다. 남성 청소년은 성적 발달이 절정에 이르나, 여성의 성적 발달은 느리게 나타나 20대 중반이나 30대 초반에 절정에 이른다. 자위행위는 남성 청소년에게 매우 흔한 성적 행위이다.

성인기는 배우자를 선택하고 타인과 성적 관계를 발달시키는 시기이다. 이 시기에는 성적으로 안정된 관계뿐만 아니라 성적 친밀감을 발달시키며 출산에도 집중하게 된다.

중년기는 호르몬의 변화뿐 아니라 성기관에도 여러 변화를 보이며, 성욕과 성행위에 대한 흥미가 감소할 수 있는 시기이다. 여성은 에스트로겐의 감소로 질 분비물이 감소하여 성교 시 통증이 유발되기 때문에 불편감을 느끼며, 폐경을 맞는다. 남성 역시 안드로겐의 감소로 정액량과 고환 크기 감소와 발기가 잘 되지 않는 변화를 보인다.

전인적 간호접근을 제공할 책임이 있는 간호사는 성적인 접근의 중요성을 인식하고, 성에 대한 폭넓은 이해를 위한 이론적 지식과 대상자의 성적 건강을 위한 교육적 간호중재와 상담중재 제공을 위한 기술을 발달시켜야 한다.

비판적 사고 과제 18.1

1. 개인의 섹슈얼리티에 영향을 미치는 사회적, 문화적, 종교적 신념을 고려하고 토론한다.
2. 성에 대한 자신의 개인적인 신념을 고려해보고 정신질환과 성에 대한 선입견이 있는 지와 성건강평가를 수행하는데 문제가 있는지에 대해 이야기해 본다.

성지향

성지향(sexual orientation)은 개인의 성적 취향으로 성적인 매력을 느끼는 대상이 동성인지 이성인지 혹은 양성인지를 의미한다. 이러한 다양한 성적 지향성 중 주로 이성애(heterosexuality, 이성에게 성적 자극과 만족을 느끼는 경우)와 동성애(homosexuality, 동성에게 성적 자극과 만족을 얻는 경우), 양성애(bisexuality, 이성과 동성 모두에게 성적 자극과 만족을 느끼는 경우)의 개념에 대한 이해가 중요하다.

성지향은 레즈비언(Lesbian), 게이(Gay), 양성애자(Bisexual), 트렌스젠더(Transgender), 퀴어(Queer), 인터섹스(Intersex), 무성애자(Asexual) 등 LGBTQIA로 다양하게 표현되고 있다. 레즈비언은 동성애 지향의 여성, 게이는 동성애 지향의 남성이라는 의미이다. 양성애자는 이성애와 동성애 관계를 지향하는 사람이며, 트렌스젠더는 생물학적으로 타고난 성별과 다른 성별을 추구하는 사람을 의미한다. 퀴어는 양성이라는 기존의 개념이 불확실하거나 불편한 사람을 의미하며, 인터섹스는 자신을 성적으로 모호하다고 표현하는 사람이다. 무성애자는 성적 지향이나 선호도가 없는 사람을 의미하는데, 성소수자는 LGBTQIA 커뮤니티로 표현된다.

성반응주기

마스터스와 존슨은 정상적인 성행위 동안 일어나는 생리적 변화에 대한 성반응주기(sex response cycle)를 흥분기, 고원기, 절정기, 해소기의 4단계로 분류하였고(Masters & Johnson, 1966), 카플란은 성반응주기를 욕망기, 흥분기, 절정기의 3단계로 구분하였다(Kaplan, 1979). 여기에서는 인간의 성반응을 욕망기(desire stage), 흥분기(excitement stage), 절정기(orgasmic stage), 해소기(redolution stage)로 설명한다.

욕망기

욕망기(desire stage)는 언어적 · 신체적 · 시각적 자극에 반응하여 성행위에 대한 욕망이나 성적 공상이 생기나, 뇌가 성적 욕구를 일으키기 위해 활성화되거나 생식기관에 실제적인 변화를 보이지 않는 단계이다.

흥분기

흥분기(excitement stage)는 성적 공상과 로맨틱한 의사소통과 같은 심리적 자극에 의해 성적 흥분이 유발되고 생리적 변화가 일어나는 단계이다. 여성의 경우 음핵의 팽창이나 유두발기와 같은 외부생식기 변화를 보이고 남성은 음경의 팽창과 고환의 크기가 커지는 등의 발기로 반응하며, 남녀 모두 심박동, 호흡, 혈압의 증가와 긴장감을 보인다.

절정기

절정기(orgasmic stage)는 성적으로 민감한 부위의 자극을 통해 성적 긴장이 최고조에 이르게 되는 단계이다. 여성은 강하고 규칙적인 회음부 근육의 수축으로 쾌감이 최고조에 이르러 수의적 근육조절 상실이 나타나며, 남성은 전립샘, 정낭, 정관 및 요도의 규칙적 경련 후 정액이 배출되는 사정이 일어난다. 남녀 모두 과호흡과 함께 혈압, 심박동과 성홍조가 절정에 도달한다.

해소기

해소기(resolution stage)는 절정기 발생 이후 생식기 및 신체반응이 성적 자극이 없었던 시기로 되돌아가 전반적인 이완과 편안함을 경험하는 단계이다. 여성은 음핵과 유방이 정상 크기로 회복되고, 남성은 음경이 줄어들고 음낭과 고환의 울혈도 감소한다. 남녀 모두 심박동, 호흡, 혈압이 정상으로 돌아오고 근육긴장도 사라진다.

성 관련 장애

『DSM-5(American psychiatric association, 2013)』에서는 성 관련 장애를 성기능장애, 변태성욕장애, 성별불쾌감으로 분류하고 있으며, 임상적으로 극심한 고통을 동반하거나 사회적 역할에 큰 어려움을 겪을 때 성 관련 장애로 진단내릴 수 있다.

원인

성 관련 장애를 유발하는 요인은 생물학적 원인과 심리적 원인 등이 복합되어 나타난다.

● 생물학적 원인

생물학적인 원인은 유전질환(터너증후군 등)과 감염, 기생충에 의한 질환이나 호르몬장애, 신경계 질환(비뇨기계 장애 및 척추손상이나 다발성 경화증), 심근경색증 병력, 신체상 변화와 통증을 경험하는 류마티스 관절염이나 외부 신체 부위의 상실(유방이나 성기절제술), 내부 신체 기관의 상실(전립샘이나 자궁절제술), 신체 구조의 재배치(결장조루술이나 회장누공설치술) 등으로 성적 반응의 어려움을 보이는 것이다. 나이가 들수록 성행위가 감소되는 경향을 보이며, 노화작용으로 인해 남녀 모두 해부학적 성의 구조 및 반응에 있어 변화를 초래하게 된다. 나이가 들수록 성행위는 감소되는 경향을 보이며, 노화작용으로 인해 남녀 모두 해부학적 성의 구조 및 반응에 있어 변화를 초래하게 된다. 성생활은 모든 생애주기 동안 지속되지만, 대부분의 노인은 개인의 건강상태의 변화, 자존감 저하, 성에 대한 무관심, 권태, 신체적인 성적 욕구의 감소와 문화적 억제 등으로 인해 성생활에 변화가 발생한다. 또한 조현병, 주요 우울장애나 양극성 장애, 불안장애 등의 정신질환도 원인이 될 수 있다.

● 심리적 원인

가족력뿐만 아니라 어린 시절 성적 학대로 인한 외상, 발달과정에서의 친밀감 부족, 지나치게 억압적이고 제한된 환경에서의 성장, 성역할에서의 억압 또는 성적 무지 등이 성장애와 관련된다. 성적 학대나 외상의 경험은 성적 대상에 대한 분노와 적대감을 일으킬 뿐만 아니라 죄의식, 무관심과 관련된다. 임신에 대한 두려움, 공포, 부정적 신체상과 성행위에 대한 부정적 태도 및 종교적·문화적 영향도 성장애의 원인이 될 수 있다.

성 관련 장애 유형

성 관련 장애는 크게 성기능장애(sexual dysfunction), 변태성욕장애(paraphilic disorders), 성별불쾌감장애(gender dysphoria)로 구분한다. 성기능장애는 일반적으로 개인의 성적인 반응 또는 성적 즐거움을 경험하는 능력에 현저한 장애를 보인다. 변태성욕장애는 비정상적인 성행위에 대한 선호와 비정상적인 대상에 대한 성적인 선호로 구분한다. 성별불쾌감장애는 자신의 생물학적인 성과 자신이 원하거나 생각하는 성의 차이로 심리적 불편감을 보이는 장애이다.

성기능장애

성기능장애(sexual dysfunction)는 성반응주기에서의 장애나 성교 통증으로 인한 정상적인 성생리반응의 억제로 성행위에 곤란을 경험하는 질환이다. 성기능장애는 발병 시기에 따라 평생형(lifelong), 후천형(acquired), 전반형(generalized), 상황형(situational)으로 나뉜다. 평생형(lifelong)은 성 문제가 첫 번째 성경험부터 나타나며, 후천형(acquired)은 성 문제가 정상 성기능 시기 이후에 발생한다. 전반형(generalized)은 특정 종류의 자극이나 상황, 또는 성적 파트너에 관계없이 발생하며, 상황형(situational)은 특정한 종류의 자극, 상황 또는 파트너와 관계가 있을 때 나타난다(American Psychiatric Association, 2013).

• 남성성욕감퇴장애

남성성욕감퇴장애(male hypoactive sexual desire disorder)는 성행위에 대한 욕구의 부족과 성적인 생각이나 공상이 반복적으로 결여되며, 이는 대상자에게 현저한 고통을 초래한다.

• 발기장애

발기장애(erectile disorder)는 만족스러운 성행위를 위한 발기가 충분하지 않거나 지속적 유지능력이 부족한 상태로 남성은 성관계 중 흥분과 쾌락의 느낌을 반복적으로 나타나지 않는다. 발기장애 대상자는 발기에 대한 예기불안을 경험한다.

• 사정장애

사정장애는 적절한 사정 조절능력이 상실되어 사정지연(delayed ejaculation)이나 조기사정(premature ejaculation)으로 나타난다. 사정지연은 사정까지 도달하지 못하거나 사정에 도달하는 시간이 지연되는 것이다. 조기사정은 질 내 삽입 이전이나 직후 개인이 추정한 사정 대기시간이 되기 전인 대략 1분 안에 사정이 일어나는 상태로 본인뿐 아니라 성적 파트너도 불만족을 경험하게 된다.

• 여성성적관심/흥분장애

여성성적관심/흥분장애(female sexual interest/arousal disorder)는 성적 공상, 성적 활동, 즐거움 및 자극에 대한 흥미의 반복적 결핍으로 발생하는 정서적 어려움이다. 성적 활동에서의 결핍이나 감소된 관심은 성적 흥분을 어렵게 하여 성행위의 감각(흥분)과 쾌락에 영향을 준다.

• 여성극치감장애

여성극치감장애(female orgasmic disorder)는 여성의 성적 흥분기 절정감이 반복적 · 지속적으로 억제되어 절정감을 경험하기 어렵거나 감소되는 것을 의미한다.

• 성기-골반통증/삽입장애

성기-골반통증/삽입장애(genito-pelvic pain/penetration disorder)는 성교 중 질 내 삽입에 의한 통증을 겪거나 질 내 삽입이나 통증에 대한 두려움 또는 예기불안을 경험하여 음경의 삽입과 성교에 어려움을 겪는다. 외상적 성경험, 성에 대한 죄책감이나 부정적 태도가 주요 원인일 수 있다.

변태성욕장애

변태성욕장애(paraphilic disorders)는 주로 인간이 아닌 대상을 성적 흥분에 이용하거나 성적으로 아동에게 집착하거나, 성기를 낯선 사람에게 노출하는 것에 집착하는 등 비정상적인 행위, 비정상적인 대상에 강렬하고 지속적인 성적 관심을 가지는 것을 말한다. 이는 상식적으로 허용되지 않는 행동으로, 가학적인 행동을 포함하며 고통과 손상을 수반한다. 변태성욕장애는 변태성욕으로 타인에게 고통, 손상, 위해를 가하는 등 부정적인 결과가 발생하는 두 가지 기준을 모두 만족할 때 진단한다(APA, 2013).

변태성욕장애를 가진 경우 자신의 성적 활동과 성관심사를 질병이라고 생각하지 않기 때문에 정신건강의학과를 찾지 않으며, 사회적 관계 형성의 어려움으로 외로움 또는 불만족스러운 생활을 경험할 수 있다.

● 소아성애장애

소아성애장애(pedophilic disorder)는 아동 상대의 성행위에 성적 충동 및 공상을 반복적으로 가지며, 성적 충동에 따라 행동하거나 그런 충동에 시달리는 경우를 의미한다(APA, 2013). 소아성애장애 피해자는 대체로 13세 미만이며, 소아성애장애 환자는 16세 이상이거나 적어도 대상 아동보다 5세 이상의 연상이어야 한다. 주로 아동을 만지거나 애무하는 부적절한 접촉, 아동 앞에서의 자위, 그리고 입, 항문 또는 질 내 삽입을 포함한다. 또한 소아성애장애 환자는 아동의 옷을 벗기고 바라보며 노출시키기도 하고 자위행위를 할 수도 있다. 전형적인 아동 성적 학대의 가해자는 아동이 신뢰할 수 있는 가족이나 친구일 가능성이 높다. 이들은 아동 교육 또는 아동 역시 즐기고 있다며 자신의 행동을 정당화한다.

● 노출장애

노출장애(exhibitionistic disorder)는 자신의 성기를 낯선 사람에게 노출시키는 성적 공상, 충동, 행위를 통해 성적인 흥분을 얻는 것이다. 골목에서 코트를 입은 젊은 남성이 여성에게 성기를 노출하는 행동이 이에 해당한다. 가해자는 보는 사람을 놀라게 하고 충격을 줌으로써 성적 흥분을 느끼며 다른 성적 행동은 시도하지 않는다.

● 물품음란장애

물품음란장애(fetishistic disorder)는 여성의 속옷인 브래지어나 팬티, 스타킹, 신발과 같은 물체를 사용하거나 의존하며, 발, 머리카락, 손톱, 음모와 같은 신체 일부에 집착하는 것을 말한다. 물품음란장애 대상자는 이러한 물체를 문지르거나 붙잡고 자위행위를 하며 절정감을 느끼기도 한다.

● 마찰도착장애

마찰도착장애(frotteuristic disorder)는 동의하지 않는 사람의 허벅지나 엉덩이를 만지거나 성기를 접촉하거나 문지르는 행동, 성적 환상과 충동, 성적 흥분을 느끼는 것이다. 대부분의 마찰도착은 복잡한 시간에 버스나 지하철 같은 복잡한 장소에서 행하며, 피해자와 함께 관계를 갖는 것을 상상한다. 대부분의 마찰도작장애 환자는 사회적으로 고립되거나 성격이 소극적인 경우가 흔하다.

● 성적 피학장애

성적 피학장애(sexual masochism disorder)는 상대방에게 굴욕을 당하고 구타, 묶이는 등의 고통을 받는 행위를 통한 성적 공상, 충동, 성적 흥분을 느끼는 것이다. 저산소기호증(hypoxphilia) 또는 성적인 질식은 목조임 혹은 다른 기구나 물질을 사용하여 산소를 박탈하며 성적 흥분을 고조시키는 행위이다. 심지어 극도의 성적 흥분을 느끼기 위한 과정에서 사망하는 경우도 있다.

● 성적 가학장애

성적 가학장애(sexual sadism disorder)는 상대방에게 심리적 또는 육체적 고통을 주는 행위에서 얻는 성적 흥분을 느끼는 경우이다. 가학적인 행위는 때리기, 채찍질, 물기, 구타, 태우기 그리고 구속 같은 행위가 포함되며, 일부 가학자는 상대방에게 고문을 가하거나 살인을 통해 큰 쾌락을 느낀다. 보통 만성적이거나 가학적 행동의 정도가 시간이 지남에 따라 더욱 심해진다.

• 복장도착장애

복장도착장애(transvestic disorder)는 이성의 옷을 입거나 바꿔 입는 행위를 통해 얻는 성적 공상과 충동, 성적 흥분을 일으킨다. 자신을 남성으로 식별하나 성적 불쾌감의 기준에 맞지 않는 이성애자인 남성이 이 행동을 보인다.

• 관음장애

관음장애(voyeuistic disorder)는 옷을 벗고 있거나 성행위 중에 있는 대상을 몰래 관찰하며 성적 공상과 충동, 성적 흥분을 일으키는 경우이다. 관음장애 환자는 일반적으로 '피핑 톰(Peeping Tom; 엿보는 톰)'이라고 지칭하며, 이들은 훔쳐보는 도중이나 집에 돌아와 자위를 하는 특징을 보인다.

성별불쾌감장애

성별불쾌감장애(gender dysphoria)는 생물학적 성에 대해 심리적 불편감을 보이면서 반대 성으로 살고 싶은 욕망을 보이는 장애이다. 이 질환은 다른 성으로 살고 싶은 욕구를 가지고 있거나 자신의 생물학적 성으로 인해 불행하다고 느끼며 호르몬 요법이나 외과적 수술로 반대 성으로 살고자 한다. 『DSM-5』에서는 아동의 성별불쾌감과 청소년과 성인의 성별불쾌감으로 분류하고 있다.

• 아동의 성별불쾌감

아동의 성별불쾌감은 아동기에 자신의 생물학적 성에 대해 불편해하고 부조화스러운 느낌을 지속적으로 받으며 반대의 성이 되기를 바라는 욕구를 표현한다. 자신을 반대의 성이라고 주장하며 해부학적 구조를 거부한다. 이런 아동은 자신의 생물학적 성을 대표하는 장난감으로 노는 행동이나 옷을 입는 행동에 저항하며 반대의 성이라고 믿는 환상을 지속한다. 남아인 경우 남아의 복장을 거부하고 음경이나 고환을 혐오하며 음경이 없는 것이 낫다고 생각한다. 여아의 경우 남아의 옷을 입고 여성 복장에 강한 혐오감을 가진다. 앉아서 소변 보기를 거부하고 유방이 발달하지 않고 월경을 원하지 않으며 임신도 불가능할 것이라고 생각한다.

• 청소년과 성인의 성별불쾌감

청소년과 성인의 성별불쾌감은 아동에서의 성별불쾌감이 지속적으로 나타나 성별정체성으로 고착되는 경우가 대부분이다. 이 장애가 있는 경우 반대의 성이 되기 원하는 강한 욕구로 자신의 생식기가 혐오스럽기 때문에 호르몬 및 성전환수술을 반복적으로 추구한다.

성가치관에 대한 자기인식

성 관련 장애를 보이는 대상자를 간호하기 위해서는 성에 관한 간호사 자신의 가치관과 신념을 살펴볼 필요가 있다. 성에 대한 자신의 가치관을 분명하게 하는 자기인식은 간호사가 성 문제를 가진 대상자를 간호하는 데 중요하다.

성적 문제 초기 사정

성 관련 장애에 대한 사정은 사생활과 비밀을 유지하면서 대상자와 배우자 및 가족의 성 문제에 대한 이야기를 경청하거나 행동을 관찰하면서 정보를 수집한다. 성과 관련한 정보를 수집할 때 열린 질문을 활용하는 것이 도움이 되며, 수용적이고 공감적이며 비판단적 태도로 민감성이 적은 내용부터 다루는 것이 좋다. 대상자가 '성교'라는 표현 대신 '부부관계'나 '사랑하기'와 같은 표현을 사용한다면 간호사도 이런 표현을 사용하도록 한다.

박스 18.1 환자의 성적 문제에 대한 초기 사정

- 노화, 월경, 폐경에 따른 성적 변화에 대해 이야기해 주세요.
- 성행위와 관련하여 경험한 어려움에 대해 말해 주세요.
- 질병을 앓으면서 당신의 성에 대한 염려는 무엇입니까?
- 어떤 사람은 현재의 약물을 복용한 후 발기가 되지 않습니다. 이와 같은 성반응에 변화가 있었습니까?
- 성관계에 얼마나 만족합니까?
- 성관계에 있어서 어떤 변화를 원합니까?
- 어떤 종류의 부정적인 성경험을 해보았습니까?

약물치료

성 관련 장애 약물은 혈류 개선효과가 있기 때문에 성반응이 저하되어 있는 대상자에게 약물을 투여하면 각성효과가 상승되어 성욕구와 극치감도 상승될 수 있다. 전반적인 성반응 저하를 보이는 성기능장애의 경우 성 각성유도제를 투여하는 것이 효과적일 수 있다.

성태도 재조정

성태도 재조정은 성에 대한 부정적 태도로 성문제가 있는 대상자에게 도움이 된다. 성을 거북하고 비밀스럽게 생각하는 경우 지금까지 갖고 있던 성에 관한 모든 부정적인 생각이나 태도를 긍정적 · 중립적 · 수용적 태도로 바꾸어 자신은 물론 다른 사람의 성을 온유하고 인간적이며 전문적으로 이해할 수 있도록 할 필요가 있다. 성 관련 장애가 있는 경우 자아존중감, 자기주장, 분노조절, 사회 및 대인관계 기술, 성교육 및 스트레스 관리를 다루는 집단요법이 유용하다. 특히 일부 사람에게 성중독자 자조집단(Sex Addicts Anonymous)이 도움이 된다.

단원 요약

- 성기능장애는 심리적 · 생리적 요인의 결과로 발생할 수 있다.
- 변태성욕장애는 상식적으로 허용되지 않는 행동으로 비정상적인 행위와 비정상적인 대상에게 지속적인 성적 관심을 갖는다.
- 성별불쾌감은 생물학적 성에 대한 지속적인 불편함을 보이는 장애이다.

● 유용한 웹사이트

http://www.DSM5.org
http://www.psychiatry.org

● 참고문헌

권준수 외 역(2015). 정신질환의 진단 및 통계 편람. 제5판. 서울: 학지사.

김성재 외 역(2019). 정신건강간호학. 제9판. 서울: 학지사메디컬.

이미형 외(2019). 정신건강간호학. 제6판. 서울: 현문사.

임숙빈 외(2015). 정신간호총론. 제7판. 파주: 수문사.

American Psychiatric Association, 2013. DSM-5: Diagnostic and Statistical Manual for Mental Disorders(5th ed.). American Psychiatric Press, USA.

Kaplan H.S. 1979. Disorders of sexual desire. New York: Brunner, Mazel.

Masters, W.H. & Johnson, V.E., 1966. Human sexual response. Boston: Little, Brown.

CHAPTER 19

아동 · 청소년 정신건강

Mental Health of Childhood and Adolescence

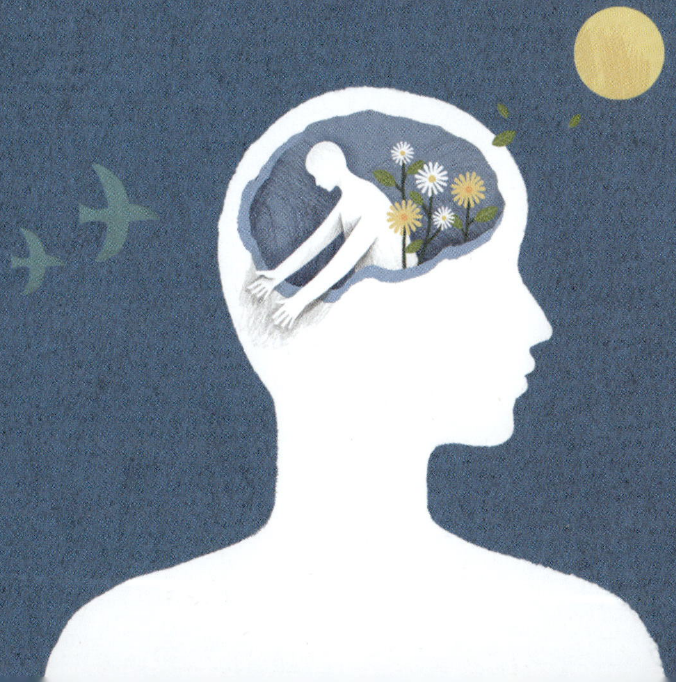

주요 내용

- '아동기'는 출생부터 청소년기까지를 의미한다. 세계보건기구(WHO)에 따르면 청소년은 10~19세로, 일부 의료서비스에서는 25세 이하를 청소년이라 하며, 이 장에서는 0~25세로 통합하여 집합적으로 '어린이/아동 및 청소년'으로 지칭한다.
- 모든 정신장애의 절반은 14세 이전에 발생하지만 발견되지 않기도 한다. 정신건강 문제의 가장 높은 유병률은 18~24세 집단에서 발생하기 때문에, 아동기와 청소년기에 발견하여 심각한 정신질환의 증상을 관리하는 것은 정신질환 유병률 통계를 줄이는 데 도움이 될 수 있다.
- 아동이나 청소년이 행동 또는 정서적 문제를 겪고 있다는 증거는 가족, 동료 관계 또는 학교생활에 어려움이 있는 것으로 알 수 있다.
- '참여'는 원하는 결과와 목표를 달성하기 위해 청소년 및 가족과 협력하여 치료적 동맹 또는 관계를 구축하는 것이다. 청소년의 언어와 의사소통 방식을 이해하는 것은 청소년과 효과적으로 소통하는 데 반드시 필요하다.
- 아동 및 청소년을 돌보는 간호사는 보살핌의 의무, 아동보호 및 정신건강 법률과 관련된 법적 문제를 처리해야 할 수 있다.
- 자폐증은 신경전형적 사고를 하는 사람들이 경험하는 것과는 다른 사고방식과 정보처리방식을 가지고 있으며, 지적장애는 한 번에 처리할 수 있는 정보의 양, 이 정보를 처리하는 속도 및 관련 기능장애와 연관이 있다.

주요 용어

- 길릭의 역량(gillick competence)
- 문제의 내면화 및 외면화(internalising and externalising problems)
- 사정(assessment)
- 정신교육(psychoeducation)
- 우울증(depression)
- 자살(suicide)
- 재사회화(resocialisation)
- 정신증(psychosis)
- 참여(engagement)
- 자폐증 및 지적능력(autism and intellectual)
- 신경전형적 사고(neurotypical thinking)
- 정보처리과정(information processing)

학습 목표

이 단원을 통해 다음을 수행할 수 있다.

- 아동기 및 청소년기의 정신건강 문제 및 장애에 대하여 이해한다.
- 정신건강이 필요한 아동 및 청소년과 함께 일하고 가족을 지원하는 간호사의 역할을 탐구한다.
- 자폐 스펙트럼장애와 지적장애를 특징짓는 사고방식과 정보처리방식을 이해한다.
- 자폐 스펙트럼장애 및 지적장애 대상자에게 적용할 정신간호중재를 설계하여 보다 효과적이고 공정한 건강결과를 촉진한다.

서론

아동 및 청소년을 '어른/성인'으로 볼 수는 없다. 정신건강 분야에서는 초기 생활과 성인기 사이에 뚜렷한 차이가 있다. 아동 및 청소년의 특정 요구를 인식하여 반영한 청소년 서비스(정신건강서비스 포함)는 종종 최대 25세까지의 청소년을 포함하도록 연령 범위를 확장한 상태이다.

이 장에서는 아동청소년 정신간호 분야를 소개한다. 간호사의 역할을 탐구하고 임상실습의 사례 연구를 통해 아동과 청소년이 경험하는 장애의 예를 제공한다. 또한 간호사가 청소년과 그 가족을 돕기 위해 실행할 수 있는 간호중재에 대해 설명한다.

일부 장애는 발달 단계에 따라 나타나는 형태가 다를 수 있다. 예를 들어, 우울증이 있는 아동은 초조하거나 다양한 신체증상을 보일 수 있는 반면, 우울증이 있는 청소년은 반사회적이거나 공격적이거나 위축되거나 물질사용에 관여하게 될 수 있다. 성인에게 흔히 발생하는 일부 문제는 어린 시절에 시작되거나 초기에 발생한 사건의 영향을 받을 수 있다.

일부 문제는 신경발달, 정서적 성숙 또는 안정적이고 지지적인 환경으로 해결될 수 있다. 마찬가지로, 효과적인 중재와 치료로 청소년은 완전한 회복을 달성할 수 있는 기회를 얻을 수 있다.

불안, 우울증 및 자해는 청소년기에 경험하는 가장 흔한 정신건강 문제 중 하나이다. 조현병이나 양극성 장애와 같은 심각한 정신질환자의 75% 이상이 25세 이전에 첫 번째 삽화를 경험하고 모든 정신건강 문제의 최소 절반은 14세 이전에 나타난다. 물질장애를 포함한 모든 정신건강 문제의 가장 높은 유병률은 16~24세 집단에서 발생하며, 자살은 전 세계적으로 세 번째로 높은 사망원인이다.

따라서 아동과 청소년의 정신건강이 사회 전체의 우선순위가 되는 것이 중요함을 알 수 있다.

질병이 어린 대상자에게 미치는 영향을 고려할 때 중요한 요소는 그것이 그들의 발달과 상황에서 유발할 수 있는 혼란이다. 성인이 되면 삶은 질병으로 인해 매우 큰 영향을 받을 수 있지만 일반적으로 삶의 기본적인 발달과제를 완료하고 교육의 기초를 마친 상태이다. 그러나 아동과 청소년의 경우 단순한 질병으로 인한 중단으로도 다양한 문제를 일으킬 수 있다. 유사하게, 초기 발달시기 동안 아동의 경험은 이후의 발달 진행, 정신건강 및 안녕에 영향을 주어 청소년기와 이후의 삶에 문제를 일으킬 수 있다. 아동 및 청소년 정신건강장애가 널리 퍼져 있음에도 불구하고 정신건강 문제는 아동 및 청소년에서 계속 인식되지 않고 치료되지 않아 건강, 교육 및 직업과 같은 영역에서 더 열악한 결과를 초래한다. 이는 사회에 막대한 경제적 비용을 초래할 수 있다. 이를 염두에 두고 아동과 청소년을 위한 의료서비스 정책, 계획 및 관리 모델은 건강 증진, 예방 및 조기중재와 같은 전략을 목표로 하여 미래의 성인을 지원하고 의료비 관련 재정적 부담을 줄여야 한다(Erskine, et al., 2015; WHO, 2014, 2019).

아동 및 청소년의 정신건강 진단

『DSM-5』는 정신건강 문제의 상당 부분이 아동기와 청소년기에 시작된다는 점을 받아들이면서 발달 및 수명 관점에 더 중점을 둔다.

젊은 사람이 나타내는 증상은 일시적이고 역동적이며 시간이 지남에 따라 변할 수 있으며 항상 진단 범주에 쉽게 속하는 것은 아니다. 이러한 문제가 특정 연령대에 국한되지 않음을 인정하면서도 유아기, 중기, 청소년기와 같은 기간에 발생빈도가 더 높다. **표 19.1**은 아동기와 청소년기에 일반적으로 경험하는 정신건강 문제의 개요를 설명한다. 아동 행동 체

표 19.1 아동 및 청소년의 정신건강 문제 개요

신경발달장애	배설장애	우울증 및 조울증	불안장애
• 주의력 결핍 과잉행동장애 • 자폐 스펙트럼장애 • 의사소통 장애 • 특정 학습장애 • 틱장애	• 유분증 • 야뇨증	• 양극성 장애 • 조현성 기분조절장애 • 주요 우울장애 • 지속성 우울장애	• 광장공포증 • 범불안장애 • 공황장애 • 선택적 함구증 • 분리불안 • 사회불안 • 특정공포증
파괴적 행동장애 · 충동조절장애 · 품행장애	**외상 및 스트레스 관련 장애**	**조현병 스펙트럼 및 기타 정신장애**	**급식 · 섭식장애**
• 품행장애 • 간헐적 폭발장애 • 반항장애	• 급성 스트레스 장애 • 적응장애 • 비억제 사회 참여 장애 • 외상 후 스트레스 장애 • 반응성 애착장애	• 단기 정신병 장애 • 망상장애 • 조현정동장애 • 조현병	• 신경성 식욕부진 • 회피/제한적 음식 섭취 장애 • 폭식장애 • 신경성 폭식증 • 기타 특정 섭식장애 • 이식증

박스 19.1 아동 행동 체크리스트

일반적 영역

- 내면화 문제: 불안이나 우울증과 같은 억제되거나 과도하게 통제되는 행동
- 외면화 문제: 비행이나 공격성과 같은 반사회적이거나 통제되지 않는 행동

특정 영역

- 신체적 불만: 원인을 알 수 없거나 의학적으로 확인할 수 없는 반복적인 신체적 문제. 여기에는 두통이나 의학적 장애의 징후와 증상이 나타나는 경향이 포함될 수 있다.
- 비행 행위: 재산 피해, 자동차 및 기타 물품의 절도와 같이 부모 또는 지역사회가 정한 규칙을 위반하는 행위
- 주의력 문제: 학업 성취도 문제를 포함하여 집중장애 및 가만히 앉아 있지 못함
- 공격적인 행동: 따돌림, 놀림, 싸움 및 짜증
- 사회적 문제: 개인이 또래와의 관계에 장애가 있는 경우
- 철회: 개인이 특히 수줍음과 사회적 고립으로 인해 억제되는 경우
- 불안/우울한 행동: 다양한 외로움, 슬픔, 사랑받지 못한다는 느낌, 무가치감, 불안, 일반화된 두려움
- 사고 장애: 기이한 행동이나 사고로 보일 수 있는 것

출처: Baldwin, et al., 2014

크리스트(박스 18.1)는 범주보다는 행동과 문제에 더 중점을 둔다. 그러한 틀 내에서 문제를 보는 것은 청소년이 가족 및 더 넓은 사회적 환경 내에서 우세한 성격 특성, 발달요인 또는 사건 및 영향과 관련된 문제를 가지고 있는 것으로 이해하는 데 도움이 된다. 대조적으로, 통계적 진단 시스템은 성인으로 성장해 가는 청소년들의 경험의 특징을 재구조화하거나 변화하거나, 유동적인 것을 가릴 수 있으며 다른 세팅(상황)에서 그리 다른 정보원으로부터 아동의 기능을 탐색하기 보다는 고립된 상황에서 하나의 문제에 초점을 맞추도록 부추기는 위험이 있다. 이러한 이유로 이 장에서는 범주적 진단 기준과 관련하기보다는 증상이 관찰되는 맥락에서 정신건강 문제를 설명한다.

유병률

여러 국가의 전문가들은 초기 정서적 문제의 유병률에 대해 우려를 표명했다. 조사 대상 국가 내에서

역사적 일화 19.1: 정신건강 문제를 경험하는 아동/청소년은 리더가 될 수 있다.

클리퍼드 비어스(Clifford Beers, 1876~1943)는 현대 지역사회 기반 정신건강서비스의 선구자가 된 생생한 경험을 가진 청년이었다. 그가 18살이었고 미국 예일 대학교에서 공부했을 때 형제 중 한 명이 간질 진단을 받았다. 비어스는 그 후 자신이 간질에 걸릴까 봐 두려워 강박관념과 불안을 갖게 되었다. 그의 저서에서 '내가 그를 생각하면 할수록 나는 더 초조해지고 더 초조해질수록 내 자신이 고장나는 것은 시간 문제라고 더 확신하게 되었다'고 기록했다(Beers, 1908; pp.7-8). 비어스는 몸이 너무 안 좋아져 여러 번 정신병원에 입원했다. 20세기 초 정신병원에서의 경험을 바탕으로 그는 자신의 경험을 회고록 『A Mind that Found Itself』라는 제목으로 출판했다. 그는 미국 정신위생을 위한 국가위원회(National Committee for Mental Hygiene)를 설립했으며, 이는 나중에 국가정신건강협회(National Association for Mental Health)로 개명되었다.

자세히 알아보기: Beers, C. W., 1908. A mind that found itself: an autobiography. Longmans, Green.

발병률은 10~20%로(WHO, 2018), 우리나라의 경우 제18차 청소년건강행태조사(2022) 결과에 따르면 우울감 경험률은 28.7%, 자살 생각률은 14.3%, 외로움 경험률은 17.6%, 범불안장애 경험률은 12.7%였다.

정신건강을 포함한 더 나은 청소년 건강 증진 및 예방전략의 필요성에 대한 WHO의 설명은 2017년에 출판된 『Global Accelerated Action for the Health of Adolescents (AA-HA!): Guidance to support country implementation』에서 찾아볼 수 있다. 이는 정책 입안자와 프로그램 관리자에게 지침을 제공하고 청소년과의 프로그램 공동제작의 중요성을 강조한다(WHO, 2017).

발달 문제

아동과 청소년의 신체적 · 정신적 · 인지적 발달을 다루는 다양한 이론과 모델이 있다. 이러한 다양한 모델에 대한 지식은 아동 및 청소년을 평가할 때 무엇을 찾아야 하는지에 대한 지침을 제공할 뿐만 아니라 인지 또는 정서적 발달 단계에 따른 이들과의 상호작용을 안내하기 때문에 아동 및 청소년을 간호할 때 도움이 될 수 있다. 예를 들어, 추상적 사고능력이 약 12세까지는 발달하지 않는다는 사실을 아는 것은 우리가 어린 아이에게 사용하는 언어와 개념을 이해하는 데 도움이 될 수 있다. 이는 '우울하다'가 아니라 '불행하다', '슬프다'와 같은 용어를 사용하는 것이다. 어린 아이는 일반적으로 불행하거나 슬픈 것을 이해할 수 있는 반면, 우울증은 그들이 이해하지 못하거나 관련이 없을 수 있는 추상적 개념이다.

신체적 발달 단계는 일반적으로 연령 범위 내에서 발생하며, 이러한 정상 범위에 대한 지식은 잠재적인 문제를 경고할 수 있다. 예를 들어, 대부분의 아기는 생후 12개월에서 18개월 사이에 걷는 법을 배우는데, 이 기술 습득이 지연되면 신체적 또는 인지적 문제를 나타낼 수 있다.

지연은 탯줄 압박으로 인한 산소 결핍, 가정폭력 노출 또는 부적절한 양육으로 인한 출산 과정의 어려움을 비롯한 다양한 요인으로 발생할 수 있다. 임상환경의 모든 간호사는 발달 문제의 특성을 구별 및 설명하고 가장 적절한 서비스에 의뢰하는 것이 중요하다.

역사적 일화 19.2: 낙인의 역사

1856년 프랑스의 정신과 의사 베네딕트 모렐(Benedict Morel)은 정신질환의 징후를 보이는 젊은이들을 '치매(치매 또는 조기 치매를 의미)'를 경험하는 것으로 묘사하기 시작했다. 1902년 독일의 정신과 의사 에밀 크레펠린(Emil Kraepelin, 1956-1926)은 정신병을 그가 조울증이라고 불렀던 것과 구별하기 위해 '치매'라는 용어를 사용했다. Morel과 Kraepelin은 '치매'를 정신병적 특징과 연결했는데, 그 이유는 질병이 치매의 형태와 같이 신경학적으로 기반을 두고 있으며 임상 경로가 치매와 유사한 악화 및 만성으로 이어진다고 이론화 했기 때문이다. 이 견해는 낙관적이지 않았으며 예후는 개인의 회복이 거의 불가능한 것처럼 최소한의 희망 만을 겨우 남겼다. 그러나 오늘날은 청소년 정신질환자들도 완전히 회복할 수 있다는 사실이 더 널리 받아들여지고 있다.

자세히 알아보기: Kendler, K. S., 2018. The development of Kraepelin's mature diagnostic concepts of paranoia and paranoid dementia praecox: a close reading of his textbooks from 1887 to 1899. JAMA Psychiatry 75(12):1280–8.

비판적 사고 과제 19.1

1. 간호사가 어린이와 청소년의 정신건강 문제를 조기에 발견하는 데 중요한 역할을 하는 이유는 무엇인가?
2. 간호사가 제공할 수 있는 중재는 무엇인가?

정신질환의 맥락

정신건강 문제는 아동 · 청소년의 삶의 많은 측면에 영향을 미칠 수 있기 때문에 이들의 경험은 삶에서 살펴보아야 한다. 정신건강 문제가 심각할수록 삶의 다른 측면에서 합병증이 발생할 가능성이 더 큰 경우가 많다. 더욱이, 부모와 다른 가족구성원이 이러한 문제가 자신의 생활방식과 활동에 영향을 미친다고 볼 수도 있다. 이렇게 청소년의 장기적인 측면에 대해 더 많이 이해할 필요가 있지만 전문가들은 아동의 일상적인 경험의 맥락에서 문제를 보는 것이 중요함을 강조한다. 아동은 가족 기능, 사회적 기술 또는 학교 문제를 포함하여 광범위한 삶의 문제에 걸쳐 도움이 필요할 수 있다. 정신건강 문제가 이러한 어려움을 일으켰을 수 있지만 삶의 문제가 장애의 원인 또는 기여요인일 수 있다는 점을 고려하는 것도 중요하며, 예방전략을 세우기 위해 원인을 이해해야 한다. 간호사는 균형 잡힌 시각으로 아동 및 청소년 삶의 다른 측면에서 무슨 일이 일어나고 있는지 충분히 관찰하고, 인과적 요인이 한 영역에 귀속되지 않도록 해야 한다. 아동이나 청소년이 다른 문제에 대한 '지표' 역할을 할 수도 있다(청소년이 가족 또는 부모 사이의 문제를 반영하는 증상을 나타내는 것). 이는 처음에는 인식되지 않을 수 있으며 시간이 지남에 따라 약간의 탐색 후에 드러날 수 있다. 이것이 아동 및 청소년 평가의 중요한 측면에 가족의 기능 및 대처기술 평가를 중요하게 포함시키는 이유이다.

사정

어린이와 청소년의 정신건강을 사정하는 것은 매우 복잡할 수 있다. 아동의 연령에 따라 특정 문제를 식별하거나 도움을 요청하는 사람이 자신이 아닐 수도 있다. 오히려 문제에 대한 자신의 견해를 제시하는 성인(부모, 교사, 의료종사자)으로부터 이야기를 듣는 경우가 많다. 간호사의 책임은 관련된 모든 당사자와 치료적 동맹을 구축하여 이러한 사람들이 간호사가 자신의 의견을 듣고, 소중하게 여기며, 자신이 존중받는다고 느끼도록 하는 것이다.

사정 시 정보를 수집하는 과정에서는 아동이나 청소년과 단 둘이 대화하는 것뿐만 아니라 부모, 보호자, 친구 및 교사와의 대화에서도 대안적 관점을 얻는다. 문제가 아동의 삶에 관련된 다른 사람에 의해 다양한 방식으로 해석되고 표현될 수 있다는 점을 감안할 때 여러 사람으로부터 관련 정보를 얻는 것이 도움이 된다. 생물정신사회적 평가 접근방식을 사용하는 것은 시간이 많이 소요될 수 있으며, 한 번에 길게 진행하는 것보다 여러 번 짧은 세션에 걸쳐 관리하는 것이 가장 좋다.

아동 · 청소년에 대한 간호사정은 성인 정신건강 상황에서 수행되는 것과 유사한 구조를 따른다. 그러나 일부 정보에는 사전지식이 필요할 수 있다. 간호사가 예상되는 발달 과정에 대한 올바른 지식을 갖고 있으면 발달 과정에서 나타나는 삶의 반응으로 인한 문제와 발생할 수 있는 심각한 정신적 문제를 구별할 수 있다. 아동과 청소년의 많은 정신건강 문제는 문제의 징후가 행동, 신체적 징후 또는 학교 성적을 통해 나타나기 때문에 감지되지 않을 수 있다.

문제의 유병률, 지속성, 만연 및 부정적인 영향을 조사하면 문제의 성격과 심각성을 평가하고 개념화하여 적절한 중재가 시행될 수 있다.

마찬가지로, 각 개인의 희망, 두려움 및 기대를 이해하는 것과 동시에 강점과 보호요소, 양육방식 및 가족구성원 간의 관계를 탐색하는 것은 확인된 문제를 맥락에 맞게 배치하는 데 도움이 될 수 있다. 예를 들어, 빈곤, 실업, 부모의 약물 남용, 문화적 고립과 같은 문제는 모두 아동의 정신건강에 해로운 영향을 미칠 수 있다. 따라서 간호사가 아동 및 가족과 효과적으로 협력하기 위해 보다 넓은 시각으로 문제를 볼 수 있도록 정보를 수집하는 것이 중요하다. 관찰은 또한 아동과 청소년을 평가할 때 중요한 역할을 한다. 제공된 행동과 정보가 항상 일치하는 것은 아니다. 가족 상호작용, 비언어적 의사소통 및 각 사람의 반응을 관찰하면 가족역학을 이해할 수 있으며 가족 내에서 또는 아동의 다른 사회적 맥락 내에서 아동에게 일어날 수 있는 일을 더 깊이 이해할 수 있다.

마지막으로 위험사정은 모든 아동 및 청소년 정신건강사정에서 필수적인 부분이다. 의료전문가는 법에 따라 위험에 처했다고 생각되는 어린이를 보고해야 한다. 따라서 정신간호사는 위험이 의심되는 경우 함께 일하는 아동이나 청소년을 보고할 법적 의무가 있다. 심각한 폭력 또는 학대(신체적, 성적, 정서적, 방임 또는 이 모두의 조합)로 인한 심각한 피해가 의심될 때는 항상 보고해야 한다. 통일된 대응을 위해서는 학대가 의 심되거나 공개되는 경우 여러 기관의 협력과 결속은 필수적이다. 위험사정은 '체크박스'만으로는 할 수가 없다.

아동과 청소년에 대한 위험은 다양한 요인이 관여되고 복잡할 수 있기 때문이다. 위험은 정신건강 관점에서 뿐만아니라 돌봄 맥락 내에서도 평가되어야 한다. 위험요소에는 아동학대의 경우와 같이 아동의 안전에 대한 즉각적인 위협이 포함될 수도 있고, 역경, 방치, 부모의 질병 또는 가정폭력과 같은 여러 위험요인에 노출되는 아동과 같이 여러 요인들이 누적될 수도 있다.

모든 평가에서 아동학대의 존재와 아동의 건강 및 심리적 안녕에 대한 학대의 영향에 민감해야 한다.

학대와 외상(trauma)의 장기적인 영향은 발달기간 동안, 특히 뇌발달에 중대한 결과를 초래할 수 있으며, 이는 정신건강 문제, 약물 및 알코올 의존 및 관련 위험을 초래한다.

간호사는 평가의 모든 측면을 살필 수 있는 프레

임워크를 갖는 것이 도움이 될 수 있다(박스 19.1). 궁극적으로 포괄적인 정신건강사정을 수행하면 정신간호사가 사실을 수집하고 모든 결정이 아동과 가족에게 최선의 이익이 되도록 할 수 있다.

아동 및 청소년이 접근 가능한 서비스

많은 국가에서 전문화된 정보는 아동 및 청소년 정신건강서비스(Child and Adolescent Mental Health Service, CAMHS; Child and Youth Mental Health Service, CYMHS)에서 가장 자주 제공된다. 이러한 서비스는 범위를 상당히 확장하여 다양한 전문가 평가 및 치료를 제공하지만, 일부 주요 센터에서만 볼 수 있다는 한계가 있다.

아동 및 청소년 정신건강 요구를 충족시키기 위한 포괄적인 서비스를 제공하기 위해 모든 정신건강 관련 문제는 조기 발병 증상에 대한 예방 전략을 세우고 증상을 효과적으로 관리하는 것이다. 이는 보편적 서비스(예 1차 보건의료, 교육, 사회 및 지역사회 복지사) 간의 통합 및 협력을 통해 달성할 수 있다.

전문가 들은 역할의 특성상 아동 및 청소년과 매일 함께 일하며 발달 초기에 정신건강 문제를 인식하고 관리할 수 있는 중요한 위치에 있다. 광범위한 정신사회적 전략, 교육 및 일반 조언이 제공될 수 있으며, 보다 복잡한 정신건강 문제를 식별하고 필요에 따라 전문 서비스에 의뢰할 수 있다.

이는 WHO(2009)에서 제안한 피라미드 구조와 일치한다(그림 19.1). 서비스 제공을 계획하고 조직할 때 일반 간호사, 보건진료원, 교사, 사회복지사, 의사 및 청소년 근로자와 같은 사람들은 다층 피라미드(보편적 비공식 커뮤니티 케어)의 가장 큰 층을 담당한다. 이 층은 필요한 서비스가 자주 필요하지만, 종사자들은 비교적 의료비 부담이 없는 중재를 제공할 수 있다.

박스 19.2 평가 과정을 위한 프레임워크의 예시

- 문제 제기
- 가족력
- 사회력
- 발달사정
- 문화적 문제
- 심리 측정도구
- 정신상태 평가
- 상호작용 관찰
- 위험사정

응급실과 일반 임상 간호사, 아동 및 가족 간호사는 1차 보건의료 정신건강서비스(보편적이고 표적화된 지원)를 제공할 수 있는 반면, 피라미드의 최상위 계층은 비용이 많이 들 수 있으며, 소수의 사람들(어린이와 청소년), 예를 들어 정신간호사와 같은 건강전문가의 정보가 필요한 중증의 고도로 복잡한 정신건강 장애가 있는 사람에게만 필요한 전문서비스를 제공한다.

특히 청소년의 경우 전통적인 외래 또는 입원서비스를 제공하는 것만으로는 충분하지 않을 수 있다. 많은 10대들은 도움을 요청하면 다른 사람들이 어떻게 생각할지 걱정하는 반면, 다른 10대는 자신의 정체성과 성인과의 관계에 어려움을 겪기 때문에 자신의 문제를 해결하는 것을 선호한다고 말한다. 또한 건강에 좋지 않거나 '위험한' 행동이 다양하게 나타날 수 있다.

제18차 청소년건강행태조사에 따르면 청소년 흡연율은 남학생 6.2%, 여학생 2.7%로 조사되었고, 음주율은 남학생 6.1%, 여학생 5.7%였으며, 현재 음주자의 위험 음주율은 남학생 40.4%, 여학생 46.6%로 조사되었다. 2021년 청소년 마약사범이 2011년에 비해 10배 이상 가파르게 증가한 것(이은영과 전영구, 2022)도 청소년을 지원할 수 있는 일반화된 청소년

건강서비스 및 연결프로그램 지원의 필요성을 보여주고 있다.

제공되는 치료는 또한 센터에 따라 다양하며, 젊은 사람이 지역에서 제시하는 주요 문제, 연령 범위, 치료 철학, 이론적 모델, 이용 가능한 전문지식 및 청소년과 그 가족의 생활환경에 따라 다르다. 중재에는 인지행동치료, 놀이치료, 정신역학 개인 또는 집단요법, 사회화 및 사회기술 프로그램, 시스템 기반 가족치료, 부부치료, 양육 프로그램 또는 부모를 위한 개별치료가 포함될 수 있다. 때로는 더 나은 결과를 위해 접근 방식을 결합할 수 있다. 예를 들어, 아동은 인지행동치료를 통해 도움을 받을 수 있으며, 부모와 형제자매는 함께 기능하는 긍정적인 방법을 학습함으로써 혜택을 받을 수 있다. 성인 서비스와 마찬가지로 간호사는 다양한 역할을 하며, 다양한 치료방식에 대한 전문지식을 개발하는 경우가 많다.

간호사의 역할

아동과 청소년은 개인마다 발달속도가 다르므로 보다 어린 나이에 이루어지는 중재는 평생 동안 극적이고 긍정적인 영향을 미칠 수 있다. 조기중재는 성인기까지 이어진 어려움을 관리하는 것보다 더 효과적이다. 적절한 돌봄과 지원적인 환경에서 아동 및 청소년은 정서적 · 정신적 · 신체적으로 회복력을 키울 수 있다. 모든 간호사는 정신질환이 있거나 걸릴 위험이 있는 청소년을 위한 서비스를 포함하여 단계별 치료를 시행하는 데 핵심적인 역할을 한다.

아동 및 청소년 정신건강팀은 광범위한 동적 임상 치료전략 및 치료법을 사용할 수 있다. 다학제팀 접근방식이 가장 자주 사용된다. 간호사는 아동, 청소년 및 가족을 위해 치료자를 포함하여 보살핌의 다양한 측면에서 중요한 역할을 한다. 일반적으로 이

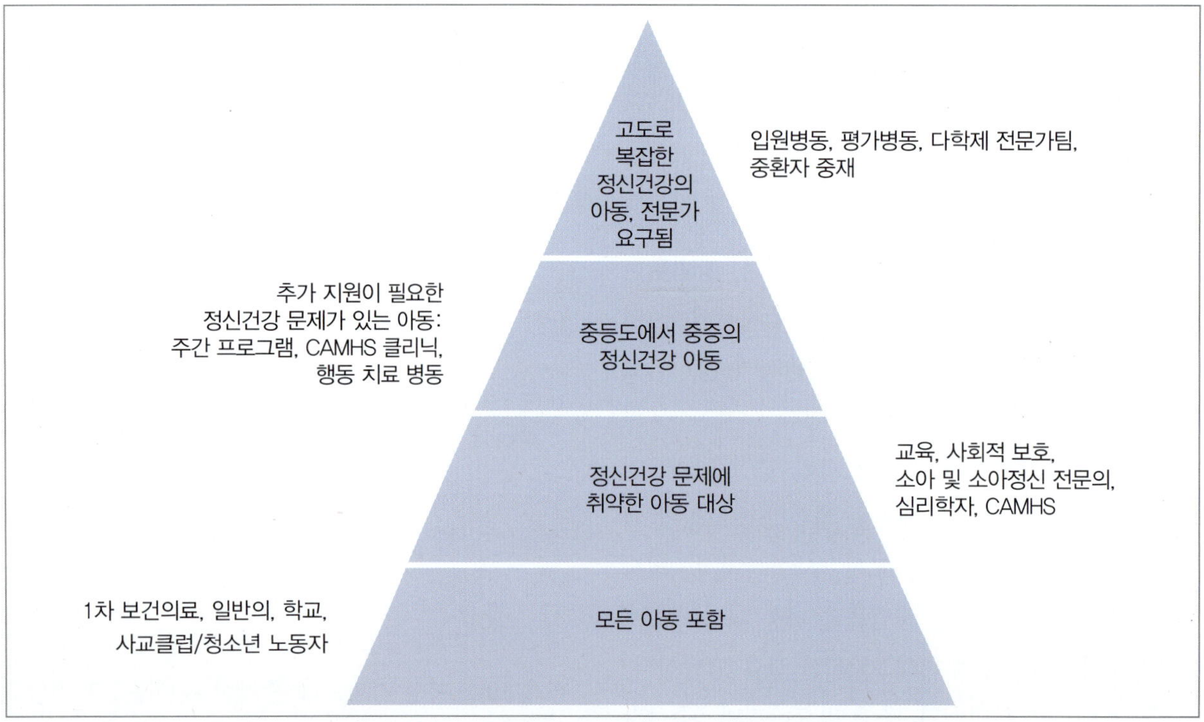

그림 19.1 의료서비스 전달 피라미드 프레임워크를 기반으로 한 단계적 치료 접근방식
출처: World Health Organization, 2009

분야에 진출하고자 하는 간호사는 정신건강 간호사, 정신전문간호사로서 수년간의 경험과 추가교육을 받아 이론 및 임상실습에 대한 견고한 기초를 갖추어야 한다.

대학원 간호 프로그램 외에도 아동 및 청소년 정신건강 간호사는 정신건강의 전문 분야에서 사용할 수 있는 기술 및 지식을 습득할 수 있다. 또한 가족치료, 해결 중심 치료 및 정신치료와 같은 상담 프로그램에 대한 추가교육을 받을 수 있다.

취약한 아동 및 청소년의 식별

부모의 질병, 특히 정신질환은 아동의 삶과 정신건강에 중대한 영향을 미칠 수 있다. 예를 들어, 아이는 연령에 맞지 않는 책임 또는 일관성 없는 양육을 경험하거나 이해하기 어려운 행동을 관찰할 수 있다. 그 결과 만성 정신질환을 앓고 있는 부모의 자녀는 건강한 부모를 둔 자녀에 비해 성인이 되어서도 계속적인 두려움과 불신, 외로움과 고립에 대한 어린 시절 경험을 회상했다.

취약한 것으로 간주되거나 정신건강 문제 발생 위험이 높은 기타 아동 그룹에는 청소년 범죄자, 신체적 또는 지적장애가 있는 청소년, 문화적으로 다양한 배경을 가진 청소년, 집 없는 청소년, 난민 및 망명 신청자, 성적 지향이나 성정체성에 대해 의문을 제기하는 청소년 등이 포함된다(Australian Health Ministers' Advisory Council, 2013). 간호사는 문제의 복잡성과 각기 다른 의제를 가진 여러 기관과 협력해야 하기 때문에 아동 및 청소년을 대하는 것이 어려울 수 있다. 간호사가 유연성을 유지하고 경험이 풍부한 정신간호사로서의 역할에 대한 명확한 지침을 갖는 것이 중요하다.

아동 및 청소년의 참여

정신간호사는 환자에게 중요한 자원이 될 수 있다. 그러나 효과적으로 중재하기 위해서는 간호사가 아동과 청소년을 가족의 맥락에서 그들의 부모 또는 주양육자와 관계를 맺는 기술을 터득해야 한다. 정신간호사가 습득하고 연마할 수 있는 가장 유용한 기술 중 하나는 대상자를 참여시키고 관계를 형성하는 능력이다. 간호사, 청소년 및 그 가족 간의 참여는 신뢰를 기반으로 한 관계를 발전시키는 데 기본이 된다. 신뢰에 기반을 둔 관계는 회복을 위해 함께 일하고자 하는 의지를 키울 것이다. 여기에는 아동 발달의 맥락 내에서 적절한 방식으로 의사소통하는 것이 포함된다. 예를 들어, 5세 아동에게 사용하는 의사소통 기술과 언어는 16세 아동에게 사용하는 것과 매우 다르다. 기본적으로 간호사는 아동과 청소년에 대한 경청 뿐만 아니라 효과적인 능동적 경청을 육성하여 이들로부터 많은 의사소통을 이끌어 낼 수 있는 다양한 의사소통 기술을 습득해야 한다.

아동 및 청소년과 함께 일하는 정신간호사는 또한 청소년의 기분과 행동, 동료, 가족, 친구 및 다른 사람들과의 상호작용을 신중하게 관찰하는 기술을 개발하고 발전시켜야 한다. 보다 광범위한 정신사회적 맥락에서 고려되는 이러한 요인을 관찰하면 간호사가 청소년과 그 가족이 현재 겪고 있는 어려움에 영향을 미치는 요인에 대해 보다 포괄적인 이해를 얻을 수 있다.

부모와의 지속적인 면담을 통해 개인의 현재 문제에 영향을 미칠 수 있는 특정 요인을 명확히 해야 한다. 보다 구체적인 진단을 통해 간호사와 가족은 해결책 탐색(계획) 과정을 시작할 수 있으며, 정신건강 서비스로의 접근이 보장될 수 있다. 가족과 합의한 모든 해결방법은 가족의 지원과 헌신으로 가장 잘 구현되어 긍정적인 변화의 가능성을 최대화한다. 가족구성원의 행동 중재 및 반응에 대한 지속적인 모니터링(평가)은 정신건강팀이 청소년 및 그 가족의 문제 관리 및 회복에 대한 공통된 이해를 계속 공유하도록 하는 데 필수적이다.

청소년과 가족의 정신건강 관리에 대한 완전한 참여가 치료결과에만 국한되어서는 안 된다. 간호사들은 청소년의 요구에 민감한 환경을 계획하는 데 필요한 것을 대상자로부터 많이 배울것이다. '가족친화적' 환경은 청소년, 특히 심각한 정서적 또는 정신적 건강 문제를 겪고 있는 아동 및 청소년의 특정 요구에 대응하는 프로세스도 포함해야 한다.

다양한 문화적 맥락에서 아동과 가족의 참여는 정확한 진단과 포괄적인 치료계획의 핵심이다. 대상자가 갖고 있는 특정 문화적 관행과 신념에 대한 간호사의 이해는 신뢰를 형성하는 데 필수적이다. 문화적 규범을 인식하는 방식으로 정보를 요청하는 것은 제공된 치료에 대한 대상자의 신뢰를 증진시킬 것이다. 간호사가 자신의 문화적 필요를 이해하고 문화적으로 건전한 회복계획에 대한 진정한 존중과 헌신이 있다고 대상자가 믿는다면 정확한 정보를 제공할 가능성이 더 크다.

아동

앞에서 설명한 것처럼 수많은 요인이 청소년의 정신건강에 영향을 미친다. 정신질환에 대한 가족력 또는 유전적 소인, 공존하는 의학적 또는 신경학적 문제의 존재, 발달 문제 또는 혼란스럽거나 박탈된 환경에서 자라는 것은 정신간호사가 사정하는 동안 염두에 두어야 하는 몇 가지 고려사항일 뿐이다. 또한 이러한 요소는 목표설정 및 간호계획의 방향에도 영향을 미친다. 간호계획은 사실 아동 및 청소년과 가족을 위한 회복계획이라는 것을 기억해야 한다. 그러므로 목표는 달성 가능해야 하며, 계획은 협력적으로 개발되어야 하고, 전략은 실용적이어야 하며, 아동과 부모가 함께 실행할 수 있어야 한다.

계획이 가족이 현실적으로 달성할 수 있는 것보다 간호사가 달성할 수 있는 것을 기반으로 한다면 회복을 위한 중장기적 성공이 심각하게 손상되고 치료의 연속성이 상실될 수 있다.

사례연구 19.1과 논의된 문제의 탐색은 몇 가지 핵심 개념을 보여준다.

청소년

청소년과 그 가족(보호자)이 의료시설을 방문할 때 치료를 통해 청소년의 신체적 · 정서적 · 정신적 상태 측면에서 원하는 결과를 얻을 것이라는 기대가 있다. 그러나 이러한 결과는 여러 상황적 요인으로 인해 달성되지 않을 수 있다. 그러한 요인 중 하나는 수치심, 죄책감 또는 당혹감으로 인해 청소년이 의뢰, 사정 및 치료 과정에 참여할 의지가 없거나 심각한 문제가 있음을 인식하거나 인정하지 않아서일 수 있다. 청소년을 위해 정신건강 관리를 제공하는 정신간호사는 잘못된 통찰력, 치료에 대한 저항 또는 권위에 대한 도전과 같은 영향요인이 정상적인 청소년 행동의 일부일 수 있음을 인정해야 한다. 정신간호사는 참여를 통해 청소년과의 관계 형성을 시도하고 청소년 치료계획에 대한 목적 의식을 함양해야 한다. 참여는 지속적인 대화 또는 파트너십에 대한 대상 아동의 승인이 있는 사람 중심의 상호작용을 기반으로 관계를 형성하는 과정이다. 따라서 참여의 중요한 요소는 진단 인터뷰 완료와 같은 정신건강관리의 공식적인 측면뿐만 아니라 발생하는 사회적 상호작용 및 비언어적 의사 소통을 포괄하는 관계구축을 의미한다. 정신건강 문제가 있는 청소년을 면담할 때 비언어적 의사소통이 언어적 상호작용보다 더 중요할 수 있다.

정신건강 전문가에게 언어는 의사소통을 열고 참여를 늘릴 수 있는 환경을 만드는 열쇠이다. 청소년은 특히 비속어와 관련하여 또래집단이나 하위 문화에 따라 다른 언어와 그들만의 용어를 사용할 수 있다. 청소년은 때때로 부모, 간병인 및 의료전문가에게 생소해 보이는 문화를 가지고 있을 수 있다. 청소년과 또래집단은 성인에게 익숙한 의미와 상당히 다른 의미를 가진 단어와 구를 사용할 수 있다. 예를 들어 '아프다', '나쁘다' 또는 '끔찍하다'는 '좋다'를 의미할 수 있다. 청소년을 담당하는 정신건강전문가는 자신이 이해하지 못하는 경우 해당 문구나 단어가 실제로 의미하는 바를 청소년에게 확인해야 할 수 있다. 이것은 불법약물 및 마리화나, 암페타민 또는 환각제에 사용되는 이름을 이야기할 때 특히 관련이 있을 수 있다.

언어를 이해하고 효과적으로 의사소통하는 것은 청소년과 교류하는 데 필수적이며, 지속적인 치료의 성공에 매우 중요하다. 앞서 이 장이 특정 분류된 상태를 다루지 않고 오히려 장애의 그룹화와 관련된 간호원칙을 다룬다고 밝혔다. 다음으로는 정신병, 우울 증상, 사회-정서적 문제, 위험 감수 및 기술 사용으로 인해 발생하는 행동을 가진 청소년의 참여를 촉진하는 정신간호의 원칙을 탐구해 본다.

비판적 사고 과제 19.3

소그룹 활동으로 우울하고 조심스러운 청소년과의 관계를 촉진하기 위해 간호사가 사용할 수 있는 몇 가지 전략에 대해 토론해 본다.

정신증 및 행동 문제

정신증과 조현병이라는 용어는 둘 다 같은 증상을 가진 동일한 장애를 나타낸다. 정신증은 아동 및 청소년 정신건강서비스와 첫 번째 삽화 발현이 있는 청소년을 위한 조기중재서비스에서 선호되는 용어이다. 이것은 '조현병'이라는 용어에 붙은 부정적인 연상과 낙인, 그리고 일부 사람들이 조현병 진단의 기준을 충족하지 못하는 급성 및 일시적 정신증 삽화를 경험한다는 사실 때문이다.

정신증은 일반적으로 청소년기 후반 또는 성인 초기에 나타나며, 80%가 18~30세에 첫번째 삽화를 경험한다. 아동기에 정신증 삽화를 보이는 것은 매우 드물게 나타나는 현상이다. 그럼에도 불구하고 정신증은 아동청소년의 발달과 전반적인 삶에 매우 파괴적인 영향을 미친다. 청소년기는 개성 및 독립심을 달성하는 것과 같은 중요한 발달과업을 달성하는 기간이지만 정신증으로 인해 이러한 발달과정에서 벗어날 수도 있다. 또한 청소년기는 교육에 참여하는 시기이나 정신증으로 인해 교육에 참여하지 못하게 되면 장기적인 결과를 초래할 수 있다. 아동청소년 정신질환자들은 성인 정신질환자와 동일한 증상을 경험한다. 이러한 증상에는 사고장애, 환각, 망상적 사고, 집중력 저하, 에너지/동기 부족 및 정서적 둔감 등이 있다. 이러한 증상이 모든 사람에게 나타나는 것은 아니나 아동청소년이라고 해서 이러한 증상이 조금만 나타나는 것은 아니다. 많은 경우에는 진단이 내려지기 전까지 정신증으로 이어지는 악화 기간이 있다. 이를 '전구증상' 단계라고 하며, 이 단계에서 적절한 조기 중재가 이루어질 경우 대상자의 발달에 긍정적인 결과를 가져올 수 있다. 따라서 치료되지 않은 정신증으로 발생할 수 있는 영향을 상쇄하기 위해 가능한 한 빨리 문제를 식별하는 것이 중요하다. 간호사는 이러한 미묘한 변화가 처음 인식될 때 첫 번째 접근 가능한 의료인일 수 있으며, 이러한 초기 변화를 인식하도록 간호사를 교육하는 것이 필요하다. 정신증 치료에는 일반적으로 약물이 포함된다. 치료에 선택되는 약물은 일반적으로 리스페리돈(Risperidone) 및 팔리페리돈(Paliperidone)과 같은 새로운 비정형 항정신병 약물에 중점을 둔다. 디아제팜(Diazepam) 또는 로라제팜(Lorazepam)과 같은 벤조디아제핀(Benzodiazepine)은 항정신병 약물의 효과가 나타나기를 기다리는 동안 치료 초기에 사용할 수 있다. 벤조디아제핀은 초조함과 수면 문제를 돕고 진정효과를 제공할 수 있다. 벤조디아제핀은 의존 가능성이 높기 때문에 장기간 사용하지 않아야 한다. 청소년에게 약물을 사용할 때의 적정 용량은 낮게 시작하여 천천히 올리는 것이 원칙이다.

목표는 정신증의 증상을 관리하는 데 도움이 되는 가능한 한 가장 낮은 유효 용량을 찾는 것이다. 가능한 한 가장 낮은 유효 용량의 약물을 사용하면 부작용을 최소화하는 데 도움이 된다. 아동 및 청소년은 약을 복용하는 다른 사람과 동일한 부작용을 경험한다. 그러나 리스페리돈 및 팔리페리돈과 같은 비정형 약물은 다른 약물보다 부작용이 적고 진정작용이 적기 때문에 기능 유지에 부정적인 영향이 적다. 이러한 약물은 체중 증가의 주요 원인인 식욕을 증가시키고 대사증후군의 후속 위험을 증가시키는 경향이 적다. 대사증후군은 심장질환의 위험을 증가시키는 체중 증가와 관련된 신체적 건강문제군 중 하나이다. 이 두 약물의 일반적인 부작용 중 일부는 근육 경련과 관절강직이며 또한 일부 경우 프로락틴 수치를 높이는 경향이 있고, 이는 성기능장애로 이어질 수 있다. 아동청소년들이 성기능장애에 대해 이야기하는 것을 창피하게 생각할 수 있음으로 민감한 주제에 대해 이야기하도록 지원하고 장려하기 위해 신뢰 있는 치료관계 형성이 필요하다. 정신건강교육을 제공하는 것은 간호사의 주요 역할이다. 약물의 효과(무엇을 하려는 의도인지)에 대한 정보와 부작용 및 이를 관리하는 방법에 대한 정보를 제공해야 한다. 부작용이 더 문제인 경우에는 다른 약물을 시도하도록 안내할 수 있으며, 이러한 변화의 필요성에 대해 대상자를 교육해야 한다. 약물 변경이 치료 실패가 아니라는 점을 강조하는 것이 특히 중요하다. 오히려 부작용이 가장 적은 가장 효과적인 약물을 찾기 위해 수행되는 것임을 대상자에게 설명한다. 이는 아동청소년 대상자에게 치료에 대한 희망을 갖도록 하는 정신간호 업무의 중요한 측면이다.

청소년의 발달과정에 대한 정신병의 영향을 감안할 때 정신사회적 중재도 중요하다. 청소년과 또래집단 및 교육과의 연결을 유지하는 것은 장 · 단기적 이점이 있다. 가능하면 정신건강 문제가 있는 청소년을 위한 특수교육시설을 찾아 이용해야 한다. 이러한 시설은 보다 개별화된 접근방식을 제공하며 일반적으로 특수교육이 필요한 청소년 교육에 전문성을 갖춘 훈련된 교사가 함께 소규모 학급을 운영한다. 이러한 특수학교를 이용할 수 없는 경우 정신간호사는 학교 상담교사 및 담임교사와 협력하여 정신증을 경험하는 청소년을 교육하는 데 도움을 줄 수 있다.

또 다른 선택은 학부모의 상당한 지원이 필요한 원격교육이다. 정신간호사는 이 과정을 용이하게 하기 위해 부모를 지원할 수도 있다. 간호사는 해당 지역에서 사용할 수 있는 관련 지원서비스, 의뢰 기준 및 이러한 서비스에 접근하는 방법을 알아야 한다. 일부 학교는 정신건강서비스와 협력하며, 학교와 긍정적인 협력관계를 구축하면 관련된 모든 혜택을 얻을 수 있다. 아동 및 청소년이 또래집단과 계속 연결되도록 지원하려면 창의성과 혁신이 필요할 수 있다.

정신증이 발병하기 전에 청소년의 관심과 활동에 대한 정보를 갖는 것은 무엇이 효과적일 수 있는지에 대한 통찰력을 제공한다.

정신증이 있는 청소년의 가족과 협력하는 것도 중요하다. 가족은 정신병이 있는 자녀를 지원하기 위해 할 수 있는 일이나 해야 할 일이 무엇인지 알지 못하는 경우가 많다. 궁극적으로 가족은 가족구성원

사례연구 19.1

한 어머니는 예방접종을 위해 4살 딸을 데리고 병원으로 왔다. 간호사에게 '점점 불안해'하고 '정리정돈에 대한 강박증'이 생긴 9살 아들 A가 가족에게 혼란을 주고 있어 걱정된다고 말한다. A의 가족은 11세와 4세의 누나와 여동생, 장기간 국내외 공연을 자주 다니는 음악가인 아버지로 구성되어 있다. 간호사는 어머니와 공감하고 그녀의 우려를 확인하고 의사에게 소개하였으며 정신건강센터 아동청소년 담당자에게 연락할 것을 추천했다. 어머니는 살고 있는 지역의 정신건강센터에 연락하기로 결정한다. 전화를 받은 정신건강 간호사는 어머니에게 자녀가 매우 불안해하는 것처럼 보이기 때문에 정신건강팀 구성원의 추가 사정이 필요하다고 어머니를 안심시킨다. A는 긴장을 풀 수 없고 부적응적인 행동(과도한 정리정돈)이 발달하는 것처럼 보인다. 게다가 그의 불안은 남매 관계에 부정적인 영향을 미치고 있다. 간호사는 전화로 구체적인 정보를 수집하고 다음 팀 회의에서 논의될 것이며, 추가 사정을 위해 그녀와 그녀의 남편 및 아들을 위한 약속에 관해 일주일 이내에 전화를 받게 될 것이라고 어머니에게 설명한다.

사례 관리: A

A의 어머니가 아들의 문제에 대해 설명한 후 정신건강 간호사는 이 가족을 돕는 정신건강팀의 역할을 예측할 수 있었다. 어머니는 자신의 우려가 충분히 근거가 있다고 확신했다. 간호사는 추가 대면 인터뷰 계획을 세울 수 있도록 임상팀과 사례(평가)를 논의하는 데 필요한 정보를 수집하는 데 시간을 조금 더 할애했다. 어머니는 다른 약속(구현)에 대한 전망에 안심했고 그녀의 초기 우려가 정당화되었다고 느꼈다. 가족과 정신건강서비스 간에 치료적 동맹이 시작되었다.

이 초기 과정은 가족을 치료적 동맹에 참여시키는 간호사의 역할 시작을 반영하고 가족에게 긍정적인 인상을 주는 데 각 팀원의 역할이 얼마나 중요한지를 강조한다(직접 만나기 전). 가족이 초기 전화통화에서 얻은 인상은 정신건강팀과의 추가 상호작용에 대한 인식에 영향을 미칠 수 있다. 또한 정신건강 간호사와 다른 팀원에 대한 부모의 자신감은 자녀와 형제 자매가 경험하는 자신감에 가장 큰 영향을 미칠 것이다. 이것은 모든 가족구성원이 아동의 회복에 관여할 것이기 때문에 중요하다.

청소년 및 가족과의 치료적 관계의 기초 및 구축은 일반적으로 초기 전화통화 또는 대면 인터뷰 시간에 시작된다. 인터뷰는 문제가 있다는 것을 인식하지 못하고 정신건강서비스 평가에 참석하는 이유를 완전히 이해하지 못하는 청소년에게는 어려울 수 있다. 숙련된 정신건강 간호사는 이 기회를 이용하여 예약의 필요성에 대한 청소년의 이해를 확립할 수 있다. 해당 아동이나 청소년이 확신이 서지 않는 것 같으면(또는 인정하고 싶지 않은 것 같으면) 종종 가정에서 발생하는 몇 가지 어려움에 대해 설명하도록 격려받을 수 있다.

문제에 대한 아동·청소년의 인식과 치료 목표, 그리고 부모의 인식을 명확히 하는 것이 중요하다. 간호사의 역할은 어려움의 표현을 용이하게 하고 대상자와 가족이 회복에 관해 가지고 있는 목표를 명확히 하는 것이다. 이는 모든 당사자(아동, 가족 및 정신건강팀)가 치료계획에 동의하기 위해 필요하다.

사례연구 18.1은 이러한 주요 문제를 보여준다. 이러한 상황에서 주의력결핍 과잉행동장애와 같은 진단이 나타날 수 있지만 진단분류에 우선순위를 두기보다 제시된 문제와 관련 어려움에 집중하는 것이 중요함을 보여주는 사례이다. 진단적 논쟁과 관련된 것은 잠재적으로 아동과 가족의 개별적인 필요에서 보살핌의 초점을 잘못 돌릴 수 있다.

에게 가장 큰 몫을 제공하며, 가족구성원이 효과적이고 도움이 되는 방식으로 이를 지원하도록 돕는 것은 청소년과 가족 모두에게 상당한 이점이 될 수 있다. 또한, 청소년의 정신증 진단이 가족에게 미칠 수 있는 영향을 인식하는 것이 중요하다. 그들은 자녀의 미래 잠재력을 상실할 수 있다는 슬픔이나 시간이 지남에 따라 일어날 일에 대한 두려움으로 반응할 수 있다. 가족구성원은 또한 꿈과 열망을 달성하고 정신증의 일상적인 영향을 관리하도록 돕기 위해 무엇을 해야 하는지 아는 데 무력감을 느낄 수 있

사례연구 19.2

T는 부모와 함께 지역사회 정신건강복지센터에 처음으로 참석하는 6살 소년이다. 그는 세 자녀 중 맏이이며 남동생과 여동생이 있다. 그의 부모는 T가 세 살이 되기 직전에 행동이 급격히 증가했다고 보고한다. 'T는 항상 시속 160km로 계속 뛰어다녔어요'라고 그의 어머니가 말했다. T의 아버지는 '제가 T를 통제하려고 설정한 한계가 많을수록 더 나빠졌습니다'라고 동의했다. T는 자신이 여기 온 이유를 알고 있느냐는 질문에 단순히 '제가 장난꾸러기여서요'라고 대답했다.

사례관리: T

숙련된 정신건강 간호사는 객관적인 언어를 사용하여 이러한 의견을 명확히 하려고 시도하고 궁극적으로 부모가 변화의 우선순위로 간주하는 특정 행동을 식별한다. 간호사는 부모의 목표를 아들의 목표와 일치시키려고 노력할 것이다.

T가 '장난스럽다'는 인식에 대한 간호사는 '장난꾸러기? 무슨 뜻인가요?'라고 질문하여 T의 대답을 들어볼 수 있다. 이때 간호사의 목표는 T의 특정 행동에 태그를 지정하기 위해 특정 단어를 사용하도록 안내하는 것이며, 이러한 단어가 부모가 식별한 단어와 일치하는 경우 양 당사자가 모두 만족할 수 있는 결과를 달성하기 위한 간단한 목표를 개발할 수 있다. 무슨 일이 일어나고 있는지 보는 방법에 대한 T의 설명은 간호사가 관련 문제가 무엇인지 더 정확하게 파악하는 데 도움이 될 수 있다. T와 간호사는 추가로 다음과 같은 대화를 나눴다.

간호사 : 장난? 그게 무슨 뜻이야?
T : 내가 도망치거나 비명을 지르는게 장난이에요.
간호사 : 그래서, T는 도망을 가는 거야?
T : 동생이 세 살인데 걔도 도망쳐요. 동생이 도망치면 엄마가 쫓아가요.
간호사 : 그리고 동생이 소리도 질러?
T : 아니요, 하지만 제 여동생이 소리를 지르면 아빠와 엄마는 여동생하고 함께 놀아주세요.

이 대화는 적극적인 경청을 통해 간호사가 T의 행동에 대한 가능한 설명을 제공하는 가족 역학에 대한 몇 가지 매우 구체적인 정보를 수집한 방법을 보여준다. T의 행동은 동생들이 도망치거나 소리를 질렀을 때 받는 것과 같은 부모의 관심을 받기 위해 동생들의 행동을 흉내 내는 것일 수도 있다.

이 사례연구에서 예시한 바와 같이 아동 및 청소년 및 그 가족과의 만남은 간호사 및 기타 팀원이 어떻게 청소년을 지속적인 치료에 참여시킬 수 있고 치료가 추가 발견에 의해 영향을 받을 수 있는지를 보여준다. 아동 및 가족과 건전한 치료적 동맹을 맺는 것은 성취이지만, 동맹에도 양육이 필요하다.

일반적으로 치료적 동맹은 간호사-대상자 관계에서 존중이 가장 중요할 때 달성된다. 성인과 마찬가지로, 아동 및 청소년은 진정한 존경심으로 대우받을 때 가장 긍정적으로 반응한다. 이들은 자신의 말을 듣고 선택을 하고 문제 해결에 기여할 기회가 주어졌을 때 존중 받는다고 느낀다. Roberts 등(2015)의 연구는 선택하는 것이 아동에게 결정을 내리는 데 있어 가치 있는 연습의 기회를 제공하고 문제 해결을 위해 아동에게 독립적인 용기를 제공한다고 이야기한다. 모든 행동에 의미가 있다는 인본주의적 아이디어에 대한 믿음으로 인해 청소년의 선택을 촉진하고 문제 해결 기회를 촉진하려는 정신건강 간호사의 헌신이 더욱 강화될 것이다. 정신건강 간호사가 관찰하는 행동 이면의 의미를 탐구한다면 행동을 수정하고 긍정적인 변화를 촉진하기 위한 적절한 전략을 계획할 수 있다.

정신건강복지센터는 극심한 정서적 고통을 겪고 있는 많은 아동과 함께 일하고 있다. 어떤 사람은 자신의 고통을 내면화하고 위축되고 우울해질 수 있다. 다른 사람은 감정적 고통을 외면화할 수 있다. 이런 일이 발생하면 아동은 경직된 사고, 강박적인 행동패턴, 동요, 충동 및 심한 경우 공격성을 포함할 수 있는 변화된 행동을 보일 것이다. 간호사가 아동과 치료적 동맹을 맺었다면, 공유된 신뢰와 존중은 선택권과 문제 해결의 기반을 제공할 것이다. 실제 사례(사례 18.3)가 이 개념을 가장 잘 설명하고 있다.

사례연구 19.3

F는 12세이며 함께 살고 있는 어머니와 함께 처음으로 CYMHS에 참석했다. 그녀의 남동생은 3년 전 부모님이 별거한 이후로 아버지와 함께 살고 있다. F의 어머니는 지난 2년 동안 F의 기분이 점진적으로 변화하는 것에 대해 매우 걱정하고 있다. 그녀는 화를 내고 예측할 수 없는 행동을 하게 되었다고 하며, 전하는 바에 따르면 조용하지만 자신감이 있었던 어린 시절과는 다른 극적인 변화라고 한다. 그녀의 어머니는 F가 충동적으로 집에서 뛰쳐나와 복잡한 길에서 무모하게 자전거를 타는 것과 같은 위험한 행동을 하는 경우를 이야기한다. 정신건강팀의 구성원이 만났을 때 F는 처음에는 수동적이며 눈맞춤을 거부하고 어머니와 간호사 사이의 대화를 무시하고 직접 말을 해도 응답을 거부하는 것처럼 보인다. 그러나 대화 중에 F는 여러 번 그녀의 어머니가 제공한 정보에 반대하는 적대적인 말을 하여 끼어든다.

사례관리: F

필요한 기술

F가 초기 사정에 참여하기를 거부하고 있지만 그녀의 행동과 짧은 말은 평가 정보의 귀중한 자료가 되었다. 간호사는 F의 행동과 그녀의 의견을 기록하여 문서화할 것이다. 이것은 일부 가족 역할을 반영하고 F가 현재 삶에 대해 어떻게 느끼는지 어느 정도 표현한다. 간호사의 다음 진행 단계는 감정적이지 않고 덜 위협적인 공통 관심사에 F를 참여시키는 것이다.

간호사는 F를 너무 일찍 참여시키려고 하기보다 현명하게 기회를 기다리는 것을 선택한다. 이는 초기 인터뷰가 거의 끝나갈 무렵까지 이어졌으며, 간호사가 평가가 거의 완료되었다고 말하자 F는 '끝날 때가 됐지'라고 투덜거린다. '그냥 차에 타고 새 CD를 듣고 싶다'라고 이어서 말한다 간호사는 이 기회를 잡는다.

간호사 : 아, 새 CD… 어느 그룹의 노래야?
F : 선생님 아는 사람은 한 명도 없어요.
간호사 : 아닐 수도 있지만 …

F는 놀랍게도 간호사가 최근에 같은 CD를 구입했으며 어른도 밴드를 알 수 있다는 사실은 F를 충격과 감탄에 휩싸이게 했다.

간호사 : 그럼 2주 후에 만나요?
F : 음악하느라 너무 바쁘지 않다면.

F의 단어 선택('내가 너무 바쁘지 않다면…')은 그녀가 여전히 그녀의 선택권을 열어 둔 채로 관심이 없는 것처럼 보이려고 노력하고 있음을 나타낸다.

접근방식 및 결과 달성

아동과 청소년이 항상 쉽게 참여하는 것은 아니다. 종종 정신건강 지원의 필요성에 기여하는 요인이 다른 사람을 신뢰하는 능력에 영향을 미치기도 한다. 많은 경우에 아동은 어른에게 실망감을 느꼈으며 이를 인식하는 간호사는 처음에는 자신의 방식으로 참여할 수 있는 시간을 허용하여 취약한 치료동맹이 점차 강화될 수 있도록 관계를 이끌 수 있다. 사례에서 F의 적대감은 무시되었지만 간호사는 대신 F의 연약한 존엄성을 보존하기로 결정했다. 건전한 결정을 내리는 F의 능력을 존중하면서 간호사는 F가 2주 후에 면담에 올 것이라고 단정하지 않고 질문으로 이를 확인하는 것에 그쳤다. 이러한 접근방식은 F에게 선택의 여지가 있음을 알려주어 안심시키기 위한 것이었다. 2주 후에 면담에 오겠다고 F가 선택한다면 이는 F가 자신에게 문제가 있음을 인식하고 있다는 것과 이를 해결하고자 하는 방법을 찾고 있다는 F의 용기와 의지를 보여줄 것이다.

다. 가족이 정신증 진단에 어떻게 반응하는지 이해하는 것이 중요하므로 이 과정을 통해 가족을 지원할 수 있다.

행동 문제

아동기와 청소년기의 행동문제는 복잡하고 해결하기 어려울 수 있다. 일반적으로 조기중재가 가장 효과적인 접근방식이기 때문에 우려되는 행동을 조기에 식별해 할 수 있어야 한다. 유치원이나 정규교육의 초기 단계에서 할 수 있다. 일반의, 소아과 의사, 아동 및 가족 간호사, 보건교사 및 기타 1차 보건의료 환경에서 일하는 간호사도 행동 문제를 조기에 식별하는 데 참여할 수 있다.

아동 및 청소년이 일으키는 문제행동의 원인은 다면적이다. 어떤 경우에는 가정폭력이나 신체적 · 정서적 또는 성적 학대와 방임 또는 학대에 대한 반응일 수 있다. 외상은 청소년의 행동관리 능력에 중대한 영향을 미친다. 아동은 일관되고, 신뢰할 수 있고, 안전하고 예측 가능한 환경에서 성장해야 한다. 일부 부모는 가난과 삶의 어려움으로 인해 자녀가 건강하고 적응력 있는 방식으로 발달하도록 지원하는 최선의 방법에 대한 이해가 적을 수 있다. 엄마나 다른 주양육자와 아기 사이의 유대 과정을 '애착'이라고 하며, 이러한 애착관계의 결렬(예 엄마가 우울증을 겪고 있는 경우)은 아동이 발달함에 따라 장애행동을 유발할 수 있다. 애착관계의 주요 역할은 영아가 항상 안전한 기반으로 돌아갈 수 있다는 것을 알고 세계로 모험을 떠날 수 있는 안전한 기반을 제공하는 것이다. 자녀에게 감정조절을 가르치는 부모는 감정에 대한 언어를 제공하고 인생의 기복을 관리하도록 돕는다. 부모가 이러한 기술을 개발하도록 아동을 지원할 수 없는 경우 이유가 무엇이든, 아동은 자신의 행동을 조절하는 데 더 큰 어려움을 겪을 수 있다.

아동 및 청소년의 문제 행동에 대한 가장 효과적인 중재는 부모 또는 보호자와 협력하여 기술개발을 지원하고 어려운 행동을 관리하며 보다 적절한 행동 발달을 촉진하는 전략을 제공하는 것이다. 이는 다양한 접근방식과 기술에 대한 훈련을 받은 정신간호사를 포함한 다학제팀이 수행하는 전문 협업으로, 일부 중재는 직관적이지 않을 수 있기 때문에 훈련이 필수적이다. 이러한 치료적 노력의 성공에는 시간과 끈기가 필요하므로 장기적으로 모든 가족구성원과 긍정적이고 지지적인 관계를 발전시켜야 한다. 아동이나 청소년이 자신의 행동을 보다 효과적으로 관리하도록 지원하면 삶의 모든 영역, 특히 교육, 가족 관계 및 기타 사회적 관계에서 성공할 가능성이 높아진다.

American Academy of Child and Adolescent Psychiatrists(2007; p.136)는 부모 관리 훈련에 중점을 둔 유용한 중재의 간략한 목록을 제공한다.

1. 파괴적 행동의 긍정적 강화를 줄인다.
2. 친사회적이고 수용 가능한 행동을 강화한다. 긍정적 강화는 다양하지만 부모의 관심이 더 중요하다. 결과는 일반적으로 일종의 시간 초과 또는 권한 상실로 구성된다.
3. 파괴적인 행동에 대한 처벌을 적용한다.
4. 예측할 수 있는 우발적인 행동에 즉각적으로 부모가 반응하도록 한다.

사례연구 19.4에서는 생애 처음으로 정신증 삽화를 경험하는 한 청년을 살펴본다.

우울 및 자살

우울증과 자살 위험은 지역사회의 주요 관심사이다. 최근 데이터는 소셜 미디어의 영향으로 자살의

사례연구 19.4

15세 소년 D가 병원에 입원했다. 그는 몇 달 동안 마리화나를 피운 결과 정신병적 삽화를 경험하고 있다. 그는 환청(자신이 쓸모 없고 주위에 귀찮은 사람이라고 말하는 목소리)을 들었다. 지난 6개월 동안 D의 학업 성취도가 떨어졌고 그는 친구 및 가족과 격리되었다. 지난 2개월 동안 그는 부모와 형제자매에게 언어적·신체적 학대를 가했다.

사례 관리: D

D와 같은 청소년이 정신증의 첫 번째 삽화를 경험하는 것은 드문 일이 아니다. D의 간호를 고려할 때 간호사의 최우선순위는 D가 신체적으로 안전하고 주변 사람도 안전하다고 느끼는 것이다. 정신증적 현상에 의해 사람의 생각이 바뀌면 두려움과 불안의 결과로 비이성적으로 행동할 수 있다. 여기에는 공격적인 행동이 포함될 수 있으며, 이는 종종 겁이 나거나 위협을 받거나 압도되는 느낌에 대한 반응일 수 있다. 간호사가 침착하면서도 자신감 있는 모습을 보여주고 'D, 당신이 겪고 있는 일이 끔찍할 것 같아요. 당신은 여기에서 안전합니다. 우리가 도와드리겠습니다.' 단호하지만 조용하고 진정한 공감이 담긴 짧고 분명한 말을 전한다면 D와 그의 가족에게 위안이 될 것이다. D가 무슨 말을 하든, 그가 들었음을 분명히 하는 것이 중요하다. 이 단계에서 간호사는 D가 말로 표현할 수 있는 비합리적인 생각에 대해 이의를 제기하지 않아야 한다. 오히려 그는 자신의 혼란과 고통을 말로 표현하도록 격려되어야 한다. 이것은 그의 동요를 확산시키는 데 도움이 될 수 있고 그의 기분을 더 차분하게 하여 그가 공격적이 될 위험을 줄일 수 있다.

또 다른 중요한 우선순위는 D의 가족을 가능한 한 빨리 참여시켜 그들이 다시 D를 지원할 수 있도록 필요한 지원을 제공하는 것이다. 가족은 일반적으로 가족 건강의 정확한 병력을 제공하는 데 가장 도움이 될 것이다. 이것은 정신질환에 대한 가족적 소인과 발병의 특성을 식별하는 데 도움이 된다. 이 정보는 정신건강팀이 질병의 가능한 중증도와 예후를 설정하고 긍정적인 결과의 가능성이 더 높은 개별 치료계획을 구성하는 데 도움이 될 수 있다. 정신질환에서 회복하려면 가족, 친구 및 기관 직원의 높은 수준의 지원이 필요하다. 모두가 협력할 때 최상의 예후와 삶의 질을 얻을 수 있다.

정신증을 겪고 있는 청소년을 간호하는 일은 매우 어려울 수 있다. 그러나 정신간호사가 청소년과 효과적으로 관계를 맺고 회복을 향한 어려운 시기를 통해 대상자와 가족을 지원할 수 있다면 매우 보람 있는 작업이 될 수 있다. 일단 안전이 확립되고 청소년과 그 가족이 초기 경험의 충격에 적응하고 직원과 협력하기 시작하면 중장기적인 증상 완화와 회복을 위한 정신교육을 시작할 수 있다.

정신증에서 회복하려면 그룹 치료를 통한 재사회화와 또래 지원에 중점을 둔 개인목표 설정 및 사회적 네트워크 재구축을 포함한 다양한 중재가 필요할 수 있다. 개별목표, 계획, 동료 지원 및 그룹 치료는 각각 사회적으로 적응하고 수용 가능한 행동을 촉진할 수 있다. 청소년기는 권위에 도전하고 사회규범에 반대하는 개인 발달의 시기이다. '정상적인' 청소년 행동은 치료를 통해 억압되어서는 안 됨을 인식하고 지원하여 청소년이 정신증 삽화의 잔류 효과를 최소화하면서 또래집단 및 가족에게 돌아갈 수 있도록 해야 한다. 입원은 장기적인 측면으로 볼 때 D의 상태에 부정적일 수 있다.

수치가 다시 증가하고 있음을 보여준다.

자살을 시도한 청소년이 경험한 정신적 · 신체적 외상은 부모/보호자가 표현한 두려움과 슬픔을 포함하여 모든 사람이 받아들이기 어려울 수 있다. 치료팀의 최우선 과제는 청소년의 안전을 확인하는 동시에 가족을 지원하는 것이다. 청소년 자살과 자해시도는 의료전문가와 가족에게는 자살률이 어떤지 사람들이 왜 자살을 시도하고 자살을 하는지에 대한 질문을 하게 되는 기회가 되기도 한다. 간호사가 이러한 문제를 청소년 및 그 가족과 직접 편안하게 다룰 수 있도록 의사소통하는 기술을 개발하는 것이 중요하다. 이는 특히 자살을 시도한 청소년과의 접촉이 잦은 영역에서 일하는 간호사(응급실, 보건진료원, 응급치료팀 또는 정신건강복지센터에서 일하는 정신간호사)에게 필수적이다.

우울하거나 자살하려는 청소년과의 관계는 사회적으로 위축되고 고립적인 행동을 하는 경향이나 인지장애로 인해 매우 어려울 수 있다. 간호사는 일상적인 간호, 사회적 상호작용, 그룹 및 개별 치료를 통해 청소년과 관계를 맺을 수 있다. 대상 청소년과 오랜 시간을 함께 보내고 하루 종일 기분이 변할 때 옆에 있는 간호사는 종종 청소년의 정서적 또는 신체적 안전에 대한 위험이 미묘하게 증가함을 경험할 수 있다. 필요에 따라 청소년에게 안심시킬 수 있는 간호사의 능력은 청소년이 가장 적절한 시간에 간호사와 문제를 자유롭게 논의할 수 있도록 도와준다.

간호사에게 혼란을 줄 수 있는 문제는 때때로 임상적으로 우울한 청소년이 공격적인 특성이나 행동을 보일 수 있다는 것이다. 일부 청소년은 자신의 감정을 말로 표현하지 못한다. 결과적으로, 고통을 표현하는 유일한 수단은 자신이나 다른 사람에 대한 언어적 또는 신체적 공격을 통한 것일 수 있다. 신체활동, 스포츠, 음악 또는 예술에 참여하는 것이 도움이 될 수 있다. 청소년의 물리적 공간과 활동을 공유하는 것은 치료적 동맹을 형성하는 데 도움이 될 수 있다. 정신간호사는 기분전환 활동에 청소년을 더 많이 참여시키고 치료관계를 발전시킬 수 있다. 친구를 사귀는 것이 청소년 치료의 전환점이 될 수 있다.

사례연구 19.5는 자해하는 14세 소녀를 살펴본다.

비판적 사고 과제 19.4

J와 치료적 동맹을 맺는 데 있어 잠재적인 장벽을 나열하시오.

사례연구 19.5

J는 지난 1년 동안 또래집단에서 점점 멀어진 14세 소녀이다. 그녀는 이전에 다니던 학교에서 우수한 학생이었지만 지난 4개월 동안 학교성적이 눈에 띄게 떨어졌고 숙제를 거의 하지 않았다. 그녀는 더 이상 네트볼을 하거나 운동 동아리에 참석하는 데 관심이 없다. J의 어머니는 J가 자신에게 공격적이었고 사용 가능한 모든 날카로운 물건으로 자신의 손목을 그어 다치게 했다고 말했다. J의 주치의는 입원 6주 전에 항우울제를 처방했지만 정신상태에는 변화가 거의 없었다고 말한다.

사례관리: J

J는 인지행동치료, 가족치료, 개별 정신치료 및 약물치료를 포함할 수 있는 집중치료가 필요하다. J의 치료 중에는 정신사회적 문제도 고려해야 한다. 여기에는 학교 문제에 대한 탐색과 J가 신체적·정서적 또는 성적 학대를 당할 위험이 있는지 여부가 포함될 수 있다. 또한 그녀의 우울증에 기여한 상당한 요인이 있었을 수 있다.

J와 같은 청소년을 도울 때 정신간호사는 관계를 구축하고 참여를 유지해야 한다. 해결해야 할 민감한 문제가 많기 때문에 초기 면담에서 대상자의 신뢰를 얻는 것이 중요하다. 성인의 도움을 구하는 청소년이 자신이 신뢰하는 사람의 진정성을 어떤 식으로든 의심한다면 치료적 관계를 개발하는 데 항상 시간을 할애하지 않는다.

어떤 경우에는 자신에게 해를 입히는 행동이 심각한 정서적 디스트레스와 정신적 디스트레스에서 벗어날 수 있다는 느낌을 받을 수 있다. 따라서 간호사가 이러한 가능성을 인식하고 청소년을 돌보는 동안 그들이 도움을 요청하게 한 행동에 대해 판단 받지 않고 존중받는다고 느끼도록 모든 노력을 기울여야 한다. 상처 치료와 같은 의료는 신중하고 전문적으로 다루어야 한다. 청소년을 보살피는 주요 측면은 현재의 안전 수준을 설정하고 이를 가장 잘 달성할 수 있는 방법에 대해 그들과 협력하는 것이다. 이들이 적절한 지원 네트워크를 가지고 있는지 확인하여 미래에 보다 적응적인 방식으로 도움을 얻기 위해 이러한 연결을 강화할 수 있도록 하는 것이 도움이 될 것이다.

청소년의 자해

자해는 특정한 일련의 행동을 말하지만, 이 용어는 자살 행동 및 사고를 포함한 더 넓은 범위의 문제를 포괄하기 위해 다소 느슨하게 사용되고 있다.

자해는 특히 자살 의도가 없는 의도적인 자해 또는 중독을 나타낸다. 이것은 자해가 자살 생각이나 행동과 결코 관련이 없다는 것을 의미하지는 않지만 자살의도가 없는 자해와 자살 생각의 맥락에서 자해를 명확하게 구별하는 것이 중요하다. 이러한 구분의 이유는 자살 행동 및 사고와 비교하여 비 자살적 자해를 관리하는 데 필요한 다양한 원인 및 중재와 관련이 있다. 자해는 질병이 아니라 개인적인 고통의 표현이며 사람이 자신을 해치는 데에는 다양한 이유가 있음을 명심하는 것이 중요하다(NICE, 2004).

자해는 15~19세 여성 중 인구 10만 명당 371.4명의 유병률로 상당히 일반적이다. 남성의 가장 높은 비율은 10만 명당 163.4명으로 30~34세 그룹에서 발생한다(Hungerford, et al., 2018). 전체 평생 유병률은 16.9%이며 평균 시작 연령은 13세이다. 자해의 가장 흔한 이유는 생각이나 감정에서 벗어나기 위한 것이고, 가장 빈번한 자해행동은 칼로 긋는 행동이다(American Academy of Child and Adolescent Psychiatrists, 2018). 실제로는 다양한 자해행동이 나타난다. 자해를 하는 젊은이는 일반적으로 부상을 치료하기 위해 일반병원이나 병원 응급실에 내원한다. 그들은 부모, 교사 또는 관심 있는 친구가 병원에 데려오거나 이들에 의해 보내진다.

자해는 학대 및 외상을 포함한 다양한 원인에서 발생하는 고통의 감정을 관리하기 위한 대처 메커니즘으로 사용된다. 어떤 경우에는 청소년 또래그룹 사이에서 유행이 되며 또래그룹에 어울리기 위해 수행되기도 한다. 따라서 자해를 하는 청소년을 평가할 때 자해행동의 동기를 이해하는 것이 중요하다. 학대나 외상의 이력이 근본 원인으로 밝혀지면 이 문제의 성격과 정도를 이해하는 것이 중요하다.

이것은 학대와 외상의 경험에 수반되는 높은 수치심과 당혹감 때문에 어려울 수 있다. 불안, 우울증 또는 정신증과 같은 근본적인 정신질환도 자해행동에 기여할 수 있으며, 이를 자해 행위에 대한 사정의 일부로 식별하는 데 도움이 된다.

비판적 사고 과제 19.5

개별적으로 또는 그룹으로 브레인스토밍 세션을 갖고 아동 및 청소년 정신건강 간호사가 필요로 하는 모든 기술을 나열하시오. 지역사회 정신건강 간호사나 입원환경에서 일하는 정신건강 간호사에게만 해당될 수 있다고 생각하는 기술로 이를 세분화하시오.

중재

의료팀의 모든 구성원은 비판단적인 접근방식을 사용하여 자해 대상자를 존중과 예의를 가지고 대하는 것이 중요하다. 여기에는 분류, 사정 및 치료에 종사하는 간호사와 정신건강 평가를 수행하는 간호사가 포함된다. 자해 대상자는 종종 자신의 행동을 부끄러워하고 자해행동에 대한 이해 부족으로 인해 다른 사람의 판단과 차별을 두려워한다. 진정한 관심과 수용의 자세를 취하는 것은 강력한 치료효과를 낼 수 있다. 자해에 대한 즉각적인 중재는 발생한 부상을 관리하는 데 집중해야 한다. 여기에는 봉합술, 드레싱 또는 감염관리가 포함될 수 있다. 대상자의 신체적 건강 관리 요구사항이 해결되면 정신간호사가 간호사정을 하는 것이 일반적이다. 이것은 가능한 한 빨리 수행되어야 하며 만약 평가가 우선시되는 것이 안전한 경우 신체건강 관리가 완료되기 전에 수행할 수 있다. 자해 대상자와 만나게 되는 모든 직원은 수용적이고 존중하며 비판적이지 않은 접근방식을 채택해야 한다.

자해 대상자는 자신이 아는 유일한 방법으로 디스트레스를 관리한다는 사실을 기억해야 한다. 자해 대상자, 특히 학대나 외상을 겪은 사람은 일반적으로 주변 사람의 반응에 과민반응을 보이기 때문에 긍정적인 치료 자세를 유지하는 것이 중요하다. 일부 간호사에게 자해는 부정적인 시각으로 보여질 수 있기 때문에 이것은 특히 중요한 전략이다. 이는 아마도 이 사람이 경험하는 디스트레스의 수준과 이 디스트레스를 관리하기 위해 사용된 명백한 비효과적인 방법에 대한 이해의 부족 때문일 수 있다.

자해 대상자에 대한 사정 목적은 그들의 행동 정도와 빈도를 이해하는 것이다. 자해행동의 동기를 이해하는 것도 중요하다. 이것은 우리가 근본적인 문제를 해결할 중재를 개발하기 위해 그 사람과 협력하는 데 도움이 될 수 있다.

일부 자해 대상자는 지속적인 외상과 학대에 노출되거나 다양한 이유로 자신의 행동을 멈추는 것이 극히 어렵다는 것을 알게 된다. 그러한 상황에서 자해가 예측 가능한 미래에 계속될 가능성이 높다는 것을 받아들이고 피해 감소전략을 식별하는 것이 초점이 되어야 한다. 피해 감소는 고통을 관리하는 덜 해로운 방법을 찾아 자해행동으로 인해 발생할 수 있는 피해를 최소화하기 위해 그 사람과 협력하는 것이다. 이것은 사람이 손목에 고무밴드를 부착하게 하고 자해의 필요성을 느낄 때 고무밴드를 튕기도록 하는 것과 같이 간단한 것일 수 있다. 고무줄의 통증은 칼로 긋는 고통을 모방하고 동일한 목적을 수행할 수 있다. 장기적으로 다양한 심리 및 대화 요법이 자해 대상자에게 도움이 될 수 있다. 대표적으로 인지행동치료와 변증법적 행동치료가 있다. 이러한 치료법은 정신간호사를 포함하여 적절하게 훈련되고 자격을 갖춘 실무자가 제공한다.

아동 및 청소년을 대상으로 하는 모든 영역과 마찬가지로 가족 또는 보호자와 함께 참여하는 것은 자해 중재의 중요한 부분이다. 부모와 돌봄제공자가 자해행위를 이해하도록 도우면 가족 내 대인관계 갈등을 줄일 수 있다. 가족구성원이 자녀를 지원하기 위한 전략을 개발하도록 돕는 것도 도움이 될 수 있다. 자해행동에 대해 알고 어린 가족구성원에게 지원과 보살핌을 제공하는 방법을 개발하고 문제에 대해 열린 마음으로 이야기하면 자해로 인한 고통과 어려움을 개선하는 데 도움이 될 수 있다.

청소년의 위험 감수

청소년의 위험을 감수하는 일부 행동은 종종 정상적인 발달과 청소년기에서 성인기로의 전환의 일부로 간주된다. 문제가 있거나 위험한 행동은 담배 사용, 폭음, 대마초 또는 기타 약물 사용, 무모한 운전 및 위험한 성행위를 포함하여 다양한 형태를 취할 수 있다. 청소년기의 뇌는 여전히 발달하는 중이고, 청소년은 의사결정에서 또래의 영향을 크게 받으며, 이는 또래 따돌림을 피하기 위해 충동성과 위험한 행동을 증가시키는 것으로 이어진다. 또한 특정 성격 요인과 청소년의 위험 감수 사이에는 신경생물학적 연관성과 상관관계가 있는 것으로 보이며, 여기에는 더 높은 수준의 위험 내성, 감각, 스릴 추구 및 충동이 포함된다.

위험 감수는 일부 청소년에게 실험적이며 정체성과 가치, 사회적 및 재정적 독립성, 동료집단에 대한 탐색의 일부를 형성하게 한다.

그러나 청소년 4명 중 1명 꼴로 위험 감수는 정신적·신체적 건강에 영향을 미칠 수 있으며, 이미 정신건강이 좋지 않은 청소년에게 부적응적 대처전략일 수 있음이 밝혀졌다.

가정, 학교, 지역사회 내에서의 교육과 역할 모델은 청소년에게 사회적으로 책임 있는 방식으로 행동

박스 19.3 청소년의 의료서비스 접근 장애요소

5C:

- Cost of care: 치료 비용
- Confidentiality: 비밀유지와 비밀유지 실패 대한 두려움
- Compassion: 동정심 – 발달 단계에 민감한 비판단적 임상의 부족
- Clinical skill: 임상 기술 – 의사의 의사소통 부족(예 전문용어 사용) 및 우울증, 불안 또는 효과적인 피임 요청 등과 같은 일반적인 문제에 대한 근거 기반 관리 부족
- Convenience: 편의성 – 적시에 예약하기 어려움

그리고 D

- Developmental issues: 발달문제 – 부끄러움, 빈약한 자기정체성 요구, 제공되는 서비스들에 대한 정보부족, 의료시스템 및 건강요구 표현에 대한 경험이 거의 없음, 건강정보부족

출처: Reproduced with permission from The Royal Australian College of General Practitioners from: Sanci L, Webb M, Hocking J. Risk-taking behaviour in adolescents. Aust J Gen Pract 2018;47(12):829 - 34. Available at www1.racgp.org.au/ajgp/2018/december/risk-taking-behaviour-in-adolescents

하는 방법을 가르치는 것이 중요하다. 또한 임상의의 조기발견이 중요하고 위험을 감수하는 행동에 대해 이야기할 기회가 있다면 대화를 하는 것이 좋다.

청소년은 의료서비스에 해당 내용을 공개하고 서비스로의 접근 자체를 꺼릴 수 있지만 임상의의 조언을 소중히 여긴다. 이들이 의료서비스에 접근하는데 있어 몇 가지 장애요소가 **박스 19.3**에 나열되어 있다. 회복력을 구축하는 것이 핵심이며 HEEADSS 건강 평가(**박스 19.4**)를 사용하면 청소년이 이미 자신의 삶에 가지고 있는 보호요소와 선택과 결정을 존중하면서 이를 강화하는 방법을 탐색할 수 있다. 동료가 위험요소일 수 있지만 어떤 경우에는 피해를 방지하기 위해 조치를 취하거나 중재하여 동료나 또래집단을 통해 잠재적 위험에 대해 더 많은 지식을 얻을 수 있다는 점을 명심한다. 또한 이들 관계는 행동의 원천이 될 수 있다.

테크놀로지와 청소년

아동과 청소년은 점점 더 많은 시간을 온라인으로 보내거나 기기를 사용하고 있다. 10대 청소년 98%가 스마트폰을 보유하고 있으며, 청소년의 40.1%, 유아동의 26.7%가 스마트폰 과의존군으로 조사되었다(과학기술정보통신부, 2022). 테크놀로지와 소셜 미디어가 제공하는 사회적 연결에는 이점이 있지만 위험도 있다. 사이버 폭력(괴롭힘)은 실제적인 위험이며 정서장애와 약물 남용의 원인이 될 수 있다. 더 나아가 어린이와 청소년의 자해와 자살생각으로 이어질 수 있다. 사이버 폭력(괴롭힘)은 기술이 부정적이고 건강에 해로운 방식으로 사용되는 것을 의미하며, 특정인을 창피하게 만들거나 모욕적인 이메일/ 메시지를 보내거나 공유하는 것, 비디오나 이미지를 게시하여 온라인에서 다른 사람을 모욕하는 것, 온라인에 소문을 퍼뜨리는 것, 다른 사람을 배제하거나 위협하는 것, 사람들이 기분을 두렵거나 좋게 만드는 것 등이 해당한다. 초 · 중 · 고등학생으로 사이버폭력 경험을 조사한 결과 참여자의 29.2%가 사이버폭

박스 19.4 HEEADSS 평가

- Home environment: 가정환경
- Education and employment: 교육 및 고용
- Eating and exercise: 식이 및 운동
- Peer-related Activities: 동료 관련 활동
- Drugs, tobacco and alcohol: 마약, 담배, 술
- Sex and sexuality: 섹스 및 섹슈얼리티
- Suicide, depression and other mental health issues: 자살, 우울증 및 기타 정신건강 문제
- Safety from injury, violence, abuse, and safety precautions to reduce sun damage and vaccine preventable infections: 상처, 폭력, 학대로부터의 안전, 자외선 손상 및 백신 등 예방 가능한 감염을 줄이기 위한 조치

출처: Klein DA, Goldenring JM, Adelman WP. Probing for scars: How to ask the essential questions. Contemporary Pediatrics 2014;31(1):16 - 28

력경험 있다고 보고하였다(방송통신위원회, 2021).

사이버 괴롭힘의 잠재적 위험은 인터넷, 기술 및 휴대전화로 인해 문자, 이메일 및 스냅챗(Snapchat), 인스타그램(Instagram) 및 페이스북(Facebook)과 같은 소셜 미디어 등 전 세계 커뮤니케이션에 대한 접촉을 제공하기 때문에 도달 범위가 훨씬 더 크다. 또한 가해자에 대한 더 큰 익명성과 한번 공개적으로 공유된 진술이나 이미지를 없애기가 어렵다. 이는 모든 공유된 정보가 '디지털 발자국'을 남기기 때문이다.

가족구성원은 자녀 또는 청소년이 사이버 괴롭힘의 영향을 받는지 알 수 있다. 징후에는 동료 또는 사회활동으로부터 더 큰 고립, 수면장애, 신체증상에 대한 불만, 낮은 학교 성적, 휴대전화나 컴퓨터를 사용한 후 불행하거나 스트레스를 받는 것처럼 보이거나 문자 또는 소셜 미디어를 통해 평소보다 더 많은 메시지를 받는 경우 등이 있다. 의료전문가는 사이버 괴롭힘과 관련된 잠재적인 정신건강 위험과 학교 및 가족의 사회적 지원이 보호 메커니즘이 될 수 있는 방법을 알고 있어야 한다. 가족은 청소년이 현재 일어나고 있는 일과 감정에 대해 공개적으로 이야기하도록 격려하거나, 대안으로 그들이 건강전문가와 같이 이야기할 안전한 사람을 찾도록 돕거나 위클래스, 청소년상담센터, 청소년 핫라인과 같은 상담 지원에 접근하는 것이 도움이 될 수 있다.

가족구성원, 교직원 및 의료전문가는 청소년이 괴롭힘에 대응하고 대처하기 위한 계획 또는 단계를 개발하도록 도울 수 있다. 단계에는 개인정보보호 설정에서 괴롭힘에 대응하지 않고 차단하는 것, 증거를 수집하고 자료를 제거하기 위해 서비스 또는 소셜 미디어 매체에 학대를 보고하는 것, 위반의 심각성에 따라 법 집행기관 같은 전자안전기관에 보고하는 것 등이 있다.

'소통망'의 필요성이 높아짐에 따라 페이스북(2004), 트위터(2006), 인스타그램(2010), 스냅챗(2011)과 같은 플랫폼의 등장으로 젊은 층의 소셜 미디어 사용도 증가했다.

Gunnell(2018; p.1)은 '소셜 미디어 사용은 대면 의사소통의 감소, 사회적 검증(특히 소녀의 경우)을 위해 "좋아요"를 받는 것에 대한 과도한 의존, 하루 24시간 댓글을 따라 소통해야 한다는 압박을 초래할 수 있다고 설명한다. 놓치는 것을 피하기 위해 다른 사람이 하고 있는 일과 지속적으로 연결되어야 할 필요성을 느끼는 청소년 사이에서 '소외되는 것에 대한 두려움'이 전면에 나타나기도 했다.

유사하게 특히 소년의 경우 게임은 외로움이나 불안 또는 우울감을 느끼는 것과 같은 요인의 증상일 수 있다. 그리고 이를 장애로 분류해야 하는지에 대한 논쟁이 있지만, 젊은이가 게임에 보내는 시간의 양은 일상생활(관계, 학교 또는 직장, 건강 및 안녕)에 상당한 부정적인 영향을 미칠 수 있다.

온라인 환경과 기술에 대한 더 많은 접근은 많은 아동과 청소년이 음란물에 노출된다는 것을 의미한다. 연구에 따르면 9~16세 아동의 거의 절반이 정기적으로 성적인 이미지에 노출되며, 젊은 남성은 음란물을 자주 찾는 경향이 있다. 이러한 노출의 영향은 성적 행동을 증가시키고 십대의 위험을 증가시킬 수 있다. 포르노는 여러 파트너와 같은 안전하지 않은 성행위와 관련되어 있고, 콘돔을 사용하지 않는 것이 '정상'으로 보여지기 때문에 계획되지 않은 임신과 성매개질환의 전염이나 감염의 성적 위험을 증가시킨다.

이 모든 것을 고려하여 간호사는 적절한 스크린 시간에 대한 권장사항을 지지하고 스크린 시간보다 우선순위로 매일 8~12시간의 수면과 1시간의 운동을 권장해야 한다. 또한 간호사는 청소년이 '안전하게 지내기', '우선적으로 생각하기(게시하기 전에)', '균형 유지' 및 '공개적으로 의사소통'할 수 있도록 스크린 시간 지침 및 가족 미디어 계약을 설정하여 가족을 지원할 수 있다. 계약의 예는 Common Sense Media 웹사이트(https://www.commonsensemedia.org/family-media-agreement)에서 찾을 수 있다.

가족 역할

가능하고 적절하다면 정신건강 문제를 겪고 있는 아동 및 청소년을 돌보는 간호사는 아동 및 청소년이 고립되어 사정 또는 치료되지 않는 것이 가장 우선적으로 접근해야 함을 인식해야 한다. 이상적으로는 이 대상자는 가정 내에서 중요한 역할을 하는 모든 가족구성원들과 함께 통합적인 간호접근을 해야 한다. 이것은 '식별된 소비자'가 가족 희생양(scapegoat)으로 인식되지 않도록 한다. 가족 희생양은 부모관계의 어려움과 같은 가정에 존재할 수 있는 다른 문제들로부터 관심을 돌리기 위해 사용된다. 또한 아동과 청소년은 내부에서 생활하며 생계와 정서적 지원을 가족에게 의존하고 있으며, 가족은 청소년이 직면한 어려움을 관리할 수 있도록 도와야 한다. 때때로 이것은 지원과 징계 면에서 가족이 운영하는 방식의 변화를 수반할 수 있다. 따라서 간호의 주요 구성요소는 치료에 가족을 참여시키는 것이다. 최근에는 가족 중심의 사정과 치료를 포함하는 가족 중심의 정신건강 간호로 초점이 이동하여 확인된 대상자에게 초점을 맞추는 것보다 가족 전체로 관심을 확대시키고 있다. 가족치료는 특정 작업방식과 전문교육이 필요한 가족치료의 원칙을 기반으로 한다. 그러나 가족 내에서 폭력이나 신체적 학대가 있거나 성적 학대가 의심되는 경우에는 가족이 함께 치료받는 것은 금기시 한다. 가족의 모든 구성원을 치료에 참여시키는 것은 가족을 외부 조사에 노출시키는 책임을 져야 할 수 있기 때문에 청소년에게 부정적인 결과를 초래할 수 있다.

가족치료는 20세기 중반에 시작된 이래 끊임없이 발전해 왔다. 전통적으로, 아동이나 청소년의 확인된 문제와 가족이 특정한 이론적 관점에서 이러한 문제를 어떻게 처리했는지에 초점을 맞추었다. 가족치료 공간에는 다양한 이론적 틀이 작동하고 있으며, 가족치료사는 일반적으로 그들이 훈련받은 틀을 고수한다.

가족 참여의 이러한 주요 측면에서 간호사는 자신의 임상환경에 가장 적합한 가족과 작업하는 고유한 방법을 공식화할 수 있다. 가족과 함께 치료를 진행하는 것은 힘들지만 보람 있는 일이다. 이러한 작업에 참여하거나 아동 및 청소년팀에서 일하는 간호사는 최적의 환자/가족–간호사 관계가 유지되고 가족이 원하는 결과를 얻을 수 있도록 전문교육을 받고 지속적인 슈퍼비전에 참여하는 것이 좋다.

비판적 사고 과제 19.6

가족구성원의 우려에 대해 의료서비스에 연락한다고 상상해 본다. 첫 번째 전화 연락을 하는 동안 어떤 간호 속성과 기술이 나를 안심시킬 수 있는가?

자존감

청소년에게 중요한 문제는 팀 구성원과의 상호작용 중에 공유된 정보가 어떻게 문서화되는지 이해하고 이러한 기록에 접근할 수 있는 사람을 아는 것이다. 비밀유지의 필요성을 유지하는 것이 중요하다.

그러나 아동과 청소년이 사용할 수 있는 기밀유지에는 제약이 있다. 그러한 제약 중 하나는 위험요소의 존재이다. 청소년은 간호사와 동료들이 안전이나 타인의 안전에 직접적인 영향을 미치는 정보를 공유해야 한다는 점을 알아야 한다. 청소년의 나이는 우리가 고려해야 할 또 다른 문제이다. 비밀유지 또는 동의를 다루는 법률이 없으므로 판례법 및 의료서비스 정책이 어떻게 되는지 청소년에게 고지해야 한다. 아동 및 청소년 영역의 가족 및 청소년과 함께 일할 때 완전한 비밀을 약속하는 것은 현명하지 않다. 14세 이상의 청소년의 경우 정보가 다른 사람들과 공유될 수 있으며 이 작업이 완료되기 전에 청소년과 논의 및 협상될 것임을 알리는 것이 일반적으로 현명하다. 이 과정의 예외는 치료관계의 초기 단계에서도 논의되어야 한다. 예외는 일반적으로 자살충동이 있는 경우, 약물 복용 또는 남용 등과 같은 위험한 행동에 가담하고 있는 경우 등과 같이 안전문제와 관련이 있다. 가능한 모든 예외를 나열할 필요는 없다. 일반적으로 우려사항이나 안전 문제에 대한 일반적인 설명이면 충분하다. 비밀유지에 예외가 있다는 사실을 청소년에게 미리 알린다면, 이는 보다 개방적이고 생산적인 관계로 이어질 수 있다.

청소년과의 인터뷰는 면담장소의 형식에 국한되지 않아야 한다. 안전이 보장되는 한, 일부 청소년은 안뜰과 같은 좀 더 공개적인 장소에서 인터뷰하는 것을 선호할 수 있다. 유연성(독창성이 아님)은 필요할 때 아동 및 청소년이 돌아올 수 있도록 격려하는 양질의 서비스를 제공하는 열쇠가 된다.

정신 교육

앞서 언급한 바와 같이 정기적으로 약을 복용해야 하는 것은 상태에 관계없이 청소년에게 중요한 문제가 될 수 있다. 많은 청소년이 또래집단과 다르기를 원하지 않는다. 여기에는 다른 사람이 약을 복용한다는 사실을 보는 것을 원하지 않는 것이 포함될 수 있다. 정신교육을 통해 약물복용의 근거를 설명하고 약물치료의 잠재적인 합병증을 줄이는 방법과 함께 부작용에 대해 논의해야 한다. 일상 생활에서 처방된 약을 복용하는 것을 신중하게 다루는 방법에 대해 청소년과 함께 논의하는 것이 문제를 해결하는 데 도움이 될 것이다. 불법 약물 및 알코올 외에 처방되지 않은 약물 복용 위험도 강조되어야 한다. 이것은 치료적 중재를 극대화함으로써 달성할 수 있다.

청소년 정신건강에서 신뢰관계를 통한 참여는 변화를 달성하는 핵심 요소이다. 이러한 요소가 없으면 최소한의 변경을 달성할 수 있다.

법적 문제

정신과에 입원한 청소년을 돌보는 간호사는 보살핌의 의무, 「청소년 보호법」, 「정신건강복지법」 등 관련된 법적 문제를 처리해야 할 수 있다.

우리나라는 청소년 「기본법」에 근거하여 9세 이상 24세 이하의 사람을 청소년으로 정의(「청소년 기본법」 제3조)하였으며, 미성년 청소년이 정신건강 평가 및 치료를 포함한 모든 형태의 의료 중재에 대한 치료를 받으려면 부모 또는 보호자의 동의가 있어야 한다.

아동 및 청소년이 의학적 치료에 동의하거나 의학적 상담을 받을 수 있는 능력을 '길릭 능력'이라고 한다(Gillick v. West Norfolk and Wisbech Area Health Authority, 1986). 의사와 간호사는 해당 청소년이 '길릭 능력'이 있는 사람인지 또는 치료에 대해 스스로 동의하기 위해 정보에 입각한 판단을 내릴 수 있는 인지능력이 있는지 질문할 수 있다.

정신건강에서는 일반 건강 관리와 마찬가지로 부모와 의사가 동의를 거부할 수 있다. 그러나 청소년의 안전과 복지를 보장하기 위해 정신건강 법률은 강력한 지침과 항소권을 제공한다. 18세 미만의 청소년을 돌보는 정신간호사는 부모에게 알리지 않고 청소년을 치료에 참여시키는 것은 비윤리적이고 법적으로 안전하지 않다는 점을 인식해야 한다. 의료기관 및 입원환경에서는 이 문제를 해결하기 위한 특정 프로토콜과 정책을 갖고 있는 경우가 많다.

청소년이 비자발적으로 정신건강기관에 입원할 수 있는 법적 절차는 성인 환자의 경우와 유사하다. 이는 인권, 자유 문제 및 타인의 권리 보호에 관한 법적 절차와 적법 절차를 보장한다. 항상 자발적으로 입원하게 하는 것이 바람직하다. 그러나 청소년의 안전이 위협받고 자발적인 치료에 동의할 수 없는 경우에는 해당 「정신건강복지법」, 「청소년보호법」을 적용할 수 있다. 청소년이 14세 이상인 경우는 가능하면 치료에 대한 동의와 부모의 동의를 함께 받는 것이 좋다.

아동 및 청소년 정신건강에서 준수해야 하는 다른 주요 법적 문제는 아동 보호 및 양육권에 관한 법적 명령이다. 간호사는 「청소년보호법」에 따라 의무적으로 보고해야 하며, 모든 간호사는 적용받는 법률을 숙지해야 한다. 그러나 최우선원칙은 세계보건기구와 유엔아동권리협약의 원칙이다. 이론적으로 모든 어린이와 청소년은 교육, 건강 및 복지에 대한 법적 권리가 있다.

자폐 스펙트럼장애와 지적장애

신경전형적 사고

자폐증과 지적장애는 스펙트럼으로 개념화한다. 자폐증의 경우는 자폐 스펙트럼장애(Autism Spectrum Disorder, ASD)의 진단 명명법을 사용한다. 지적장애의 경우 스펙트럼은 경증에서 중증까지 장애 수준의 진단 명명법으로 표시된다.

자폐증은 발달 과정에서 발생하는 사고와 정보처리 과정의 근본적인 차이를 나타낸다. 세상에는 두 가지 인정된 사고방식과 정보처리방식이 있다. 하나는 자폐이고 두 번째는 훨씬 더 일반적인 유형으로 전형적인 사고방식이다. 전형적인 사고방식을 가진 사람을 설명하는 데 사용되는 용어는 일반적으로 '신경전형적 사고'이다. 사람들은 모두 마인드/생각/사고 능력을 가지고 있으며, 이러한 마인드는 비유적으로 다른 사람의 입장이 되어 자신이 생각하고 느끼는 것을 추측할 수 있게 된다. 이는 중대하고 복합적이어서 그 결과 신경전형적 사고의 중심 특성인 세계에 대한 통합된 지식기반이 형성된다. ASD대상자는 추상화 장애(구체적인 흑백과 대조적으로 유사하거나 유사함을 인식하는 능력), 상대적으로 강한 언어처리장애 및 인식장애를 포함하고 있다. ASD와 달리 지적장애는 사고방식의 차이를 나타내는 것이 아니라 개인의 사고방식 내에서 처리하는 속도의 차이와 어느 시점에서든 처리할 수 있는 정보 양의 차이를 나타낸다. 지적장애는 ASD 대상자의 많은 비율에서 동반질환으로 나타나지만, 신경학적 문제가 없는 대상자들의 일부에서도 경험한다.

사고 및 정보처리 장애는 ASD의 고유한 특성이다. ASD에 대한 이해의 역사적 맥락과 양육이 초점이었던 심인성 이론을 통한 과정에서 발견된 바와 같이, 특성이 학습되지 않으며 새로운 사고방식을 가르칠 수 없다는 것을 알게 되었다. 이는 아리스토텔레스가 처음으로 식별한 추상의 위대한 능력에서와 같이 말 그대로 능력/재능일 수 있다.

이러한 차이가 아직 결정적으로 확인되지는 않았지만 그 차이는 뇌의 구조와 기능에 영향을 미치는 유전적으로 매개된 차이와 관련이 있을 가능성이 가장 크다. 사고 및 정보처리의 차이점은 추상화장애, 정신이론장애 및 정보의 언어적 처리장애(시각처리에 상대적인 강점이 있음)이다. 추상화는 신경학적 사고의 핵심 통합요소이다. 이는 사고를 이어주는 접착제 역할을 하거나 중심된 일관성을 제공한다. 추상

간호사 이야기 19.1

경험이 풍부한 정신간호사로서 나는 나 자신을 자발적이고 사색적인 임상간호사로 여겼으며 대상자와의 상호작용이 항상 정중하고 도움이 되며 친절하다고 확신했다. 정신과 입원환자를 간호하기 시작했을 때 나는 놀라고 말았다. 이제 스스로 어떻게 대응해야 할지 망설이고 의심스러워졌다. 무엇이 적절한가? 어떤 반응이 더 좋은가? 나의 자신감과 자발성은 교묘하고 불확실한 느낌으로 바뀌었다. … 결정적인 순간까지, 나는 나 자신 안에서 보고 있던 것을 반성하는 시간을 갖고 내 자신과 다른 사람의 단서에 감각을 열어야 한다는 것을 깨달았다. 이것은 다른 사람이 자신을 어떻게 보는지에 대한 이해를 심화시킬 수 있다. 이건 내 이야기이다.

목욕을 마치고 잠옷을 입은 8살짜리 C와 나는 전신거울 앞에 서서 우리 자신을 똑바로 바라보고 때로는 서로의 반사된 얼굴을 바라보다가 다시 자신을 바라보기도 했다. 우리가 우리의 반사된 얼굴을 볼 때, 나는 실제로 보고 있는 것이 무엇인지 궁금했다.

나는 내 자신을 보았다. 캐주얼하게 차려 입고, 완전하고, 변하지 않는 그리고 약간 피곤해 보이는 나처럼 C도 자신의 모습을 보고 있을 거라 생각하지만, 그게 어떤 자아상일지 추측할 수 밖에 없었다.

나는 C 옆에 무릎을 꿇고 C가 그것을 볼 수 있을지도 모른다는 C의 반사를 관찰하려고 노력했다. 나는 C가 서 있는 곳 근처에 있는 거울에 금이 가 있는 것을 발견하였다. 거울은 3개로 금이 가 있긴 했지만 안전에는 문제가 없는 상태였다.

예상대로 금이 간 거울에 비친 C의 이미지는 엉성하고 상징적 함의를 담고 있었다. '무엇이 보여?' 나는 조용히 물어보았습니다.

답이 없었다. C는 계속해서 금이 간 거울을 들 여다보고 있었다. C는 파편화된 자아를 관찰하고 있었다. C는 몸을 위아래로 움직이며 하나의 거울 조각으로 자신을 보려고 노력하였지만 그럴 수 없었다. C가 자신을 어떤 자세에서 보든 C는 여러 개로 조각난 상태로 보이고 있었다.

'나는 산산조각이 났어요… 제대로 맞는 게 하나도 없어요.' 결국 킥킥거리며 말했다. 그런 다음 C는 몇 분 동안 이리저리 움직이며 자신의 조각이 하나로 보일 수 있도록 노력했다. 얼마 지나지 않아 좌절한 C는 거울을 보고 욕을 하고 방을 나갔다. 나는 멍하니 서 있었다. C의 복잡하고 고통스러운 어린 시절의 과거는 거울 앞에서 상징적으로 드러났다. 이 짧은 만남을 통해 우리는 많은 정보를 얻을 수 있었다.

화 능력은 일반화의 기초가 된다. 마인드 이론에서 신경전형적 사고를 하는 모든 사람은 마인드를 가지고 있고, 각 마인드는 고유하고 따라서 서로 다르다는 것을 알 수 있다. 맥락을 이해하고 자신의 경험을 사용하여 다른 사람들이 생각하는 것을 추측하는 능력은 신경전형적 사고의 핵심이라 할 수 있다. ASD 대상자는 마인드 이론에서 말하는 사고능력이 손상되어 자신이 생각하는 대로 다른 사람들도 그렇게 생각할 것이라는 가정하는 것에서부터 다른 사람이 자신과 다른 마음을 가지고 있다는 것을 알고 있지만 어떻게 그것에 맞게 행동해야 할지 혼란스러워 하는 것까지 다양한 사고의 스펙트럼을 가지고 있다.

ASD의 특징적인 손상 중 하나는 사회적 의사소통에서 나타난다. 정신건강 측면에서 상대방과 대화하며 자신의 생각을 표현하고 상대의 피드백을 통해 자신의 생각을 수정하는 것은 현실검증능력의 핵심이 된다. 신경전형적 사고는 정보의 언어적 처리를 가능하게 한다.

하이데거는 '세상을 아는 것은 이름을 짓는 것이다(Heidegger, 1962)'라는 유명한 말을 남겼다.

신경 전형적인 사고 방식에서 정보는 세상에 대해 스스로 말하는 이야기를 바탕으로 저장된다. 근본적으로 이것은 언어적으로 매개되는 과정이다. 이러한 형태의 처리를 통해 사고과정 속에서 감정과 같은 추상적 또는 비구체적인 실체에 대한 개념적 지식을 구축할 수 있다. 신경전형적인 사고는 자신과 다른 사람의 감정에 이름을 붙일 수 있다. 감정 존재의 증상을 인식하는 능력과 감정 자체는 순전히 언어적 구성체이다. 감정에 대한 지식을 통해 일반적인 사고 과정은 추상적 개체의 존재를 자체 모니터링하고 이러한 모니터링을 기반으로 행동을 규제할 수 있다. ASD 대상자는 정보의 시각적 코딩에 상대적인 강점이 있지만 언어처리에 상대적인 결핍이 있다. 언어처리장애는 감정 식별을 통해 활성화된 자기 모니터링에 기반한 행동의 자기 조절장애와 관련이 있다. 이러한 사고 및 정보처리의 결함은 각각 분명히 장애와 관련이 있다. 그러나 가장 큰 영향은 사고 및 정보처리과정 중 세 가지 장애의 조합을 통해서 발생한다. 개인이 새로운 상황에 처하면 불안이 급증한다. 이 불안은 적응을 위한 동기요인이다. 신경전형적 사고를 하는 사람은 종종 그 과정을 인지하지 못한 채 상황을 일으킨 단서를 수집한 다음 과거 경험을 통해 습득한 대처기전들을 이용해 불안으로부터 벗어날 수 있다. 이것이 불안에 적응하는 방법이며 성공적으로 적용하였을 경우는 불안이 조금 가라앉게 된다.

만약 이전의 방법이 효과적이지 않았다면 불안은 다시 급증하게 되어 대처반응의 수정이 필요해진다. 그 후 가장 효율적인 방식으로 자신의 반응을 바꾸려고 시도하여 불안을 줄이려고 할 것이다. 그럼에도 불안을 줄이는 데 성공하지 못한다면 적응이 발생할 때까지 이 과정을 반복해서 진행하게 된다. 이후 적응에 성공하게 되면 그 대처방법을 미래에 사용하기 위해 정신세계에 새로운 컨택스트와 방향을 저장한다.

새로운 상황에 처했을 때 ASD 대상자는 새로운 상황은 인식하지만 이전의 대처기전에 대한 정보를 가져오지 못하기 때문에 불안을 줄일 수 없게 된다. 불안이 증가함에 따라 대상자의 제한적이고 반복적인 행동의 강도와 빈도도 증가한다. ASD대상자들은 정신질환의 유별율이 불균형적으로 높다. 특히 가장 많은 비중을 차지하는 불안장애는 위의 역동으로 설명할 수 있다. 불안보다 학문적 연구는 부족하지만 우울증 유병률 역시 높으며, ASD 대상자의 최대 30%가 정신병적 증상을 경험한다.

자폐 스펙트럼장애

ASD (Autism Spectrum Disorder)는 자폐증에 대한 현재 진단이며, 이전에 사용하던 자폐 장애, 아스퍼거 장애 및 달리 명시되지 않은 전반적 발달장애에 사용되는 진단을 『DSM-5』에서는 '자폐 스펙트럼장애'라는 용어에 포함하였다. 『ICD-11』에서 비정형자폐증은 『DSM-5』에 나타난 달리 명시되지 않은 전반적인 발달장애와 동등한 기술어로 사용되었다. 고기능자폐증은 『DSM-5』 진단이 아니라 동반된 지적장애가 없는 ASD를 나타내기 위해 사람들이 사용하는 구어체 용어이다.

자폐증을 이해하는 초기 단계에서 언어장애가 없는 ASD를 나타내기 위해 일부에서 이런 용어를 사용했다(이것은 의사소통에 대한 판단이 아니라 언어기능이라는 점에 유의한다). 일부 사람은 여전히 이 용어를 사용하지만 이는 잘못된 것이며, 지적장애 또는 언어장애의 동반질환을 정확하게 설명하려면 동반질환으로 기술하고 장애의 수준과 유형을 기술해야 한다.

ASD의 스펙트럼 특성을 인식하는 것으로 요약된 수많은 용어는 그 이름을 지정해야 하는 신경전형적인 사고 특성을 기반으로 발달했기 때문에 그러한 사고특성의 빈도와 강도에 대한 서술이 필요하다.

장애의 관점에서 경증, 중등도 또는 중증인지를 결정하기 위한 탐색의 형태를 취한다.

ASD의 특징적 행동의 빈도와 강도는 불안과 같은

매개요인에 따라 변할 수 있다. 예를들어, 매우 사회적이고 익숙하지 않은 환경에서 ASD 대상자는 더 친숙하고 덜 사회적인 공간에 있을 때보다 증상이 더 나빠질 수 있다.

최근 『ICD-11』 및 『DSM-5』 분류체계 모두 자폐증을 장애의 두 가지를 기반으로 개념화한다. 두 가지 기본 영역은 손상된 사회적 의사소통과 제한적이고 반복적인 관심, 활동 및 행동의 존재이다. 이 두 가지 기준은 분류증상을 뒷받침했던 이전의 세 가지 손상 부분을 대체한다. 이전에는 자폐증이 의사소통, 사회적 기술 및 행동유연성 영역의 손상에 의해 뒷받 침되는 것으로 개념화되었었다. 그러나 의사소통과 사회성 기술의 분리가 불필요해져 두 영역이 '사회적 의사소통장애'로 정립되었다.

『DSM-5』 진단 기준은 **박스 19.5**에 제시하였다. ASD는 진단에 사용된 기준에서 알 수 있듯이 행동 진단이다. ASD를 진단하는 데 사용할 수 있는 별도의 신체검사는 없다. 행동은 사고와 정보처리의 차이를 외적으로 표현하는 것으로 인식되었다. 이전에 개념화된 행동장애 3요소와 마찬가지로 ASD 진단

박스 19.5 자폐 스펙트럼장애의 진단 기준 299.00(F84.0)

A. 현재 또는 과거에 다음 모두에 의해 나타나는 여러 상황에 걸친 사회적 의사소통 및 사회적 상호작용의 지속적 결함(예시는 완전한 것이 아님)
- 사회적-정서적 상호성의 결핍(예 비정상적인 사회적 접근과 정상적인 대화의 실패부터 관심, 느낌 또는 감정의 공유 감소, 사회적 상호작용을 시작하거나 반응하지 않는 것)
- 사회적 상호작용에 사용되는 비언어적 의사소통 행동의 결함(예 언어 및 비언어적 의사소통이 제대로 통합되지 않은 것부터 눈맞춤과 몸짓 언어의 이상 또는 제스처 이해 및 사용의 결함, 표정과 비언어적 의사소통)
- 관계를 발전, 유지 및 이해하는 데 결함(예 다양한 사회적 맥락에 맞게 행동을 조정하는 데 어려움, 상상력을 통한 놀이를 하거나 친구를 사귀는 데 어려움, 또래에 대한 관심의 부재)

최근 중증도 지정: 중증도는 사회적 의사소통 손상과 제한적이고 반복적인 행동패턴을 기반으로 한다.

B. 제한되고 반복적인 행동, 관심 또는 활동 패턴이 현재 또는 과거에 다음 중 두 가지 이상으로 나타난다(예시는 완전한 것이 아님):
- 상동증적이거나 반복적인 운동/동작, 물건 또는 말 사용(예 단순한 운동상동증, 장난감 정렬 또는 물건 뒤집기, 반향음, 특이한 문구)
- 동일성에 대한 주장, 일상적인 것에 대한 융통성 없는 고집, 또는 언어적 또는 비언어적 행동의 의식화된 패턴(예 작은 변화에 대한 극심한 고통, 전환의 어려움, 경직된 사고패턴, 인사 의식, 같은 길을 가야 하거나 매일 같은 음식을 먹어야 함)
- 강도나 초점이 비정상인 고도로 제한되고 고정된 관심(예 비정상적인 대상에 대한 강한 애착 또는 집착, 지나치게 제한되거나 끈질긴 관심)
- 감각 입력에 대한 과도 또는 과소 반응 또는 환경의 감각적 측면에 대한 비정상적인 관심(예 통증/온도에 대한 명백한 무관심, 특정 소리 또는 질감에 대한 부정적인 반응, 물체의 과도한 냄새 또는 접촉, 빛 또는 움직임에 대한 시각적 매력).

최근 중증도 지정: 중증도는 사회적 의사소통 손상과 제한적이고 반복적인 행동패턴을 기반으로 한다.

C. 증상은 발달 초기에 나타나야 한다(그러나 사회적 요구가 제한된 능력을 초과할 때까지 완전히 나타나지 않을 수 있으며 성장 과정에서 학습된 전략에 의해 가려질 수 있음).

D. 증상은 사회적 · 직업적 또는 현재 기능의 기타 중요한 영역에서 임상적으로 심각한 손상을 유발한다.

E. 이러한 장애는 지적장애(지적 발달장애) 또는 전반적인 발달 지연으로 잘 설명되지 않는다. 지적장애와 ASD는 자주 동시에 발생한다. ASD와 지적장애의 동반이환 진단을 내리기 위해서는 사회적 의사소통이 일반적인 발달 수준에서 기대되는 것보다 낮아야 한다.

* 참고: 자폐장애, 아스퍼거장애 또는 전반적 발달장애에 대해 달리 명시되지 않은 DSM-IV 진단이 잘 확립된 개인은 ASD 진단을 받아야 한다. 사회적 의사소통에 현저한 결함이 있지만 증상이 ASD의 기준을 충족하지 않는 개인은 사회적(실용적) 의사소통 장애에 대해 평가되어야 한다.

* 다음과 같은 경우를 명시한다
- 지적장애가 동반되거나 동반되지 않음
- 언어장애가 동반되거나 동반되지 않음
- 알려진 의학적 또는 유전적 상태 또는 환경적 요인과 관련됨
- 다른 신경발달, 정신 또는 행동 장애와 관련됨
- 긴장증이 있는 경우(정의는 DSM-5의 pp.119-120, 다른 정신장애와 관련된 긴장증에 대한 기준 참조).

출처: American Psychiatric Association, 2013

으로 대표되는 사고장애 또는 차이의 3요소가 있다. 바로 추상화장애, 정신이론장애 및 언어처리장애(시각처리에 상대적인 강점이 있음)이다. 이러한 차이점에 대한 이해는 ASD 대상자를 성공적으로 간호하기 위해 중요하다.

지적장애

박스 19.6에서와 같이 지적장애(지적 발달장애)는 『DSM-5(APA, 2013)』에서 사용되는 진단 명명법이다. 『ICD-11』은 이전 판에서 사용된 용어인 정신지체에서 전환된 지적 발달장애라는 용어를 사용한다. 변화된 용어는 다름을 이해하는 것을 반영하며, 이 경우에는 지적능력의 발달적 측면을 반영한다.

이제 '정신지체'가 진단용어에서 퇴출된 것처럼, '바보', '정신적 결핍'과 같은 이전 명명법은 사용되지 않는다. 지적장애에 대한 지역사회의 태도를 고려할 때 이러한 용어가 일상적인 언어 사용에서 비방하는 말로 통합되었다는 점에 유의하는 것이 중요하다. 접근 가능한 자기성찰의 포인트는 이러한 용어를 언제 사용하는지, 그리고 그것이 지적장애인의 개인 가치에 대한 입장을 반영하는지 여부를 고려하는 것이다.

『DSM-5』 및 『ICD-11』 모두에서 지능은 지능지수(IQ) 검사만으로 표현할 수 있는 것 이상으로 지능에는 적응행동을 통해 기능을 입증하는 능력이 포함된다. 이 임상평가는 표준화된 검사의 사용과 함께 진단의 중요한 요소이다. 지적장애는 IQ 테스트와 개념적 · 사회적 · 실제적 적용영역에 걸친 적응기능 평가를 통해 결함이 발생하는 것으로 평가되는 장애이다(『DSM-5』). 지적장애는 이해의 측면에서 ASD와 반대로 볼 수 있다. 원래 지적장애는 혼자 생각할 수 있는 차원의 것으로 진단하였으나 이제는 행동이 얼마나 적응적인가를 보는 것으로 확장되었다. 『DSM-5』 진단 기준은 박스 19.6을 참고한다.

유병률

전 세계적으로 ASD의 유병률은 어린이 및 성인인구에서 1%인 것으로 보고된다(APA, 2013). 지적장애 유병률은 약 1%이며, 그 비율은 연령 및 중증도 등급에 따라 다르다(APA, 2013). 지적장애를 동반한 ASD 유병률은 20%(Croen, et al., 2015)에서 40%(VanNaarden Braun, et al., 2015)까지로 추정된다.

박스 19.6 진단 기준

지적장애(지적 발달장애)는 개념적 · 사회적 · 실제적 영역에서 지적 및 적응기능 결함을 모두 포함하는 발달기간 동안 발병하는 장애이다. 다음 세 가지 기준을 충족해야 한다.

- 추론, 문제 해결, 계획, 추상적 사고, 판단, 학문적 학습 및 경험을 통한 학습과 같은 지적 기능의 결핍이 임상평가와 개별화되고 표준화된 지능검사로 확인됨
- 개인의 독립과 사회적 책임에 대한 발달 및 사회문화적 기준을 충족하지 못하는 적응기능의 결핍(지속적인 지원 없이는 의사소통, 사회적 참여 또는 독립생활, 가정, 학교, 직장 및 지역사회와 같은 여러 환경에서 적응 결핍이 나타남)
- 발달기간 동안 지적 및 적응 결핍의 시작.

*참고: 진단용어 '지적장애'는 '지적 발달장애'의 『ICD-11』 진단과 동일한 용어이다. 매뉴얼 전체에서 '지적장애'라는 용어가 사용되지만 다른 분류 시스템과의 관계를 명확하게 하기 위해 두 용어 모두 사용된다. 또한 미국 연방법(공법 111-256, Rosa's Law)에서는 '정신지체'라는 용어를 '지적장애'로 대체하고 있으며, 연구 저널에서도 '지적장애'라는 용어를 사용하고 있다. 따라서 '지적장애'는 의료, 교육 및 기타 직업과 일반 대중 및 옹호 단체에서 일반적으로 사용하는 용어이다.

*현재 중증도 지정

- 317(F70) 경증
- 318.0(F71) 보통
- 318.1(F72) 심각
- 318.2(F73) 중증

다양한 중증도 수준은 필요한 지원 수준을 결정하는 적응기능이기 때문에 IQ 점수가 아닌 적응기능을 기반으로 정의된다. 또한 IQ 측정은 IQ 측정범위 이하에서는 유효하지 않다.

역사적 일화 19.3 :자폐(Autism)

자폐증이라는 용어는 일찍이 1910년에 자폐증을 내면의 환상과 현실을 구별할 수 없는 정신분열증의 증상으로 기술한 블루너(Eugene Bleuler)의 연구로 거슬러 올라갈 수 있다. 1943년 후반에 미국 아동정신과 의사인 레오 캐너(Leo Kanner)는 아동의 자폐증을 태어날 때부터 다른 사람들과 세상과 자신을 연관시킬 수 없는 것으로 구별된다고 설명했다(Kanner, 1943). 1944년 캐너(Kanner)의 연구에 대한 지식 없이 소아과 의사 아스퍼거(Hans Asperger)는 비엔나에서 유사한 유형의 어린이를 설명하는 논문을 발표했다. 그는 지능과 창의성이 높지만 종종 학습장애를 경험하는 아이들을 관찰했다. 그들은 습관적으로 눈을 마주치는 것을 피하고 듣는 사람에게 맞는 방식으로 말하지 않고 먼 곳을 겨냥한 방식으로 말했다. 처음에는 찬사를 받지 못했지만 아스퍼거(Asperger)의 연구는 나중에 잘 알려지고 아스퍼거(Asperger)의 증후군으로 알려진 상태의 명명으로 이어진다. 이 장애의 이름은 아스퍼거(Hans Asperger)가 나치 우생학에 크게 연루되었다는 역사적 문서의 발굴로 인해 최근 문제가 되기도 했다. 게다가 자폐장애와 아스퍼거장애로 간주되는 주요 구별요소는 동반된 지적장애의 존재와 두 장애가 동일한 것을 지칭한다는 것이 분명해졌다. 따라서 현재 용어는 ASD로 축소되었다.

자세한 내용 보기: Feinstein, A., 2011. A history of autism: conversations with the pioneers. John Wiley & Sons, West Sussex

원인

• 자폐 스펙트럼장애

그동안 ASD의 원인은 다양한 관점에서 논의되었다. 그 과정을 통해 ASD를 일으키지 않는 것이 무엇인지를 파악하는 것이 원인을 이해하는 것보다 더 명확히 ASD를 알 수 있 다는 것이 밝혀졌다.

원인적인 요소로 양육은 레오 캐너(Leo Kanner)의 연구에서 보고된 차갑고 무관심한 육아유형을 관찰한 것에서부터 브루노 베틀하임(Bruno Bettleheim)의 '냉장고 엄마'라는 용어의 조성에 이르기까지 초기고려사항이었다(Bettleheim, 1990; Kanner, 1943). 베틀하임(Bruno Bettleheim)은 자폐 아동이 제2차 세계대전 강제수용소에서 관찰한 죄수들과 많은 특징을 공유한다는 점에 근거하여 이론을 세웠다. 그는 이러한 요인을 수용소에서 경비원의 차갑고 무관심한 행동으로 돌렸고, 이를 자폐아를 양육하는 맥락에서 부모의 행동에 투영했다. 이 심인성 이론은 연구에서 양육유형과 ASD의 인과관계가 없음을 보여줌에 따라 사라졌다.

홍역, 유행성 이하선염, 풍진 예방접종 및 백신에서 방부제인 티메로살의 역할과의 연관성에 대한 오랜 논쟁이 있었지만 이를 뒷받침한 어떠한 근거도 찾지 못하였다. 신경다양성 개념은 인과관계를 찾는 개념의 논리에 도전하기 위해 제시되었다. 신경다양성 운동에서 ASD를 원인이 있는 질병이 아니라 인류 다양성의 일부라는 개념으로 설명한다. 이 담론은 내적 모순이 있기는 하지만 인종, 피부색, 성적 선호와 관련된 이전의 사회운동, 적응기능 및 대상자를 지원해야 한다는 필요성을 강조하는 강점을 가지고 있다.

유전자 연구에서 ASD는 일반인보다 생물학적 형제간에서 유병률이 더 높게 나타나 ASD가 발달장애로 발전했다는 가능성을 제시하였다.

태어날 때부터 사고하고 정보를 처리하는 다른 방식이 일부 존재하고 있으며 ASD의 경우 14번과 20번 염색체를 제외한 모든 염색체에서 변화가 있음이 확인되었다(Committee on Children with Disabilities, 2001). 다른 유전적 조건을 가진 대상자 집단에서도 ASD의 유병률이 증가했다는 보고는 ASD의 알려진 원인을 특정할 수 없음을 나타내는 것이다. 즉, 스펙트럼 장애로서의 ASD는 본질적으로 이질적이며 기술이 발전함에 따라 현재 우리가 알고 있는 ASD 원인에서 다른 원인의 가능성에 대한 의심을 가질 수 있는 상태이다.

• 지적장애

태아기, 주산기 및 출생 시 요인은 지적장애 발생과 관련이 있다(APA, 2013). 발달에 영향을 미치는 태아기 요인의 예는 유전적 증후군, 환경적 요인(예 독소 및 산모의 알코올 섭취), 산모의 질병(예 혈액 매개 바이러스 및 태반 장애) 및 뇌의 신체적 발달의 구조적 차이/이상이 있다. 주산기 요인의 예는 분만 관련 사건 및 뇌의 급성 염증이 있다. 출생 후 요인으로 신체적 상해, 감염 및 뇌의 산소 공급을 손상시키는 상황에서 비롯된 다양한 외상이 포함된다.

앞서 설명한 예 외에도 극심한 사회적 박탈은 지적장애 발달과 관련이 있다. 잠재적인 원인은 많지만 대부분의 경우 원인을 확인할 수 없다.

간호사 이야기 19.2

25세의 M은 15세 때 처음으로 정신병원에 입원했다. 입원 동기는 불안과 함께 그가 학교에서 여학생들을 신체적으로 괴롭혔다는 것과 관련이 있었다. 불안장애 진단을 받는 것 외에도 심리측정평가에서 M은 지적장애가 있는 것으로 나타났다. 그는 입원문제로 인해 특수학교로 전학했다. 선생님들의 최선의 노력에도 불구하고 M은 고등학교 3학년 때 흥분할 때마다 여성에게 매우 가까이 서서 때때로 부적절하게 신체를 만져 문제가 되었고, 거리를 두라는 지시를 받으면 예민하게 굴고 짜증을 냈었다. 여교사와 학생들은 그가 잠재적으로 위험할 수 있기 때문에 가까이 가지 말라는 경고를 받았다.

M의 행동을 설명하는 데 사용되는 일반적인 용어는 '약탈(predatory)'이었다. 이 때문에 그는 신체적인 접촉을 거의 경험하지 못했고 남성 직원이 참석하지 않는 한 수학여행이나 공동 행사에 참석할 수 없었다. 18세에 고등학교를 마친 M은 장애지원연금을 받기 시작했고 점점 사회적에서 고립되었다. 그는 지적장애를 가진 어머니와 함께 집에서 모든 시간을 보냈다. 어머니는 집에서 사재기 행동을 하고, 동네에서 쓰레기를 모아 집에 보관했다.

M의 치료는 가족의 사재기 행동에 대해 행정복지센터에서 제동을 걸기 시작한 후 부터 시작되었다. 의사의 검토를 거친 후 나는 M과 정기적인 상담을 시작했다. M의 어머니도 자주 참석했다. 그의 돌봄 이력에 대한 전체 사례 검토 후 밝혀진 사실은 그가 고 등학교 동안 그의 행동이 부적절하다는 말을 끊임없이 들었지만 학교는 M이 '적절한 행동'이 무엇인지 이해하도록 돕는 데 거의 아무런 행동도 하지 않았다는 것이다. 그 시점부터 내 간호의 초점은 자신의 세계에 대한 M의 해석을 탐구하는 것이 었다. M이 여성과 관계를 맺는 방식과 개인공간을 해석하는 방식에서 과거의 '청소년 유형' 행동을 더 이상 발전시키지 않고 있다는 발달적 관점 으로 이해하였다.

어머니와 단둘이 있고 일상적인 일에 종사할 때 그의 불안은 낮았고 그의 행동은 비교적 예측 가능했다. 그러나 그가 쇼핑센터를 방문하거나 대중교통을 이용하면 그의 기분은 금세 고양되고 근처 여성의 개인적인 영역을 침범하기 시작하는 경향이 있었다. 그와 함께 한 중재는 개인공간과 공공장소에서 허용되는 사회적 행동(악수, 다른 사람이 허락하지 않는 한 포옹 또는 만지지 않음)에 대해 단계적 노출을 사용하여 가르치는 것이었다. 이와 함께 M의 불안이 상승하고 있거나 높아졌을 때의 어떤 증상이 나타나는지에 대한 인식할 수 있는 중재도 함께 제공하였다. M의 어머니와 함께 강화된 반복훈련을 통해 몇 년의 정기적인 상담이 필요했지만 M은 결국 개인적인 경계의 개념을 배웠다. 그는 사람들로부터 긍정적인 반응을 얻으면서 자신이 매우 자랑스러워 했다. 그는 예측할 수 없고 불안을 유발하는 환경에서 자신의 행동을 더 잘 조절하게 되었다. M의 어머니는 그 후 돌아가셨고 M은 현재 그룹홈에서 일상적인 지원을 받으며 공장의 생산라인에서 일하고 있다. 나는 그와의 치료관계가 끝난 후에도 그를 두어 번 만났고, 그는 매번 자랑스럽게 악수를 했다.

수용과 배제의 경험

ASD와 지적장애와 관련된 담론의 한 가지 통합요소는 포용과 공동체 소속감이다. 사회는 '조직적으로 함께 살면서 일을 하는 방법에 대해 결정을 내리고 해야 할 일을 공유하는 많은 사람들'로 설명할 수 있다. 전 세계적으로 사회는 암시적 규칙과 명시적 규칙이 복잡하게 혼합되어 있다. 규칙은 사회적 작업 및 일상의 행동 수행 및 사회적 조정 과정에서 수용 가능한 것을 결정한다.

사회에서의 소속감은 번영을 촉진하기 위해 고안된 활동에 참여함으로써 결정된다. 참여는 명시적 규칙과 암시적 규칙을 모두 이해하고 사회적 조정에 참여하는 능력에 기반을 둔다. 대부분 당연하게 여겨지지만 이러한 요구사항을 충족하는 데 필요한 기반 능력은 많고 복잡하다.

ASD에서 제한적이고 반복적인 행동으로 나타나는 손상된 사회적 의사소통 및 손상된 행동유연성의 핵심 특징은 문제가 된다. 많은 경우에 ASD 대상자는 사회적 활동에 참여하기 위한 능력이 없어 보이기 때문에 정의상 필요한 능력의 결핍된 장애로 치부한다.

지적장애는 사회적 참여를 탐색하는 데 필요한 정보의 양을 처리하고 정보를 적시에 관리하는 처리속도의 문제를 갖고 있다. 따라서 사회적 중재는 실시간으로 이루어지며 많은 현장 결정이 필요하다.

자폐 스펙트럼장애와 지적장애 대상자의 신체건강

ASD 및 지적장애 대상자는 장애가 없는 일반 인구집단보다 만성질환에 대한 부담이 더 높다. 특히 식이 및 신체활동의 어려움으로 인해 비만이 유발되고 있다. 이러한 질병에 대한 위험은 불평등한 의료 및 치료 접근과 관련된 정보 부족과 관련이 있다.

자폐 스펙트럼장애

성인 ASD 대상자의 신체 건강에 초점을 맞춘 연구는 현저히 부족한 실정이다. 아동을 대상으로 한 연구는 일반적으로 경험하는 비만 유발요인에 대한 중재에 초점을 맞추었다. 일부 강박행동(예 게임)이 있는 경우 제한된 식이요법 및 신체활동 감소 등이 비만을 악화시킬 수 있음을 인식해야 한다. 또한 일반인에 비해 ASD대상자의 사망률이 더 높은 것으로 확인되었다. 이는 제2형 당뇨병과 같은 만성질환의 위험 증가와 관련된 약물을 투약하게 될 때 건강위험을 더욱 악화시킬 수도 있기 때문에 정신간호 관점에서도 적절한 간호중재를 수행해야 한다. ASD 대상자를 위한 서비스 접근에 격차가 있다는 연구도 있다.

지적장애

지적장애 대상자는 지적장애가 없는 사람보다 신체적으로나 정신적으로 더 큰 질병 부담을 경험한다. 또한 서비스에 대한 불공평한 접근으로 인해 그 영향이 훨씬 더 커진다.

정신건강 정책에서 지적장애 식별과 관련된 문제와 지적장애인의 고유한 요구에 대한 부적절한 인정 등이 모두 존재한다. 존재하는 정책은 서비스에 대한 접근 문제와 이 그룹에 적절한 서비스의 제공이 필요하며 실무자가 서비스를 개선하기 위해서는 이러한 정책 변경이 필요하다.

사정의 핵심 요점

ASD 대상자와 함께 일할 때는 그들의 생각과 정보처리 방식을 고려해야 한다. 이를 염두에 두지 않으면 서로 다른 언어를 말하는 것과 같을 수 있으며, 사용하는 단어가 일반적으로 보일 수 있지만 공유된 이해를 개발하는 능력을 손상되었을 수 있다.

손상된 추상화 사고와 관련하여 감정을 이해하고 이를 스스로 모니터링하는지 확인하는 것이 중요하다. 불안을 느끼는지 묻는 것보다 제한적이고 반복적인 행동의 증가와 같은 불안 증상을 살펴보는 것이 더 합리적일 수 있다. 경험하는 감정을 이야기할 때 1–10과 같은 평가 척도를 사용하는 것이 그 사람에게는 의미없을 수 있다. 대상자가 우울한 상태에 대해 이야기하는 것보다 슬프다고 표현하면 수면, 식사, 활동과 같은 일반적인 행동의 변화를 탐색하는 것이 더 합리적일 수 있다. 경험에 대해 이야기할 때는 어떤 일이 일어났는지 순서대로 선형적으로 이

당사자 이야기 19.1

M은 초등학교 3학년때부터 ASD 진단을 받은 16세 소년이다. M은 7세 때 처음 증상을 보였으며 중학교 1학년 때 마지막 검사를 받았을 때 IQ가 74로 판별이 났으며, 특수교육 교사와 보조교사의 지원을 받아 일반 수업 에 참석하고 있었다. M은 약물을 복용하고 있지 않았고 불법약물 사용 이력도 없었다. M은 학교에 친구가 거의 없었고 대부분의 방학은 보조교사와 함께 보냈다. M은 학교의 남자들이 스테로이드를 복용하고 있다는 생각에 점점 더 집중하게 되었다. 이러한 M의 생각은 부모가 별거했을 때 극심한 스트레스 상황에서 증가했다. M의 모든 일상은 아버지와 어머니 집을 오가며 살면서 바뀌었다. M은 아버지 집을 가기 위해 가족이 외출하는 것을 같은 학교의 남학생들에게 들키게 되면서 패닉에 빠졌지만 M은 이것을 스테로이드 복용자 근처에 있는 것에 대한 두려움으로 설명했다. M은 생각을 두려움으로 묘사할 수는 있었지만 더 이상 명확하게 설명할 수 없었고 M의 부모가 M의 이런 생각을 바꾸려고 설명을 했지만 다른 관점으로 바꿀 수 없었다. 수요일 아침에 M은 예고도 없이 운동장으로 걸어 들어가 한 학생을 신체적으로 공격했다. M이 학생을 공격한 이유를 묻자 M은 그 학생이 스테로이드 복용자라고 주장했다.

M은 공격성으로 인해 학교에서 정학과 동시에 정신영역을 포함한 건강검진을 받도록 권고 받았다. M은 자신이 공격한 학생의 아픔에 공감하지 못해 그 학생이 겁을 먹거나 아팠는지 알 수 없었다. M은 1년 전에 자신이 공격한 학생이 '스테로이드'를 복용하고 있다는 말을 나이 많은 다른 이로부터 들었다고 말했다. M은 말하는 그 학생은 체격이 작았음에도 불구하고 스테로이드를 복용했다는 생각에 깊이 빠져들었다. M은 1년 동안 이 생각에 몰두해 있었고, M의 사회적 환경이 변한 이후로 그 생각의 강도가 세졌다. M은 머릿속에서 생각을 지울 수 없었기 때문에 잠을 잘 수 없었다.

M의 생각은 순차적이지 않았고 의사소통에 집중하는 데 어려움이 있었다. 또한 방에 있으면 밖에서 자신의 이름을 부르는 목소리를 거의 듣지 못했다고 말했다. M은 자살 또는 살인 계획이나 의도가 없었고 최근 신체적 질병이나 부상의 이력이 없었다. M은 리스페리돈(risperidone) 0.5mg을 처방받았고 동료 학생을 공격하지 않기로 서면 동의한 후 일주일 만에 학교로 돌아갈 수 있었다. 약물은 학교에서 증가된 스트레스로 인해 2개월 후에는 1mg으로 조정 되었다.

최근 건강전문가는 가족과 협력하여 명확한 루틴을 개발하고 루틴이 변경되는 경우 M에게 가능한 한 많은 공지와 함께 변경사항이 무엇인지, 어디에 적용되는지 보여주었다. 이야기를 통해 스트레스 증가의 행동 경고신호(M은 자신의 감정에 라벨을 붙이지 않아서 자신의 불안을 평가할 수 없음)를 식별하고 관리전략을 수립하고 연습했다.

M은 누구도 공격하지 않기로 동의하고 그 사고의 변화에 대한 설명을 할 수 있었지만 동료 학생들이 스테로이드를 복용한 것이 사실일지 모른다는 의심은 여전히 품고 있으며, 공격했던 학생이 학교에 지속적으로 다닐 수 있게 되었다는 이야기를 듣고 분개했지만 이전처럼 공격적으로 반응하지 않았다.

야기하도록 한다. 만약 환자가 산만해 보인다면 바로 직전에 일어난 일, 지금 일어난 일, 다음에 일어날 일을 순서대로 이야기해 주고 대상자와 그 다음에 일어날 일에 대해 이야기 나누는 근거를 제공한다. 특히 응급실과 같은 다른 시각적 맥락에서 발생한 과거 경험을 일반화하기를 기대하지 않는다. 과거 경험한 것을 지금 또 경험한다고 해도 그에 대한 해석은 새로운 상황일 수 있음을 알아야 한다. 질문하는 내용을 구체적으로 작성한다. 간호사의 질문이 대상정보에 대한 논의로 이어질 수 있으므로 주의한다.

좋은 예로 '목소리가 들리나요?'라는 질문을 하면 환청을 경험하지 않더라도 '네'라고 대답할 수 있다.

이는 환청을 탐색하는 경우 '주변에 아무도 없고 소리를 전달할 수 있는 장치가 없을 때 목소리가 들리나요?'와 같은 질문을 하여 도움이 될 수 있다.

면담을 처음 시작할 때 대상자에게 면담이 사회적 과정이라는 것을 설명해 줄 필요가 있다. 건강에 대한 문제를 해결하기 위해 면담을 한다고 하더라도 면담 자체가 대상자에게 상당한 불안을 유발할 수 있다. 이러한 영향은 정신건강 평가의 중요한 요소이다. ASD 대상자는 음성에 영향의 범위가 제한되고 운율(음높이와 톤의 차이)이 감소할 수 있다. 정동과 운율은 모두 학습된 행동이며, 학습은 아동-부모 관계에서 시작하여 사회적 과정으로 갈 수 있도록 만든다.

ASD 대상자가 내부적으로 느끼는 것(예 무서워하는 것)을 감정이나 운율의 변화를 통해 외부적으로 표현되지 않을 수 있다. 질문의 구체적인 맥락에서 그들이 느끼는 것이 무엇인지 명확하게 질문한다. 관심의 표시로 눈맞춤에 의존하지 않는다. 눈맞춤의 부족은 사회적 측면과 관련이 있을 수 있으며, 동등하게 보고 듣는 것이 압도적이고 보지 않는 것은 말하는 것에 완전히 집중할 수 있게 한다. ASD대상자의 공감능력을 탐색할 때는 다른 사람이 생각하고 느끼는 것을 추측하는 능력이 부족할 수 있다는 것을 염두에 두어야 한다.

ASD 대상자는 주로 언어적 정보처리가 부족하기 때문에 단어에 압도되기 쉽다. 혼란스러워 보이면 단어의 양을 줄여 이야기한다. 지시를 할 경우 ASD 대상자가 필요한 것과 수행해야 하는 순서를 이해하도록 지시한다. 이해를 돕기 위해 낙서와 그림을 활용할 수도 있다. 그림이 구체적이거나 완성도가 높을 필요는 없다. 단지 이해를 증진할 필요가 있을 뿐이다. 말과 달리 쓰기와 그리기는 일시적인 것이 아니기 때문에 주요 지침과 다음에 일어날 일을 적어 두는 것이 도움이 된다.

역사적 일화 19.4: 간호의 암흑기

자폐증, 지적장애 및 정신질환은 간호사 및 기타 건강전문가에 의해 불임 및 낙태를 정당화하는 근거로 사용되었다. 20세기 초 미국의 사회정책 전문가와 과학자들은 '우생학' 철학을 발전시켰다. 이 철학은 장애인이나 정신질환이 있는 사람은 사회에서 근절되어야 한다고 제안했다. 1920년대부터 1960년대까지 이러한 이념의 영향으로 북미에서 6만 명 이상의 정신 및 신체 장애자에 대한 비자발적 불임수술을 촉진하는 정부정책이 나왔다. 우생학의 철학은 히틀러와 독일의 나치정권에 의해 제2차 세계대전 중 20만 명 이상의 장애인 학살을 정당화하는 데 사용되었다. 대부분의 학살은 독일의 Hadamar와 같은 병원에서 간호사와 의사에 의해 수행되었다.

자세히 알아보기: Iredale R 2000 Eugenics and its relevance to contemporary health care. Nursing Ethics 7(3): 205–14

당사자 이야기 19.2

M은 어머니와 함께 살고 있으며 부분적으로 지원이 필요한 35세 여성이다. M이 사용하는 어휘의 양은 적지만 대부분의 말은 이해할 수 있다. M은 단순작업을 수행할 수 있으며 직업, 여가 및 사회적 기술에 대한 역량을 개발했다. 증상이 나타난 초반에 M의 증상을 숨김으로 인해 심각한 증상이 발병되기까지 제대로 된 진단을 받을 수 없었다.

지역주민들이 M이 쇼핑센터 밖 길에 누워 있었다고 신고한 어느 일요일 오후 경찰이 M을 응급실로 데려갔다. M은 매우 괴로워하며 울고 있었고, M에게 왜 길 한가운데 누워 있었냐는 질문에 '저는 길에 누워 있다가 천국에 갈 것입니다. 죄송합니다. 경찰관님'이라고 대답했다. M은 정신간호사에게 자신의 이름, 전화번호, 주소를 알려주었고, 이후 전화를 통해 M은 집에서 어머니와 함께 살고 있으며 빵을 사러 동네 상점에 갔다는 사실을 알게 되었다. 정신간호사와 정신과 의사는 M이 정신질환의 병력이 없었고, 어디에 살았는지 말할 수 있었기 때문에 어머니가 돌보는 집으로 되돌아 가도록 안내했다. 길에 누워 있었던 것은 지적장애에 따른 '행동특성'으로 치부되었다. 이것은 후에 진단적 은폐로 판명되었다. 이 틀 후, M의 어머니는 정신건강복지센터에 전화를 걸어 동네 가게 주인에 의해 M이 또 길에 누워 있는 것을 발견하고 집으로 데려왔다고 말했다. 정신건강복지센터 대응팀이 며칠 안에 가정방문을 하겠다고 했지만, M의 행동은 지적장애의 일부로 여겨졌기 때문에 우선순위가 높지 않았다. 다음 날 오후, 지역사회 정신간호사가 상담을 위해 방문했을 때 M은 눈물을 흘리며 '나는 천국에 갈 것입니다'라는 말을 되풀이했다. 어머니는 M이 밤에 우는 소리를 들었고 아침에 일찍 일어나서 샤워하라는 지시를 해야 한다고 직원에게 말했다. 추가정보로 M의 어머니도 3개월 전 친정어머니가 돌아가신 이후로 슬픔으로 인해 의욕이 없다는 것을 발견하였다.

지역사회 정신건강복지센터로 돌아오는 길에 간호사는 동네 가게에 전화를 걸어 M이 지난 4주 동안 간헐적으로 길에 누워 있는 것을 발견했다는 사실을 알아냈다. 처음에는 누군가가 부르면 일어나곤 했지만 지난 2주 동안 '일어나지 않아! 나는 천국 에 갈 거야'라고 외치곤 했다는 것을 알게 되었다. 정신간호사는 M의 행동이 자살행위임을 인식하고 M을 비자발적 환자로 정신과 병동에 입원하도록 조치를 취했다. 즉, M은 자해 위험이 있었기 때문에 강제 입원(자의로 퇴원할 권리를 박탈)당했다. 병동 간호사와 직원들은 M이 입원했을 때 의사소통이 불가능했으며 몸을 부드럽게 흔들며 직원의 시선을 피하고 있었다는 것을 발견했다. 다행히 직원들은 M의 어머니를 통해 병력을 조사하는 과정과 일부 평가 과정에 M을 참여시킬 수 있었다. 의료진이 신체검사를 수행한 후 M을 병실로 데려가 새로운 환경에 익숙해지면 평가 과정을 계속하기로 결정했다. 그 사이에 간호사는 부드러운 개방형 질문을 사용하여 M과 간단한 대화를 시작할 수 있었다. M은 이후에 입원을 위해 싸온 가방을 풀고 독립적으로 자기관리 활동에 참여하라는 요청을 받았다.

M은 입원 전 어머니와 집에서 살았다. 이러한 경우 가족과 협력하여 신뢰를 얻고 대상자에게 최적의 결과를 보장하며 대상자의 정신적·신체적 상태에 대한 신뢰할 수 있는 병력/기록을 얻는 것이 중요하다. 다음 시간 동안 간호사는 M의 어머니로부터 M이 비정상적으로 퇴행했고, 움직임이 평소보다 훨씬 느리다는 것을 확인할 수 있었다. 또한 최근 몇 주 동안 M의 집중력이 저하되었다고 밝혔고, M은 스스로 끔찍하고 '더 이상 살고 싶지 않다'고 말했다는 것을 알 수 있었다. 우울 증의 이러한 전형적인 징후와는 별도로 직원은 M의 신체 흔들림이 계속되었고 M이 낮고 거의 들리지 않는 소음을 냈다는 점에 주목했다. M의 어머니는 몸을 흔드는 것과 신음하는 것이 M이 일반적으로 했던 행동라는 것을 확인해 주었고, 정신간호사는 이러한 행동이 우울증의 비정형적 징후임을 확인했다. 대상자의 신뢰를 얻은 간호사는 M과 혼자 인터뷰할 수 있었고 약간의 격려 끝에 M이 길 한가운 데에 누워 차에 치여 자살할 계획을 가지고 있음을 확인하였다. 자살에 대한 다른 계획은 없었지만 M이 진정 원하는 것은 죽어서 천국에 가서 할머니를 뵙는 것이라고 반복해서 말하는 것을 알게 되었다. 결국 간호사는 신체평가, 정신상 태평가, 위험평가, 강점평가, 방임 및 학대에 대한 M의 취약성 위험평가를 포함하여 M에 대한 초기 평가를 완료할 수 있었고 그녀의 우울증의 비정형적 징후를 포함한 징후 및 증상을 설명하는 입원기록을 작성할 수 있었다.

M은 이후 30분마다 관찰에서 4시간 관찰의 처방이 내려졌다. 1차 간호는 환자 치료에 대한 해당 부서 정책의 일부가 아니었지만, M은 의사소통을 용이하게 하고 지속적인 평가 과정을 지원하기 위해 입원 첫 2일 동안 각 오전 및 오후 '교대'에

한 명의 간호사가 할당되었다. 이러한 준비에도 불구하고 M은 거의 의사소통이 되지 않았고 소수의 직원과만 대화하기로 결정했다. 위에서 설명한 중재 외에도 M의 우울증 관리는 다른 환자에게 제공되는 것과 매우 유사했다. M이 항우울제(이 경우에는 플루옥세틴)로 안정을 취하고 있는 동안, 할머니를 잃은 슬픔에 대처하는 데 도움이 되는 애도 상담을 받았다. 또한 M은 의사가 중단할 때까지 아침과 저녁 식사와 함께 약을 복용해야 한다는 것을 빠르게 이해했지만, 우울증의 생리학 및 주의 사항에 대해 제공한 교육내용을 이해할 수 없었다. M은 또한 복용하는 약물이 어떻게 자신에게 도움이 되는지 매우 제한적으로 이해했다. M이 퇴원했을 때 M의 지지체계 내에 있는 사람들에게 M 관리전략에 대한 정보를 배포하기 위한 정신건강 지원계획을 세우기로 하였다. 계획에는 가능한 재발징후(사회적 철수 및 '흔들림')와 M의 자살 생각 및 계획을 다시 세울게 될 때의 관리전략(M을 유해한 상황에서 제거, M의 의도를 명확히 하고 도움이 필요한 경우 지역사회 정신건강팀에 연락)이 포함되어 있다.

지적장애와 관련하여 모든 ASD 조정은 중요하다. 또한 반향음과 같은 특징적인 언어패턴(특히 지적장애가 높은 사람의 경우)에 익숙해진다. 간호사의 말을 반복하는 등의 패턴은 질문을 확인의 형태로 받아들이지 않으며 단순히 질문을 반복하는 것이 아니라는 점을 분명히 한다. 일상적인 활동과 행동에 대한 변화를 염두에 두고 타당한 원인을 철저히 조사한다. 비언어적 표현의 경우 일반적인 의사소통 방법과 대상자가 표현한 것을 통합하여 어떤 의미인지를 가족과 간병인과 긴밀히 협력하여 평가하는 방법을 찾는다.

ASD 대상자와 지적장애 대상자의 경우 철저한 신체검사를 수행해야 한다. 그들이 일반적인 방식으로 불편함이나 고통을 설명하거나 표현하지 않을 수 있다는 점을 유의해야 한다.

또한 진단적 은폐가 나타날 수 있는데 이는 1차 진단(예 ASD 또는 지적장애)이 현재 환자에게 무슨 일이 일어나고 있는지에 대한 다른 중요한 이해를 흐리게 하는 상황을 의미한다. 이것은 치료 가능한 동반질환을 놓치게 하고 이로 인해 중증질환으로 이환되며 및 사망에 이를 수 있다. 이러한 진단적 은폐는 잠정인 문제를 진단하는 데 방해가 될 수 있다. 예를 들어 ASD 대상자는 생각이 다르기 때문에 망상적 신념은 ASD에게는 당연하게 나오는 증상으로 여겨 이들에게 망상장애 진단을 내리지 않을 수 있다.

지적장애 대상자의 자해행동 증가하여도 단지 자기 자극적 행동의 증가로 여겨 자해와는 아무런 관련이 없는 것으로 결론이 나기도 한다.

중재

사고 과정에 적용하기 위한 중재는 환자가 접근할 수 있도록 수정되어야 한다. 일반적으로 사용되는 정신요법은 모두 ASD 및 지적장애 대상자와 협력하기 위해 수정보완이 되어야 한다. 예를 들어, 수정된 이야기치료는 ASD 청소년을 대상으로 한 연구에서 효과 있었지만 일상생활의 문제에 적용하기 위해서는 대상자에 맞게 조정되어야 한다. 인지행동치료에서도 유사하다.

신경전형적 사고를 하는 ASD 및 지적장애 대상자에게 이야기치료는 필요하다. 정신간호사는 이러한 치료요법을 수행하기에 이상적인 위치에 있지만 ASD 및 지적장애 대상자가 접근 가능하고 기능적으로 사용할 수 있도록 수정보완이 필요하다는 것을 항상 유의해야 한다.

ASD 및 지적장애 대상자와 일반적인 신경학적 문제를 가진 대상자 사이의 건강 격차는 크다. 간호사가 이러한 격차를 줄이고 사고와 정보처리 방식을 이해함으로써 이러한 치료요법을 시도하고 평가하는 과정을 통해 대상자 개인에게 맞는 수정보완을 하는 창조적인 과정이 된다.

탈시설화

20세기 중 후반에 간호사는 ASD 및 지적장애 대상자를 돌보는 데 중심적인 역할을 수행했다. 지역사회 돌봄으로의 이동과 함께 탈시설화가 이루어지자 이러한 그룹을 돌보는 간호사의 참여가 점진적으로 감소하는 것으로 나타났다. 기관 생활은 여러 면에서 바람직하지 않으며, 특히 ASD의 진단 구조가 발전함에 따라 퇴원이나 퇴소가 권장되거나 지역사회로의 복귀를 해야 한다. 그러나 탈시설화하여 지역사회에서 지내는 것이 타당하다고 하더라도 대상자들은 많은 부분에서 여전히 간호서비스를 필요로 한다. 간호의 중심 구성요소로서 일상생활로의 복귀는 의심할 여지없이 더 나은 건강결과로 이어질 것이다.

● 유용한 웹사이트

Autism Science Foundation. https://autismsciencefoundation.org/
Autism Spectrum Australia. http://www.autismlaunchpad.org.au/
Carer Gateway (Australian Government). https://www.carergateway.gov.au/
Children of Parents with a Mental Illness (COPMI). http://www.copmi.net.au/
Headspace. https://headspace.org.au/
Kidshelpline. https://www.kidshelpline.com.au/
National Autistic Society (UK). https://www.autism.org.uk/
Raising Children.net. https://raisingchildren.net.au/
Research Autism. http://www.researchautism.net/

단원 요약

이 장에서는 간호사가 정신간호 분야에서 아동 및 청소년과 처음으로 일할 때 요구되는 지식과 기술을 강조했다. 치료적 관계를 수립하고 치료적 동맹을 구축하는 등 주로 참여에 중점을 두었다. 간호사는 정신간호의 숙련된 기술이 효과적으로 통합되기 전에 먼저 아동과 청소년, 그 가족을 참여시키기 위한 전략을 세워야 한다. 청소년과 가족을 조기에 참여시키고 치료적 관계를 발전시키면 긍정적인 결과를 얻을 수 있다. 또한, 당사자 간에 공유되는 신뢰감은 청소년, 부모 및 정신건강팀 간의 파트너십을 통해 생성된 공유 치료계획에 대한 헌신을 촉진할 것이다.

이 장의 사례연구에서는 참여와 파트너십의 중요성을 강조하고자 했다. 공감을 표현하고 절대적인 진정성을 가지고 수행하는 것은 어린이와 청소년을 돌보는 데 중요한 요소가 된다. 아동 및 청소년이 특정한 시기에 간호사에게 자신이 우선순위라고 느끼는 것이 중요하다.

모든 간호사는 자폐증과 지적장애가 있는 대상자의 삶에 변화를 만들 수 있다. 이것은 각 임상환경에서 만남 그리고 지지를 통해 의료서비스에 더 쉽게 접근할 수 있도록 할 수 있다. 지역 및 국가 차원에서 서비스가 포함된 기준과 관련된 정책에 참여하는 것도 간호사가 영향을 미칠 수 있는 영역이다.

조정은 ASD 고유의 사고 및 정보처리 방식, 지적장애에서 경험한 사고 및 처리 문제를 이해하는 데 기반을 두고 있다. 사고와 행동 사이의 연결이 이해되면 접근 가능한 보다 효과적인 사정과 중재로 이어진다.

수업참여를 위한 연습

1. 가까운 정신건강복지센터에 연락하여 어린이와 청소년이 이용할 수 있는 서비스에 대한 정보를 요청하여 이 정보를 그룹과 공유하시오.
   - 이러한 서비스는 사전 대응적인가?
   - 서비스가 조기중재를 적극적으로 장려하는가?
2. 지역사회에서 일하는 간호사와 입원병동의 다른 간호사에게 연락하여 역할에 대해 그룹과 이야기하도록 한다. 지역사회의 청소년 정신건강 간호와 입원환자의 정신건강 간호 사이의 차이점에 주목하여 토론한다.
3. 소그룹에서 한 사람은 정신간호사로, 다른 한 사람은 어둡고 보호받는 청소년 역할을 맡도록 하며 나머지 그룹 구성원은 관계를 구축할 때 나타나는 어려움을 관찰하고 문서화해 본다.
4. 지역에 적용되는 정신건강 및 아동 보호법을 찾아보고 이를 청소년 안전 확립에 적용할 때 핵심 사항을 요약한다.

University of New South Wales – Department of Developmental Disability Neuropsychiatry (3DN). https://3dn.unsw.edu.au/content/disability-professionals-elearning

● 참고문헌

Achenbach, T. M., Ndetei, D. M. Clinical models for child and adolescent behavioral, emotional, and social problems. In: Rey J.M., ed. IACAPAP E-Textbook of Child and Adolescent Mental Health. Geneva: International Association for Child and Adolescent Psychiatry and Allied Professions, 2015.

American Academy of Child and Adolescent Psychiatrists. Practice parameter for the assessment and treatment of children and adolescents with oppositional defiant disorder. J. Am. Acad. Child Adolesc. Psychiatry. 2007; 46(1):126–141.

American Academy of Child and Adolescent Psychiatrists. Prevalence and characteristics of self-harm in adolescents: meta-analyses of community-based studies 1990–2015. J. Am. Acad. Child Adolesc. Psychiatr.. 2018; 57(10):733–741.

American Psychiatric Association. Diagnostic and Statistical Manual of Mental Disorders, fifth ed. Washington DC: APA; 2013.

American Psychiatric Association. Diagnostic and Statistical Manual of Mental Disorders, fifth ed. Washington, DC: APA; 2013.

Australian Bureau of Statistics. Causes of death, Australia 2017. Catalogue 3303.0. Canberra: Commonwealth of Australia; 2018.

Australian College of Mental Health Nurses. Standards of practice in mental health nursing. Available: http://www.acmhn.org/publications/standards-of-practice, 2010.

Australian Health Ministers' Advisory Council. A national framework for recovery-oriented mental health services: Guide for practitioners and providers. Canberra: Commonwealth of Australia; 2013.

Australian Institute of Health and Welfare. National Drug Strategy Household Survey 2016: Detailed findings 2017. Drug Statistics Series No. 31. Cat. no. PHE 214. Canberra: AIHW; 2017.

Australian Institute of Health and Welfare. Young Australians: their health and wellbeing 2011. Cat. no. PHE 140. Canberra: AIHW; 2011.

Beers, C. W. A Mind That Found Itself: An Autobiography. New York: Longmans, Green; 1908.

Bettleheim, B. Recollections and Reflections. London: Thames and Hudson; 1990.

Beyond Blue. Bullying and cyberbullying. Available: https://healthyfamilies.beyondblue.org.au/age-13/raising-resilient-young-people/bullying-and-cyberbullying, 2019.

Burghardt, M. Broken: Institutions, Families and the Construction of Intellectual Disability. Montreal: McGill-Queen's University Press; 2018.

Cambridge English Dictionary. Society, Cambridge University Press, 2020. Online. https://dictionary.cambridge.org/help/. (Accessed 14 March 2020).

Campbell, A., Chapman, M., McHugh, C., et al. Rising Indigenous suicide rates in Kimberley and implications for suicide prevention. Australas. Psychiatry. 2016; 24(6):561–564.

Cashin, A. Autism spectrum disorder and psychosis: a case study. J. Child Adolesc. Psychiatr. Nurs.. 2016; 29:72–78.

Cashin, A. Autism: understanding conceptual processing deficits. J. Psychosoc. Nurs. Ment. Health Serv.. 2005; 43:22–30.

Cashin, A. Narrative therapy: a psychotherapeutic appraoch in the treatment of adolescents with Asperger's Disorder. J. Child

Adolesc. Psychiatr. Nurs.. 2008; 21:48–56.

Cashin, A. Why do some people with autism have restricted interests and repetitive movements? [Online]. The Conversation. Available: https://theconversation.com/why-do-some-people-with-autism-have-restricted-interests-and-repetitive-movements-94401 2018. (Accessed 26 June 2018).

Cashin, A., Barker, P. The triad of impairment in autism revisited. J. Child Adolesc. Psychiatr. Nurs.. 2009; 22:189–193.

Cashin, A., Browne, G., Bradbury, J., et al. The effectiveness of Narrative Therapy with young people with autism. J. Child Adolesc. Psychiatr. Nurs.. 2013; 26:32–41.

Cashin, A., Buckley, T., Trollor, J. N., et al. A scoping review of what is known of the physical health of adults with autism spectrum disorder. J. Intellect. Disabil.. 2018; 22:96–108.

Cashin, A., Gallagher, H., Newman, C., et al. Autism and the cognitive processing triad: a case for revising the criteria in the Diagnostic and Statistical Manual. J. Child Adolesc. Psychiatr. Nurs.. 2012; 25:141–148.

Cashin, A., Heartfield, M., Bryce, J., et al. Standards for practice for registered nurses in Australia. Collegian. 2017; 24:255–266.

Cashin, A., Yorke, J. Overly regulated thinking and autism revisited. J. Child Adolesc. Psychiatr. Nurs.. 2016; 29:148–153.

Cashin, A., Yorke, J. The relationship between anxiety, external structure, behavioral history and becoming locked into restricted and repetitive behaviors 344in autism spectrum disorder. Issues Ment. Health Nurs.. 2018; 39:533–537.

Cashin, A., Yorke, J., Conceptualization of a heuristic to predict increase in restricted and repetitive behaviour in ASD across the short to medium term. Autism Open Access 7 1 2017. doi:10.4172/2165–7890.1000200

Centre for Accident Research & Road Safety – Queensland. Adolescent Risk-Taking. Brisbane: Queensland University of Technology; 2014.

Committee on Children with Disabilities. Technical report: the pediatrician's role in the diagnosis and management of autistic spectrum disorder in children. Pediatrics. 2001; 107:e85.

Croen, L., Zerbo, O., Qian, Y., et al. The health status of adults on the autism spectrum. Autism. 2015; 19:814–823.

Curtin, C., Jojic, M., Bandini, L. Obesity in children with autism spectrum disorder. Harv. Rev. Psychiatry. 2014; 22:93–103.

Dallos, R., Draper, R. An Introduction to Family Therapy: Systemic Theory and Practice, third ed. Maidenhead: McGraw-Hill Education; 2010.

Department of Developmental Disability Neuropsychiatry. Recommendations from the National Roundtable on the Mental Health of People with intellectual disability 2018. Sydney: University of NSW; 2018.

Dew, A., Dowse, L., Athanassiou, U., et al. Current representation of people with intellectual disability in Australian mental health policy: the need for inclusive policy development. J. Policy Pract. Intellect. Disabil.. 2018; 15:136–144.

Dillon, P. Teenagers, alcohol and other drugs 2019: What's happening, what's out there and how much influence do parents really have? Available: http://darta.net.au/wordpress-content/uploads/2019/04/WHATS_HAPPENING_2019.pdf, 2019.

Dixon, L. B., Holoshitz, Y., Nossel, I. Treatment engagement of individuals experiencing mental illness: review and update. World Psychiatry. 2016; 15(1):13–20.

Erskine, H. E., Moffitt, T. E., Copeland, W. E., et al. A heavy burden on young minds: the global burden of mental and substance use disorders in children and youth. Psychol. Med.. 2015; 45(7):1551–1563.

eSafety Commissioner. Cyberbullying. Available: https://www.esafety.gov.au/esafety-information/esafety-issues/cyberbullying, 2019.

Feinstein, A. A History of Autism: Conversations With the Pioneers. West Sussex: John Wiley & Sons; 2011.

Gadamer, H. The discrediting of prejudice by the enlightenment. In: Mueller-Vollmer K., ed. The Hermeneutics Reader. Oxford: Basil Blackwell, 1960/1985.

Geldard, K., Geldard, D., Foo, R. Y. Counselling Children: A Practical Introduction, fifth ed. London: Sage; 2018.

Gergen, K. The Saturated Seld. New York: Basic Books; 2000.

Girimaji, S., Pradeep, A., Intellectual disability in international classification of Diseases-11: a developmental perspective. Indian J. Soc. Psychiatry Suppl. S1 2018:68–74.

Goodman, J. H. Perinatal depression and infant mental health. Arch. Psychiatr. Nurs.. 2019; 33(3):217–224.

Gore, F. M., Bloem, P. J.N., Patton, G. C., et al. Global burden of disease in young people aged 10–24 years: a systematic analysis. Lancet. 2011; 377:2093–2102.

Gunnell, D., Kidger, J., Elvidge, H., Adolescent mental health in crisis. BMJ 2018; 361 k2608

Heidegger, M. Being and Time. Malden: Blackwell Publishing; 1962.

Hein, I. M., Troost, P. W., Broersma, A., et al. Why is it hard to make progress in assessing children's decision-making competence? BMC Med. Ethics. 2015; 16:1.

Hirani, K., Cherian, S., Mutch, R., et al. Identification of health risk behaviours among adolescent refugees resettling in Western Australia. Arch. Dis. Child.. 2018; 103:240–246.

Hungerford, C., Hodgson, D., Bostwick, R., et al. Mental Health Care, third ed. Milton: John Wiley; 2018.

Hwang, Y. I., Srasuebkul, P., Foley, K. R., et al. Mortality and cause of death of Australians on the autism spectrum. Autism Res.. 2019; 12(5):806－815.

Iredale, R. Eugenics and its relevance to contemporary health care. Nurs. Ethics. 2000; 7(3):205－214.

Jans, T., Taneli, Y., Warnke, A. Suicide and self-harming behaviour. In: Rey J.M., ed. IACAPAP E-Textbook of Child and Adolescent Mental Health. Geneva: International Association for Child and Adolescent Psychiatry and Allied Professions, 2015.

Kanner, L. Autistic disturbances of affective contact. Nerv. Child. 1943; 2:217－250.

Katz, I., Keeley, M., Spears, B., et al. Research on youth exposure to, and management of, cyberbullying incidents in Australia: Synthesis report (SPRC Report 16/2014). Sydney: Sydney, Social Policy Research Centre, UNSW; 2014.

Kendler, K. S. The development of Kraepelin's mature diagnostic concepts of paranoia and paranoid dementia praecox: a close reading of his textbooks from 1887 to 1899. JAMA Psychiatry. 2018; 75(12):1280－1288.

Kids Helpline. Cyberbullying. Available: https://kidshelpline.com.au/teens/issues/cyberbullying, 2019.

Lawrence, D., Johnson, S., Hafekost, J., et al. The mental health of children and adolescents. Report on the second Australian Child and Adolescent Survey of Mental Health and Wellbeing. Canberra: Department of Health; 2015.

Layard, R., Hagell, A., 2015. Healthy young minds: transforming the mental health of children. Report of the WISH Mental Health and Wellbeing in Children Forum, World Innovation Summit in Health, Qatar.

Mares, S., Graeff-Martins, A. S. The clinical assessment of infants, preschoolers and their families. In: Rey J.M., ed. IACAPAP E-Textbook of Child and Adolescent Mental Health. Geneva: International Association for Child and Adolescent Psychiatry and Allied Professions, 2015.

McCarthy, J., Duff, M. Services for adults with intellectual disability in Aotearoa New Zealand. BJPsych. Int.. 2019; 16(3):71－73.

Morris, J., Belfer, M., Daniels, A., et al. Treated prevalence of and mental health services received by children and adolescents in 42 low-and-middle-income countries. J. Child Psychol. Psychiatry. 2011; 52:1239－1246.

Murphy, G., Peters, K., Wilkes, L., et al. Childhood parental mental illness: living with fear and mistrust. Issues Ment. Health Nurs.. 2015; 36:294－299.

Nagel, M. C., The neurobiology of risk taking and impulsivity. Encycl. Child Adolesc. Dev. 2019; . doi:10.1002/9781119171492

Naghavi, M. Global, regional, and national burden of suicide mortality 1990 to 2016: systematic analysis for the Global Burden of Disease Study 2016. BMJ. 2019; 316:194.

NICE. Self-harm in over 8s: long term management. National Institute for Health and Care Excellence. Accessed at: nice.org.uk/guidance/cg133, 2011.

NICE. Self-harm in over 8s: short term management and prevention of recurrence. National Institute for Health and Care Excellence. Accessed at: nice.org.uk/guidance/cg16, 2004.

Nicolaidis, C., Raymaker, D., McDonald, K., et al. Comparison of healthcare experiences in Autistic and Non-Autistic adults: a cross-sectional online survey faciltated by n academic-community partnership. J. Gen. Intern. Med.. 2012; 28:761－769.

NSW Ministry of Health. NSW Child and Adolescent Mental Health Services (CAMHS) Competency framework. Sydney: NSW Government; 2011.

Nursing Council of New Zealand. Competencies for registered nurses. Wellington: Nursing Council of New Zealand; 2016.

Nylander, L., Lugnegard, T., Hallerback, M. Autism Spectrum Disorders and Schizophrenia Spectrum Disorders in adults － is there a connection? A literature review and some suggestions for future clinical research. Clin. Neuropsychiatry. 2008; 5:43－54.

Orlando, J. How to know if your child is addicted to video games and what to do about it. The Conversation. Available: http://theconversation.com/how-to-know-if-your-child-is-addicted-to-video-games-and-what-to-do-about-it-118038, 2019.

Orygen. The National Centre for Excellence in Youth Mental Health. Australian Clinical Guidelines for Early Psychosis, second ed. Melbourne: Orygen Youth Health; 2016.

Parliament of the Commonwealth of Australia Joint Standing Committee on Treaties. United Nations Convention on the Rights of the Child, 17th report. Canberra: Commonwealth of Australia; 1998.

Perera, S., Hetrick, S., Cotton, S., et al. Awareness of headspace youth mental health service centres across Australian communities between 2008 and 2015. J. Ment. Health. 2019; . doi:10.1080/09638237.2019.1630718

Piaget, J. The stages of the intellectual development of the child. Bull. Menninger Clin.. 1962; 26(3):120－128.

Pinker, S. How the Mind Works. New York: W.W. Norton and Company; 1997.

Quadara, A., El-Murr, A., Latham, J. The Effects of Pornography on Children and Young People: An Evidence

Scan. Melbourne: Australian Institute of Family Studies; 2017.

Rey, J. M., Bella-Awusah, T. T., Jing, L. Depression in children and adolescents. In: Rey J.M., ed. IACAPAP E-Textbook of Child and Adolescent Mental Health. Geneva: International Association for Child and Adolescent Psychiatry and Allied Professions, 2015.

Rickwood, D. J., Telford, N. R., Mazzer, K. R., et al. The services provided to young people through the headspace centres across Australia. Med. J. Aust.. 2015; 202(10):533 - 536.

Rivers, I., Gonzalez, C., Nodin, N., et al. LGBT people and suicidality in youth: a qualitative study of perceptions of risk and protective circumstances. Soc. Sci. Med.. 2018; 212:1 - 8.

Roberts, J., Fenton, G., Barnard, M. Developing effective therapeutic relationships with children, young people and their families. Nurs. Child. Young People. 2015; 27(4):30 - 35.

Robinson, S. Preventing the Emotional Abuse and Neglext of People With Intellectual Disability. Stopping Insult and Injury. London: Jessica Kingsley Publishers; 2013.

Roy Morgan. 9 in 10 Aussie teens now have a mobile (and most are already on to their second or subsequent handset). Press Release Finding No. 6929. Australia. Available: http://www.roymorgan.com/findings/6929-australian-teenagers-and-their-mobile-phones-june-2016-201608220922, 2016.

Sanci, L., Webb, M., Hocking, J. Risk-taking behaviour in adolescents. Aust. J. Gen. Pract.. 2018; 47:829 - 834.

Santona, A., Tagini, A., Sarracino, D., et al. Maternal depression and attachment: the evaluation of mother- child interactions during feeding practice. Front. Psychol. 2015; 6 1235. http://doi.org/10.3389/fpsyg.2015.01235

Sawyer, M. G., Miller-Lewis, L. R., Clark, J. J. The mental health of 13 - 17-year-olds in Australia: findings from the National Survey of Mental Health and Wellbeing. J. Youth Adolesc.. 2007; 36:185 - 194.

Servili, C. Organizing and delivering services for child and adolescent mental health. In: Rey J.M., ed. IACAPAP E-Textbook of Child and Adolescent Mental Health. Geneva: International Association for Child and Adolescent Psychiatry and Allied Professions, 2015.

Shakes, P., Cashin, A. Identifying language for people on the autism spectrum: a scoping review. Issues Ment. Health Nurs.. 2018; 40(4):317 - 325.

Stahl, S. M. Stahl's Prescribing Guide: Children and Adolescents. Cambridge: Cambridge University Press; 2019.

Stephen, R., Edmonds, R. Briefing 53: Social Media, Young People and Mental Health. London: Centre for Mental Health; 2018.

The Werry Centre. Real Skills Plus ICAMH/AOD: A Competency Framework for the Infant, Child and Youth Mental Health and Alcohol and Other Drug Workforce. Auckland: The Werry Centre; 2014.

Thompson, M., Hooper, C., Laver-Bradbury, C., et al. Child and Adolescent Mental Health Theory and Practice, second ed. UK: Hodder Arnold; 2012.

Trollor, J., Eagleson, C., Turner, B., et al. Intellectual disability content within pre-registration nursing curriculum: how is it taught? Nurse Educ. Today. 2018; 69:48 - 52.

van Dooren, K., McPherson, L., Lennox, N. Mapping the needs of adults with autism and co-morbid intellectual disaility. Curr. Dev. Disord. Rep.. 2016; 3(1):82 - 89.

Van Naarden Braun, K., Christensen, D., Doernbeerg, N., et al. Trends in the prevalence of autism spectrum disorder, cerebral palsy, hearing loss, intellectual disability, and vision impairment, metropolitan Atlanta, 1991 - 2010. PLoS ONE 2015; 10 e0124120

Vannucchi, G., Masi, G., Toni, C., et al. Clinical features, developmental course, and psychiatric comorbidity of adult autism spectrum disorders. CNS Spectr.. 2013; 19:157 - 164.

Woolfenden, S., Sarkozy, V., Ridley, G., et al. A systemic review of two outcomes in autism spectrum disorder - epilepsy and mortality. Dev. Med. Child Neurol.. 2012; 54:306 - 312.

Woolhouse, H., Gartland, D., Mensah, F., et al. Maternal depression from early pregnancy to 4 years postpartum in a prospective pregnancy cohort study: implications for primary health care. BJOG. 2015; 122(3):312 - 321.

World Health Organization. Adolescent mental health. Available: https://www.who.int/news-room/fact-sheets/detail/adolescent-mental-health, 2018.

World Health Organization. Coming of age: adolescent health. Available: https://www.who.int/health-topics/adolescents/coming-of-age-adolescent-health, 2019.

World Health Organization. Global accelerated action for the health of adolescents (AA-HA!): guidance to support country Implementation. Available: https://www.who.int/maternal_child_adolescent/topics/adolescence/framework-accelerated-action/en/, 2017.

World Health Organization. Health for the World's Adolescents: A Second Chance in the Second Decade. Geneva: WHO; 2014.

World Health Organization. Improving health systems and services for mental health. Available: http://whqlibdoc.who.int/publications/2009/9789241598774_eng.pdf, 2009.

CHAPTER 20

노인 정신건강

Mental Health of Older Age

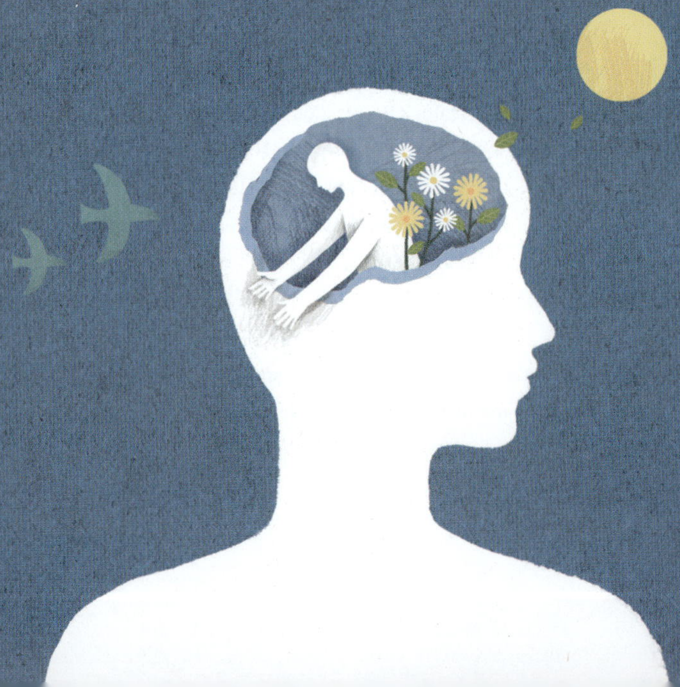

주요 내용

- 인간의 수명이 길어져 인구가 고령화됨에 따라 노인의 정신장애와 요구를 이해하고 연령차별, 고정관념, 낙인과 같은 돌봄 방해 요소를 고려하는 것이 중요하다.
- 나이가 들어감에 따라 노인에게 영향을 미치고 충격을 주는 삶의 궤적 변화를 고려해야 한다.
- 기능 저하는 노화의 정상적인 부분이며, 정신질환은 나이가 들면서 증가할 수 있지만 모든 노인에게 건강 및 사회적 지원이 필요한 것은 아니다.
- 노인의 정신질환 간호는 대상자의 말을 경청하고, 활동적이고 건강한 생활방식을 장려하며, 상호 치료적 간호사-환자 관계가 필요하다.
- 간호사의 태도는 노인에게 돌봄을 제공하는 데 중요한 영향을 미친다. 노인을 사정할 때 치매가 노인의 행동 및 활동 변화의 원인이라고 가정하는 것과 같은 연령차별적 가정을 피한다.
- 노년기의 정신장애로는 우울증, 불안, 섬망, 치매 및 조현병 등이 있다. 약물남용도 문제이다. 가장 흔한 장애는 우울증과 불안이다.

주요 용어

- 노화(ageing)
- 단계별 관리(stepped care)
- 불안(anxiety)
- 섬망(delirium)
- 알츠하이머병(Alzheimer's disease)
- 물질오용(substance misuse)
- 연령차별(ageism)
- 우울증(depression)
- 인지사정도구(cognitive assessment tools)
- 자살(suicide)
- 정신장애(mental disorders)
- 조현병(schizophrenia)
- 치매(dementia)
- 건강정보이해력(health literacy)
- 연결성(connectedness)

학습 목표

이 단원을 통해 다음을 수행할 수 있다.

- 고령 노인과 초고령 노인의 노화 차이를 이해한다.
- 위험을 식별하고 고령자의 맥락에서 대응하는 데 도움이 되는 지식을 개발한다.
- 새로운 또는 확립된 정신장애에 기여할 수 있는 삶의 궤적 변화를 식별한다.
- 우울증, 불안, 약물남용, 섬망, 치매, 조현병 및 자살위험이 있는 노인을 돌보는 데 새로운 지식과 지원전략을 적용한다.
- 대상자가 스스로 노년의 정신건강을 개선할 수 있도록 지원한다.
- 수명 연장의 의미와 건강정보이해력 수준 및 도움 요청 능력을 포함한 정신건강 장애에 기여하는 신체적 제한을 고려한다.
- 라포와 삶의 질을 증진하기 위한 간호실무에 대해 고려한다.

서론

노화는 삶을 변화시키는 많은 사건을 동반한다. 고령자(65세 이상)는 평생에 걸친 경험이 있으며, 일부는 기존 질병이 있다. 이를 염두에 두고 건강관리에 영향을 미칠 수 있는 신체적 변화와 정신장애를 포함하여 노화에서 발생하는 변화를 이해하는 것이 중요하다.

이 장은 노인에게 흔한 정신장애에 대한 통찰력을 제공한다. 또한 간호 진단, 평가 및 관리의 기본원리를 탐구한다. 정신건강을 증진하고 부정적인 태도를 줄이기 위한 전략을 통해 정신건강 관리의 대상자인 고령자에 대한 간호의 질을 향상시킬 수 있다.

고령화와 인구통계

고령자는 초기 노인(65~74세), 중기 노인(75~84세) 및 초고령 노인(85세 이상)의 세 가지로 분류된다. 나이가 항상 개인의 능력을 반영하는 것은 아니며, 일부 고령자는 자신의 늙음/노화 속도 또는 자신의 생활연령과 동일시하지 않을 수 있다. 고령자는 단순히 숫자에 불과할 수 있는 나이로 인해 차별감을 느낄 수 있다. 이는 그 자체로 불안과 스트레스로 이어지며 지원을 구하고 긍정적인 정신건강에 대한 결과를 얻을 수 있는 기회를 놓치게 된다.

통계청 자료에 따르면, 2022년 우리나라의 65세 이상 고령인구는 전체 인구의 17.5%인 901만 8,000명이며, 이중 65~69세는 5.9%, 70~74세는 4.2%, 75세 이상이 7.3%였다. 이러한 고령인구의 비중이 계속적으로 증가함에 따라 2025년에는 65세 이상의 고령인구가 20.6%로 초고령사회에 진입하고, 2050년에는 40.1%가 될 것으로 예상된다. 또한, 2022년에는 65~74세 인구가 523만 1,000명으로 75세 이상의 인구보다 144만 4,000명 더 많으나, 2037년부터는 75세 이상 인구가 더 많아질 것으로 전망되고 있다. 2022년에 혼자 사는 고령자 가구는 65세 이상 고령자 가구의 36.1%인 187만 5,000가구였으며, 이는 계속 증가되는 추세로, 2039년에는 2배 수준인 392만 5,000가구, 2045년에는 441만 1,000가구에 이를 것으로 전망되고 있다. 이러한 증가추세에도 불구하고 혼자 사는 고령자는 건강관리 실천율과 스트레스 인식도가 전체 고령자 대비 낮은 경향을 보이고 있어 건강에 대한 다양한 문제를 유발한다(통계청, 2022).

노화가 반드시 질병이나 허약함과 동일시되는 것은 아니지만 만성질환 및 복합상병이 노인에게 더 흔해짐에 따라 장애 및 손상과 상관관계가 있다. 2013년 세계보건기구(WHO)는 노인의 20% 이상이 정신 또는 신경장애를 갖고 있으며 이 연령대에서 가장 흔한 장애진단은 치매와 우울증이라고 보고했다. WHO(2013)는 또한 불안장애가 노인 인구의 3.8%에서 발견되었으며 낮은 수준의 물질오용(1%)이 발견되었다고 보고하기도 했다. 특히 우울증의 위험요소인 상실과 슬픔, 사회적 고립과 외로움, 질병 및 장애, 은퇴로 인한 사회경제적 지위의 변화 및 돌봄제공자 문제는 노년기에 더 흔하다. 따라서 예상되는 노년 인구 증가는 정신질환을 앓고 있는 성인의 수를 증가시킬 것으로 추정된다.

유병률 수치는 조사대상 인구와 사용된 방법론에 따라 상당히 다르기 때문에 얼마나 많은 노인이 정신질환을 가지고 있는지 확실하게 파악하기 어렵다. 또한 신체 및 정신질환의 진단 및 치료를 방해할 수 있는 연령 및 노인에 대한 여러 가지 부정적인 고정관념이 존재한다. '연령차별'은 1960년대 후반 미국의 로버트 버틀러(Robert Butler) 박사가 노인을 무시하는 태도에 도입한 광범위한 용어이다. 그러나 '연령차별' 용어는 노년층을 소외시키고 건강과 안녕에 부정적인 영향을 미칠 수 있다. 노년층에서 연령차별과 낙인은 신체적 또는 기능적 독립성을 점차적으로 상실하게 하여 결과적으로 무분별한 고정관념을 초래한다. 연령차별은 노인에 의해 거의 보편적으로 경험되지만, 젊은 사람도 그들에 대해 상응하는 연령차별적 견해를 갖고 있다고 보고된다. 연령차별적 관점은 연령과 관련된 개인의 고정관념으로 오진이나 진단을 꺼리게 되어 노인 인구의 정신질환 유병률과 사정 및 치료에 영향을 미칠 수 있다. 예를 들어, 환자가 경험하고 있는 것과 그 이유에 대해 너무 빨리 결론을 내리는 경우 또는 인식된 가치와 개인의 연령으로 인해 치료가 보류되는 경우 등이 연령차별의 영향이다. 노화에 대한 자기 낙인 또한 건강정보이해력, 도움 추구 및 건강 결과에 영향을 미칠 수 있다.

건강정보이해력은 개인이 건강을 얼마나 많이 얼마나 효과적으로 관리하는지에 영향을 미칠 수 있다. 건강정보이해력은 두 가지 주요 구성요소로 구성되는데, 건강정보에 접근하고 이해하며 적용하는 능력에 관한 '개인의 건강정보이해력'과 의료시스템의 기반시설, 인구집단, 정책 및 관계를 설명하는 '건강정보이해 환경'이다. 고령자의 건강정보이해력은 인지기능, 정보 접근능력 및 정신장애의 중재 및 관리 준수를 지원하는 능력과 관련이 있다. 낮은 수준의 건강정보이해력은 노인의 조기사망과 같은 바람직하지 않은 결과와 관련이 있다.

간호사는 노인에게 발생할 수 있는 삶의 변화(신체적 질병과 만성질환, 정서적 · 재정적 · 사회적 요인)가 새로운 정신건강 문제를 일으키거나 기존의 정신질환을 악화시키는 데 영향을 미칠 수 있다는 것을 알아야 한다.

비판적 사고 과제 20.1

P는 88세이고 그의 아내는 2년 전에 사망했지만 그는 그것이 얼마나 오래되었는지 정확히 날짜/시/분으로 말할 수 있다. 그는 삶에 대해 이야기할 때 '허무', '미움', '분노', '공허함'과 같은 단어를 사용하고 이제 자신이 모두에게 성가신 존재라고 느낀다. 그는 또한 자신이 아직도 죽지 않았다는 사실에 지치고 실망하고 있다.

이 짧은 시나리오에서 의미, 목적 및 연결성이 분명한(또는 없는) 맥락을 고려해 보고 P에 대해 무엇을 더 알고 싶은지 논의하시오.

만성질환과 정신건강

노화는 만성질환 발병의 위험요소이다. 또한 연구에서 만성질환은 정신장애의 위험인자 또는 기여인자로 보고 있다. 특히 관상동맥 심장질환, 호흡기질환(천식 및 만성폐쇄폐질환), 뇌졸중, 제2형 당뇨병, 만성신장질환, 관절염, 골다공증, 암은 우울증과 같은 정신장애의 위험요인이다. 기타 수정 가능한 위험요인으로는 흡연, 불법약물 및 알코올 남용이 있다.

간호사가 정신건강과 만성질환 간의 상호관계를 인식하는 것은 중요하다. 개인의 건강결과는 정신건강이 해결될 때 더욱 좋고 그렇지 않을 때 더욱 나쁘다. 다음 목록은 만성질환이 정신건강에 미치는 몇 가지 영향을 간략하게 설명한다.

- 만성 심부전은 우울증과 관련이 있으며, 에너지 부족, 피로, 수면장애, 체중 감소 또는 증가, 주의력 감소 및 기억장애 증상이 중복된다. 신경전달물질 또는 신경호르몬 기능장애는 우울증과 관련된 증상의 발병 및 악화에 영향을 미친다. 스트레스를 받을 때 스테로이드 호르몬인 코티솔이 분비되며, 이는 심장 질환을 악화시키고 우울증을 유발할 수 있다.
- 호흡기장애는 다른 동반질환 및 신체기능 상실을 유발하거나 동반할 수 있다. 호흡기질환, 천

식 및 만성폐쇄폐질환도 영향을 미칠 수 있다. 인지장애는 열악한 체력과 스스로 관리할 수 있는 능력으로 상실로 인해 만성폐쇄폐질환 대상자에게 흔하다.

- 신경손상은 기능장애를 발생시켜 우울증과 사망위험을 크게 증가시킬 수 있다. 뇌졸중 생존자의 30% 이상이 뇌졸중 후 첫 6개월 동안 우울증에 걸린다. 이러한 생명을 위협하는 사건으로 인한 기능 저하도 불안을 유발할 수 있다.
- 늦게 발병하는 제2형 당뇨병은 우울증에도 영향을 미친다. 건강하게 당뇨병을 관리할 수 있는 대상자는 위험이 적다. 당뇨병은 미세혈관 변화에 영향을 미치는 저혈당증으로 인한 사망률 및 기능장애를 증가시키는 요인이 된다. 이러한 변화는 심장마비로 이어질 수 있다. 장기간의 저혈당은 치매 위험을 증가시킬 수 있으며 인지 변화에 상당한 위험이 된다. 예방전략으로서 가이드라인은 노인의 혈당 수치가 이른 시기에 발병한 당뇨병 환자보다 약간 높아야 한다고 제안한다.
- 혈액투석 등의 신대체요법이 필요한 만성신장질환 및 말기신질환은 흡연, 비만, 당뇨병 등의 위험인자와 관련이 있으며 일반인에 비해 정신질환자에게 흔하다. 정신장애의 위험요소와 치료는 만성신장질환의 위험에 영향을 미칠 수 있지만, 연령 증가가 주된 특징이다. 국제 연구에 따르면 항정신병제와 리튬과 같은 약물사용이 신독성의 위험요소임이 확인되었다. 신장 기능의 감소 및 손상은 또한 심장질환과 관련이 있으며, 조기사망으로 이어질 수 있다. 신장기능, 혈당 및 콜레스테롤에 대한 주의 깊은 모니터링은 조기관리에 중요하다.
- 골관절염, 골다공증 및 통증은 노년층에게 흔하며, 노인을 쇠약하게 한다. 발병은 초기에서 중기 노년에 발생할 수 있으며 후기에 더 심해진다. 일반적으로 관절, 엉덩이, 무릎 및 손이 가장 많이 영향을 받는다. 만성통증은 또한 우울증과 관련이 있다. 제한된 이동성 및 신체 기능으로 인해 일상생활에 어려움을 겪으며, 통증 완화를 위한 약물요법이 복합적으로 사용된다.
- 암은 인지, 정신 및 신체 건강에 영향을 미치는 것으로 입증되었다. 노년층의 경우 이는 주관적인 경험이 될 수 있으며 정신장애로 이어질 수 있는 신체적 · 심리적 요인이 많이 있다. 암은 만성질환으로 간주되기도 하며 정서적으로 장애가 될 수 있다. 인지기능장애는 수명과 관련이 있다.

선별검사와 관찰

노인을 사정하는 주요 이유는 다음과 같다.

- 기초적인 기능 사정(baseline assessment of function)은 비현실적인 목표를 피하는 데 도움이 될 수 있다.
  - 환자에게 긍정적인 변화를 보여주고 가족, 간호사 및 기타 의료전문가를 위한 증거 수집
  - 표집 목적(예 연구)으로 대상자들의 그룹이 비슷한 수준인지 확인
  - 새로운 접근방식, 치료 프로그램 또는 서비스를 평가하기 위해
  - 법적 목적(예 머리 부상 후 합병증)
  - 진단, 치료 계획 및 예후에 대한 기대치를 지원

대부분의 경우 간호사는 기초적인 기능 사정을 하고 진단을 돕고 예후와 관련된 요인을 결정하는 데 관여한다. 노인을 사정할 때 인지사정이 포함되어

야 한다. 대상자가 정신적 고통을 겪고 있을 때 완전한 사정을 수행할 시간이 거의 없을 수 있다. 관찰기술을 사용하고 간이정신상태검사(Mini-Mental State Examination, MMSE)를 통해 대상자의 인지기능에 대한 후속 관찰 및 치료의 기반이 되는 중요한 기준 데이터를 제공한다. 인지의 변화는 기억력, 장소와 시간에 대한 지남력, 집행기능을 통해 단순하고 복잡한 작업을 완료하는 능력에 영향을 미칠 수 있다.

정신질환을 진단할 때 신체적 · 정신적 안녕과 관련된 문화적 개념을 고려해야 한다. MMSE는 개인의 지각 정보처리의 교육수준, 문맹퇴치 및 문학적 차이와 같은 다른 요인으로 인해 병리학적 결과를 오인할 수 있다. 롤런드 보편적 치매평가척도(Rowland Universal Dementia Assessment Scale, RUDAS)는 문화적 학습과 언어 다양성의 영향을 최소화하도록 설계된 짧은 인지선별도구이다. RUDAS는 무료로 제공되며 도구와 가이드는 www.health.qld.gov.au/tpch/html/rudas.asp에서 찾을 수 있다.

고령자를 선별할 때 고령자의 특성을 파악하고 기타 상태를 보고하는 도구를 사용한다. 예를 들어, 치매의 우울증에 대한 코넬척도는 치매가 있는 노인의 우울증을 식별하는 데 유용하다. 또한 Mini-Cog는 시계 그리기 테스트와 3단어 회상을 결합한 짧은 선별도구이다. 일부 연구에서는 MMSE와 비교하여 Mini-Cog의 우수한 선별 특성을 보고하지만, 다른 연구에서는 유사한 선별 결과가 보고되기도 한다. Mini-Cog 평가 및 지침은 https://mini-cog.com/을 통해 무료로 제공된다.

고령자의 경우 '복잡한 공존질환, 복합상병, 허약, 다제약물사용이 있는 경우 종합적인 노인성 평가를 수행해야 한다.

건강력 청취 및 간호사정

건강의 결정요인은 네 가지 범주로 분류된다.

- 물리적 환경: 주택
- 사회적 환경: 교육, 고용, 관계
- 경제적 환경: 소득
- 개인적 환경: 성별, 신체적 또는 정신적 결정요인

특히 공존질환과 정신장애가 있는 노인의 건강기록을 얻을 때 이러한 각 결정요인에 주의하여 간호 및 관리에 정보를 제공할 수 있는 모든 문제를 식별해야 한다. 고령자는 증상과 문제를 과소보고하는 경향이 있기 때문에 병력 청취에 대한 체계적인 접근이 필요하다. 병력 청취 전 관계를 구축하면 신뢰가 강화된다. 이때 반드시 환자의 이름을 명확히 사용하고 가능하면 돌봄제공자나 가족 및 친인척을 동반하여 보조정보의 수집을 돕도록 한다.

제기된 문제가 무엇인지 설정하고 심층적인 병력 정보를 얻는다. 개인의 사회력과 그들이 살고 있는 물리적 환경에 대해 묻는 것은 증상에 영향을 미치거나 일상생활활동에 영향을 미칠 수 있는 어려움이나 습관을 확인하는 데 도움이 될 수 있다. 한편 병력 청취를 수행하며 신체계통에 대한 평가를 지속한다. 이것은 이동성 및 낙상, 배뇨와 배변, 식이, 시력 및 청력과 같은 특정 영역에 대해 이미 여러 번 제기되었을 수 있는 질문에 답하는 부담을 줄이기 위해 수행될 수 있다. 현재 복용 중인 약, 복용하는 이유, 처방된 약을 복용방법에 따라 먹고 있는지 물어본다. 또한 이전 건강기록을 확인할 수 있으며 확실하지 않은 경우 대상자의 일반의나 처방자와 약품을 확인할 수 있다.

치매평가는 의심되는 경우에만 수행한다. 특정 사정도구가 논의되는 다음 섹션으로 이동하기 전에 **비**

판적 사고 과제 20.2를 완료해 본다.

비판적 사고 과제 20.2

의사나 간호사가 고령자의 건강력 사정을 수행하는 것을 관찰하고 일반 성인과 다른 점을 토론한다.

인지기능 사정도구

사정도구는 치료전략을 지원하는 데 사용되기도 하며 일반 인구에 대해 전 세계적으로 가장 잘 검증되어 있다. 가장 일반적으로 사용되는 검증된 인지 사정도구는 다음과 같다.

- 표준화된 간이 정신상태검사(the Standardised Mini Mental-State Examination)
- 간단한 정신 테스트 점수(the Abbreviated Mental Test Score)
- 시계 그리기 테스트(the Clock Drawing Test)
- 아덴브룩(Addenbrooke)의 인지검사(the Addenbrooke's Cognitive Examination - Revised)

문화적으로 다양한 배경을 가진 사람들과 함께 사용하기 위해 개발된 도구는 다음과 같다.

- Mini-Cog
- 롤런드 보편적 치매사정척도(Rowland Universal Dementia Assessment Scale)

고령자를 위해 고려해야 할 다른 도구는 다음과 같다.

- 코넬 치매 우울증 척도(The Cornell Scale for Depression in Dementia)는 치매 환자를 위해 고안되었으며, 정보 제공자와 환자 인터뷰로 구성된다. 많은 환자의 인터뷰 항목은 단순히 환자를 관찰하여 완료할 수 있다. 치매 환자의 약 20%는 중등도 또는 중증 우울증을 앓고 있다. 존재하는 경우 두 조건을 모두 해결해야 한다.
- 노인우울척도 단축형(Geriatric Depression Scale-short form; GDS-15 또는 GDS 5/15)은 인지적으로 온전한 대상자에게 사용된다.
- UCLA 외로움 척도(The UCLA Loneliness Scale)는 그 사람이 외로움을 겪고 있다고 의심되는 경우 사용된다. 현재 건강결과 측정 국제컨소시엄(international consortium for health outcome measure)에서 권장하는 세 가지 질문 세트로 구성되어 있다.

사용 가능한 다양한 검증된 도구를 고려하여 비판적 사고 과제 20.3을 완료한다.

비판적 사고 과제 20.3

도구를 선택하고 자신과 친구에게 실제 사정해 본다. 이후 경험을 공유하며 도구가 얼마나 유용했는지 의견을 나눈다.

노인의 정신질환

불안장애, 우울증, 자살, 약물남용, 섬망, 치매 및 조현병을 포함한 상태가 노년기 정신질환의 맥락에 속하지만 노화로 인해 발생하지는 않는다. 60세 이상 인구의 약 15%가 정신장애를 경험한다.

모든 심리적 증상은 가장 적절한 치료가 제공되도록 의학적 또는 인지적 손상의 맥락에서 사정되어야 한다. 약물치료는 복잡하며, 특히 고령자를 대상으로

한 설문조사 기준(예 가족 부담에 대한 두려움)이 포함되어 있지 않기 때문에 감별 증상 제시가 어려울 수 있다. 고령자는 상황이나 사물을 두려워하고, 기억장애나 혼란을 경험할 수 있으며, 그 증상이 우울증 및 치매와 같은 다른 정신질환과 공존할 수 있다.

불안장애

불안장애(anxiety disorders)는 노인이 경험하는 가장 흔한 정신장애 중 하나이며, 우울증, 물질사용장애 및 수면장애와 공존이환될 수도 있다. 또한 초기 발병 시기부터 평생 동안 지속되거나 후에 나타날 수 있지만 대부분의 젊은 연령층보다 노인의 불안에 대한 정신건강 이해력이 낮기 때문에 제대로 인식되지 않는다. 노년층의 불안 증상은 젊은 연령의 불안과 매우 유사하다. 그러나 우울증과 마찬가지로 심리적 질병보다 신체적 질병에 초점을 맞추는 경향과 감각의 무뎌짐, 의학적 공존질환 및 인지장애로 인해 진단이 매우 복잡하다.

노인에서 가장 흔한 불안장애는 범불안장애와 공포증이다. 불안장애는 다약제 사용, 만성질환, 인지장애 및 치매의 위험 증가와 관련이 있다. 노인의 불안장애 원인을 조사한 연구는 충분하지 않지만 지난 연구 근거에 따르면 우울증의 위험요인과 유사하지만 어린시절 낮은 정서 지원, 부정적인 양육 및 부정적 삶의 사건 경험과 같은 사회적 요인이 불안과 관련이 있다.

여성은 남성보다 불안을 경험할 가능성이 더 높으며, 요양시설에 거주하는 노인의 경우 불안장애의 발생위험이 높은 것으로 나타났다. LGBTIQ+ 커뮤니티에서 노년층이 경험하는 차별은 성적 지향과 성 정체성을 공개할 때 불안의 요인으로 간주되어 왔으며 34%는 의료서비스를 받을 때 자신의 성정체성을 숨기는 것으로 나타났다.

노인에서 공존질환은 흔하며 치료와 결과에 영향을 미친다. 주요 우울증이 있는 환자의 공존이환된 불안장애는 회복 속도를 늦추고 인지 감퇴 및 자살의 높은 비율과 관련이 있다. 불안 증상의 존재는 우울증의 치료효과를 감소시키나, 우울증의 치료가 항상 불안을 감소시킬 수 있는 것은 아니다. 다른 우울 증상이 해결되었음에도 불안 증상이 지속되기도 한다. 인지장애 및 행동 문제를 겪고 있는 노인은 불안 증상이 함께 나타날 때 기능상실이 더 빠르게 나타난다.

노인에서 불안이 자주 진단되지 않는다는 점을 감안할 때, 어떻게 나타나는지 인식하고 일상적인 검사를 통해 확인하는 것은 임상환경에 관계 없이 중요한 간호사의 역할이다. 대화를 통해 치료적 관계를 구축하는 것은 불안을 식별하는 데 도움이 될 수 있으며, 적절한 경우 조기중재와 치료를 가능하게 한다.

간호전략에는 개인의 개별 중재계획이 포함되며 생활방식의 수정과 심리사회적 스트레스 요인을 해결해야 할 수 있다. 질병의 중증도와 공존질환 및 임상환경에 따라 간호사는 노인이 다양한 유형의 치료에 스스로 참여할 수 있는 능력을 평가하고 이에 따른 기술개발을 지원할 수 있다(예 마음챙김 및 호흡방법, 온라인 자조 모임 등).

Royal Australian College of Psychiatrists와 New Zealand College of Psychiatrists의 임상진료지침에서는 1차 치료로 대면 또는 디지털 인지행동치료(CBT)를 권장한다. 디지털 CBT는 컴퓨터, 손으로 다루는 장치 또는 휴대폰을 통해 경미한 인지장애가 있는 대상자에게도 효과적인 것으로 나타났다. CBT는 또한 대상자의 초점이 파국적 사고에 있고 불안을 강화하는 행동패턴을 사용하는 불안장애에 대한 효과적인 치료법으로 알려져 있다.

약물요법, 즉 선택적세로토닌재흡수억제제(SSRI) 및 세로토닌노르에피네프린재흡수억제제(SNRI)는 불안의 원인에 따라 다르게 적용되며, 4~6주마다 약물사용에 대해 검토해야 한다.

세 가지 D: 우울증(Depression), 섬망(Delirium), 치매(Dementia)

우울증은 노년층에게만 나타나는 것이 아니며 한 사람 삶의 여러 시기에 여러 해 동안 치료되지 않고 나타날 수 있다. 섬망과 치매도 반드시 나이와 관련이 있는 것은 아니며 젊은 성인에서 발생할 수 있다. 그러나 우울증, 섬망, 치매는 노인에게 흔하고 자주 혼동되기 때문에 차이점과 유사점을 이해하는 것이 중요하다. 노인은 이러한 장애 중 하나 이상을 나타낼 수 있으며, 증상이 중복될 수 있다.

• 우울증

노년층은 정상적인 노화과정의 일부로 우울증에 걸린다는 일반적인 인식이 있다. 모두 그렇지는 않지만 노인은 연령과 관련된 생화학적 변화와 심리적 요인으로 인해 우울증에 걸리기 쉽다.

우울증은 노년층에서 가장 흔히 치료될 수 있는 정신장애 중 하나이다. 일부 노인에서는 혈관성 뇌 변화와 관련이 있는 것으로 밝혀졌다. 그러나 뇌 변화, 관련 병변 및 노년기 우울증 사이의 인과관계는 여전히 논란의 여지가 있다. 또한 우울증, 인지기능 저하 및 치매 사이의 상호관계에 대한 명확성이 부족하다. 일부 연구자는 우울증을 치매 위험요인으로 보고하고 다른 연구자는 인지 저하의 결과로 우울증을 명명한다. 그 밖의 연구자들도 여전히 우울증과 인지 저하가 근본적인 신경퇴행 과정의 결과일 수 있다고 이론화하기도 했다. 우울증은 치매와 함께 나타나서 이 구분을 더욱 어렵게 만들기도 한다. 게다가 노인이 신체적 질병을 갖고 있는 경우 진단이 방해를 받을 수 있으며, 이는 건강전문가가 노인의 신체적 상태를 고려할 때 우울증 증상을 이해할 수 있다고 믿게 만든다. 우울증은 뇌졸중, 암, 심근경색증, 당뇨병, 류마티스 관절염 및 파킨슨병과 함께 나타나기도 한다.

앞서 설명한 바와 같이 나이가 들면서 삶의 중요한 변화가 생기면 노인이 우울증에 걸릴 위험이 있다. 낮은 사회적 지원과 입원조차도 우울증으로 이어질 수 있는 고통을 유발하는 요인이 될 수 있다고 제안된다. 85세 이상 고령자, 입원환자, 노인요양시설에 거주하는 사람의 유병률이 증가하고 우울증과 관련된 요인으로는 여성의 성별, 열악한 교육, 조기 외상, 만성신체질환, 인지장애, 스트레스가 많은 생활사건(예 사별), 약물, 활동 감소 및 신체질환, 재정적 안정, 거주 및 독립의 상실이 포함된다.

증상

노인은 우울한 기분, 흥미 상실과 같은 우울증의 주요 특징을 보일 수 있지만 이러한 감정을 자신의 신체상태 때문이라고 생각하기도 한다. 그러면 우울함을 인정하기보다는 증상 발현에 초점이 맞춰지게 될 것이다. 주호소에는 피로, 체중 감소, 통증, 자기관리 문제, 기억 문제 또는 설명할 수 없는 의학적 증상이 포함될 수 있다.

우울증과 치매는 집중력 저하, 기분 저하, 사회적 고립과 같은 공통적인 특징을 공유하며, 정신운동 둔화, 무관심, 기억력 장애, 피로, 수면장애 및 집중력 저하와 함께 나타날 수 있다. 슬픔과 우울증을 구별하는 것 또한 여러 증상을 공유하기 때문에 어려울 수 있다. 그러나 슬픔은 좋은 날과 나쁜 날을 함께 경험하면서 변동하는 경향이 있는 반면 우울증을 앓는 사람은 공허함과 절망감이 일정하게 나타난다.

선별검사 및 사정

노인과 기분에 대해 대화를 시작하는 것은 우울증

을 식별하고 적절한 치료와 간호중재가 시행되도록 하는 좋은 출발점이 된다. 우울증의 증상을 사정할 때 노인의 상황은 중요하다. 동시진단이 임상양상의 이해 및 복잡성에 기여함을 기억하고, 노인의 가족이나 돌봄제공자를 면담하여 병력을 확인하고 전문적인 사정을 할 뿐만 아니라 사정에 도움이 되는 추가정보를 수집할 수 있다. 가족이나 돌봄제공자는 일반적으로 사회적 위축, 짜증, 가족과 친구 피하기, 위생불량 및 기억력 변화와 같이 개인이 인식하지 못한 변화를 보고한다. 지위, 수입, 사별과 같은 상실은 낙담의 원인이 될 수 있다.

진단되지 않고 치료되지 않은 우울증은 정신적 고통, 열악한 신체적 건강, 사회적 고립 및 자살의 위험을 초래한다. 최근 사별한 사람, 특히 현저한 기능장애, 기분 일치성 망상, 정신운동 지체와 같은 비정상적인 증상이 있는 경우 우울증에 대한 선별검사를 받아야 한다. 노인은 우울한 기분을 설명하기 위해 다른 언어를 사용할 수 있다는 점에 유의해야 한다. 예를 들어, 슬픔이라고 표현하기보다 "걱정"이라고 말할 수 있다.

노인우울검사(단축형)[Geriatric Depression Scale (short form)](**박스 20.1**)는 인지적으로 온전한 노인을 위한 선별도구이다. 신체 증상을 측정하지는 않지만 30개 항목의 더 긴 버전도 있다. GDS는 다양한 언어로 제공된다.

PHR (The Patient Health Questionnaire) 또는 PHQ9는 우울증을 식별하는 데 도움이 될 수 있는 또 다른 간단한 검사도구이다. 특히 우울감이나 절망감, 흥미상실, 죽음에 대한 생각을 직접 묻는 세 가지 질문이 있다.

노인이 불안이나 인지장애가 있는 경우 우울장애의 가능성도 고려해야 한다(우울증은 경도인지장애가 있는 대상자에게 일반적이다). 치매 환자의 최대 40%가 우울증을 경험할 수도 있는 것으로 나타났다. 우울증 진단을 돕기 위해 다음 사항을 주의한다:

- GDS와 같은 해당 연령대를 위한 선별도구를 사용하여 우울 증상의 존재 여부를 확인하지만, 환자에게 인지장애가 있는 경우 GDS의 신뢰도가 감소한다는 점에 유의한다. 노인은 우울증, 신체장애 또는 치매를 동시에 경험할 수 있음을 기억하고 증상이 대상자의 생활환경이나 나이와 쉽게 관련될 수 있다다고 무조건 가정하지 않

박스 20.1 노인우울검사(단축형) [Geriatric Depression Scale (short form)]

질문에 예, 아니요로 대답하며 굵은 글씨로 대답한 경우에 1점 처리한다.

1. 현재의 생활에 대체적으로 만족하십니까? 예, **아니요**
2. 요즈음 들어 활동량이나 의욕이 많이 떨어졌습니까? **예**, 아니요
3. 자신이 헛되이 살고 있다고 느끼십니까? **예**, 아니요
4. 생활이 지루하게 느껴질 때가 많습니까? **예**, 아니요
5. 평소에 기분이 상쾌한 편입니까? **예**, 아니요
6. 자신에게 불길한 일이 닥칠 것 같아 불안하십니까? **예**, 아니요
7. 대체로 마음이 즐거운 편이십니까? 예, **아니요**
8. 절망적이라는 느낌이 자주 드십니까? **예**, 아니요
9. 바깥에 나가기가 싫고 집에만 있고 싶습니까? **예**, 아니요
10. 비슷한 나이의 다른 노인들보다 기억력이 더 나쁘다고 느끼십니까? **예**, 아니요
11. 현재 살아있다는 것이 즐겁게 생각되십니까? 예, **아니요**
12. 지금의 내 자신이 아무 쓸모없는 사람이라고 느끼십니까? **예**, 아니요
13. 기력이 좋은 편이십니까? 예, **아니요**
14. 지금 자신의 처지가 아무런 희망도 없다고 느끼십니까? **예**, 아니요
15. 자신이 다른 사람들의 처지보다 더 못하다고 생각하십니까? **예**, 아니요

5점 이상으로 체크되면 더 정확한 임상검사를 받을 필요가 있다. 이 단축형 도구는 많은 기관에서 사용하고 있다.

출처: Yesavage, J. A., 1988

는다.

- 대상자에게 심각한 인지장애가 있는 경우 Cornell Scale for Depression in Dementia (CSDD)를 사용해야 한다. CSDD는 선별도구이며 진단검사가 아니다. 간호사는 척도의 19개 항목에 대해 대상자의 가족 또는 돌봄제공자를 인터뷰한다. 그런 다음 돌봄제공자는 지난 1주일간을 기반으로 관찰내용을 보고하고 이후 간호사는 대상자를 간략하게 인터뷰한다. 이 도구는 치료효과를 평가하려는 경우에 유용하다. CSDD를 사용하려면 허가를 받아야 한다.

노인의 우울 치료

우울증에 대한 가장 효과적인 치료법은 조기중재이다. 간호사는 병원 및 지역사회 환경에서 대상자와 더 많이 만나기 때문에 초기 또는 발병 시 행동 변화와 특정 증상을 식별할 수 있는 특별한 위치에 있는 경우가 많다. 대상자의 의료기록에 관찰한 내용을 명확하게 문서화하고 정신질환이 있는 노인의 돌봄 및 관리에 대해 숙련되고 교육을 받은 의료전문가의 추가 평가 및 치료를 위해 의뢰를 확대하는 것이 필요하다.

간호사는 대상자가 규칙적인 운동에 참여하도록 지원할 수 있으며, 이는 정신질환이 있는 노인, 특히 우울증을 겪고 있는 노인의 신체적 · 정신적 건강 개선에 효과적인 것으로 확인되었다. 정신간호사는 대상자가 문제를 해결하고 자신의 감정에 대해 이야기할 수 있도록 심리치료 지원 및 대인심리치료를 제공한다. 정신요법은 경증에서 중등도의 우울증을 경험하는 노인에게 권장되며, 항우울제만큼 효과적인 것으로 나타났다. 수용전념치료, 인지치료, 인지행동치료(cognitive-behavior therapy, CBT), 마음챙김 기반 인지치료, 연민 중심 치료, 집단치료 및 상담은 특히 우울증이 상실과 관련된 경우에 유용하다. 인지행동치료는 가장 잘 연구되었으며 노인의 우울증에 효과적인 치료법으로 보고되었지만, 75세 이상의 고령자에게 효과적인지 여부는 불분명하다. 마음챙김 기반 인지치료는 우울증과 불안이 있는 노인에게 유용하고 비용효과적인 치료법으로 보고된 명상 기반 중재이다.

약물치료가 우울증 치료에 효과적인 경우도 있지만, 의학적 공존질환 및 약물 상호작용으로 인한 부작용은 노인에게 문제가 될 수 있다. 일부 약물은 우울 증상을 유발하거나 악화시킬 수 있다. 항우울제 치료 시작 및 중단은 약물 내약성을 확인하고 재발이 발생하지 않도록 하기 위해 용량을 점진적으로 변경하는 것이 중요하다. 다약제 사용 문제는 처방의사가 적절한 약물처방을 내리고 과소치료를 피하도록 지원하는 노인 처방 선별도구 및 의사에게 올바른 치료를 알리는 선별도구(STOPP/START)와 같은 도구를 통해 최소화할 수 있다. 치매와 관련된 심각한 우울증이 있는 고령 노인의 경우 항우울제 사용을 지지하는 증거가 없으며 예후가 좋지 않다. 전기경련 요법은 우울증이 있는 노인에게 처방될 수 있으며, 단독 또는 정신사회적 요법과 함께 사용할 수 있다.

섬망

섬망은 사람의 정신능력이 영향을 받는 심각한 급성 가역적 의학적 상태를 의미한다(의식 및 인지의 급성 저하). 짧은 시간(보통 몇 시간 또는 며칠 내)에 발생하며 증상은 하루 종일 변동하는 경향이 있다. 주로 입원한 노년층에서 흔한 상태로(최대 56%의 유병률), 지역사회의 고령자에게도 발생할 수 있다. 섬망은 입원환자의 최대 3분의 2에서 잠재적으로 예방할 수 있다. 치료가 가능할 수 있지만 사망, 시설 수용 및 치매의 위험 증가와 관련이 있다. 섬망은 개인, 가족 및 치료하는 의료제공자에게 고통을 유발한다. 섬망에 대처하려면 섬망의 예측, 예방, 진단 및 치료가 필요하다.

노인은 다음과 같은 경우 섬망에 걸릴 위험이 있다.

- 몸이 심하게 아프거나 만성질환이 있는 경우
- 기존에 치매 또는 우울증 진단을 받은 경우
- 70세 이상
- 시력 저하와 같은 감각장애가 있는 경우
- 여러 약을 복용하고 있는 경우
- 알코올을 포함하여 약물 금단현상이 있는 경우
- 전신마취가 필요한 수술(예 고관절 골절)을 받는 경우

섬망의 원인에는 신체질환, 요로감염, 변비, 탈수, 통증, 다약제 복용, 과도한 알코올 섭취, 알코올이나 약물의 급격한 금단 등이 있다. 나타나는 증상은 다양할 수 있으며 다른 질병의 공존이환 증상으로 가려질 수도 있다. 증상으로는 혼돈과 건망증, 부주의, 비정상적인 행동, 동요 또는 위축된 행동, 밤에 깨고 낮에 자고, 두려움이나 속상함을 보임, 기분 변화, 환각 및 요실금이 있다. 원인을 파악하고 가능한 경우 근본적인 문제를 치료해야 한다. 가족과 상의하고 의학적 · 신체적 · 인지적 · 사회적 · 행동적 기능을 포함하는 포괄적인 병력을 확인하는 것은 근본적인 상태를 식별하고 섬망을 호전시키기 위한 중재를 알리는 데 도움이 될 것이다.

섬망에 대한 접근

혼동사정도구(Confusion Assessment Method)는 정신과 훈련을 받지 않은 임상가와 연구자를 위해 개발된 도구이다. 이 도구는 일반적으로 사용되는 4개 항목의 짧은 도구형식과 진단 확인, 하위유형 지정 및 조사에 대한 10개 항목의 긴 도구형식이 있다. 섬망의 진단을 뒷받침하려면 대상자의 상태에 급성 발병 및 변동적인 변화의 증거가 있어야 한다. 혼란스러운 사고 과정이나 의식 수준의 변화와 함께 부주의가 있어야 한다.

섬망을 진단하기 위한 특정 병리학 검사는 없지만 상승된 염증 지표인 C-반응성 단백질(C-reactive protein) 및 인터루킨-6(interlukein-6)와의 연관성을 시사하는 연구가 있다.

노인이 수술을 받기 전에 간호사가 환자를 사정하여 수술 후 행동의 변화를 감지하고 조기중재를 할 수 있는지 확인해야 한다. 수술을 받는 고령자에 대한 두 가지 확인된 위험요소가 있다: 이전의 알코올/약물남용 및 전신마취하에 장기간의 수술시간이다. 선행연구는 모든 직원이 섬망 위험요소를 인식하고 위험을 증가시키는 약물사용의 감소 및 섬망 친화적인 수술 후 약물처방, 변비 및 기타 알려진 위험요소 해결, 감각 손상 및 개별 합병증 주의를 포함한 예방 접근방식이 효과적임을 보여주고 있다. 섬망간호에는 지지요법과 약리학적 관리가 포함된다. 간호사가 제공할 수 있는 지지요법에는 환자 안전 보장, 수분 및 영양에 대한 주의, 지남력 회복(예 달력, 시계, 가족 및 반려동물의 사진을 포함한 기억 단서)이 포함된다.

● 치매

유병률

뇌손상이나 외상 등 치매를 유발할 수 있는 질병은 100가지가 넘지만 노화의 정상적인 부분은 아니다. 한국의 경우 2020년 기준 65세 이상 노인인구의 약 10%인 84만 192명이 치매 환자인 것으로 추정되고 있으며, 2030년에는 136만 명, 2040년에는 217만 명, 2050년에는 300만 명을 넘을 것으로 예상된다. 2020년 기준 65세 이상 추정 치매환자 중 알츠하이머형 치매가 75.5%로 가장 많았으며, 기타 유형의 치매 15.8%, 혈관성 치매 8.6% 순이었다. 또한 중증도별로 살펴보았을 때에는 최경도(17.4%)와 경도

(41.4%)를 합한 비율이 전체 추정치매 환자의 절반을 넘는 것으로 나타났으며, 중등도 25.7%, 중증 15.5%로 나타났다. 치매로 인한 사망은 2020년 총 1만 641명으로 인구 10만 명당 치매사망률은 20.7명이다(중앙치매센터, 2021).

치매의 초기 단계인 대상자는 대개 지역사회에서 생활하는 반면, 인지 상실 수준이 높은 대상자는 주거형 노인요양시설에 수용되는 경우가 많다. 치매를 경험하는 대상자 5명 중 1명은 우울증도 경험하지만 이 인구집단에서는 제대로 진단되지 않는 경우가 많다.

'치매'는 알츠하이머병, 혈관성 치매 및 루이소체 치매에 사용되는 일반적인 포괄적인 용어이다. 다른 유형의 치매에는 전두측두엽, 알코올 관련 치매, 다운증후군 및 HIV 관련 치매가 있다. 치매의 또 다른 용어는 '신경인지장애'이며, 이는 유형(경증, 주요)을 말한다. 많은 하위 유형이 있지만 이 섹션의 목적을 위해 이 맥락에서 치매를 언급하도록 한다.

임상적 특징

치매가 있는 노인은 인지 저하/장애, 행동 또는 정신적 증상을 경험한다. 직원이 관리하기 어려워 보이는 문제가 나타난 사람에게 인지장애가 있을 수 있다. 공격성 및 동요 행동은 쉽게 인식되며, 예를 들어 '일몰'이라고 불리는 늦은 오후, 저녁 또는 밤에 발생하는 방향감각 상실, 안절부절못함, 동요, 불안 및 행동 문제의 증가가 있다. 이러한 지남력 상실의 증가는 호르몬과 빛의 일주기 변화뿐만 아니라 피로와 쉴 수 있는 친숙한 환경을 찾는 행동 등의 다양한 요인에 의해 발생한다. 그러나 어떤 대상자에게는 이 패턴이 반대로 되어 아침에 더 혼란스러워지기도 한다. 치매 노인에서 무관심과 우울증은 잘못 해석되거나 과소진단될 수 있다. 통증이나 감염과 같은 행동의 변화를 초래하는 다른 원인을 배제해야 하고, 기억상실은 정신증 삽화로 잘못 해석될 수 있다. 이는 낙상 및 부상의 위험을 높이는 항정신병 약물의 부적절한 처방으로 이어질 수 있으며 행동 중재가 실패한 경우에만 사용해야 한다.

다음 인지영역을 사정하면 치매의 존재를 확인하고 중증도를 결정하는 데 도움이 된다.

- 복잡한 주의 – 지속적인 주의, 분할 주의, 선택적 주의 및 정보처리속도를 포함
- 실행 기능 – 계획, 의사결정, 작업 기억, 피드백에 대한 반응, 억제 및 정신적 유연성 포함
- 학습 및 기억 – 자유 회상, 단서 회상, 인식 기억, 의미론적 및 자서전적 장기 기억 및 암묵적 학습을 포함
- 언어 – 개체 이름 지정, 단어 찾기, 유창성, 문법 및 구문, 수용 언어 포함
- 지각운동기능 – 시각적 지각, 시각 구성 추론 및 지각운동협응 포함
- 사회적 인지 – 감정, 마음 이론 및 통찰력에 대한 인식을 포함

치매 환자의 간호관리

간호사는 치매 환자가 자신의 감정과 생각을 관리하고, 스트레스를 처리하며, 지역사회(안전한 환경 포함)와 연결하고, 개인과 가족이 회복탄력성을 구축할 수 있도록 지원할 수 있다. 치료에 대한 인간 중심 접근방법은 대상자를 이해하는 것을 목표로 하고 대상자의 상황에 적절하게 참여하고 대응하려고 하는 것이 목표이다.

주의 전환, 방향 전환, 안심 및 재조정은 핵심적인 행동중재 방법이다. 행동 증상을 예방하는 유발요인을 관찰하고 개별화된 치료계획으로 개인의 유발요인과 행동을 식별하고 해결해야 한다. 치매 대상자는 자신이 처한 환경에 매우 민감하게 반응할 수 있다. 따라서 가능한 한 환경을 안전하고 친숙하게 만

들고 그 사람에게 의미가 있는 물건(예 가족사진)으로 이루어져야 한다. 반복적인 일상생활에 대한 불필요한 변경을 피한다.

약물요법을 처방하는 의사는 2~3개월 후에는 이를 검토하고 용량을 줄여야 하며 문제행동이 해결되면 중단해야 한다. 약물요법은 단순한 행동중재가 실패한 경우에만 사용해야 한다. 모든 치매 환자에게 행동 문제가 있는 것은 아니다.

치매 치료를 위한 비약물적 원칙에는 친숙하고 안전한 환경, 일상과 같은 대상자를 돕기 위한 신호 사용, 친숙한 반복활동 사용이 포함된다. 이것은 음악, 미술, 가사일 또는 과거와 연결된 개인 소지품의 형태일 수 있다. 반려동물 또는 감각 자극으로 활동 참여를 자극한다.

요약하면, 우울증, 섬망 및 치매는 유사한 특징을 나타낼 수 있다. **표 20.1**은 발병 및 기간, 경과, 활동, 각성, 주의력 및 사고 패턴에 대한 개요를 제공한다.

물질사용 및 오용

물질사용과 오용은 노년층의 문제가 될 수 있다. 2018년 AIHW (Australian Institute of Health and Welfare)는 70세 이상의 노인이 주당 5일 이상 알코올 섭취로 평생 위험과 알코올 관련 피해가 커질 가능성이 더 높다고 보고했다. 2016~2017년에 50세 이상의 사람들이 우려하는 주요 약물은 알코올(66%)이었고 대마초(9%), 암페타민(7%), 헤로인(5%) 순이다. 베이비붐 세대와 이후 세대의 약물사용 유병률과 함께 문제가 있는 사용은 분명히 과소보고되는 것으로 추정된다. 앞서 논의한 바와 같이 노화와 관련된 신체건강 변화는 이러한 물질의 신체대사에도 영향을 미칠 수 있다.

계획되었거나 계획되지 않은 스트레스 요인뿐만 아니라 삶을 변화시키는 사건이 물질사용과 오용에 상당한 영향을 미치지만 노년의 물질사용 및 오용에 대한 유발요인은 이전에 사용한 물질에 대한 내성과 관련이 있을 수 있다. 이는 은퇴 시 그리고 예상치 못한 재정적 부담, 배우자의 사망, 육체적 · 정신적 만성질환, 가족 분쟁/불화, 수면장애 또는 생활방식의 변화로 인해 발생할 수 있다.

약한 약물로 언급되기도 하는 대마초는 의약용 칸나비노이드 때문에 증가하고 있다. 만성통증에 대한 아편유사제 사용도 위험이 없는 것은 아니다. 통증은 만성동반질환과 함께 다양하게 나타난다. 수면부족을 위해 처방되는 벤조디아제핀은 노인에게 가장 자주 처방되는 약물 중 하나이다. 벤조디아제핀은 중독성이 강하고 낙상의 위험을 증가시키기 때문

표 20.1 치매, 섬망, 우울증의 비교

특징	치매	섬망	우울증
발병 및 기간	시간이 지남에 따라 천천히 악화; 몇 개월에서 몇 년	갑작스러운 발병; 몇 시간 또는 며칠	2주에 걸쳐 기분이 변하고 인생의 사건이나 사랑하는 사람의 죽음과 같은 변화와 동시에 일어날 수 있음
경과	느리고 점진적인 인지 쇠퇴; 비가역적	갑작스럽고 짧고 변동적 가역적 근본 원인	일교차; 아침이나 저녁에 더 나쁠 수 있음. 치료로 회복 가능
증상과 징후	방황, 동요, 수면장애, 낮 동안 행동의 변동, 일반적으로 기민함, 우울증이 있을 수 있음, 단어 회상이 어려움	차분하지 못하고 불안해 하며 안절부절못함 및 동요, 환각, 주의력 장애, 분노로 인한 기분 변화, 눈물을 흘리며 두려움을 분출, 와해된 사고	주의력은 기분에 따라 변동하지만 위축되고 냉담하며 절망감과 경계감이 있음. 식욕이 증가하거나 감소할 수 있음

에 처방 자체가 문제될 수 있다. 약물오용의 증상은 당뇨병이나 우울증, 치매와 같은 만성질환의 증상으로 가려질 수 있다. **비판적 사고 과제 20.4**에서 가능한 증상을 검토해 본다.

비판적 사고 과제 20.4

약물사용의 징후와 증상은 행동적일 수도 있고 신체적일 수도 있다. 물질사용은 만성질환과 많은 중복 증상을 나타낸다. 다음 NARCONON 웹 링크에 접속하여 나열된 징후 및 증상을 검토하고 어떤 것이 만성질환으로 잘못 해석될 수 있다고 생각하는지 토론해 본다.

https://www.narconon.org/drug-abuse/signs-symptoms-of-drug-abuse.html

입원환자의 간호사정 동안 물질사용을 확인할 기회가 있다. 이때 물질을 확인하는 것이 주요 목표이며, 구체적으로 물어보아야 한다. 술을 마시느냐고 묻는 대신, '하루에 술을 얼마나 마십니까?'라고 질문하는 것이 권장된다. '많이 마시지 않습니다' 또는 '나는 사교적으로만 술을 마십니다'라고 하면 여기에 포함된 알코올의 양을 정확히 말해 달라고 요청한다. 노인 대상자는 자신이 '많이' 마시지 않는다고 말할 수 있지만 지침을 모르고 섭취하는 것이 실제보다 덜 해롭다고 생각할 수 있다. 노년기 관리의 복잡성을 감안할 때 대상 연령에 적합한 중재가 구현되어야 한다. 금단증상이 지연될 수 있고 노년층의 개별요구를 충족시키는 것이 복잡할 수 있으므로 지속적인 간호 관찰 및 사정이 필요하다. 사회적 · 정서적 지원을 제공하려면 다학제팀 접근방식이 필요하다. 해독 중에는 치료의 확대를 고려해야 한다.

조현병

조현병은 일반적으로 20대 초반에 시작된다. 그러나 조현병 진단을 받은 대상자의 15~20%에서 중년에서 노년에 증상이 나타난다. 정확한 발병 시기는 임상적으로 평가할 때 개인의 연령을 기반으로 할 수 있기 때문에 결정하기 어렵지만 일반 노년층의 17%가 경도인지장애가 있는 것으로 추정된다. 노년기에 발병하는 조현병은 폐경 후 에스트로겐 고갈과 같은 생리적 변화가 있는 여성에서 더 많이 발생하며, 이는 신경세포의 기능에 영향을 미치고 인지를 감소시키는 것으로 추정된다. 고령자의 경우 편집증이 흔하며 반드시 인지 변화로 인한 것은 아니다.

역사적 일화 20.1: Basket cases and Bedlam!

1247년 베들레헴의 성 마리아 성당이 설립된 후, 그곳의 수도사들은 음식과 병자를 위한 자선품을 모아서 나눠주기 위해 바구니를 나르는 습관이 있어 '바구니 남자'로 알려졌으며, 이것이 현대의 낙인 찍힌 용어인 '미친 사람(basket case)'으로 이어졌다. 1377년까지 성 마리아 성당은 '베들렘'으로 알려졌고, 지역 사람들은 이를 '베드람'으로 비하했다. 난장판을 의미하는 현대 용어 '베드람'은 이 시설의 이름에서 파생되었다. 중세 시대의 많은 정신병원과 마찬가지로 베들렘은 과밀하고 잘못 관리되었다. 1700년대 중반에 개발된 비인간화된 실무로 방문자가 '아주 재미있는' 오후로 광고된 시설에서 '노인 바보'를 관찰하며 1페니의 가격에 시설을 견학할 수 있었던 것이다. 방문하는 동안 사람들은 기이하고 고통스럽고 비인간적인 치료를 받는 끔찍하지만 사회적으로 수용 가능한 처우를 엿볼 수 있었다.

자세히 알아보기: Clarke, B. F. L., 1975. Mental disorder in earlier Britain: exploratory studies. University of Wales Press, Cardiff

역사적 일화 20.2: 치료인가, 태만인가?

역사는 정신질환의 치료가 의료 및 간호 태만을 정당화하기 위해 사용되어 왔다고 가르친다. 1960년대와 1970년대에 시드니의 첼름스포드 사립병원에서 해리 베일리 박사에 의해 '깊은 수면요법'이라는 프로그램이 (전기경련 요법과 함께) 시행되었다. 깊은 수면요법은 바비튜레이트 사용으로 장기간의 무의식을 유도한다. 이러한 치료법은 조현병이나 우울증 및 중독 대상자에게 처방되었다. 1960년대와 1970년대에 이 치료법으로 인해 26명의 환자가 사망했다. 의료기관이 이 사항을 조사하거나 처리하지 못한 후 1980년대 초 Sydney Morning Herald는 일련의 신문기사와 텔레비전 보도를 통해 병원에서의 학대를 폭로하기도 했다.

자세히 알아보기: Walton, M., 2013. Deep sleep therapy and Chelmsford Private Hospital: have we learnt anything? Australasian Psychiatry, 21(3): 206–12

노년기의 다른 정신건강장애와 마찬가지로 사정은 동반질환으로 인해 복잡하며 낙인 역시 문제가 된다. 또한 조현병과 치매위험 사이에는, 특히 외로움과 관련된 여성의 경우에 관계가 있으며, 여성은 기분 변화, 불면증, 과민성, 불안 및 우울증에 더 취약한 것으로 나타났다. 노년층(65세 이상)의 조현병 증상을 살펴보면 치매와 같이 인지기능의 점진적인 상실을 특징으로 하는 공통적인 특징이 있다. 노인의 경우 조현병의 정신증은 현저한 신경정신학적 손상과 함께 뇌졸중, 종양 및 외상과 같은 뇌 이상과 관련이 있을 수 있다. 이들의 행동은 관리하기 어려울 수 있으며, 근본적인 요인을 파악하는 것이 중요하다.

임상증상을 관리하면서 일상생활에 영향을 미치는 모든 문제를 해결하는 데 노인을 포함해야 한다. CBT와 사회성 훈련은 유용한 전략이다. 돌봄제공자의 사회적 접촉 및 교육은 관련 불안을 줄이고 대상자의 환경을 정상화할 수 있다.

2세대 항정신병 약물은 노년층에 부작용이 심각한 위해를 초래할 위험이 있음에도 사용이 증가하고 있다. 사용 기간을 모니터링하고 고령자에서 제한해야 한다.

자살

한국에서 2019년 노인 자살자 수는 3,600명이며, 인구 10만 명당 자살률은 46.6명이었다. 2015~2019년의 통계적 추이를 살펴보면, 2015년에 노인 자살률이 58.6명으로 가장 높았으며, 이후 전반적으로 감소 추세를 보였다. 자살률에 따른 남녀 간의 성비를 살펴보면 남성이 70.6%(2,542명), 여성이 29.4%(1,058명)로, 남성이 여성보다 3.2배 높았다. 또한 자살의 수단으로는 목맴이 1,835명(51.0%)으로 가장 많았으며, 뒤이어 추락 648명(18.0%), 농약 음독 578명(16.1%) 순으로 많았다(한국생명존중희망재단, 2021).

노인의 자살 위험요인

노인은 특히 평생 스트레스 요인의 복잡성이 증가하는 경우 자살에 취약할 수 있다. 생애주기의 중대한 사건인 사별과 사회적 고립, 사회적 지원의 부족 또는 외롭거나 혼자라는 느낌은 상실감을 강화할 수 있다. 다른 위험에는 신체적 또는 신경퇴행성 원인으로 인한 인지장애 또는 쇠퇴가 포함된 만성질환, 신체적 · 심리적 통증, 약물남용/오용 및 정신장애도 이전의 자살시도와 마찬가지로 주요 위험 고려사항이다. 우울증 및 치매, 뇌졸중 및 암과 같은 생명을 제한하는 질병의 신규 또는 기존 진단은 신체 및 인지 기능의 상실로 인한 자살충동에 기여할 수 있다. 분명히 자살위험은 열악한 신체건강과 관련이 있다.

이러한 위험에 대한 인식은 간호사가 노인의 자살행동 예방에 중점을 둔 정신건강 증진 및 조기중재에 더 많이 참여할 수 있도록 한다. 자살충동을 경험하고 있다고 말하는 사람과 마찬가지로, 자살에 대해 이야기하는 고령자는 매우 진지하게 받아들여야 한다. 신체적 · 정신적 장애가 있는 노인이나 시설에 입소한 노인 등이 자살시도를 할 수 없다고 가정하지 않는다. 의도된 자살에 대한 정보를 제공하고 위험 수준을 평가할 수 있는 방법, 시기 및 수단을 식별하는 사람(위험사정은 제8장 참조)과의 면담을 통해 보다 정확한 정보를 파악한다.

간호사 이야기 20.1에서 알 수 있듯이 항상 자살의도가 분명한 것은 아니다.

자살예방은 신체적 질병의 전반적인 부담을 기반으로 한다. 회복하는 한 가지 접근방식은 만성 간호 모델을 사용하는 것이다. 에드워드 와그너(Edward Wagner, 2014)가 개발한 만성 간호 모델은 조직 및 환자-의료서비스 제공자 관계를 기반으로 하며, 우울증을 일으키고 잠재적으로 자살생각으로 이어질 수 있는 장기적 상황의 관리를 다루는 것을 목표로 한다. 또한 자살위험 평가는 노년기 평가의 일부여야 한다고 제안된다.

건강 및 스트레스 요인은 노년기 자살에 대한 설명 모델의 복잡성을 증가시킨다. 정신적 고통과 신체적 고통은 평생 자살을 생각한 대상자와 관련이 있다. **간호사 이야기 20.2**는 대상자의 자살에 대한 경험을 공유한다.

노인과 함께 일하고 초기 신호에 적절하게 대응하는 것은 사전예방적 접근방식이다. 우울증에 대한 평가는 기저 정신장애가 아닌 경우 효과적인 전략이 될 수 있으며, 시기 적절한 치료관리를 제공하는 것

간호사 이야기 20.1

나는 현재 정신건강복지센터에서 일하고 있으며, 여러 병원을 전전하던 나이 든 남성 환자인 B를 배정받았다. B의 상황(사회경제적, 건강 및 연령)을 바탕으로 그는 여러 돌봄서비스를 받을 수 있었다. 직원도 2명이 배정되어 주 당 일정시간 동안 B와 함께 하도록 계획이 세워졌다. 나는 첫 주에 B를 방문하여 그와 관계를 형성하기 시작했다. 내 동료가 병가를 내고 있었기 때문에 내 1시간 방문이 B가 첫 주 동안 받은 유일한 지원이었다. 두 번째 주에 B는 두 서비스 모두에서 지원을 받았다(총 3시간). 이번 방문 동안 나는 B가 자신의 장래에 대해 확신이 서지 않는다고 말했고 그런 상황이 편하다고 말했지만 우리는 그의 장기적인 목표에 대해서만 이야기를 나눴다. 어렸을 때 그는 TAFE (techcical and further education)에서 컴퓨터를 공부하는 데 관심이 있었기 때문에 다음 방문에서는 단기적으로 달성 가능한 목표에 초점을 맞추겠다고 동의했다. 방문 이틀 후 그는 자살했다.

나는 이후 B를 생각하며 만감이 교차했다. 나에게는 B를 돌보아야 할 의무가 있었는데 내가 무언가 놓친 것이 있는가? 내가 그를 붙잡았어야 한다는 신호가 있었는가? 나는 계속 환자를 상대할 자격이 있는가? 끊임없이 스스로에게 질문을 했고 화가 났다. 시스템이 B를 실망시켰다. 그는 왜 지원에도 불구하고 자살할 수 밖에 없었는가? 보다 일관된 접근 방식으로 그에게 접근했다면 결과가 바뀌었을까? 나는 이것이 지역사회 지원 요원으로서 정신장애가 있는 대상자를 관리하는 나의 능력에 반영되는지에 대해 의문을 갖기까지 했다. 이것을 합리화하기 위해 나는 그와 함께 한 짧은 시간 동안 얼마나 많은 것을 성취할 수 있었는지 돌아보았고, 우리가 총 2시간을 함께 했다는 것을 알게 되었다.

간호사 이야기 20.2

나는 M과 정직하고 강한 관계라고 생각했다. 뇌졸중을 지원하는 센터에서 소개받았는데 나보다 나이가 훨씬 많았다. 약 9개월 동안 꾸준히 그녀와 소통했고 그녀는 너무 오랫동안 혼자 있는 것이 불안할 때 여러 번 나를 찾아와 이야기를 나눴다. 그녀는 '목요일에 꼭 오세요. 그때까지는 누군가를 만나야만 할 것 같아요'라고 말했다.

우리는 그녀의 고향집을 방문할 장기계획을 세웠다. 워낙 시골인 지역으로 82세인 그녀의 오빠 J가 아직 살고 있었기 때문이었다. 방문을 약속한 주말이 다가오고 있었고 나는 그녀의 기분이 가라앉는 것을 느꼈지만 M은 괜찮을 것이며 이번 만남이 그녀에게 좋은 영향을 줄 것이라고 말해 주었다. 그녀는 그것을 '외출'이라고 불렀다. 나는 그녀의 오빠에게 연락을 취했다. 그녀의 기분이 상하지 않도록 최대한 돌려서 그녀의 건강이 좋지 않다고 말했고, J가 그녀를 지켜봐 주기를 바랐다. J가 살고 있는 고향집까지의 길은 순조로웠고 M은 익숙한 집과 오빠를 만나 행복해 보였다. J와 하룻밤을 보낸 후 그녀는 숙소로 돌아와 스스로 목숨을 끊었다.

이 도움이 될 수 있다. 외로움, 절망, 고립의 경험을 예방하기 위한 중재는 노인요양원 및 주거 노인요양 서비스에서 일하는 사람들뿐만 아니라 1차 보건의료 및 노인과 함께하는 지역사회 환경에서 일하는 간호사에 의해 탐색될 수 있다. 효과를 위한 현재 치료전략을 모니터링 및 검토하고 필요할 때 적절한 정신건강 또는 위기중재서비스로 치료를 확대하는 것이 중요하다.

자살 생각을 표현하거나 자살을 시도하거나 자살과 같은 재앙적인 사건으로 사망한 사람들과 일할 때는 자기돌봄에 참여하는 것이 중요하다는 점을 명심한다(제7장 참조).

노인정신간호

건강전문가와 일반 대중은 흔히 노화에 대해 부정적인 태도를 갖고 있다. 또한 정신질환에 대한 태도도 좋지 않다. 노인에 대한 고정관념과 연령차별적 신념은 간호의 질에 영향을 미치고, 따라서 대상자의 건강 결과에 영향을 미칠 수 있다. 간호사의 경우 노인 관리의 중요한 측면은 자신의 태도와 편견, 그리고 이것이 치료에 어떤 영향을 미칠 수 있는지를 인지하는 것이다.

몇 가지 간호중재가 노인을 돕는 것으로 알려져 있다.

- 상대방의 말을 적극적으로 경청한다. 특히 단어 뒤에 있는 느낌과 감정을 알아차리려고 노력한다.
- 노인이 질병과 별개로 삶의 여러 측면에 집중할 수 있도록 신체 및 사회 활동에 참여하도록 권장한다.
- 노인이 질병의 진행 과정, 약물복용 방법을 이해하고 신체적·정신적으로 활동적인 생활방식을 유지하도록 돕는다.
- 노인이 건강이나 재정 상태의 악화 또는 사별과 같은 상실에 대처할 수 있는 대처전략을 찾도록 돕는다.
- 사별의 경우 슬픔의 고통을 이겨내고 고인을 더 이상 만날 수 없는 환경에 적응할 수 있도록 지원한다.
- 사회적 관계망 및 지원 서비스와 같은 비공식 지원을 확인한다.

인간 중심의 돌봄 접근방식을 사용한다. 대상자와

협력적이고 존중하는 파트너십을 발전시키고 노인이 가져올 수 있는 공헌을 존중한다. 이 접근방식을 사용하려면 간호사가 대상자(그의 필요, 선호도 및 생활사)를 파악하고 가능한 한 자신의 건강과 안녕에 영향을 미치는 결정에 참여하도록 권한을 부여해야 한다. 대상자의 요구에 부응하는 유연하고 접근 가능한 서비스를 제공하는 것이 중요하다.

간호사는 노인이 적은 양의 식사를 자주 하고, 수분을 충분히 섭취하며, 고섬유질 식이, 수분 공급 및 운동을 통해 장기능을 유지함으로써 자신의 기능을 유지하도록 도울 수 있다. 간호사는 노인 대상자가 움직이고 독립적이도록 격려해야 하며, 간호사는 방해받지 않는 안전과 휴식을 취할 수 있도록 해야 한다. 다른 치료법에는 좋아하는 음악 듣기, 손마사지나 등마사지, 반려동물 치료 등이 있다. 예를 들어, 마사지는 불안을 감소시키고 진정시키는 감각을 유발할 수 있다. 또한, 동물 로봇과 같은 반려로봇은 특히 비감염성 질병이 있는 노인의 동요를 줄이고 삶의 질을 향상시키는 것으로 보고되었다.

이러한 중재는 일반화되어 있으므로 치료 과정을 정기적으로 평가하여 중재가 상황에 적절한지 확인해야 한다. 앞서 강조한 바와 같이, 의료에 대한 결정은 문화적 차이에 의해 영향을 받을 수 있으므로 건강전문가는 개인의 문화를 반드시 고려해야 한다. 가령, 가족구성원을 위한 시설 돌봄은 일부 문화권에서 돌봄을 제공하는 방식으로 받아들여지지 않는다.

정신간호사가 정신간호를 제공할 때에는 개인의 필요와 기본 조건 또는 상황을 고려해야 한다. 예를 들어 CBT는 낮은 수준의 우울증과 함께 사회적 안녕 향상에 효과적임이 입증되었다. 신체 증상과 수면장애도 감소한 것으로 나타났다. CBT는 낙상에 대한 두려움을 해결하고 규칙적인 운동과 같은 적응 행동을 유도하는 데 사용될 수 있다. 인지 또는 감각장애 수준을 고려할 때 모든 고령자가 정신치료에 참여할 수 있는 것은 아니지만 고령자의 약물사용과 관련된 복잡성을 고려할 때 가능한 한 비약물적 치료를 사용해야 한다.

노인의 다약제 사용과 약물 안전성

고령자의 다약제는 복잡할 수 있으며 위험이 없는 것은 아니다. 약물의 상호작용으로 인한 부적절한 처방, 약물 누락 및 부작용과 같은 위험이 발생할 수 있다. 더불어 가능한 급성 질병 및 입원, 여러 처방자, 부정확/불완전한 의료기록은 위험을 가중시킨다. 또한 노인이 복용하고 있는 약을 기억하지 못하는 문제도 있다. 일반명과 상품명 및 비처방 의약품에 대한 혼동은 진료 시 또는 약을 구매하는 약국에서 오류를 일으킬 수 있다. 규정된 제도를 준수하지 않는 것은 또 다른 문제이며, 발행된 처방에 대해 비용을 지불할 수 없는 것과 같은 문제와 관련될 수도 있다. 구두 및 서면 약물정보 제공은 이러한 문제 중 일부를 완화한다.

이러한 맥락에서 노인에게 적절한 약물을 처방하고 잠재적 오류를 줄이기 위해서는 노화생리학, 노인의학 및 약물요법에 대한 건전한 지식이 필요하다. 생리학적 변화, 만성질환, 심지어 영양실조도 약물약동학 및 약력학에 영향을 미친다. 특히 흡수, 분포, 대사 및 배설에 영향을 미치며 이전에 논의한 바와 같이 신체적 노화, 특히 신장기능 및 만성동반질환은 특정 약물에 대한 민감도와 환자의 현재 증상에도 영향을 미칠 수 있다. 비판적 사고 과제 20.5를 읽고 생각해 본다.

비판적 사고 과제 20.5

60세 이상 인구의 최대 40%가 다섯 가지 이상의 다른 약을 복용할 수 있으므로 다약제 사용을 고려하는 것이 중요하다. 부작용을 예방하기 위해 노년기의 처방은 어떻게 접근해야 하는가?

고령자의 증상을 관리하기 위한 항정신병제와 항우울제의 역할은 특별한 고려가 필요하다. 쿠에티아핀(Quetiapine)은 가장 많이 처방되는 항정신병 약물이다. 항정신병 약물을 사용하면 치료를 시작할 때 뇌졸중과 사망의 위험이 증가할 수 있다. 모든 약물의 시작 용량은 낮추고 점차 적정하게 조절하여 부작용을 줄이고 사용기간을 제한하는 것이 좋다. 항정신병 약물사용은 치매의 행동 및 심리적 증상을 악화시킬 수 있다.

급성 및 만성정신병에 사용되는 항정신병 약물에 대한 다음 주의사항에 유의한다.

- 호흡부전 또는 호흡저하: 알코올 사용으로 인해 악화
- 갑상샘기능항진증: 정기적으로 갑상샘기능을 확인
- 저체온/고체온증: 쇼크를 유발할 수 있음
- 위장 폐쇄, 요정체, 중증 근무력증: 항콜린 작용으로 악화될 수 있음
- 당뇨병: 혈당 수치가 상승할 수 있음
- 신경학적 영향: 파킨슨병이나 떨림, 루이소체 치매의 인지 저하, 발작 위험을 악화시킬 수 있음
- 심혈관 효과: 부정맥 위험 및 Q-T 간격 연장
- 노인의 항정신병 약물사용: 뇌졸중 위험 증가와 관련됨

항우울제, 선택적세로토닌재흡수억제제(SSRI) 및 세로토닌노르에피네프린재흡수억제제(SNRI)는 노년기의 특정 정신장애를 관리하는 데 가장 적합한 것으로 나타났다. 이때 부작용을 모니터링하고 대사효과를 관찰해야 한다. SSRI와 SNRI 모두 세로토닌 독성의 위험이 있으며 금단효과를 방지하기 위해 최소 4주에 걸쳐 용량을 줄여나가도록 한다. 일반적인 부작용으로는 위장장애, 메스꺼움, 설사, 동요, 불면증/졸음, 성욕 감소, 근육통 및 발진이 있다. 혈압과 나트륨 수치(저나트륨혈증 위험)를 모니터링해야 하며, 치료 전에 기준선을 측정해야 한다.

노인에게 약물 및 관련 효과에 대한 정보를 제공하는 것이 중요하다. 모든 새로운 약물은 효과를 모니터링하기 위해 저용량으로 시작해야 하고 또한 부작용을 식별할 수 있도록 한 번에 하나의 새로운 치료만 시작하는 것이 좋다. **비판적 사고 과제 20.6**은 약리학을 검토할 수 있는 기회를 제공한다.

비판적 사고 과제 20.6

다음 정신장애의 약리학에 대한 학습을 통합하기 위해 다음 표를 완성해 본다. 누락된 정보를 작성하고 노인과 관련된 예방조치, 부작용 및 실행 포인트를 제공한다.

정신질환	약물 그룹	주의할 점	부작용	노인 처방 시 주의점
우울	항우울제			
치매	벤조디아제핀			
불안	SSRI			
조현병	항정신병약			

시나리오 20.1

B는 80세의 남성으로, 연로한 아내와 양극성장애를 앓고 있는 51세의 아들을 돌보고 있다. B는 이전에 기계정비사로 일했고, 일주일에 7일을 일했다. 즉 휴가를 거의 가지지 않았다. 16년 전 오른쪽 어깨 부상(상완골 근위부 골절로 돌이킬 수 없는 신경손상)을 입어 산업재해로 직장생활이 끝났고 여러 차례 수술을 받았지만 오른팔의 기능을 완전히 회복하지 못했다. B는 장애인긍금이 수입의 전부이며 그 스트레스로 인해 집을 떠나거나 삶이 끝나기를 희망했다. 만성질환을 앓고 있는 아내를 일주일에 세 번 병원으로 태워다 준다.

B는 입주 지원을 거부하며, 자신은 일상의 질서를 유지하려고 노력하고 있는데, 외부 간섭이 일상을 방해할 것이라고 느낀다. B는 재정적 어려움을 겪고 있다. 그래서 '어쨌든 도움이 되지 않는다'고 느끼는 자신의 약을 살 여유가 없기 때문에 B의 건강은 악화되고 있다. B의 성인인 아들은 양극성장애로 가끔 B에게 폭력적이다. 재정적으로 어려워진 후 눈물이 많아졌고 도움을 요청할 때 감정적으로 혼란스러워 한다. 매달 예정된 관리비 납부에 사용할 수 있는 충분한 자금을 확보하려고 노력하지만 예상치 못한 추가비용이 악영향을 미치는 경우가 있다. B는 지출해야 할 분야가 너무 많아 월세를 못 내지 않을까 걱정하며 정리정돈도 할 수 없다고 말했다. 자신의 가정 형편을 알고 있는 담당의사(일반 개업의)가 자신의 증상들(설명할 수 없는 체중 변화로 체중이 자주 바뀌거나 체력이 없는 비정상적인 느낌이 있을 때)을 종종 무시한다고 느끼고 있다.

위험신호

- 노인 차별과 수명: 삶은 끊임없이 변화하고 있으며 더 오래 사는 것(장수)은 개인의 역할에 영향을 미친다. 모든 고령자가 동일한 문제를 경험하는 것은 아니지만 이전과 같이 행동하지 못하게 만들며 스트레스를 유발하는 상황을 비슷하게 경험할 수 있다. B의 문제가 다른 노인들의 문제와 동일하다고 가정하는 것에 주의해야 한다.
- 자살 생각: B는 자살 생각을 표명하고 있으며, 이는 도움이 필요한 위험신호로 간주되어야 한다. B의 자살사고에 영향을 미치는 요인은 자신이나 그의 주변 사람에게 명확하지 않을 수 있다.
- 부담감: B가 문제를 대처하는 방식에 영향을 미치는 몇 가지 문제가 있다. B의 자살 생각으로 인해 이러한 문제를 이해하고 탐색하는 것이 더욱 중요하다. B가 본인의 건강 문제와 더불어 아내와 아들을 돌보는 것과 모든 가사일을 해야 하고 연금을 관리해야 하는 어려움에 대해 설명하고 있다.
- 나이: B의 나이(80세)는 그를 자살위험이 가장 높은 연령 그룹에 가깝게 만든다. 정신질환과 자살 발병률은 85세 이상의 남성에서 더 높아진다. B가 자신의 건강을 돌보지 않는 상황, 사회적 고립, 재정적 스트레스 및 어려운 가정생활의 환경에서 자살 생각을 경험하고 있다는 사실은 그의 정신건강에 대한 추가 진찰이 조속히 실행되어야 함을 보여준다.
- 증상: B는 분명히 부담되는 삶의 환경에 어려움을 겪고 있으며 우울증을 겪을 가능성이 높다.

보호요소

- 도움이 될 수 있는 다른 가족이나 친구를 포함하여 B가 현재 받는 도움을 확인하고 그가 더 큰 적극성을 가지고 회복을 지원할 수 있도록 적절한 팀을 찾는 것이 중요하다.
- 비록 자신을 무시하는 사람이라고 설명했지만 B는 여전히 담당의(일반개업의, GP)와 연결되어 있다. 그가 동일한 진료를 다른 GP에게 받을 수 있도록 지원할 수 있다.

지식

자살위험에 처한 노인

- 노인의 자살위험 증가에 영향을 미치는 관련 요인에는 열악한 사회경제적 지위, 만성통증 및 질병과 성별 등이 포함된다.
- 65세 이상 개인의 자살 생각과 행동은 신체질환과 기능 장애로 인한 것이다.
- 여러 연구에서는 돌봄제공자가 자살고위험군에 속한다고 제시하고 있다.
- 자살의 위험요소에는 외로움, 사회적 지원 부족, 절망감, 정신장애 등이 포함되지만 현재 개인의 정신상태와 그 시점에 영향을 미칠 수 있는 요인을 고려하는 것이 중요하다.
- 연구에 따르면 노년층은 자살하기 몇 주 전에 종종 일반의와 상담한다.

연령 관련 고려사항

- 인지능력 및 건강정보이해력 수준은 노인의 의사결정 및 문제해결능력에 영향을 미칠 수 있으므로 고려되어야 한다.
- 노년층의 우울증은 흔하지만 잘 진단되지 않는다. 치료를 받지 않으면 말년을 즐기는 데 부정적인 영향을 미칠 수 있다. 자살 생각과 공존하는 우울증을 뒷받침하는 연구들도 있다. 이는 나이 든 남성과 신체기능이 저하된 남성에게 더 흔하다.

신체건강

- 갑상샘기능장애와 비타민 B_{12} 결핍에 대한 선별검사도 시행하여 이러한 요인을 원인 요인으로 배제해야 한다. 갑상샘기능저하증은 우울 증상과 관련이 있으며, 특히 비타민 B_{12} 결핍은 노인의 인지저하와 관련이 있다.

돌봄제공자의 책임

- 돌봄책임자의 삶의 질은 가족구성원을 돌보는 책임에 의해 영향을 받으며, 이는 힘들고 부담스러울 수 있다.
- 가족 갈등 및 실직과 같은 위험요인은 사회적 연결과 소속감을 감소시킬 수 있다.

태도

- 노인을 허약하거나 무능하거나 장애가 있는 사람이라는 고정관념을 가지고 대하는 것은 드문 일이 아니다. 심지어 고령자들도 이런 고정관념을 통해 자신이 어떤 사람인지 또는 그렇게 인식되어야 하는지 생각하며, 이는 의학적 도움을 구하지 못하거나 꺼리는 원인이 될 수 있다. 일반적인 신체능력을 가지고 독립된 삶을 사는 노년과 거주형 노인요양시설에서 생활하는 사람들 사이에는 현저한 차이가 있다. 이는 "모든 노년의 삶은 비슷하고 따라서 동일하게 치료해야 한다"는 고정관념적인 태도에 영향을 줄 수 있다.
- 주로 허약한 노인이나 신체적으로 아픈 노인을 돌보는 것은 노인에 대한 부정적인 고정관념과 관련이 있다. 노인이 된다는 것이 어떤 것인지 이해하려면 나이가 들어감에 따라 자신이 어떤 대우를 받고 싶은지 생각해 봐야 한다. 스스로에게 혹은 부모 및 조부모가 어떻게 대우받기를 바라는지 자문해 보아야 한다.
- 예를 들어, 임상가가 노인과 이야기할 때 큰 소리로 말하고, 단순하고 천천히 말을 하는 경향이 있다. 이는 대부분의 노인들이 청각장애를 갖고 있다는 고정관념을 더욱 강화하는 행동이다. 그러나 이러한 행동은 무시당한다는 느낌을 주며, 궁극적으로 노인의 자존감 저하에 영향을 미친다.
- 노인은 종종 우울증이나 치매와 같은 정신질환을 앓고 있다고 인식하거나 부적격자로 간주되며, 노

화로 인해 일상생활을 하는 데 어려움이 있을 것이라고 단정한다.

- 노인에 대한 우리의 태도는, 특히 경력 초기에 만들어진 경우 잠재적으로 계속되고 간호 경력 전반에 걸쳐 지속된다.
- 또한 늙어가는 것에 대한 부정적인 생각은 질병을 경험하고, 평생의 친구와 가족과 단절되고, 독립성을 잃을 것이라는 가정에 의해 영향을 받는다고 연구되었다.

B의 경우, 그의 나이와 표현방식 때문에 그를 부정적인 태도를 가지고 고정관념을 통해 보게 된다. 그러나 이런 태도는 B를 제대로 도와주지 못할 확률을 높인다. 위험신호를 조기에 탐색하는 것은 자신의 신념과 편견을 알고 해결하는 것을 포함하여, 사전 예방적인 접근방식이다. 따라서 간호사의 긍정적인 태도와 간호를 하려는 의지가 치료의 행위에 영향을 미치고 도움이 된다.

기술

사정

- 정신건강 사정은 체계적이고 포괄적이어야 한다.
- 이전의 자살시도(위험요소) 및 물질오용을 조사하면 가장 적절한 관리방법을 찾는 데 도움이 된다.
- 병력을 이해하는 것은 포괄적인 신체 및 정신 건강 병력, 처방받은 약물 및 처방된 요법을 준수하는지 여부를 이해하는 것을 포함한다.

치료적 관계

- 라포를 형성하고 신뢰를 얻는 것은 대상자가 편안하게 개인정보를 공개하고 공개적으로 의견 제시를 가능하게 하는 데 매우 중요하다.
- 인간 중심 접근을 사용하면 대상자의 자신감이 향상되고 관계 및 건강 결과에 긍정적인 영향을 미친다.
- 경청은 간호사가 취할 수 있는 가장 단순하지만 가장 중요한 간호술이다. 간호사는 돌보는 사람이 그들의 이야기와 경험을 나눌 때 판단을 하지 않고 경청해야 한다. 여기에서 대상자의 관리를 진행하는 방법에 대해 알려주는 정보를 수집한다. 간호사는 대상자의 말을 경청함으로써 대상자가 어떻게 느끼고 그들이 거주하는 환경을 어떻게 생각하는지 이해하게 된다.
- 의사소통 방식도 똑같이 중요하다. 애용하는 말투나 '사랑해', '자기야'와 같은 오해를 불러일으킬 수 있는 표현을 사용하지 말고 상대방에게 어떻게 표현하고 싶은지 물어봐야 한다.
- 적절하게 경청하고 관찰하고 의사소통함으로써 간호사는 라포와 신뢰를 더욱 발전시킬 수 있다. 이는 치료 또는 간호 전략을 시작하기 전에 필수적인 요소이며, 대상자의 요구가 치료 프로세스의 중심이 되도록 한다.

정신건강 증진

- 건강, 회복탄력성 및 소속감을 증진하는 것은 간호의 중요한 부분이며, 이에 대한 지식을 향상시키면 노인과의 상호작용에 더 자신감을 가질 수 있다. 자신의 깊이가 부족하다고 느끼면 그 사람을 더 경험이 풍부한 임상가나 다른 사람에게 도움을 요청 하는것이 적절하다.

관찰

- 대상자의 주변 환경과 다른 사람들과의 상호작용을 관찰하면 무슨 일이 일어나고 있는지 또는 대상자가 어떻게 느끼는지에 대한 큰 그림을 그리는 데 도움이 될 수 있다.
- 대상자가 개인적으로 요청할 수 있는 인적 도움과

지역사회 내에서 어떻게 지내는지를 물어보면 어떻게 대상자를 간호해야 할지 알 수 있다.

● 유용한 도구

간호 활동에 통합되어 사용할 수 있고 간호중재의 초점이 무엇인지 식별하는 데 도움이 될 수 있는 검증된 도구가 있다. 예를 들어:

- UCLA 외로움 척도는 환자의 행동에 영향을 미칠 수준의 외로움을 경험하고 있다고 의심될 때 권장된다. 이 방법에는 세 가지 질문이 있으며 해당 사람이 완료해야 하는 체크박스 설문지 없이도 진료 과정에 쉽게 녹일 수 있다. 얼마나 자주 Q1. 외로움, Q2. 외톨이, Q3. 다른 사람들로부터 고립됨을 느끼는지에 대해 질문하면 '거의 전혀'가 1점, '가끔'이 2점, '자주'가 3점으로 응답할 수 있다. 총점 6~9점은 그 사람이 '외로운' 사람임을 나타낸다.
- 일단 이를 통해 외로움을 확인했다면, 노인우울증 척도(GDS-15 또는 GDS 5/15)와 같은 다른 도구를 사용하여 인지적으로 온전한 사람들의 기분을 평가할 수 있다. 이 방식 및 다른 방식에 익숙치 않다면 도움을 요청하고 추후 발전해 나가야 한다.
- 자살 의도에 대한 선별 또는 사정은 환자건강설문지(PHQ)를 기반으로 할 수 있지만 사람들은 질문에 '아니요'로 대답할 수 있으며, 답변과 달리 여전히 자살에 대한 생각이 있을 수 있다. 고령자의 자살이나 자살 생각에 대한 증가된 자살위험으로 간주해야 한다.

● 관련 치료방식

모든 검사가 수행되고 단서가 식별되면 가장 적절한 치료 방식 또는 지원 전략에 대한 결정을 내릴 수 있다. 예를 들어, 외로움을 문제로 식별하면 사회적 연결을 증가시키고 고립과 외로움을 줄이는 치료적 개입과 행동을 촉구한다. 검사를 통해 더 좋은 도움을 제공하기 위해 치료의 수준을 높이는 여부를 결정한다. B에게 있어 자신의 건강과 건강 관리를 이해하도록 하는 것이 첫 번째 간호중재이다.

- B와 이야기하고 그가 원하는 것과 필요로 하는 것이 무엇인지 확인하는 것은 치료 목표를 확인하는 데 도움이 될 수 있다.
- B의 GP(일반의) 또는 1차 보건의료 간호사는 B의 건강이 현재 어떻게 관리되고 있는지 그리고 다른 근본적인 건강 원인이 있는지 여부를 조기에 판단해야 한다.
- 현재 복용 중인 약물과 치료요법을 준수하는지 여부를 이해하면 변경사항이나 추가치료가 필요한지 확인하는 데 도움이 된다.
- 비약물치료(예 인지행동치료 또는 수용전념치료)는 단독으로 효과가 없는 경우 항우울제와 함께 1차적 접근방식으로 사용해야 한다.
- 항우울제는 우울증 대상자에게 일반적으로 사용되는 치료법이다. 고령자에 대한 처방은 신장기능장애와 같이 치료효과(및 부작용)에 영향을 미칠 수 있는 노화 관련 신체 변화로 인해 신중하게 계획하고 모니터링해야 한다. B는 항우울제를 복용하기 시작하는 경우 도움이 필요하며 낙상과 같은 부작용을 최소화하기 위해 더 낮은 용량으로 시작해야 한다.
- B에 대한 초기 위험신호를 고려할 때 사회복지 및 상담, 노인돌봄팀 및 돌봄관리와 같은 지원과 서비스를 위해 지역사회기반의 팀에 대한 의뢰를 고려해야 한다. 전문가 간의 상호작용은 다양한 분야의 종합적인 정신건강 관리를 제공한다.
- 직계가족과 친구를 참여시키면 B가 치료목표를 달성하는 데 도움이 될 수 있다.

단원 요약

- 건강한 노화는 정신적 · 신체적 건강을 증진하는 것 이상을 포함한다. 여기에는 사회적 · 정서적 안녕이 포함된다. 간호사는 노인이 사회적 연결 유지와 지역사회와의 정기적인 참여를 지원할 수 있다. 대상자는 나이가 들어감에 따라 사별과 신체적 · 정신적 기능 상실과 같은 심리사회적 요인을 경험한다. 이것은 그들을 정신장애, 특히 우울증이나 불안의 위험에 빠뜨릴 수 있으며, 이는 일반적이고 치료할 수 있다.
- 정신장애는 노화의 정상적인 부분이 아니며 대상자는 자신의 증상이 약물의 부작용이나 근본적인 신체질환과 같은 다른 문제와 관련이 없는지 확인하기 위해 적절한 평가와 진단이 필요하다. 노인의 정신장애의 진단 및 치료는 복잡할 수 있으며, 특히 공존질환의 존재로 인해 복잡할 수 있다. 부정적인 고정관념 및 연령주의적 가정환경 등도 문제가 된다.
- 간호사는 정신장애를 겪고 있는 노인과 함께 하는 중요한 역할을 한다. 치료적 관계를 설정하는 것은 간호사가 정신질환의 증상을 인식하고 필요에 따라 추가 평가 및 치료를 제안, 제공, 참조할 수 있는 기회를 준다.
- 노인이 자살위험이 높다는 사실은 노인을 적절하고 효과적으로 평가하고 치료하는 것이 필수적임을 의미한다. 치료관계를 수립하고 CBT와 같은 정신치료 지원을 사용하는 기술은 노인이 슬픔과 사별, 역할 분쟁 및 전환 또는 대인관계 문제의 영향을 해결하도록 도울 수 있으며 약물요법 및 때때로 전기경련요법과 함께 노인의 삶의 질을 향상시켜 준다.

노화는 인생에서 타협할 수 없는 것 중 하나이며, 임상 환경에 관계없이 모든 간호사는 노인과 함께 일한다. 이 장에서 설명하는 두 가지 시나리오는 노인에게 간호를 제공하는 데 있어 지식, 기술 및 자신감 개발의 중요성과 이 생애 단계에 있는 사람들과 함께 일할 때 정신건강 간호기술의 중요성을 고려할 수 있도록 소개했다. 치료에 대한 다양한 접근방식이 있지만 치료의 배경이 초점이 되어야 한다. 주거형 노인요양시설에 거주하고 돌봄제공자에게 의존할 수 있는 노인과 달리 자립하고 자신의 집에서 생활하는 노인을 돌보는 것에는 차이가 있다. 두 가지 상황 모두 대상자를 배려하고 존중하면서 접근해야 하는 과제를 제시한다. 대상자가 원하는 것과 필요한 것이 무엇인지 확인하기 위해 대상자와 협력하는 것은 치료목표를 식별하는 데 도움이 될 것이다. 노년기 정신건강을 학습하는 것은 나이가 들어감에 따라 사람들의 경험에 대한 태도, 신념 및 이해를 배우고 개발할 수 있는 기회이다. 또한 의사소통 기술을 연습하고 정신건강 간호기술을 개발할 수 있는 기회이기도 하다. 자아성찰은 또한 자신감을 개발하는 데 도움이 되는 방법이다.

혼자서는 한 사람의 모든 문제를 해결할 수 없다. 팀 또는 다학제 접근방식이 가장 효과적이며 여러 능력을 함께 사용해야 대상자에게(노인에게) 최상의 결과를 제공할 수 있음을 명심해야 한다. 간호사로서 해야 할 역할은 대상자의 정신건강에 영향을 미치는 요인이나 실제로 경험하는 정신 문제 혹은 관련 위험신호를 인식하고 그에 따라 행동하는 것이다.

● 유용한 웹사이트

중앙치매센터(2021). 대한민국 치매현황. https://www.nid.or.kr/info/today_list.aspx#a

한국생명존중희망재단(2021). https://kfsp.org/

통계청(2022). 2022 고령자 통계. https://kostat.go.kr/portal/korea/kor_nw/1/1/index.board?bmode=read&aSeq=403253

Australian and New Zealand Society for Geriatric Medicine. http://www.anzsgm.org/

Australasian Delirium Association. https://www.delirium.org.au/

Beyond Blue. https://www.beyondblue.org.au/

Black Dog Institute. https://www.blackdoginstitute.org.au/clinical-resources/depression

Capital Health Network. https://www.chnact.org.au/mental-health-programs-hp

Department of Health. http://www.health.gov.au/internet/publications/publishing.nsf/Content/mental-pubs-p-mono-toc-mental-pubs-p-mono-pop-mental-pubs-p-mono-pop-old

Head to Health – Australian Government. https://headtohealth.gov.au/supporting-someone-else/supporting/aged-and-elderly

Health Direct. https://www.healthdirect.gov.au/older-people-and-mental-health

HELP. https://www.hospitalelderlifeprogram.org/about/

Khan Academy. https://www.khanacademy.org/science/health-and-medicine/mental-health/dementia-delirium-alzheimers/v/what-is-delirium

Mental Health Commission of NSW. https://nswmentalhealthcommission.com.au/mental-health-and/older-people

NARI. https://www.nari.net.au/research/current-projects/mental-health

Narconon Drug Rehab and Drug Education Centre. https://www.narconon.org/drug-rehab/centers/narconon-melbourne-australia.html

National Depression Initiative. www.depression.org.nz

New Zealand suicide prevention. www.mentalhealth.org.nz/suicideprevention

SANE Australia. https://www.sane.org/images/PDFs/GrowingOlderStayingWell.pdf

World Health Organisation. https://www.who.int/mental_health/en/

● 참고문헌

Ahmedani, B. K., Peterson, E. L., Hu, Y., Rossom, R. C., Lynch, F., Lu, C. Y., et al. Major physical health conditions and risk of suicide. Am. J. Prev. Med.. 2017; 53(3):308–315.

Aizenstein, H. J., Baskys, A., Boldrini, M., et al. Vascular depression consensus report – a critical update. BMC Med.. 2016; 14:161.

Akpan, A., Roberts, C., Bandeen-Roche, K., et al. Standard set of health outcome measures for older persons. BMC Geriatr.. 2018; 18(1):36.

Alexopoulos, G. S., Abrams, R. C., Young, R. C., et al. Cornell scale for depression in dementia. Biol. Psychiatry. 1988; 23(3):271–284.

Anderson, J., Deravin-Malone, L., Croxon, L. A review of aged care provision in multipurpose services (MPS). Aust. Nurs. Midwifery J.. 2017; 24(7):34.

Anderson, J.G., Eppes, A., O'Dwyer, S.T., 2019. 'Like death is Near': expressions of suicidal and homicidal ideation in the blog posts of family caregivers of people with dementia. Behav. Sci. (Basel) 9 (3), 22.

Andrews, G., Bell, C., Boyce, P., et al. Royal Australian and New Zealand College of Psychiatrists clinical practice guidelines for the treatment of panic disorder, social anxiety disorder and generalised anxiety disorder. Aust. N. Z. J. Psychiatry. 2018; 52(12):1109–1172.

Australian Bureau of Statistics (ABS), 2017. Australian Demographic Statistics, June 2016. Cat. no. 3101.0. Canberra: ABS.

Australian Human Rights Commission (AHRC). Resilient individuals: sexual orientation, gender identity & intersex rights 2015. Sydney: AHRC; 2015.

Australian Institute of Health and Welfare (AIHW). Alcohol and other drug treatment services in Australia 2016–17. Drug treatment services series no. 31. Cat. no. HSE 207. Canberra: AIHW; 2018.

Australian Institute of Health and Welfare (AIHW). National Drug Strategy Household Survey 2016: detailed findings. Drug statistics series no. 31. Cat. no. PHE 214. Canberra: AIHW; 2017.

Australian Medicines Handbook, 2019. Australian Medicines Handbook. Online. https://amhonline.amh.net.au/.

Bailey, A., Bailey, S., Bernoth, M., 2017. 'I'd rather die happy': Residents' experiences with food regulations, risk and food choice in residential aged care. A qualitative study. Contemp. Nurse 53 (6), 597 – 606.

Balsamo, M., Cataldi, F., Carlucci, L., et al. Assessment of anxiety in older adults: a review of self-report measures. Clin. Interv. Aging. 2018; 13:573.

Bauer, M., Fetherstonhaugh, D., Winbolt, M., 2018. Perceived barriers and enablers to conducting nursing assessments in residential aged care facilities in Victoria, Australia. Aust. J. Adv. Nurs. 36 (2), 14 – 22.

Bauer, M., Haesler, E., Fetherstonhaugh, D., 2016. Let's talk about sex: older people's view on the recognition of sexuality and sexual health in the health-care setting. Health Expect. 19 (6), 1237 – 1250.

Beard, J. R., Officer, A. L., de Carvalho, I. A., et al. The World report on ageing and health: a policy framework for healthy ageing. Lancet. 2016; 387(10033):2145 – 2154.

Beaunoyer, E., Landreville, P., Carmichael, P. H. Older adults' knowledge of anxiety disorders. J. Gerontol. B Psychol. Sci. Soc. Sci., 2019; 74(5):806 – 814.

Beishon, L. C., Batterham, A. P., Quinn, T. J., et al, Addenbrooke's Cognitive Examination III (ACE-III) and mini-ACE for the detection of dementia and mild cognitive impairment. Cochrane Database Syst. Rev. 12 2019 CD013282. doi:10.1002/14651858

Bektas, A., Schurman, S. H., Sen, R., et al. Aging, inflammation and the environment. Exp. Gerontol., 2018; 105:10 – 18.

Beutel, M. E., Klein, E. M., Brähler, E., et al. Loneliness in the general population: prevalence, determinants and relations to mental health. BMC Psychiatry. 2017; 17(1):97.

Borson, S., Scanlan, J. M., Chen, P., et al. The Mini-Cog as a screen for dementia: validation in a population-based sample. J. Am. Geriatr. Soc., 2003; 51:1451 – 1454.

Borson, S., Scanlan, J. M., Watanabe, J., et al. Simplifying detection of cognitive impairment: comparison of the Mini-Cog and Mini-Mental State Examination in a multiethnic sample. J. Am. Geriatr. Soc., 2005; 53:871 – 874.

Brownie, S., Horstmanshof, L., 2012. Creating the conditions for self-fulfilment for aged care residents. Nurs. Ethics 19 (6), 777 – 786.

Burn, R., Hubbard, R.E., Scrase, R.J., et al., 2018. A frailty index derived from a standardized comprehensive geriatric assessment predicts mortality and aged residential care admission. BMC Geriatr. 18 (1), 319.

Butler, R. N. Age-ism: another form of bigotry. Gerontologist. 1969; 9(4 Pt 1):243 – 246.

Cai, L., Huang, J., Schizophrenia and risk of dementia: a meta-analysis study. Neuropsychiatr. Dis. Treat. 2018; 14 2047

Carew, A. M., Comiskey, C. Treatment for opioid use and outcomes in older adults: a systematic literature review. Drug Alcohol Depend., 2018; 182:48 – 57.

Chen, L. J., Ku, P. W., Fox, K. R., Exercise for older people with mental illnessStubbs B., Rosenbaum S., eds. Exercise-Based Interventions for Mental Illness: Physical Activity as Part of Clinical Treatment. Academic Press: Cambridge, 2018 (Chapter 7).

Chesser, A. K., Keene Woods, N., Smothers, K., et al, Health literacy and older adults: a systematic review. Gerontol. Geriatr. Med. 2016; 2 2333721416630492. doi:10.1177/2333721416630492

Clarke, B. F.L. Mental Disorder in Earlier Britain: Exploratory Studies. Cardiff: University of Wales Press; 1975.

Cohen, C. I. Very late-onset schizophrenia-like psychosis: positive findings but questions remain unanswered. Lancet Psychiatry. 2018; 5(7):528 – 529.

Conejero, I., Olié, E., Courtet, P., et al. Suicide in older adults: current perspectives. Clin. Interv. Aging. 2018; 13:691.

Cook, C., Schouten, V., Henrickson, M., et al., 2017. Ethics, intimacy and sexuality in aged care. J. Adv. Nurs. 73, 3017 – 3027.

Creighton, A., Davidson, T., Kissane, D. The assessment of anxiety in aged care residents: a systematic review of the psychometric properties of commonly used measures. Int. Psychogeriatr., 2018; 30(7):967 – 979.

Crocco, E. A., Jaramillo, S., Cruz-Ortiz, C., et al. Pharmacological management of anxiety disorders in the elderly. Curr. Treat. Options Psychiatry. 2017; 4(1):33 – 46.

da Rosa, M.I., Beck, W.O., Colonetti, T., et al., 2019. Association of vitamin D and vitamin B12 with cognitive impairment in elderly aged 80 years or older: a cross-sectional study. J. Hum. Nutr. Diet. 32 (4), 518 – 524.

de Koning, E. J., Timmermans, E. J., van Schoor, N. M., et al. Within-person pain variability and mental health in older adults with osteoarthritis: an analysis across 6 European cohorts. J. Pain. 2018; 19(6):690 – 698.

Dementia Australia. Dementia Prevalence Data 2018 – 2058, commissioned research undertaken by NATSEM. Canberra: University of Canberra; 2018.

Dennerstein, M., Bhar, S.S., Castles, J.J., 2018. A randomised controlled trial examining the impact of aged care residents' written life-stories on aged care staff knowledge and attitudes.

Int. Psychogeriatr. 30 (9), 1291 – 1299.

Dougherty, J. H., Cannon, R., Nicholas, C. R.N., et al. The computerized self–test (CST): an interactive, internet accessible cognitive screening test for dementia. J. Alzheimers Dis.. 2010; 20:185 – 195.

Drageset, J., Haugan, G., Tranvåg, O. Crucial aspects promoting meaning and purpose in life: perceptions of nursing home residents. BMC Geriatr.. 2017; 17(1):254.

Fässberg, M.M., Cheung, G., Canetto, S.S., et al., 2016. A systematic review of physical illness, functional disability, and suicidal behaviour among older adults. Aging Ment. Health 20 (2), 166 – 194.

Folstein, M. F., Folstein, S. E., McHugh, P. R. Mini–Mental State: a practical method for grading the state of patients for the clinician. J. Psychiatr. Res.. 1975; 12:189 – 198.

Foulk, M. A., Ingersoll–Dayton, B., Kavangh, J., et al. Mindfulness–based cognitive therapy with older adults: an exploratory study. J. Gerontol. Soc. Work. 2014; 57:498 – 520.

Franck, L., Molyneux, N., Parkinson, L., 2016. Systematic review of interventions addressing social isolation and depression in aged care clients. Qual. Life Res. 25, 1395 – 1407.

Freter, S., Dunbar, M., Koller, K., et al. Prevalence and characteristics of pre–operative delirium in hip fracture patients. Gerontology. 2016; 62:396 – 400.

Friedman, E. M., Ruini, C., Foy, R., et al. Lighten UP! A community–based group intervention to promote psychological well–being in older adults. Aging Ment. Health. 2017; 21(2):199 – 205.

Fullen, M.C., Granello, D.H., Richardson, V.E., et al., 2018. Using wellness and resilience to predict age perception in older adulthood. J. Couns. Dev. 96 (4), 424 – 435.

Gale, C.R., Cooper, C., 2018. Attitudes to ageing and change in frailty status: the English longitudinal study of ageing. Gerontology 64 (1), 58 – 66.

Gaugler, J. E., Mittelman, M. S., Hepburn, K., et al. Identifying at–risk dementia caregivers following institutionalization. J. Appl. Gerontol.. 2014; 33(5):624 – 646.

Gilbertson, E.L., Krishnasamy, R., Foote, C., et al., 2019. Burden of care and quality of life among caregivers for adults receiving maintenance dialysis: a systematic review. Am. J. Kidney Dis. 73 (3), 332 – 343.

Grieger, J.A., Nowson, C.A., Jarman, J.F., et al., 2009. Multivitamin supplementation improves nutritional status and bone quality in aged cared residents. Eur. J. Clin. Nutr. 63, 558 – 565.

Gulpers, B., Ramakers, I., Hamel, R., et al. Anxiety as a predictor for cognitive decline and dementia: a systematic review and meta–analysis. Am. J. Geriatr. Psychiatry. 2016; 24(10):823 – 842.

Haugan, G., Innstrand, S. T., Moksnes, U. K. The effect of nurse–patient interaction on anxiety and depression in cognitively intact nursing home patients. J. Clin. Nurs.. 2013; 22(15 – 16):2192 – 2205.

Health Quality Safety Commission, 2019. Frailty Care Guides: Ngā Aratohu Maimoa Hauwarea. HQSC, Auckland.

Hegeman, J. M., de Waal, M. W., Comijis, H. C., et al. Depression in later life: a more somatic presentation? J. Affect. Disord.. 2015; 170:196 – 202.

Hellwig, S., Domschke, K. Anxiety in late life: an update on pathomechanisms. Gerontology. 2019; 65(5):465 – 473.

Hodkinson, H. M. Evaluation of a mental test score for assessment of mental impairment in the elderly. Age. Ageing. 1972; 1(4):233 – 238.

Inouye, S. K. Delirium – a framework to improve acute care for older persons. J. Am. Geriatr. Soc.. 2018; 66(3):446 – 451.

Inouye, S. K., van Dyck, C. H., Alessi, C. A., et al. Clarifying confusion: the confusion assessment method: a new method for detection of delirium. Ann. Intern. Med.. 1990; 113(12):941 – 948.

Ismail, Z., Elbayoumi, H., Fischer, C. E., et al. Prevalence of depression in patients with mild cognitive impairment: a systematic review and meta–analysis. JAMA Psychiatry. 2017; 74(1):58 – 67.

Iwagami, M., Mansfield, K. E., Hays, J. F., et al. Severe mental illness and chronic kidney disease: a cross–sectional study in the United Kingdom. Clin. Epidemiol.. 2018; 10:421.

Jayasekara, R., Procter, N., Harrison, J., et al. Cognitive behavioural therapy for older adults with depression: a review. J. Ment. Health. 2015; 24:168 – 171.

Joling, K.J., O'Dwyer, S.T., Hertogh, C.M., et al., 2018. The occurrence and persistence of thoughts of suicide, self–harm and death in family caregivers of people with dementia: a longitudinal data analysis over 2 years. Int. J. Geriatr. Psychiatry 33 (2), 263 – 270.

Julien, C. L., Rimes, K. A., Brown, R. G. Rumination and behavioural factors in Parkinson's disease depression. J. Psychosom. Res.. 2016; 82:48 – 53.

Kaup, A. R., Byers, A. L., Falvey, C. Trajectories of depressive symptoms in older adults and risk of dementia. JAMA Psychiatry. 2016; 73(5):525 – 531.

Kenbubpha, K., Higgins, I., Wilson, A., et al. Psychogeriatrics, testing psychometric properties of a new instrument 'Promoting Active Ageing in Older People with Mental Disorders Scale' from a cross-sectional study. Psychogeriatrics. 2019; 19(4):370-383.

Khachiyants, N., Trinkle, D., Son, S. J., et al. Sundown syndrome in persons with dementia: an update. Psychiatry Investig.. 2011; 8:275-287.

Kitching, D. Depression in dementia. Aust. Prescr.. 2015; 38:209-211.

Kjosavik, S. R., Gillam, M. H., Roughead, E. E. Average duration of treatment with antipsychotics among concession card holders in Australia. Aust. N. Z. J. Psychiatry. 2017; 51(7):719-726.

Kok, R. M., Reynolds, C. F. Management of depression in older adults: a review. JAMA. 2017; 317(20):2114-2122.

Komalasari, R., Chang, H. C., Traynor, V. A review of the Rowland Universal Dementia Assessment Scale. Dementia. 2019; 18(7-8):3143-3158.

Koppara, A., Wagner, M., Lange, C., et al. Cognitive performance before and after the onset of subjective cognitive decline in old age. Alzheimers Dement. (Amst.). 2015; 1(2):194-205.

Kostadinov, V., Roche, A. Bongs and baby boomers: trends in cannabis use among older Australians. Australas. J. Ageing. 2017; 36(1):56-59.

Kurita, K., Reid, M. C., Siegler, E. L., et al. Associations between mild cognitive dysfunction and end-of-life outcomes in patients with advanced cancer. J. Palliat. Med.. 2018; 21(4):536-540.

Laborde-Lahoz, P., El-Gabalawy, R., Kinley, J., et al. Subsyndromal depression among older adults in the USA: prevalence, comorbidity, and risk for new-onset psychiatric disorders in late life. Int. J. Geriatr. Psychiatry. 2014; 30(7):677-685.

Lalic, S., Jamsen, K.M., Wimmer, B.C., et al., 2016. Polypharmacy and medication regimen complexity as factors associated with staff informant rated quality of life in residents of aged care facilities: a cross-sectional study. Eur. J. Clin. Pharmacol. 72, 1117-1124.

Lavan, A. H., Gallagher, P. F., O'Mahony, D. Methods to reduce prescribing errors in elderly patients with multimorbidity. Clin. Interv. Aging. 2016; 11:857.

Lea, D., Marlow, A., Bramble, M., et al., 2014. Learning Opportunities in a resident aged care facility: the role of supported placements for first-year nursing students. J. Nurs. Educ. 53 (7), 410-414.

Lea, E., Marlow, A., Altmann, E., et al., 2017. Nursing students' preferences for clinical placements in the residential aged care setting. J. Clin. Nurs. 27 (1-2), 143-152.

Lee, M., Kim, T., Ahn, S., et al. Effectiveness of antipsychotics on delirium in elderly patients. J. Psychiatry. 2017; 20:4.

Lee, V.S.P., Simpson, J., Froggatt, K., 2013. A narrative exploration of older people's transitions into residential care. Aging Ment. Health 7 (1), 48-56.

Lennox, A., Braaf, S., Smit, D. V., et al. Caring for older patients in the emergency department: health professionals' perspectives from Australia – the Safe Elderly Emergency Discharge project. Emerg. Med. Australas.. 2019; 31(1):83-89.

Liguori, I., Russo, G., Curcio, F., et al. Depression and chronic heart failure in the elderly: an intriguing relationship. J. Geriatr. Cardiol.. 2018; 15(6):451.

Liu, T. W., Ng, G. Y., Chung, R. C., et al. Cognitive behavioural therapy for fear of falling and balance among older people: a systematic review and meta-analysis. Age. Ageing. 2018; 47(4):520-527.

LoGiudice, D., Strivens, E., Smith, K., et al. The KICA screen: the psychometric properties of a shortened version of the KICA (Kimberley Indigenous Cognitive Assessment). Australas. J. Ageing 2010; 30:215-219. https://doi.org/10.1111/j.1741-6612.2010.00486.x

Lyons, A., Alba, B., Heywood, W., et al. Experiences of ageism and the mental health of older adults. Aging Ment. Health. 2018; 22(11):1456-1464.

Macfarlane, S., O'Connor, D. Managing behavioural and psychological symptoms in dementia. Aust. Prescr.. 2016; 39(4):123-125.

McKenna, D., Staniforth, B., 2017. Older people moving to residential care in Aotearoa New Zealand: considerations for social work at practice and policy levels. Aotear. N. Z. Soc. Work 29 (1), 28-40.

Meneilly, G. S., Knip, A., Miller, D. B., et al. Diabetes in older people. Can. J. Diabetes. 2018; 42:S283-S295.

Milian, M., Leiherr, A. M., Straten, G., et al. The Mini-Cog versus the Mini-Mental State Examination and the Clock Drawing Test in daily clinical practice: screening and value in a German memory clinical. Int. Psychogeriatr.. 2012; 24(5):766-774.

Molloy, D. W., Standish, T. I. A guide to the standardized

Mini-Mental State Examination. Int. Psychogeriatr.. 1997; 9(S1):87 - 94.

Moore, K.J., Doyle, C.J., Dunning, T.L., et al., 2014. Public sector residential aged care: identifying novel associations between quality indicators and other demographic and health-related factors. Aust. Health Rev. 38, 325 - 331.

Moyle, W. Evidence-based nursing interventions: fostering quality of life. In: Moyle W., Parker D., Bramble M., eds. Care of Older Adults: A Strengths-Based Approach. Sydney: Cambridge University Press, 2014.

Moyle, W., Cooke, M., Beattie, E., et al. Exploring the effect of companion robots on emotional expression in older people with dementia: a pilot RCT. J. Gerontol. Nurs.. 2013; 39:46 - 53.

Moyle, W., Cooke, M., Beattie, E., et al. Foot massage versus quiet presence on agitation and mood in people with dementia: a randomized controlled trial. Int. J. Nurs. Stud.. 2013; 51:856 - 864.

Musich, S., Wang, S. S., Slindee, L., et al. Prevalence and characteristics associated with high dose opioid users among older adults. Geriatr. Nurs. (Minneap). 2019; 40(1):31 - 36.

Neils-Strunjas, J., Crandall, K.J., Shackelford, J., et al., 2018. Students report more positive attitudes toward older adults following an interprofessional service-learning course. Gerontol. Geriatr. Educ. 12, 1 - 11.

Poulia, K.A., Yannakoulia, M., Karageorgou, D., et al., 2012. Evaluation of the efficacy of six nutritional screening tools to predict malnutrition in the elderly. Clin. Nutr. 31 (3), 378 - 385.

Prince, M. J., Wu, F., Guo, Y., et al. The burden of disease in older people and implications for healthy policy and practice. Lancet. 2015; 385(9967):549 - 562.

Procter, N. G., Person-centred care for people of refugee background. J. Pharm. Pract. Res. 2016; . https://doi.org/10.1002/jppr.1222

Rakusa, M., Jensterle, J., Mlakar, J. Clock drawing test: a simple scoring system for the accurate screening of cognitive impairment in patients with mild cognitive impairment and dementia. Dement. Geriatr. Cogn. Disord.. 2018; 45(5 - 6):326 - 334.

Ramesh, S., Zalucky, A., Hemmelgarn, B. R., et al. Incidence of sudden cardiac death in adults with end-stage renal disease: a systematic review and meta-analysis. BMC Nephrol.. 2016; 17(1):78.

Rao, R., Roche, A., Substance misuse in older people. BMJ 2017; 2017:358. https://doi.org/10.1136/bmj.j3885

Ross, L., Jennings, P., Williams, B., 2018. Improving health care student attitudes toward older adults through educational interventions: a systematic review. Gerontol. Geriatr. Educ. 39 (2), 193 - 213.

Rush, K. L., Hickey, S., Epp, S., et al. Nurses' attitudes towards older people care: an integrative review. J. Clin. Nurs.. 2017; 26(23 - 24):4105 - 4116.

Sankaran, S., Kenealy, T., Adair, A., et al., 2010. A complex intervention to support 'rest home' care: a plot study. N. Z. Med. J. 123 (1308), 41 - 53.

Santini, Z. I., Koyanagi, A., Tyrovolas, S., et al. The association of relationship quality and social networks with depression, anxiety, and suicidal ideation among older married adults: findings from a cross-sectional analysis of the Irish Longitudinal Study on Ageing (TILDA). J. Affect. Disord.. 2015; 179:134 - 141.

Scales, K., Zimmerman, S., Miller, S. J. Evidence-based nonpharmacological practices to address 330behavioral and psychological symptoms of dementia. Gerontologist. 2018; 58(Suppl. 1):S88 - S102.

Schroyen, S., Adam, S., Marquet, M., et al., 2018. Communication of healthcare professionals: is there ageism? Eur. J. Cancer Care (Engl.) 27 (1), e12780.

Scott, K. M., Lim, C., Al-Hamzawi, A., et al. Association of mental disorders with subsequent chronic physical conditions: world mental health surveys from 17 countries. JAMA Psychiatry. 2016; 73(2):150 - 158.

Seitz, D. P., Chan, C. C., Newton, H. T., et al, Mini-Cog for the diagnosis of Alzheimer's disease dementia and other dementias within a primary care setting. Cochrane Database Syst. Rev. 2 2018 CD011415. doi:10.1002/14651858. CD011415.pub2

Sheikh, J. I., Yesavage, J. A. Geriatric Depression Scale (GDS): recent evidence and development of a shorter version. Clin. Gerontol.. 1986; 5(1 - 2):165 - 173.

Snowdon, J. Depression in nursing homes. Int. Psychogeriatr.. 2010; 22(7):1143 - 1148.

Spitzer, R. L., Williams, J. B.W., Kroenke, K., et al. Utility of a new procedure for diagnosing mental disorders in primary care: the PRIME-MD 1000 study. JAMA. 1994; 272:1749 - 1756.

Storey, J., Rowland, J., Basic, D., et al. The Rowland Universal Dementia Assessment Scale (RUDAS): a multicultural cognitive assessment scale. Int. Psychogeriatr.. 2004; 16(1):13 - 31.

Talley, N. J., Jones, S., Clinical Examination: A Guide to Specialty Examinations eighth ed. vol. 2. Elsevier, Sydney,

2018. 826–833.

The Royal Australian College of General Practitioners. General practice management of type 2 diabetes: 2016–18. East Melbourne: RACGP; 2016.

van der Veen, D. C., van Zelst, W. H., Schoevers, R. A., et al. Comorbid anxiety disorders in late-life depression: results of a cohort study. Int. Psychogeriatr.. 2015; 27:1157–1165.

van Orden, K., Deming, C. Late-life suicide prevention strategies: current status and future directions. Curr. Opin. Psychol.. 2018; 22:79–83.

Volkert, J., Schulz, H., Härter, M., et al. The prevalence of mental disorders in older people in Western countries – a meta-analysis. Ageing Res. Rev.. 2012; 12(1):339–353.

Volz, M., Möbus, J., Letsch, C., et al. The influence of early depressive symptoms, social support and decreasing self-efficacy on depression 6 months post-stroke. J. Affect. Disord.. 2016; 206:252–255.

Wagner, E. The chronic care model and integrated care. [Video file]. Available from https://www.youtube.com/watch?v=K-z6HjRkKSc, 2014.

Wallis, K. A., Elley, C. R., Lee, A., et al. Safer Prescribing and Care for the Elderly (SPACE): protocol of a cluster randomized controlled trial in primary care. JMIR Res. Protoc.. 7(4), 2018.

Walton, M. Deep sleep therapy and Chelmsford Private Hospital: have we learnt anything? Australas. Psychiatry. 2013; 21(3):206–212.

Westaway, K., Sluggett, J., Alderman, C., et al. The extent of antipsychotic use in Australian residential aged care facilities and interventions shown to be effective in reducing antipsychotic use: a literature review. Dementia. doi:10.1177/1471301218795792, 2018. [[Epub ahead of print]; 1471301218795792.].

Westbury, J., Gee, P., Ling, T., et al. More action needed: psychotropic prescribing in Australian residential aged care. Aust. N. Z. J. Psychiatry. 2018; 53(2):136–147.

Wildisen, L., Moutzouri, E., Beglinger, S., et al., 2019. Subclinical thyroid dysfunction and depressive symptoms: protocol for a systematic review and individual participant data meta-analysis of prospective cohort studies. BMJ Open 9 (7), e029716.

Wilkinson, P. Cognitive behavioural therapy with older people. Maturitas. 2013; 76(1):5–9.

Willis, P., 2017. Queer, visible, present: the visibility of older LGB adults in long-term care environments. Hous. Care Supp. 20 (3), 110–120.

Wilson, D. M. Where are we now in relation to determining the prevalence of ageism in this era of escalating population ageing? Ageing Res. Rev.. 2019; 51:78–84.

World Health Organization. Health Impact Assessment (HIA) – The Determinants of Health [Internet]. WHO, Geneva, 2016. Available from: http://www.who.int/hia/evidence/doh/en/

World Health Organization. Mental Health Action Plan 2013–2020. WHO, Geneva, 2013. Available from: https://www.who.int/mental_health/publications/action_plan/en/

Yesavage, J. A., Brink, T. L., Rose, T. L. Development and validation of a geriatric depression rating scale: a preliminary report. J. Psychiatr. Res.. 1983; 17:27.

Yohannes, A. M., Chen, W., Moga, A. M., et al. Cognitive impairment in chronic obstructive pulmonary disease and chronic heart failure: a systematic review and meta-analysis of observational studies. J. Am. Med. Dir. Assoc.. 2017; 18(5):451–4e1.

Zhang, X., Norton, J., Carriere, I., et al. Generalized anxiety in community-dwelling elderly: prevalence and clinical characteristics. J. Affect. Disord.. 2015; 172:24–29.

Zhao, X., Zhang, D., Wu, M., et al. Loneliness and depression symptoms among the elderly in nursing homes: a moderated mediation model of resilience and social support. Psychiatry Res.. 2018; 268:143–151.

CHAPTER 21

주산기 및 신생아 정신건강

Perinatal and Infant Mental Health

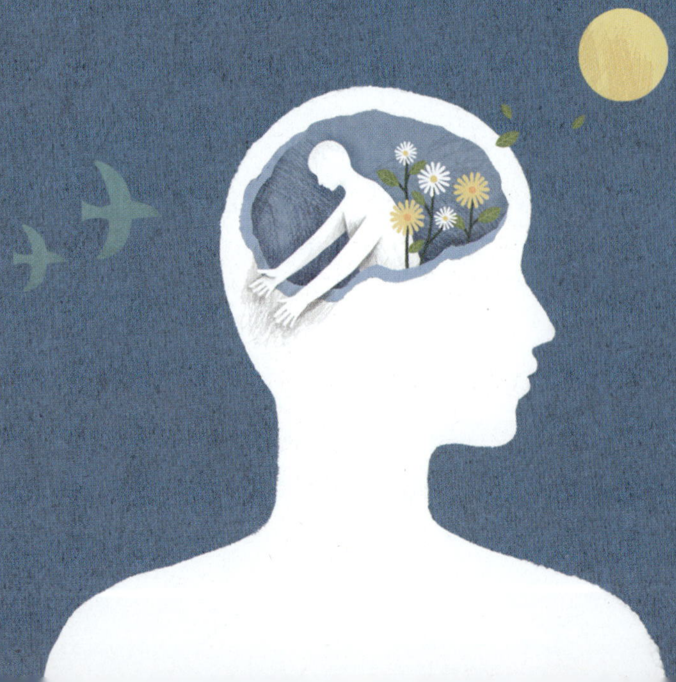

주요 내용

- 주산기는 신체적 · 정신적으로 변화가 빠르게 일어나는 시기이다.
- 주산기 동안 처음으로 정신건강 문제가 나타날 수 있다.
- 주산기의 여러 변화는 기존의 정신건강 문제를 악화시킬 수 있다.
- 주산기는 정신건강 증진, 조기발견, 중재 및 정신건강 치료를 위한 기회이다.
- 이 시기는 인지행동치료, 대인관계 심리치료, 부부치료, 부모-영아 심리치료, 애착 중심 심리치료 등 다양한 치료방법이 고려된다.
- 주산기 동안에 사용되는 주요 약물은 항우울제와 기분안정제이다.

주요 용어

- 산전(antenatal)
- 간호계획(care planning)
- 윤리(ethics)
- 리튬(lithium)
- 약물(medication)
- 부모-영아 역동(parent – infant dynamic)
- 주산기(perinatal)
- 출생 후(postnatal)
- 출생 전(prenatal)

학습 목표

이 단원을 통해 다음을 수행할 수 있다.

- 주산기 우울 및 불안 발생률을 설명한다.
- 주산기에 어려움이 발생할 위험이 높은 취약한 인구집단의 특성을 확인한다.
- 주산기 동안 중증 정신질환이 있는 여성에 대한 간호계획 과정을 설명한다.
- 부모와 영아의 정신역동에서의 위험사정에 관하여 설명한다.
- 주산기 여성을 위한 약물을 결정할 때 약물 위험-이익의 동적 과정을 이해한다.
- 주산기 여성을 간호할 때 전문가 협력의 중요도를 이해한다.
- 주산기 어려움을 겪고 있는 여성을 평가하고 치료할 때 배우자를 포함시켜야 하는 중요성을 이해한다.
- 주산기 동안 여성 및 가족과 함께 일할 때 사용되는 치료방식을 알고 수행한다.

J의 생생한 경험담

외상(Trauma) 기반 간호에서 대상자의 외상과 그것이 대상자 삶에 미친 영향, 그리고 이들의 상호작용의 중요성을 아는 것은 치료에 관여하는 사람들에게 긍정적이고 안전한 치료 결과를 얻기 위해 꼭 필요하다.

서론

주산기는 수정부터 출생 후 첫 해(산후)까지의 시간으로 정의된다. 이 시기는 여성과 그들의 배우자에게 신체적 · 정신적으로 큰 변화가 일어나는 시기로, 이 시기는 대부분의 여성과 가족에게 기쁨이 넘치는 시간이다. 시올리와 빌러(Scioli & Biller, 2009)는 새로운 아기의 탄생은 '희망의 춤'과 같다고 설명한 바 있다. 새로 태어난 아기는 부모에게 다시 활력을 불어넣고 자신과 가족에게 재투자할 수 있는 가능성과 희망도 가져온다.

많은 여성이 임신에 대해 기쁨을 느끼지만 모든 여성이 임신과 육아를 긍정적인 시간으로 인식하지는 않는다. 임신에 대한 경험은 여성마다 다르며, 여성의 대인관계와 심리사회적 상황을 고려해야 한다. 임신한 여성의 일부에서는 이전에 유산, 외상적인(traumatic) 분만 경험 또는 아이를 잃은 경험으로 큰 고통을 유발할 수 있다. 원하지 않거나 계획되지 않은 임신, 십 대 임신, 파트너와의 어려운 관계(가정폭력 포함) 또는 가족의 지지 부족도 스트레스를 증가시킬 수 있다. 외상, 성적 학대 또는 약물 및 알코올 의존의 병력은 임신 중에 상당한 우려를 유발할 수 있으며 주산기 동안 정신건강 문제가 발병할 수 있는 취약성을 증가시킬 수 있다.

또한 주산기는 산전우울증/불안, '산후우울증', 출산직후우울증 및 산후정신병(제12장 참조)을 포함한 정신건강의 위험 증가 또는 불안장애, 양극성장애, 정신병 및 조현병을 포함한 기존 정신건강 문제의 악화와 관련이 있다. 15~20%의 여성이 임신 중에 기분장애 및 불안장애를 경험한다. 주산기의 일반 여성 10명 중 1명은 우울증이나 불안을 경험하고 6명 중 1명 정도에서 산후우울증을 경험하는 것으로 나타났다. 일부 여성은 주산기 동안 정신건강 문제가 발생할 위험이 더 높다(**박스 21.1**).

박스 21.1 주산기 정신건강 고위험군 여성

- 이주 여성은 주산기 우울증에 걸릴 위험이 더 높으며, 난민 여성은 심리적 질병에 걸릴 위험이 높다.
- 파트너로부터 폭력을 당하는 여성은 일반적인 주산기 여성보다 우울증상이 나타날 가능성이 4배, 불안을 경험할 가능성이 10배 더 높다.
- 가족 문제, 폭력 또는 상실과 같은 삶의 스트레스 요인을 경험한 여성은 산후 정신건강 문제 발생 위험이 더욱 높다.
- 레즈비언, 게이, 양성애자, 트랜스 또는 중성 그룹 여성은 차별에 직면할 가능성이 더 높고, 자녀 양육 문제가 발생할 위험이 높다.
- 이전에 정신질환을 경험한 여성과 정신질환의 가족력이 있는 여성은 주산기에 영향을 받을 가능성이 더 크다.

주산기는 중재를 위한 기회를 제공한다. 여성은 일생의 다른 시기보다 임신과 초기 육아기간 동안 더 많은 의료전문가를 만나게 된다. 볼비(Bowlby, 1979)가 제시한 바와 같이 이 시기는 부모발달단계에서 관계가 변화하는 상태에 있기 때문에 가족이 도움을 구하고 수용하는 시기이다. 따라서 주산기는 부모뿐만 아니라 아동의 장기적인 결과에도 중요한 중재 기회를 제공한다. 조산사, 아동 및 가정간호사, 정신간호사(입원 환자, 지역사회, 1차 진료), 1차 보건간호사는 주산기 동안 여성 및 그녀의 가족에게 다양한 간호를 제공할 수 있다. 모든 임상 환경에서 모든 간호사와 조산사가 조기 경고 징후와 위험 요소를 알고 있다면 주산기 여성의 정신건강 결과에 상당한 차이를 만들 수 있다.

이 장에서 우리는 주산기에 발생할 수 있는 복잡한 표현을 이해하고 변화를 촉진하는 데 도움이 될 수 있는 간호 반응, 약물 치료 및 심리적 개입을 조사하기 위해 두 가지 임상 시나리오를 살펴볼 것이다.

시나리오 21.1

J는 30세 여성으로 산후 6주 동안 아동 및 가정간호사와 만나기로 약속한 후 주산기 정신건강서비스를 받도록 의뢰되었다. 약속기간 동안 간호사는 J에게 에딘버그 주산기 우울설문(Edinburgh Perinatal Depression Scale)(Cox, et al., 1987)을 작성하도록 하였다. 에딘버그 주산기 우울설문은 아동 및 가정간호사가 확인하는 6주 산후검진의 중요한 도구이다(또한 산전기간 동안 조산사가 사용하여 산전우울증 또는 불안이 발생할 위험에 대해 예측할 수 있음). J는 자해와 관련된 문항 10번이 2점이었고, 총점은 18점으로, 이는 우울증의 위험을 나타내는 결과이다.

J와 남편에게는 첫 아기(딸)였기에 아동 및 가정간호사는 주산기 및 아동양육 정신건강서비스로 의뢰했다. 비록 계획된 임신은 아니었지만 일단 부모라는 개념에 익숙해지면서 둘은 아이를 원하게 되었다. J는 부모가 될 준비가 되지 않은 것에 대한 불안과 자신의 아이를 어떻게 양육할 것인지에 대한 걱정 때문에 두 번의 임신중절 경험이 있다. 또한 J에게는 가족력이 있었다. 그녀는 5남매의 막내였고 그녀의 아버지는 그녀가 3살 때 세상을 떠났다. J의 어머니는 남편을 잃은 것에 대해 어려움을 겪어 양극성장애 진단을 받았으며, J의 어린 시절 동안 여러 차례 입원했었다. 지난 20년 동안 우리는 자녀가 강렬한 감정을 조절하도록 돕는 데 아버지의 역할이 중요하다는 것을 연구결과 알 수 있었다. J는 종종 자신의 세계를 이해하는 데 도움이 되는 성인기 감정 다루기가 충분하지 않았다. J는 문제가 많은 청소년기를 보냈으며 그녀는 학교를 일찍 자퇴했고 또래집단과 자주 어려움을 겪었다. 그러나 J는 청소년기에 상담사와 긍정적이고 지지적인 관계를 경험하였다.

위험신호

- J는 과거력에서 주산기의 어려움을 나타내는 다양한 위험요인을 예고했음에도 불구하고 임신의 산전 단계에서 심리사회적 선별검사의 허점을 빠져나갔다.
- 13점 이상의 에든버그 주산기 우울설문검사 점수는 우울증 가능성을 나타낼 수 있으며, 문항 10번(자해)의 점수는 추가위험 사정이 필요하다. J는 10번 문항인 '나를 해치려는 생각이 떠올랐다'에서 '가끔'이라고 응답해 2점을 받았다. 대상자가 이 질문에 응답하면 자살에 대한 감정을 탐색하는 것이 중요하다. 이 상황에서 J는 아기가 괴로워할 때 도망치고 싶은 자신의 감정을 설명할 수 있었다. 그녀는 종종 위압감을 느꼈지만 자살충동을 느끼지는 않았다.
- J는 에든버그 주산기 우울설문검사에서 총점 18점을 받아 전문적인 정신건강서비스에 연계되었다. 이는 그녀가 우울증을 겪고 있을 가능성이 있고 추가적인 사정이 필요함을 나타낸다.
- 정신건강 문제(조울증) 진단을 받은 어머니의 정기적인 병원 입원, 그리고 어린 시절 아버지의 사망과의 복잡한 가족력은 또 다른 위험신호이다.
- J는 부모가 되는 것에 대한 양가감정 때문에 이전에 두 번 임신중절을 한 경험이 있다.
- J가 어려움을 겪고 있다면 남편은 어떻게 대처해야 하는가?

지식

임신 중 정신사회적 선별검사

- 모든 임산부는 에든버그 주산기 우울 측정도구를 사용하여 우울증 및 불안증상을 정기적으로 검사해야 하며, 가능한 한 임신 초기에 정신사회적 위험요소를 검사해야 한다.
- 에든버그 주산기 우울설문검사는 1987년 개발된 이후 주산기 전체에 걸쳐 광범위하게 사용되어 왔다.

• 에든버그 주산기 우울설문검사에서 13점 이상을 받으면 우울증으로 간주한다. 그러나 다양한 문화적 배경을 가진 여성들에게 이 점수의 의미는 다를 수 있다.
• 10번 문항(자해)에 관한 응답은 추가사정이 필요하다. 대부분의 사람은 자해를 그들이 자살 생각을 경험하기 때문이 아니라 압도적인 감정에 대처하는 방법으로 이용한다.

선별검사의 장벽

선별검사를 가로막는 장벽에는 다음이 포함된다.

• 여성의 낙인에 관한 경험(예 어떤 평가를 받을까 걱정)
• 자신의 정서적 어려움을 '호르몬' 또는 상황과 관련된 것으로 정상화함
• 자신의 감정을 스스로 관리하는 것을 선호함
• 주산기 동안 '정상적인' 감정이 무엇인지 모름

또한 여성과 그 가족의 문화적 배경과 임신, 출산, 부모로서의 신념, 정신건강과 질병에 대한 믿음을 고려하는 것도 중요하다.

성찰

J는 대형 공공병원에서 아기를 분만하였고 임신 초기에 정신사회적 평가를 받았다(많은 병원이 최근까지 일상적인 정신사회적 평가를 제공하지 않았다). 그렇다면 그녀는 산전기간 동안 어떻게 선별검사를 통과했을까? J가 다음 예약을 잡기 위해 연락을 취했을 때, 그녀는 자신에게 일어난 일을 아무렇지 않게 말했다. 힘든 어린 시절을 보내고 스스로 대처하는 법을 배운 여성에게 이는 드문 일이 아니다.

안전/위험요인 사정 및 보호요인

• 취약성으로 설명되는 위험요인은 여성의 삶에 존재하는 불리한 요소라고 볼 수 있다. 위험요인의 존재는 산후우울증이 발병할 수 있음을 강조한다.
• 연구에서는 생활 스트레스 요인에 대한 개인의 적응에 영향을 미치는 보호요인의 영향도 조사했다. 최근 연구에 따르면 회복탄력성과 출생 후 우울증 회피 사이에는 연관성이 있음이 시사되었다.

신생아 안전 사정

산후기간 동안 여성의 자살위험 수준을 사정할 때 아기의 위험을 평가하는 것도 중요하다.

• 엄마와 아기의 상호작용은 위험 사정의 중요한 측면이 될 수 있다. 상호작용의 어려움이 관찰되고 여성에게 심각한 정신건강 상태가 있는 경우 추가 사정이 필요하다.
• 때때로 영아에 대한 위해위험은 어머니의 자살위험과 관련 있지만 항상 그런 것은 아니며 추가사정이 필요하다.
• 사정에는 정신사회적 위험요인(**박스 21.2**), 유아요인, 우려되는 유아행동(관찰 또는 보고), 관계요인(관찰 또는 보고), 모성요인 및 보호요인이 포함된다.
• 아기에게 위험이 있는 경우, 간호계획에는 가족이나 가까운 친구 등 다른 중요한 지원이 포함되어야 하며, 때때로 아동보호기관에 의뢰해야 할 수도 있다.
• 어려운 이 시기에 산모와 아기가 안전하게 지낼 수 있도록 안전계획이 필수적이다. J는 평가기간 동안 아기에게 즉각적인 위험이 없다고 말했다.

배우자의 주산기 정신건강

• 부모로의 전환은 여성과 남성 모두에게 발생한다. 2명에서 3명으로의 관계 변화는 어떤 사람에게는

박스 21.2 정신사회적 위험요인

- 해결되지 않은 가족 문제
- 신체적/성적 학대, 가정폭력 또는 아동 방임/학대의 이력
- 과거의 임신중절 또는 과도한 임신 우려
- 계획되지 않은 또는 원치 않는 임신
- 산모가 태어난 날 아기를 만질 수 있었는지 여부
- 산모가 생후 첫 주 동안 아기를 돌보는 데 전적인 책임이 있었는가?
- 누가 아기를 돌보는 일에 관여했는가?
- 정서적 · 사회적 · 실용적 지원의 가용성
- 엄마가 아기와 떨어져서 보내는 시간은 얼마나 되는가?
- 엄마가 아기에 대해 지나치게 걱정하고 있는가?

어려울 수 있다.

- 여성이 주산기 정신건강장애 진단을 받을 때마다 배우자가 어떻게 대처하고 있는지 평가하는 것이 중요하다. 한 연구에 따르면 남성 10명 중 1명은 임신 첫 3개월과 산후 1년 사이에 부계 우울증을 경험하고, 아버지 6명 중 1명은 주산기 동안 불안을 경험하는 것으로 나타났다.
- 주산기 동안의 치료되지 않은 아버지의 우울증과 불안은 자녀 및 배우자와의 관계에 장기적인 영향을 미칠 수 있다.
- 동성의 파트너에 대한 연구나 데이터는 현재 거의 없다. 사정에 아버지가 포함되는 것과 동일한 방식으로 모든 파트너가 포함되어야 한다.

치료방식 및 고려사항

지난 30년 동안 우리는 세대 간 외상(trauma)에 대해 더 잘 이해하게 되었다. 팔론과 브라벤더(Fallon & Brabender, 2012)는 여성의 아동기 경험에 관한 일관된 내러티브를 개발하기 위해 여성의 외상 이력을 통한 작업의 중요성을 강조하였다. 그렇게 함으로써 여성은 자신의 아기와 아이들을 계속해서 돌보게 된다. 오스틴 등(Austin, et al., 2017)은 외상 병력이 있는 여성은 주산기 동안 심리적 고통을 더 많이 경험한다고 주장한다.

주산기 치료는 인지행동치료, 대인관계치료 및 변증법적 행동치료를 포함하여 일반적인 우울삽화 또는 심각한 불안 문제 치료와 유사하며, 치료 결과로 좋다. 주산기에 활용할 수 있는 몇 가지 치료방법을 알아보도록 한다.

부모-영아 심리치료

다양한 형태의 부모-영아 치료가 있다. 우울증과 같은 정신건강 문제로 인해 초기 부모-영아 관계에서 외상이 있을 때 바로 잡는(repair) 작업은 산모, 배우자 및 자녀 사이의 안정적인 관계를 개발하는 데 도움이 된다. 치료는 애착관계에 중점을 둔 개별 부모와 유아의 특정 관계방식을 형성하는 의식 및 무의식적 요인의 범위를 다룬다.

육아 교육 프로그램

우리나라에서는 시 · 군 · 구의 육아종합지원센터나 건강가정지원센터와 같은 다양한 전문 육아지원 서비스 프로그램으로 긍정적인 양육전략을 지원하는 데 중점을 두고 있다.

부부요법

부부로 이루어진 2명의 가족이 자녀가 태어나 3명으로 전환되는 것은 부모에게 힘든 시간이 될 수 있다. 부부요법은 이러한 변화를 처리하는 귀중한 공간을 제공할 수 있다.

임신 및 수유 중 약물사용

주산기의 항우울제 사용에 대하여 많은 잘못된 정보가 있다. 이 기간 동안 항우울제 사용에 대한 연구

에 대해 잘 알고 최신 결과를 여성과 그 가족에게 정확하게 전달하고 설명해야 한다. 약물치료를 갑자기 중단하면 재발위험이 높아진다.

- 임신 중이거나 모유수유 중인 엄마를 돌볼 때 약물의 위험과 이득을 비교하는 것이 중요하다. 중등도에서 중증의 우울증이나 불안이 있는 산모는 항우울제를 계속 복용하는 것이 가장 큰 도움이 될 것이다.
- 우울증의 증상과 약물복용에 대한 태도와 같은 대상자가 겪고 있는(또는 그녀가 몸이 좋지 않을 때 경험하는) 증상의 유형을 고려하는 것이 중요하다.
- 많은 여성은 약물중독이나 항우울제가 태어난 유아에게 부정적인 영향을 미칠 수 있다고 걱정한다. 연구에 따르면 많은 여성이 태아의 건강에 대한 우려 때문에 임신과 동시에 항우울제를 중단하는 것으로 나타났다.
- 임상의는 항우울제를 갑자기 중단할 경우의 위험성에 대해 여성과 논의해야 하며, 약물을 중단할 경우 정신건강 전문가의 조언을 받아 점진적으로 이를 수행해야 한다. 아이나슨(Einarson)은 항우울제를 갑자기 중단한 여성의 70%가 부작용을 경험했고 30%가 자살했다는 것을 발견했다.
- 중등도에서 중증의 불안이나 우울 장애가 있는 많은 여성의 경우 1차 치료가 약물치료일 가능성이 높으며, 일단 약물이 효과를 나타내면 심리치료가 도입된다. 그들은 임산부의 중등도에서 중증 우울증 또는 불안에 대한 1차 치료제로 선택적세로토닌재흡수억제제(SSRI) 사용을 제안한다. 모유를 통해 SSRI와 삼환계 항우울제가 아기에게 전달될 위험은 매우 낮다. 더 큰 분자인 약물이 유관세포(유관)를 통과하는 전파속도는 산후 첫 3일 후에 감소한다.
- 대부분의 경우 모유로의 약물 침투를 결정하는 가장 중요한 요소는 산모의 혈장 농도이다. 즉, 최고 혈장 수준(혈장 내 약물의 양이 가장 높을 때)을 인식하면 모유에서 발견되는 소량의 약물을 아기가 섭취하는 것을 줄이는 데 도움이 될 수 있다.

태도

- 간호사는 정신질환이 있을 때 아기를 가지려는 여성의 선택을 이해하기 위해 노력해야 한다.
- 간호사는 대상자가 내리는 결정, 이에 대해 가질 수 있는 고정관념이나 편견에 대한 태도를 고려해야 한다. 문제를 논의하기 위해 임상 슈퍼비전을 사용하는 것이 중요하다.
- 정신질환 병력이 있는 여성을 포함하여 많은 여성이 임신 중이거나 모유수유 중일 때 약물복용을 원하지 않는다. 정보에 입각한 결정을 내리는 데 필요한 만큼의 정보를 산모에게 제공하는 것이 중요하며, 산모나 아기가 큰 위험에 처하지 않는 한 약물에 대한 결정은 산모의 선택을 존중해야 한다.

기술

- 치료적 관계는 치료 성공의 가장 중요한 측면이다. 간호사는 실무(practice)를 수행하기 위해 정신상태검진(Mental Status Examination, MSE)을 한다(제8장 참조). 이것은 간호계획을 공식화하고 공유 언어를 사용하여 의료전문가 간의 의사소통을 촉진하는 유용한 방법이 될 수 있다.
- 모두의 안전을 고려한다. 산후기간에 아기가 보호요인이자 위험요인임을 이해하고 정신건강 증상이 여성의 충동성에 어떻게 영향을 미칠 수 있는지 이해하면서 해당 맥락에서의 여성을 고려해야 한다. 예를 들면 '당신 기분이 너무 나빠서 아기를 다치게 할까 봐 걱정됩니까?'와 같은 공감 어조로 직접 질문하는 것이 중요하다.

• 주산기 여성을 돌보는 모든 측면에서 가족적 접근이 필수적이다. 간호계획 과정에 아버지/배우자/파트너 및 확대가족을 포함시키는 것은 여성과 가족을 위한 최상의 결과를 보장하기 위해 필수적이다.
• 정신교육은 특히 임신 및 모유수유 중 약물사용과 같은 문제와 관련하여 중요한 도구이다. 교육에는 이전 증상의 잠재적인 재발 또는 금단증상으로 인해 임신 중 약물을 갑자기 중단하지 않는 것이 포함된다.
• 전문가 간 협력이 중요하다. 주산기 동안 여성은 일생의 어느 때보다 더 많은 의료전문가를 만나게 된다. 협력적 접근방식을 취한다는 것은 여성간호와 관련된 모든 전문가가 최상의 결과를 위해 함께 일한다는 것을 의미한다.
• 지속적인 지지 자원에 접근할 수 있어야 한다. 간호사는 여성과 그 가족이 적절한 치료와 지속적인 자원에 접근하도록 도움을 제공할 수 있다. 간호사가 할 수 있는 가장 조력적인 행위는 산모가 장기간 지지시스템에서 도움을 받을 수 있도록 지원하는 것이다. 컴퓨터 기술은 온라인을 이용해 산

시나리오 21.2

H는 개인병원에서 임신 전 계획을 위해 주산기 영아 정신건강서비스에 의뢰한 33세 여성이다. H는 3년 전에 첫 아이(아들)가 태어난 후 양극성장애 진단을 받았다. 그녀는 응급 제왕절개술을 통해 임신 30주에 분만했으며 아기는 몇 주 동안 신생아집중치료실(NICU)에 입원하였다. H는 그 사건으로 인해 외상을 느꼈고 아기에게 끊임없이 모유수유를 하는 동안 조울증이 나타났다. 그녀의 피로도 변화와 호르몬 수치의 변화는 그녀의 정신상태를 악화시켰다. 아기가 NICU에서 퇴원했을 때 그녀는 정신과에 입원해야만 했다. 여러 약물치료 후 H는 리튬(기분 안정제)과 올란자핀(항정신병제)으로 안정되었다. 퇴원 후에도 계속 약을 먹으며 잘 지내고 있다. H는 한 명의 아이를 더 갖는 것이 걱정되지만 남편과 두 명의 자녀를 갖기로 계획하고 있었다.

산전계획의 일환으로 H는 산부인과 전문의에게 자궁내스캔검사를 받기로 결정했다. 이것은 H가 리튬 복용으로 인한 태아 기형이 없는지 확인하기 위함이었다. 병력 상 임신 중 양극성장애가 발병했는지 명확하지 않았으며, 만약 그랬다면 이것으로 인해 아들을 조산하고 출산이 외상이 됐을 수 있다. 그녀는 조증삽화 동안 정신병적 현상을 경험했으며 올란자핀을 중단할 때마다 정신병적 증상이 다시 나타났다. 그녀는 재발이 두려워 두 번째 임신 전 계획의 일환으로 리튬과 올란자핀을 계속 복용하기로 결정했다. 그리고 첫 아기에게 모유수유를 하는 것은 그녀에게 외상적인 경험이었기 때문에 그녀는 두 번째 아기에게 모유수유를 하지 않기로 결정했다. 따라서 분만 후에도 리튬을 계속 사용하는 것은 문제가 되지 않았다.

H의 첫 번째 출산은 그녀에게 확실히 외상이었다. 그녀는 상황을 통제할 수 없다고 느꼈고 출산이나 위험에 대해 충분히 설명을 듣지 못했다고 생각했다. 그녀는 또한 남편이 의사결정 과정에 포함되어 있지 않다고 느꼈다. 이것은 두 번째 아기의 출산에 대한 불안을 증가시켰다. 그녀는 산부인과 의사와 상의하여 계획된 제왕절개 수술을 받았다. H는 건강전문가들이 자신의 말을 경청하고 있다고 느꼈고 그들이 그녀 주변에서 팀으로 일하고 있었기 때문에(그녀의 치료에 관련된 모든 임상가는 다른 환경에서 일했지만 원격회의와 서면을 통해 정기적으로 의사소통함) 두 번째 분만은 아주 달랐다.

조산은 임신 37주 이전에 출산하는 것이다. NICU의 유아 돌봄에는 부모에게 고통을 줄 수 있는 많은 측면이 있다. 미숙아는 몇 주 또는 몇 달 동안 입원할 수 있으며, 이로 인해 엄마는 아기와 심각한 분리불안을 경험할 수 있다. H는 첫 아들 때 이러한 상황을 경험했다. NICU에 있는 아기를 만나기 위해 H는 아기에게 모유수유를 했다.

H는 충분한 양의 모유를 생산하려는 시도에 사로잡혀 밤에는 대부분의 시간 동안 깨어 있었고 이로 인해 정신상태가 악화되어었다. H와 첫째 아들이 정신과 병동에 입원했을 때 그녀는 리튬을 복용하기 위해 모유수유를 중단했다. H는 안심했지만 아들에게 모유수유를 하지 않은 것에 대해 죄책감을 느꼈다.

모지원 그룹에 접근하는 수단일 수 있다. 모유수유 지원, 수면 및 안정 지원 뿐 아니라 그 외 많은 자원들이 하루 24시간 이용 가능하며 아버지를 위한 정보도 제공된다.

위험신호

H의 병력을 감안할 때 주산기 간호사는 다음 사항을 알고 있어야 한다.

- 임신 및 수유 중 약물 관리
- H의 과거 외상적인(traumatic) 출산
- 임신 중 양극성장애 진단을 받은 여성을 관리하는 방법
- 여성의 결과를 개선하기 위한 남편 및 확대가족을 포함한 간호계획
- 전문가 간 협력

지식

정신질환 진단을 받은 여성을 위한 사전 임신계획

- 임신 전 계획은 가임기 여성이 정신질환 진단을 받자마자 시작해야 한다.
- 임신은 호르몬 수치의 변화, 염증 과정의 증가, 생체리듬의 변동 등 모든 여성에게 재발을 유발할 수 있는 복잡한 과정일 수 있다.
- 재발이 흔하고(특히 약물 중단 시) 다양한 부작용과 관련이 있으므로 조현병, 양극성장애 및 우울증 진단을 받은 여성의 경우 임신 전 계획이 특히 중요하다. 예를 들어, 치료되지 않은 양극성장애는 조산, 저체중 출산 및 낮은 아프가점수(Apgar score), 유도분만 및 제왕절개 분만과 같은 임신 합병증이 발생할 수 있다.
- 정신질환이 있는 임산부 관리는 산과 및 정신건강 서비스 모두에서 복잡할 수 있으며, 이는 특정 고려사항에 주의를 기울이고 주산기 기간 동안 모니터링 시스템을 따라야 함을 시사한다.
- 여성의 건강정보 이해력, 가족/파트너 지원, 여성의 생활/사회적 조건, 임신 및 모유수유 중 약물사용과 관련된 복잡한 문제와 같은 임신 전 계획에서 고려해야 할 중요한 측면이 있다.

임신 및 수유 중 약물 관리

- 각 여성의 치료는 개별적으로 적용하여야 한다.
- 여성이 임신 중 약물을 복용하는 경우 전문가 간 협력이 필수적이다.
- 임신 중 항정신병 약물을 복용해야 하는 여성은 증상 완화에 가장 효과적인 항정신병 약물을 계속 복용하는 것이 좋다. 예를 들어, 올란자핀은 임신 합병증이나 영아의 건강에 영향을 미치지 않는 2세대 항정신병 약물이다. 그러나 2세대 항정신병 약물이 유발하는 대사장애 위험 증가를 고려하여 임신 중에 면밀히 모니터링하여야 한다. 산모의 혈당 수치를 모니터링하는 것은 산전 관리의 일상적인 부분이다.
- 특히 임신 중에 약물을 중단할 경우 출산 후 재발 위험이 높다.
- 최근 연구에서 주산기 동안 기분안정제를 중단한 여성의 경우 양극성장애의 재발이 두 배 더 높았다. 항정신병 약물의 복용을 중단한 조현병 여성은 약물을 계속 복용하는 여성에 비해 재발 위험이 53% 증가했다.

항경련제/기분안정제

- 임신 중 발프로산나트륨과 같은 항경련제 사용과 기형 발생은 강한 상관관계가 있으나 리튬 사용의 경우는 발프로산나트륨에 비해 기형발생률이 훨

씬 낮다(위험이 없는 것은 아님).

- 오스틴 등(Austin, et al., 2017)은 임신기간 동안 리튬 요구량이 변하기 때문에 임신 중 리튬 수치 모니터링의 중요성을 강조했다. 리튬 수치는 임신 36주까지 매월 모니터링해야 하며 그 다음에는 출생 전까지 매주 모니터링해야 한다.
- 임신 중 리튬 사용으로 인한 기형 가능성을 모니터링하기 위해 16주에 조기 심장검사를 위한 고해상도 초음파 및 도플러 초음파검사를 수행해야 하며, 매 임신기간 동안 갑상샘 및 신장 기능을 모니터링해야 한다.
- 태아 심초음파에 특히 주의하면서 임신 20주에 정밀초음파(morphology scan)를 수행해야 한다.
- 리튬이 임신 중에 처방되는 경우 분만 직전에 용량을 줄이고, 분만 후 여성이 모유수유를 하지 않는 경우 임신 전 용량으로 다시 투여하는 것이 좋다.
- 리튬은 모유를 통한 전파로 유아 독성을 유발할 수 있으므로 모유 수유 중에는 사용하지 않는 것이 좋다.

임신 중 윤리적 고려사항 및 약물치료

임신 중 약물복용의 위험과 이점을 평가할 때 다음을 포함하여 많은 윤리적 고려사항이 있다.

- 자궁 내 약물에 노출된 발달 중인 태아에 대한 잠재적 위험을 고려한다.
- 약물을 복용하지 않으면 산모의 정신상태가 악화될 위험이 높아져 태아에게도 위험을 초래할 수 있다.

국외에서는 '마더 세이프(Mother Safe)'와 같은 전문 서비스에 의뢰하여 여성이 임신 중에 약물을 계속 복용하는 것의 위험과 이점을 산모가 평가할 수 있는 기회를 제공하고 있다.

외상적인 출산과 조산

- 외상적인 출산 경험은 여성뿐만 아니라 배우자에게도 지속적인 영향을 미칠 수 있다. 이는 외상후 스트레스장애로 이어질 수 있다.
- 최근 연구에서 톰슨 등(Thomson, et al., 2017)은 여성의 출산 외상의 위험을 줄이기 위해 지원시스템을 마련하고 적절한 관리계획을 세우는 것이 중요하다고 강조했다.

분만 및 산후관리를 위한 간호계획

- 간호계획은 주산기 동안 잠재적인 정신건강 문제가 있는 여성을 돌보는 가장 중요한 측면 중 하나이다.
- 여성 치료에 관련된 모든 의료진은 치료계획 과정에 참여해야 한다. 여기에는 담당의사, 간호사, 산과의사, 조산사(산전진료소, 분만 및 산후 병동 또는 방문서비스), 아동 및 가정간호사 등이 포함된다. 어떤 경우에는 여기에 담당 정신간호사 또는 급성 정신건강팀과 가능한 경우 주산기 및 영아 정신간호사를 포함하여 병원의 상담연락 담당 정신과팀이 여기에 포함된다.
- 간호계획은 산모에게 다가오는 출산이나 육아에 대한 걱정을 이야기할 기회를 제공한다. H가 조산과 분만을 둘러싼 외상에 대한 경험을 감안할 때 이를 대처할 공간이 있으면 매우 도움이 될 수 있다.
- 간호 과정에 여성의 파트너와 확대가족을 포함시키는 것은 긍정적인 결과를 위해 필수적이다.
- 여성의 건강 관리에 관한 모든 정보를 관련된 모든 의료전문가에게 서면으로 전달하는 것이 중요하다. 대상자 담당의사, 정신과의사, 산부인과의사에게 정기적으로 보내는 서면정보는 대상자의 진행상황과 우려사항을 모두에게 알리기 위해 필요하다.

태도

- 간호사와 조산사의 역할은 주산기 동안 여성의 정신건강 치료와 관련된 선택사항에 대해 가능한 정보를 제공함으로써 최상의 간호를 제공하는 것이다.
- 모든 간호사와 조산사는 정신질환(예 양극성장애 또는 조현병)이 있는 여성이 아기를 갖기로 선택하는 것에 대해 자신이 판단적 태도나 편견을 갖고 있는지 여부를 숙고해야 한다. 이를 고려하기 위해 임상실무자는 적절한 대상이 된다.

간호 중재

- 입원을 피하기 위해 여성과 파트너 및 여러 분야의 구성원과 협력하되 필요한 경우 그 결과에 대한 계획을 세운다.
- 정신상태사정과 에든버그 주산기 우울설문검사 등의 도구를 사용하여 산모의 정신건강 상태를 모니터링하고 치료팀의 모든 구성원에게 최신 정보를 제공한다.
- 분만 및 즉각적인 산후 관리를 위한 간호계획을 팀에 서면으로 제공하는 것은 매우 중요하다. 여기에는 산모의 정신건강 경험과 약물요법에 대한 간략한 병력이 포함된다.
- 산모가 출산 후 가능한 한 빨리 임신 전 복용량으로 약을 다시 시작할 수 있도록 한다.
- 산부인과 병동의 조산사와 간호사에게 약물 부작용으로 인한 아기의 금단현상을 모니터링할 필요가 있음을 알린다. 특히 리튬 등의 약물을 복용할 때 모유수유를 하지 않겠다는 어머니의 선택에 대한 정보를 포함하는 것은 어머니가 모유수유를 해야 한다는 압박감을 느끼지 않도록 하는 데 필수적이다.
- 여성이 불안 관리기술을 개발하고 적절한 휴식을 취하도록 돕는 것도 재발위험을 줄이는 데 매우 중요하다. 처음 몇 주 동안은 엄마가 아닌 다른 사람에게 아기를 돌봐 달라고 부탁하면 산모가 충분한 수면을 취하도록 하여 재발위험을 줄일 수 있다.
- 아기의 아버지를 포함하는 것 또한 여성이 분만 후 적절한 지원을 받을 수 있도록 하는 데 중요하다. 출산 후 남편이 H를 가장 잘 지원할 수 있는 방법과 그녀의 정신상태 악화에 대한 조기 경고신호를 이해하도록 도우면 재발 가능성이 줄어들고 발생했을 때 더 신속하게 중재할 수 있는 가능성이 높아진다.
- 출산 후 처음 며칠 동안 정신과적 검토를 요청하는 것이 도움이 될 수 있다. 많은 병원에는 이를 제공하는 상담연락 정신과서비스가 있다.
- 산후 첫 몇 달 동안 산모를 면밀히 관찰하고 정신상태가 악화될 경우 시기적절한 치료를 받을 수 있도록 매주 검토한다.

돌봄/치료 방법

치료에는 인지행동치료, 대인관계치료, 변증법적 행동치료, 부모-영아 심리치료, 부부치료 및 앞서 설명한 양육 훈련 프로그램과 같은 다양한 치료중재가 포함된다. 돌봄의 가장 중요한 측면은 엄마의 정신상태를 모니터링하고 아기와 함께 안전을 보장하는 것이다.

H는 신중한 임신계획, 치료계획 및 약물관리로 다른 정신과 병동에 입원이 필요하지 않았다.

단원 요약

- 여성과 파트너/배우자/아버지, 아기, 다른 자녀 및 확대가족을 포함하는 간호계획은 긍정적인 결과에 필수적이다.
- 여성과 가족의 결과를 개선하려면 약물 관리와 전문가 간 협력을 포함한 우수한 치료계획이 필요하다.
- 슬레이드(Slade, 2008)는 부모가 자녀를 염두에 두려면 건강전문가는 부모를 염두에 둘 필요가 있음을 제안했다. 이를 위해서는 시간이 꽤 오래 걸릴 수 있다.

● 유용한 웹사이트

대한주산의학회 http://www.perinatol.or.kr/

여성건강간호학회https://women-health-nursing.or.kr/

Beyond Blue. https://healthyfamilies.beyondblue.org.au/

Centre of Perinatal Excellence (COPE). https://www.cope.org.au/

Dadvice (this is a website with valuable information for fathers). https://healthyfamilies.beyondblue.org.au/pregnancy-and-new-parents/dadvice-for-new-dads.

Gidget Foundation. https://gidgetfoundation.org.au/

Good Beginnings. https://www.savethechildren.org.au/

Karitane. https://karitane.com.au/

Mothersafe. https://www.seslhd.health.nsw.gov.au/royal-hospital-for-women/services-clinics/directory/mothersafe

Moodgym. https://www.moodgym.com.au/

Mental Health in Multicultural Australia. http://www.mhima.org.au/

Post and Antenatal Depression Association (PANDA). https://www.panda.org.au/

Parent-Infant Research Institute (PIRI). http://www.piri.org.au/

Tresillian. https://www.tresillian.org.au/

● 참고문헌

Austin, M. P., Highet, N., the Expert Working Group. Mental Health Care in the Perinatal Period: Australian Clinical Practice Guideline. Melbourne: Centre of Perinatal Excellence; 2017.

Baradon, T., Joyce, A. The theory of psychoanalytic parent-infant psychotherapy. In: Baradon T., Biseo M., Broughton C., et al, eds. The Practice of Psychoanalytic Parent-Infant Psychotherapy: Claiming the Baby. London: Routledge, 2016.

Betcher, H. K., Montiel, C., Clark, C. T. Use of antipsychotic drugs during pregnancy. Curr. Treat. Opin. Psychiatry. 2019; 6(1):17-31.

Bowlby, J. The Making and Breaking of Affectional Bonds. London: Routledge; 1979.

Boyce, P., Galbally, M., Snellen, M., et al. Pharmacological management of major depression in pregnancy. In: Galbally M., Snellen M., Lewis A., eds. Psychopharmacology and Pregnancy Treatment Efficacy, Risks, and Guidelines. Heidelberg: Springer, 2014.

Cox, J. L., Holden, J. M., Sagovsky, R. Detection of postnatal depression. Development of a 10 item Edinburgh Postnatal Depression Scale. Br. J. Psychiatry. 1987; 150:782-786.

Fallon, A. E., Brabender, V. M. A secure connection, the tethering of attachment and good-enough maternal care. In: Akhtar S., ed. The Mother and Her Child, Clinical Aspects of Attachment, Separation, and Loss. Maryland: The Rowman & Littlefield Publishing Group, Inc, 2012.

Feeley, N. Giving birth earlier than expected: mothers whose new-born requires neonatal intensive care. In: Thomas G., Schmied V., eds. Psychosocial Resilience and Risk in the Perinatal Period: Implications and Guidance for Professionals. London: Routledge, 2017.

Fischer, N. Mother-infant attachment: the demystification of an enigma. In: Akhtar S., ed. The Mother and Her Child, Clinical Aspects of Attachment, Separation and Loss. Maryland: The Rowman & Littlefield Publishing Group, Inc., 2012.

Galbally, M., Lewis, A. J., Snellen, M. Introduction: pharmacological treatments of mental disorders in pregnancy. In: Galbally M., Snellen M., Lewis A., eds. Psychopharmacology and Pregnancy Treatment Efficacy, Risks, and Guidelines. Heidelberg: Springer, 2014.

Hale, T. W. Hale's Medications and Mothers' Milk 2019. New York: Springer; 2019.

Hartz, D., McGrath, L. Working with Indigenous families. In: Thomas G., Schmied V., eds. Psychosocial Resilience and Risk in the Perinatal Period: Implications and Guidance for Professionals. London: Routledge, 2017.

Hirsch, L., Yang, J., Bresee, L., et al. Second-generation antipsychotics and metabolic side effects: a systematic review of population-based studies. Drug Saf.. 2017; 40(9):771–781.

Hungerford, C., Hodgson, D., Bostwick, R., et al. Mental Health Care: An Introduction for Health Professionals in Australia, third ed. Brisbane: Wiley; 2017.

Jomeen, J., Fleming, S. E., Martin, C. R. Women with a diagnosed mental health problem. In: Thomas G., Schmied V., eds. Psychosocial Resilience and Risk in the Perinatal Period: Implications and Guidance for Professionals. London: Routledge, 2017.

Kendall-Tackett, K. A. Depression in New Mothers; Causes, Consequences and Treatment Alternatives. London: Routledge; 2017.

Powel, B., Cooper, G., Hoffman, K., et al. The Circle of Security Intervention: Enhancing Attachment in Early Parent-Child Relationships. New York: The Guilford Press; 2016.

Psaila, K., Schmied, V. Interprofessional collaboration: a crucial component of support for women and families in the perinatal period. In: Thomas G., Schmied V., eds. Psychosocial Resilience and Risk in the Perinatal Period: Implications and Guidance for Professionals. London: Routledge, 2017.

Sanders, M. R., Mazzucchelli, T. G. The Power of Positive Parenting: Transforming the Lives of Childern, Parents and Communities Using the Triple P System. New York: Oxford University Press; 2018.

Scioli, A., Biller, H. B. Hope in the Age of Anxiety. New York: Oxford University Press; 2009.

Shea, A. K., Nguyen, T. A.T., Brain, U., et al. Maternal and fetal factors that influence prenatal exposure to selective serotonin reuptake inhibitor antidepressants. In: Galbally M., Snellen M., Lewis A., eds. Psychopharmacology and Pregnancy Treatment Efficacy, Risks, and Guidelines. Heidelberg: Springer, 2014.

Slade, A. Working with parents in child psychotherapy: engaging the reflective function. In: Busch F.N., ed. Mentalization Theoretical Considerations, Research Findings, and Clinical Implications. New York: The Analytic Press, Taylor & Francis Group, 2008.

Smith-Nielsen, J., Matthey, S., Lange, T., et al. Validation of the Edinburgh Postnatal Depression Scale against both DSM-5 and ICD-10 diagnostic criteria for depression. BMC Psychiatry. 2018; 18:393.

Snellen, M., Malhi, G. S. Bipolar disorder, psychopharmacology, and pregnancy. In: Galbally M., Snellen M., Lewis A., eds. Psychopharmacology and Pregnancy, Treatment Efficacy, Risks, and Guidelines. Heidelberg: Springer, 2014.

Stephens, S., Ford, E., Paudyal, P., et al. Effectiveness of psychological interventions for postnatal depression in primary care: a meta analysis. Ann. Fam. Med.. 2016; 14(5):463–472.

Thomson, G., Beck, C., Ayers, S. The ripple effects of a traumatic birth, risk, impact and implications for practice. In: Thomas G., Schmied V., eds. Psychosocial Resilience and Risk in the Perinatal Period: Implications and Guidance for Professionals. London: Routledge, 2017.

CHAPTER 22

정신약리학

Psychopharmacology

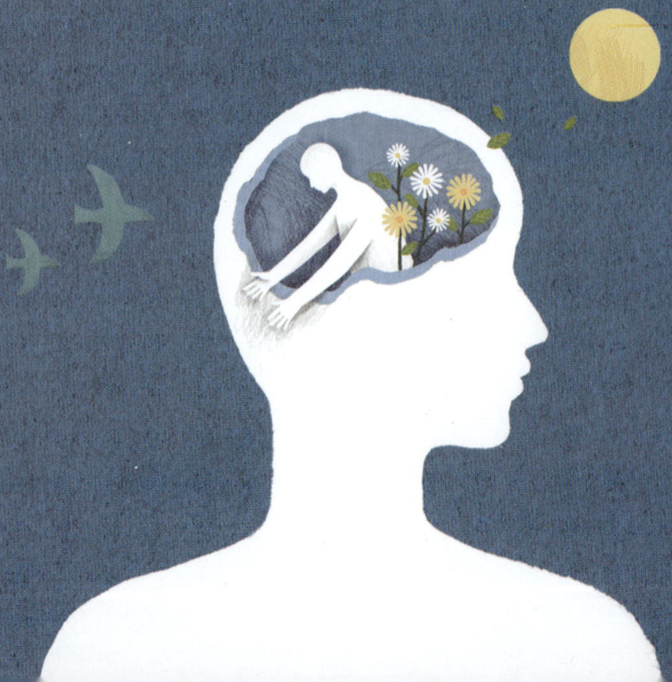

주요 내용

- 향정신성 약물은 정신질환 치료에 중요한 역할을 한다. 간호사는 약물 투여에서 중추적인 역할을 하여 복약 이행도를 높이고 대상자에게 약물에 대해 교육한다. 간호사가 이러한 약물의 사용, 잠재적인 부작용 및 상호작용에 대해 아는 것이 중요하다.
- 많은 향정신성 약물은 대사증후군과 같은 신체건강 문제와 관련이 있다. 간호사가 이러한 문제를 인식하고 약물을 사용하기 전과 사용하는 동안 대상자를 사정하는 것이 중요하다.
- 간호사는 아동 및 청소년, 임산부 및 노인과 같은 취약집단에 대한 약물투여와 관련된 문제를 알고 있어야 한다.
- 다약제는 가능한 한 피해야 하며, 특히 동시에 여러 부류의 약물을 사용하는 경향이 있다.
- 필요시(prn) 약물 투여는 중요한 문제이다.
- 정신간호사는 정신약리학적 부작용과 관련된 사정 및 중재를 이해하는 것이 중요하다.

주요 용어

- QT 간격 지연(QT prolongation)
- 협력처방(collaborative prescribing)
- 기분안정제(mood-stabilizing medication)
- 다약제(polypharmacy)
- 대사증후군(metabolic syndrome)
- 동의서(informed consent)
- 비정형 항정신병 약물 (atypical antipsychotic medication)
- 신경이완제(neuroleptic medication)
- 신경이완제 악성증후군 (neuroleptic malignant syndrome)
- 복약 이행도(medication adherence)
- 정신약리학(psychopharmacology)
- 정좌불능증(akathisia)
- 정형 항정신병 약물 (typical antipsychotic medication)
- 지연성 증후군(tardive syndromes)
- 추체외로 부작용(extrapyramidal side effects)
- pm 약물 [pro re nata (prn) medications]
- 항콜린성(anticholinergic)

학습 목표

이 단원을 통해 다음을 수행할 수 있다.

- 약물 적응증, 상호작용, 부작용 및 예방조치를 포함하여 향정신성 약물 및 관련 중재를 제공하는 간호사의 역할을 설명할 수 있다.
- 중요한 종류의 향정신성 약물과 적응증을 이해한다.
- 향정신성 약물이 필요한 대상자의 문제를 이해한다.
- 항불안/진정 수면제, 항우울제, 기분안정제 및 항정신병 약물과 관련된 작용, 사용 및 부작용을 이해한다.
- 필요시(prn) 사용되는 향정신성 약물 관련 문제 및 관련 중재를 이해한다.
- 향정신성 약물 투여와 관련된 법적 · 윤리적 문제를 간략하게 설명할 수 있다.
- 향정신성 약물로 치료하기 전과 치료하는 동안 신체건강을 모니터링하는 것의 중요성을 이해한다.

서론

이 장은 정신질환 치료에 사용되는 약물의 원리에 대한 개요로서 약물 적응증, 상호작용, 부작용, 예방조치, 대상자 경험 및 교육, 복약 이행도 및 필요시(prn) 약물투여 문제에 대해 논의한다.

정신질환의 증상을 완화시키는 약물의 사용은 1950년대 중반 이후 널리 퍼졌다. 현재 정신건강의 학과 진료에서 사용되는 약물은 항불안 진정제, 항우울제, 기분안정제, 항정신병 약물 및 인지강화제이다. 이러한 약물을 총칭하여 '항정신성 약물'이라고 하며, 이 장의 주요 내용이다.

항정신성 약물은 경구, 근육주사, 정맥주사와 같은 다양한 방법으로 투여될 수 있다. 향정신성 약물은 대상자 치료의 일부일 뿐이며 그 자체로 '빠른 치료'나 만병통치약으로 간주되지 않아야 한다. 사실 향정신성 약물은 정신질환의 증상을 경험하게 하기고 불편함과 고통을 유발할 수 있는 많은 부작용이 있으며, 모든 사람에게 도움이 되는 것은 아니다.

항정신성 약물은 많은 사람의 삶의 질을 향상시킬 가능성이 있다. 그러나 이러한 약물이 여러 가지 심각한 부작용을 일으킬 가능성이 있음을 인식하는 것도 중요하다. 정신간호사는 이러한 영향을 인식하고 신체건강 및 관련 문제를 포함하여 이러한 영향을 사정 및 모니터링하고 향정신성 약물과 관련된 잠재적 문제에 대해 대상자와 가족돌봄 제공자를 교육하는 적절한 기술을 개발해야 한다. 숙련된 정신간호는 향정신성 약물의 구체적인 약리학적 작용에 대한 이해와 이러한 약물을 복용하는 사람의 잠재적인 문제에 대한 공감적 이해를 포괄한다(간호사 이야기 22.1). 병원부터 지역사회에 이르기까지 치료환경에 관계없이 간호사는 이러한 약물을 둘러싼 문제를 다룰 때 대상자 및 가족과 협력하는 데 중추적인 역할을 한다. 간호사가 약물과 약물이 개인에 미치는 영향에 대한 포괄적인 이해와 복약 이행도 향상을 위한 지지적 · 치료적 간호중재를 이해하는 것이 중요하며, **표 22.1**은 정신약리학과 관련하여 일반적으로 사용되는 용어 목록을 보여준다.

간호사 이야기 22.1

어느 날 한 대상자가 자신을 돌보아 준 것과 약에 대해, 그리고 약이 어떻게 작용하는지에 대해 더 많이 이해할 수 있도록 도와준 것에 대해 나에게 감사를 표했다. 나는 전에 이런 식으로 감사를 받은 적이 없었고 대상자가 치료 선택사항을 더 잘 이해할 수 있도록 돕는 것이 내 역할이라고 생각했기 때문에 매우 놀랐다. 기존 항정신병 약물은 많은 부작용이 있었지만, 최신 2세대 치료법은 대상자가 더 잘 견디며 보고된 부작용이 적다. 이 때문에 사람들이 더 이상 정보를 받고 치료결정에 관여할 필요가 없다고 가정하기 쉽다. 새로운 항정신병 약물은 음성증상에 대한 큰 효과를 제공하지 않으며 사실 여전히 체중 증가 및 대사장애와 같은 여러 원치 않는 부작용이 있음을 인식하는 것이 중요하다. 이러한 부작용은 약을 복용하는 당사자인 대상자에게 매우 고통스러울 수 있으며 일부 대상자는 정신병적 증상에 도움이 되었음에도 불구하고 치료 전보다 더 나빠졌다 생각한다고 말했다.

위에서 설명한 사건을 회고하면서 나는 간호사로서 질병과 그 기원에 대한 우리 자신의 이해나 신념 때문에 종종 어떻게 특정한 방식으로 행동하는지에 대해 생각했다. 예를 들어, 많은 간호사가 조현병이 유전적 요인에 의해 유발된다는 믿음 때문에 조현병 대상자에게 자신도 모르게 비관적인 태도를 전달한다. 이러한 경우 간호사는 대상자와 최소한의 관계를 유지하고 대신 투약과 같은 활동을 할 수 있다. 나는 간호사가 대상자에 대한 어떠한 가정도 하지 않고 항상 그들의 요구에 집중하며 협력하는 것이 중요하다고 생각한다.

표 22.1 일반적으로 사용되는 용어

용어	정의
정좌불능증(akathisia)	가만히 있을 수 없음, 안절부절못함
질병인식불능(anosognosia)	통찰력의 부족
항정신병 약물(antipsychotic medication)	정신 증상을 줄이기 위해 처방된 약물
운동실조(ataxia)	근육 운동의 자발적인 협응력 부족
비정형 항정신병 약물 (atypical antipsychotic medication)	2세대 항정신병 약물
톱니바퀴 강직 (cogwheeling rigidity)	사지를 구부리려고 하여 일정한 힘을 가할 때 근육이 톱니바퀴와 같은 경련으로 반응하는 파킨슨병에서 나타나는 강직 유형
실조/근긴장이상(dystonia)	비정상적인 근긴장상태
추체외로 부작용 (extrapyramidal side effects)	약물로 유발된 운동장애
반감기(half-life)	약물의 혈청 농도가 절반으로 감소할 때까지의 시간
병원성/의원성(iatrogenic)	약물 또는 의료인에 의해 유발되는 영향
파킨슨증후군(parkinson's syndrome)	도파민과 아세틸콜린 사이의 불균형으로 인해 비자발적 움직임, 움직임 감소, 강직 및 비정상적인 보행 및 자세를 보임
다약제(polypharmacy)	여러 약물을 동시에 사용
필요에 따라 (pro re nata, prn)	필요에 따라 사용되는 약물
세로토닌 증후군(serotonin syndrome)	높은 수준의 세로토닌으로 인해 과도한 뇌세포 활동이 일어나 생명을 위협할 수 있는 증후군
지연성 운동이상증(tardive dyskinesia)	항정신병 약물복용과 관련된 혀, 입술, 얼굴, 몸통 및 사지의 불수의적 움직임
지연성 증후군(tardive syndrome)	도파민 수용체 차단제에 의한 지연 발병하는 비정상적인 비자발적 운동장애
정형 항정신병 약물 (typical antipsychotic medication)	전통적인 형태의 항정신병 약물

중요한 정신약리학 원칙

지지적이고 치료적인 간호중재를 통해 대상자는 복약 이행도를 높게 유지하고, 약에 대한 이해를 촉진할 수 있다. 정신간호사는 특히 정신과 입원병동 내에서 향정신성 약물을 투여하는 데 중요한 역할을 하기 때문에 약리학 및 관련 신경화학을 포함하여 향정신성 약물에 대한 상세한 실무지식을 갖추어야 한다. 이는 간호사가 대상자와 그 가족에게 약물 교육을 제공할 때 중요하다.

모든 약물은 처방자와 대상자가 변경하고자 하는 특정 효과 또는 표적 증상에 대해 처방된다. 따라서 간호사는 특정 약물이 표적으로 하는 증상과 개별 대상자가 경험하는 증상을 인지하는 것이 중요하다. 증상을 정확하게 식별하는 것은 철저한 간호사정의 핵심 요소가 된다. 반면 부작용은 약물이 의도하지 않은 효과가 발현되는 것이다. 모든 부작용이 해로운 것은 아니지만 일부는 해로울 수 있으므로 간호사는 이 분야의 실무지식이 필요하다.

간호사는 또한 다약제에 대해 알고 있어야 한다. 다약제는 여러 향정신성 약물의 동시 사용을 말한다. 다약제는 심각한 정신장애를 가진 사람을 관리하는 데 어느 단계에서는 유용할 수 있지만 부정적인 의미를 내포하고 일반적으로 약물 부작용 및 상호작용의 기회를 증가시킬 수 있으므로 권장하지 않는다. 또한 일반적으로 여러 가지 다른 약물을 동시에 처방하는 노인을 포함한 취약한 그룹의 경우 매우 큰 문제가 될 수 있다.

정신간호사는 향정신성 약물이 어떻게 작용하는지 이해하므로 이러한 약물의 처방 및 투여를 둘러싼 문제를 더 잘 이해할 수 있다. 뉴런은 뇌와 중추신경계(central nervous system, CNS)의 기본 기능 단위이며 뇌의 모든 소통은 수용체의 시냅스를 가로질러 통신하는 뉴런이 포함된다. 수용체는 뉴런 간의 의사소통에 필요한 신경전달물질 또는 화학 메신저의 표적이다. 신경전달물질인 아세틸콜린, 노르아드레날린(노르에피네프린), 도파민, 세로토닌(5HT) 및 GABA(감마-아미노부티르산)는 정신질환 발병과 관련이 있다.

향정신성 약물은 중추신경계의 뉴런 사이의 소통을 변경하여 치료작용을 한다. 약물은 신경전달물질이 시냅스 전 뉴런으로 재흡수되는 것을 수정하거나, 시냅스 후 수용체를 활성화 또는 억제하거나, 효소 활성을 억제함으로써 신경전달물질이 시냅스에서 작동하는 방식을 변경한다. 일반적으로 주요 향정신성 약물은 수용체, 효소, 이온 채널 및 화학적 전달시스템의 활동을 변경하여 작용하는 것으로 추정된다.

중요한 향정신성 약물

이 부분에서는 현재 사용 중인 향정신성 약물의 가장 중요한 그룹인 항불안제(진정제), 항우울제, 기분안정제 및 항정신병제(신경이완제)를 살펴본다. 이러한 약물의 일반적인 예는 **표 22.2**에 나열되어 있다.

항불안제 또는 진정제

불안은 어떤 종류의 위협에 대한 정상적인 반응으로 나타나는 흔한 인간의 경험이다. 그것은 개인의 투쟁-도피 반응으로 이어진다. 불안은 또한 많은 정신건강 문제의 특징이다. 불안이 기능을 못하게 하려면 항불안제가 유용할 수 있다. 항불안제는 벤조디아제핀과 비벤조디아제핀으로 나눌 수 있다. 벤조디아제핀은 아마도 오늘날 세계에서 가장 흔하게 처방되는 약물일 것이다. 벤조디아제핀은 처음에는 불안증상을 완화하는 데 매우 효과적이지만 불면증, 공황장애, 불안증(우울증을 동반한 불안 포함)에 대한 1차 치료제로 권장되지는 않는다. 이는 특히 약물사용장애가 있는 대상자에게서 의존성이 크게 발생할 수 있기 때문이지만, 12주 이상 정기적으로 사용할 경우 많은 대상자에게도 그러하다. 대부분의 경우 2~4주 이상의 치료는 권장되지 않는다. 항우울제는 불안장애의 주요 치료제이다. 이러한 내용은 이 장의 뒷부분에서 설명한다.

• 벤조디아제핀

적응증

벤조디아제핀은 억제성 신경전달물질인 GABA의 강화로 인해 불안을 감소시키는 것으로 생각되며, 이는 신경전달을 억제함으로써 개인의 불안을 임상적으로 감소시킨다. 임상적으로 불안, 불면증, 알코올 금단, 골격근 경직, 발작장애, 의학적 질병과 관

표 22.2 항정신성 약물의 유형 분류

유형	약물 그룹	예시
항불안제 (antianxiety)	벤조디아제핀(benzodiazepines)	• 클로르디아제폭시드(Chlordiazepoxide, Librium) • 디아제팜(Diazepam, Valium) • 클로나제팜(Clonazepam, Rivotril) • 알프라졸람(Alprazolam, Xanax) • 로라제팜(Lorazepam, Ativan)
	아자피론(azapirones) 베타-아드레날린 차단제(beta-adrenergic blockers)	• 부스피론(Buspirone, Buspar) • 프로프라놀올(Propranolol, Inderal)
항우울제 (antidepressant)	삼환계(tricyclic medication) 및 관련 약물	• 아미트립틸린(Amitriptyline, Etravile) • 로페프라민(Lofepramine, Gamonil) • 트라조돈(Trazodone, Trazodine)
	선택적세로토닌재흡수억제제 (selective serotonin reuptake inhibitors, SSRI) 및 관련 약물	• 플루옥세틴(Fluoxetine, Prozac) • 패록세틴(Paroxetine, Paxil)
	노르아드레날린세로토닌재흡수억제제 (noradrenaline serotonin reuptake inhibitors, NSRI)	• 벤라팍신(Venlafaxine, Efexor) • 미르타자핀(Mirtazapine, Remeron)
	모노아민산화효소억제제 (monoamine oxidase inhibitors, MAOIs)	• 이소카르복사지드(Isocarboxazid, Marplan) • 페널진(Phenelzine, Nardil) • 트라닐시프로민(Tranylcypromine, Parnate)
기분안정제 (mood-stabilizing)	리튬(lithium)	• 리튬(Lithium carbonate, Lithium carbonate)
	항경련제(anticonvulsants)	• 카바마제핀(Carbamazepine, Tegretol) • 발프로이트(Valproate, Depakote) • 토피라메이트(Topiramate, Topamax) • 라모트리진(Lamotrigine, Lamictal)
항정신병제(정형) (antipsychotic typical / traditional)	페노티아진(phenothiazines) 티오산텐(thioxanthenes) 부티로페논(butyrophenones) 디페닐부틸피페리딘(diphenylbutylpiperidines)	• 티오리다진(Thioridazine, Melleril) • 플루펜치졸(Flupenthixol) • 할로페리돌(Haloperidol, Haldol) • 피모짓(Pimozide, Pimozide)
비정형(2세대) (atypical/second generation)]		• 클로자핀(Clozapine, Clozaril) • 리스페리돈(Risperidone, Rispedal) • 올란자핀(Olanzapine, Zyprexa) • 쿠에티아핀(Ouetiapine, Seroquel) • 지프라시돈(Ziprasidone, Zeldox)
진정-수면제 (sedative-hypnotic)	벤조디아제핀(benzodiazepines)	• 플루라제팜(Flurazepam, Dalmane) • 테마제팜(Temazepam, Ristoril)
	시클로피롤론(cyclopyrrolones) 이미다조피리미딘(imidazopyrimidines)	• 조피클론(Zopiclone, Zopista) • 졸피뎀(Zolpidem, Ambien)

련된 불안 및 정신병적 동요를 치료하는 데 사용된다. 따라서 여기에서 논의하는 내용은 주로 항불안제의 진정효과이며, 진정효과를 위해 사용되는 약물에 대한 것이다.

부작용

벤조디아제핀의 부작용(표 22.3)은 일반적이고 용량과 관련되며 단기간이고 거의 대부분 무해하다. 여기에는 졸음, 정신력 감소, 운동능력장애 등이 포함된다. 그러나 두통, 현기증, 메스꺼움, 저혈압 및 안절부절못함과 같은 다른 부작용도 경험할 수 있다. 따라서 대상자에게 사고의 위험에 대해 경고하고 자동차 운전이나 위험한 기계 조작에 주의하도록 해야 한다. 약물은 일반적으로 강한 중독성이라는 평판이 있지만 적절한 목적으로 사용된 경우, 다른 약물의 추가와 같은 다른 요인으로 인해 사용이 복잡하지 않은 경우, 그리고 중단이 계획되고 서서히 진행하는 경우에는 그렇지 않다. 그러나 갑자기 중단하면 금단증후군이 발생할 수 있다(박스 22.1).

노화된 뇌는 진정제의 작용에 더 민감하기 때문에 노인 대상자는 부작용에 더 취약하다는 것을 기억해야 한다.

금기/주의사항

벤조디아제핀은 알코올을 포함한 다른 중추신경계 억제제와 함께 복용해서는 안 된다. 임신 중 안전성은 확립되어 있지 않다.

표 22.3 벤조디아제핀의 부작용 관리

부작용	중재
졸음(drowsiness)	적절한 활동을 권장하지만 운전 또는 기계 조작과 같은 활동에 참여하지 않도록 권고
어지러움(dizziness)	낙상을 관찰하고 예방조치
소외/분리된 느낌	사회 작용 권장
의존, 반동불면/불안	단기 사용 장려, 알코올과 같은 다른 약물 사용을 피하도록 교육, 중단을 위한 계획

박스 22.1 벤조디아제핀 금단증후군

- 초조
- 불안
- 어지러움
- 불면증
- 메스꺼움 및 구토
- 빛과 소리에 대한 민감성
- 떨림
- 식욕부진증
- 자율신경계 각성
- 환각
- 흥분
- 발작
- 이명

약물상호작용

알코올, 모노아민산화효소억제제(MAOIss), 페니토인(phenytoin), 제산제 및 항콜린성 약물과 상호작용이 발생할 수 있다.

대상자 교육

대상자는 다음 사항에 대해 교육을 받아야 한다.

- 대상자가 약물에 어떻게 반응하는지 알 때까지 운전이나 기계 조작을 피해야 한다.
- 알코올 및 기타 중추신경계 억제제는 벤조디아제핀의 효과를 강화하므로 피해야 한다.
- 벤조디아제핀 사용을 갑자기 중단해서는 안 된다.
- 임신 중 벤조디아제핀 사용은 권장되지 않는다.

비벤조디아제핀 항불안제

부스피론(Buspirone, Buspar)은 중독성이나 진정 효과가 없는 강력한 비벤조디아제핀계 항불안제이다. 불안 치료에 효과적이며 근육 이완 또는 항경련 특성이 없다. 알코올이나 기타 약물 남용, 공황 장애를 관리하는 데는 아무 소용이 없다. 최대의 불안 완화효과에 도달하려면 일반적으로 3~6주가 걸린다.

프로프라놀올(Propranolol, Inderal)은 불안 치료에 유용한 베타차단제이다. 심장 및 폐뿐만 아니라 중추의 베타-아드레날린성 수용체를 차단한다. 베타차단제는 불안에 직접 작용하기보다는 빈맥과 같이 불안으로 인해 생기는 생리적 증상을 감소시킨다.

항우울제

우울증은 우울한 기분, 쾌감이나 흥미의 부족, 식욕장애, 수면장애 및 피로와 같은 증상을 특징으로 하는 장애이다. 우울증은 신경화학물질, 특히 세로토닌과 노르아드레날린의 조절장애와 관련이 있다. 항우울제 작용에 대한 생리학적 이해는 이 이론을 뒷받침한다. 항우울제는 여러 가지 방법으로 이러한 신경화학물질의 전달을 향상시킨다. 항우울제는 시냅스에서 신경전달물질의 재흡수를 차단하고, 신진대사와 파괴를 억제하며, 수용체의 활동을 향상시킨다. 시냅스에서 이러한 약물의 작용은 즉각적이지만 항우울제가 기분에 영향을 미치려면 몇 주가 걸린다.

적응증

항우울제는 지속 우울장애, 주요 우울장애, 조울증(유지 치료 및 재발 방지), 공황장애 및 강박장애와 같은 불안장애의 치료에 사용된다. 약물은 기분을 고양시키고 우울증의 일부로 경험하는 다른 증상을 완화한다. 항우울제의 선택은 증상 프로파일, 부작용, 동반질환, 동시약물 및 약물 상호작용의 위험, 개인의 약물 이력에 따라 달라진다. 대상자가 복용하는 특정 약물이 치료에 잘 반응하면 최대 9개월 동안 동일한 용량으로 계속 복용해야 한다. 이 기간 동안 증상이 없으면 약물을 점진적으로 중단한다. 약물 중단 후 우울증상이 다시 나타나는 대상자는 장기적인 유지 관리가 필요할 수 있다.

금기/주의사항

모든 항우울제 사용에 주의가 필요하다. 항우울제 치료는 초기 부작용으로 자살 생각과 자살 관련 위험이 증가할 수 있으며, 약물이 효과를 나타내기 시작할 때 대상자의 기분이 고양되어 기존 자살 생각을 실천하려는 동기가 증가할 수 있다. SSRI는 MAOIs 요법과 병용하지 말아야 한다. MAOIs는 삼환계 요법 후 1주 이내에 시작해서는 안 되며, 반대

역사적 일화 22.1: 메스암페타민의 혁명

20세기 최초의 항우울제 중 하나는 1936년 Smith, Kline & French 제약회사에서 출시한 암페타민인 벤제드린(Benzedrine)이었다. 이 회사는 1942년 경증 우울증 치료를 위해 벤제드린(Benzedrine)을 광고하기 시작했으며 1948년까지 암페타민을 '항우울제'로 홍보했다. 1950년 Smith, Kline & French는 덱스트로암페타민(dextroamphetamine)과 바비튜레이트 아모바비탈(barbiturate amobarbital)의 조합인 덱사밀(Dexamyl)이라는 하이브리드 암페타민(hybrid amphetamine)과 바비튜레이트(Barbiturate) 약물을 출시했다. 이 약물은 '부드럽고 깊은 항우울효과'로 홍보되었다. 1950년까지 몇몇 제약회사는 메스암페타민(methamphetamine)의 항우울효과를 홍보했다. 부로우 웰컴(Burroughs Wellcom)의 제품 이름을 '메테드린(Methedrine)'으로, 엔도 프러덕트(Endo Products)는 '노로딘(Norodin)'이라고 이름을 지정했다. 1950년대에 메스암페타민이 구어체로 '얼음(ice)'이라고 불리는 21세기 초 가장 엄격하게 규제되고 낙인 찍힌 약물 중 하나가 될 것이라고 예측한 사람은 거의 없었다.

자세히 알아보기: Hirschfeld, R. M. A., 2000. History and evolution of the monoamine hypothesis of depression. The Journal of Clinical Psychiatry, 61(Suppl6): 4-6

로 삼환계 약물은 MAOIs를 중단한 후 2주 이내에 시작해서는 안 된다. 삼환계 약물은 고용량으로 복용할 경우 심각한 심장 독성이 있어 우울한 대상자에게 특히 더 위험하다. 심장질환이 있는 대상자 및 고령 대상자에게는 주의가 필요하다. 또한 삼환계 약물은 특히 치료 초기에 반응시간을 손상시킬 수 있다. 알코올은 삼환계 약물의 진정효과를 증가시킬 수 있다. 항우울제 단독요법은 양극성 기분장애가 있는 대상자에게 경조증을 유발할 위험이 있으며 기존에 기분 불안정이 없어도 일부 사람들에게는 기분 상승을 유발할 수 있다.

대상자 교육

대상자에게 약물의 현저한 효과가 나타나는 데 걸리는 시간과 초기의 호전을 알아채지 못하더라도 약물을 계속 복용하는 것이 중요함을 알린다.

기타 정보:

- 진정효과가 있는 경우 운전 또는 기계조작 시 문제가 있음을 대상자에게 경고한다.
- 대상자에게 임신 중이거나 모유수유를 할 계획이 있는 경우 의사와 상의하라고 말한다.
- 대상자에게 항우울제와 알코올을 동시에 복용하는 것이 미칠 수 있는 영향에 대해 경고한다.
- MAOIs를 복용하는 경우 식품 및 기타 약물과의 상호작용 가능성에 대해 대상자에게 알린다.

삼환계 항우울제

부작용

수년 동안 시장에 나와 있는 삼환계 약물은 임상적으로 유사하므로 각각의 약물에 따라 그 효과와 부작용이 거의 차이 나지 않는 경향이 있다. 주로 세로토닌과 노르아드레날린 재흡수 억제에 의해 작용한다. 재흡수의 차단은 수용체에 결합할 수 있는 추가적인 신경전달물질이 많아지게 한다. 부작용으로는 진정, 구강건조, 변비, 시야 흐림, 발작 및 요정체가 있다. 또한 기립성 저혈압과 심장 차단(heart block) 및 부정맥과 같은 심각한 심장 문제를 일으킬 수 있다. 심각한 부작용 때문에 이러한 약물은 대량으로 복용할 경우 생명을 위협하는 결과(자살 시도와 같은)를 초래할 수 있으며, 이것이 의심되는 경우 생명을 유지하기 위한 즉각적인 조치를 취해야 한다(**박스 22.2**에는 과다복용의 징후가 나열됨). 자살 가능성이 예측되는 심각한 우울증 대상자의 경우 세심한 감독이 필요하며, 입원 대상자가 아닌 경우 소량인 치사량 이하 조제가 권장된다.

박스 22.2 삼환계 약물 과다 복용 징후

- 초조
- 경련
- 혈압 및 체온 조절 장애
- 혼란, 졸음, 섬망
- 장 및 방광 마비
- 동공 확장

출처: *Treatment Protocol Project, 2004*

모노아민산화효소억제제

모노아민산화효소억제제(Monoamine Oxidase Inhibitors, MAOIs)는 최초로 발견된 항우울제 그룹이며, 현재까지 매우 효과적인 항우울제로 남아 있다. 그러나 잠재적으로 심각한 부작용으로 인해 최근 출시된 항우울제로 대부분 대체되었다. MAOIs는 세로토닌과 노르아드레날린을 대사하는 두 가지 유형의 효소(MAO A 및 B)를 모두 억제함으로써 작동한다. 이러한 약물을 복용하는 대상자는 티라민을 포함하는 노르아드레날린 작용제를 피해야 한다. 부작용으로는 졸음 또는 불면증, 초조, 피로, 위장장애, 체중 증가, 저혈압, 현기증, 구강/피부 건조, 성기능장애, 변비 및 시야 흐림이 있다. 이러한 약물 사용의 주요 우려사항은 티라민 및 기타 기침 제제에서 발견되는 것과 같은 기타 아민 약물을 함유한 특

당사자 이야기 22.1

심한 우울증으로 아미트립틸린(Amitriptyline, Etravile)을 복용하기 시작했을 때 나에게 심한 부작용이 발생했다. 심각한 독감에 걸린 느낌 정도였지만, 나는 흐린 시력, 아침에 일어나기 어려움, 밤새 여러 번 나를 깨운 엄청난 구강건조를 경험했다. 의료전문가는 내 상황에 대해 경청했으며 매우 이해심과 인내심이 많고 협력적이었다. 그는 부작용이 시간이 지남에 따라 줄어들기 때문에 참아 볼 것을 권했지만 복용량을 조정하거나 다른 약물을 추가 또는 필요한 경우 약물을 변경할 수도 있다고 설명해 주었다. 나의 거식증 진단을 알면서 그는 또한 나에게 체중 증가의 잠재적인 부작용을 알게 했고 내가 체중 증가의 위험을 견딜 수 있는지 결정할 수 있게 해주었다. 이야기를 들어주고 지지해 주는 느낌이 들어서 좋았고, 부작용이 계속해서 견딜 수 없을 때 다른 선택지가 있다는 것을 알게 되어 안심이 되었다. 나는 끔찍한 신체적 부작용을 안고 살아가거나 쇠약하게 만드는 우울증으로 고통받는 것 중에서 선택해야 한다고 생각하지 않지만 일부 의료전문가는 이에 동의하지 않는다. 그들이 참을 수 없는 신체적 부작용을 일으키지 않으면서 정신질환 증상을 최소화하는 좋은 해결책을 찾기 위해 시간과 노력을 들이는 것이 중요하다. 시간이 지남에 따라 아미트립틸린(Amitriptyline, Etravile)의 부작용이 감소했다. 그러나 나는 부작용을 참을 수 없었기 때문에 건강전문가와 상의하여 복용을 중단하기로 했다. 신체적·정신적 건강을 유지하기 위해 생활방식을 많이 바꾸었고, 우울증이 완화되었으므로 약물 없이 관리하기로 결정했다. 필요한 경우 항상 다른 약을 시도할 수 있는 선택권이 있으나 아직까지 필요하지 않았다.

정 식품과 상호작용할 가능성이 있다는 것이다(**박스 22.3**). 이러한 상호작용은 고혈압 위기로 알려진 과도하고 위험한 혈압 상승을 초래할 수 있다.

상호작용

MAOIs 계열 약물을 함께 복용하면 고열 위기, 발작 또는 심각한 심장마비와 같은 사건이 발생할 수 있다. 일부 항고혈압제의 치료효과를 막을 수 있다.

• 선택적세로토닌재흡수억제제

선택적세로토닌재흡수억제제(Selective Serotonin Reuptake Inhibitors, SSRI) 계열의 항우울제는 시냅스 전 세포막에서 세로토닌의 재흡수를 억제한다. 이것은 시냅스와 수용체에서 세로토닌의 가용성을 증가시켜 세로토닌 전달을 촉진한다. 이러한 약물은 삼환계 항우울제만큼 효과적이지만 부작용이 덜하고 과다복용으로 인한 사망위험이 감소하기 때문에 더 안전하다. 약의 작용과 효과는 비슷하지만 구조적으로 모두 다르기 때문에 부작용도 차이가 있다. 부작용은 심혈관계, 진정제, 항콜린성 부작용이 없는 것을 제외하고 삼환계 약물들과 유사하다. 오심, 설사, 불안 및 안절부절못함, 불면증, 성기능장애, 식욕부진, 체중 감소 및 두통이 가장 흔한 부작용이다. 약은 갑자기 중단하지 말아야 한다. 금단증후군에는 현기증, 감각이상, 불안, 수면장애, 초조 및 떨림과 같은 증상이 포함되며 MAOIs와 같이 투여하지 않는다.

상호작용

아드레날린, 노르아드레날린, 레세르핀(reserpine), 마약성 진통제 및 혈관수축제를 포함한 다른 많은 약물과 함께 투여하면 고혈압 위기가 발생할 수 있다. 티라민이 풍부한 식품을 섭취하면 대상자는 고혈압 위기를 경험할 수도 있다(**박스 22.3**).

알코올은 SSRI의 효과를 강화할 수 있다. 또한 시메티딘(cimetidine)과 함께 사용하면 혈류에서 SSRI 농도가 증가할 수 있다. MAOIs를 14일 이내에 복용하면 고혈압 위기가 발생할 수 있다.

박스 22.3 MAOIs를 복용하는 대상자가 피해야 할 식품 및 약물

- 치즈, 특히 숙성 치즈
- 절인 청어, 절인 고기, Marmite(맥주 이스트를 농축한 것)와 같은 쇠고기 추출물
- 간 및 닭 간
- 완두콩, 아보카도(특히 너무 익은 경우), 된장
- 무화과, 특히 지나치게 익은 경우
- 많은 양의 바나나
- 알코올 음료, 특히 키안티(포도주 종류)와 레드 와인
- 기타 항우울제, 비강 및 부비동 충혈 완화제, 마약, 아드레날린(에피네프린)
- 각성제, 꽃가루 알레르기 및 천식 치료제

노르아드레날린세로토닌재흡수억제제

노르아드레날린세로토닌재흡수억제제(Noradrenalin Serotonin Reuptake Inhibitors, NSRI)는 새로운 종류의 항우울제이다. 일부 사람에게는 SSRI보다 더 효과적인 것으로 간주된다. NSRI는 세로토닌과 노르아드레날린의 재흡수를 차단하여 시냅스에서 이용 가능한 이러한 신경전달물질의 양을 증가시킨다. NSRI와 관련된 일반적인 부작용으로는 오심, 구강건조, 현기증, 과도한 발한, 초조 및 변비가 있다.

기분안정제

기분안정제는 주로 양극성 장애 치료에 사용된다. 양극성 장애는 조증 또는 경조증 기간뿐만 아니라 주요 우울장애 또는 기분 저하의 기간이 특징이다. 치료는 이 두 '극' 사이에서 사람의 기분을 안정시키는 것을 목표로 한다. 자연적으로 발생하는 염인 리튬은 급성 조증을 치료하고 조증의 병력이 있는 대상자를 지속적으로 관리하기 위해 선택되는 약물이었고 여전히 사용된다. 호주 출신의 존 케이드(John Cade)는 1949년에 조증 치료제로서 리튬의 효과를 발견했다. 리튬의 작동원리는 명확하지 않지만 나트륨의 효과를 모방하여 신경전달물질을 방출, 활성화 또는 반응하는 뉴런의 능력을 손상시키는 것으로 알려져 있다. 뇌의 나트륨 함량을 줄이고 세로토닌 합성과 노르아드레날린 재흡수를 증가시키는 것으로 보인다. 리튬 사용은 부작용 및 장기적인 건강영향에 대한 우려와 조증의 증상을 조절하기 위해 단독으로 또는 리튬과 함께 효과적으로 사용되는 다른 약물의 증가로 인해 최근 몇 년 동안 감소하고 있다. 많은 항경련제가 조증을 줄이고 양극성 우울증을 관리하는 데 매우 성공적으로 사용된다. 항정신병제 및 특히 비정형 항정신병제는 급성 조증을 관리하고 재발을 예방하기 위해 점점 더 많이 사용되고 있는 추세이다. 일부 비정형 항정신병제는 양극성 우울증 치료에도 효과적인 것으로 나타났다. 항정신병 약물은 이 장의 뒷부분에서 논의된다.

리튬

적응증

리튬(Lithium, Lithium carbonate)은 급성 조증을 치료하고 양극성 장애가 있는 대상자를 지속적으로 유지하기 위해 선택되는 약물이다. 또한 단극성 우울증, 공격적 행동, 품행장애 및 조현정동장애 치료에도 유용하다.

부작용

부작용으로는 졸음, 입안의 금속맛, 집중곤란, 갈증 증가, 현기증, 두통, 구강건조, 위장장애, 오심/구토, 미세한 손떨림, 저혈압, 부정맥, 다뇨, 탈수 및 체중 증가가 있다.

금기/주의사항

리튬은 심장 또는 신장 질환, 탈수, 나트륨 고갈, 뇌손상, 임신 및 수유에 금기이다. 갑상샘질환, 당뇨병, 요정체 및 발작 병력에 주의해야 한다. 우리나라의 치료적 리튬 혈중 농도는 급성기에는 1.0~1.5mEq/L이

고, 유지기에는 0.6~1.2mEq/L이다.

리튬의 장기간 투여는 신장 및 갑상샘 기능장애와 같은 심각한 부작용과 관련될 수 있으므로 유지요법을 위해 더 낮은 치료 범위가 권장된다. 리튬 독성의 증상은 1.2mmol/L 미만에서는 거의 나타나지 않지만 2.0mmol/L 이상에서는 일반적이다. 따라서 치료 수준과 독성 수준이 매우 가깝기 때문에 특히 치료 초기 단계에서 정기적으로 대상자의 혈액 수준을 모니터링하는 것이 매우 중요하다. 수치가 1.5mmol/L를 초과하면 다음 투여를 보류하고 의사에게 알려야 한다. 수준은 일반적으로 안정될 때까지 매주 모니터링한 다음 매월 모니터링한다. 검사를 위한 혈액 샘플은 리튬을 최소 5~7일 동안 복용한 경우 마지막 투여한지 12시간 후에 채취한 혈액으로 해야 한다.

상호작용

이뇨제, 안지오텐신 전환효소 억제제(Angiotensin converting enzyme inhibitors, ACEI), 신경이완제, 비스테로이드성 소염제(nonsteroidal anti-inflammatory drugs, NSAIDs), 알코올 및 카페인은 리튬 흡수를 방해할 수 있다.

대상자 교육

- 대상자에게 부작용과 독성 징후(**박스 22.4** 및 **간호사 이야기 22.2**)와 정기적인 혈액 수치 검사의 필요성에 대해 교육한다.
- 대상자가 매일 약 10잔의 물을 규칙적으로 섭취하도록 권장한다.
- 대상자가 기분이 좋을 때에도 정기적으로 약을 복용하도록 상기시킨다.
- 대상자에게 초기 졸음이 가라앉을 때까지 기계를 조작하지 말라고 조언한다.
- 임신 중 또는 임신을 고려할 때 리튬을 복용할 때의 위험에 대해 논의한다.

박스 22.4 리튬 독성 징후

- 초기 단계: 거식증, 오심, 구토, 설사, 강한 손 떨림, 경련, 혼수, 구음장애, 심부 건반사 과민성, 운동실조, 이명, 현기증, 쇠약, 졸음
- 후기: 발열, 소변량 감소, 혈압 감소, 맥박 불규칙, 심전도(ECG) 변화, 의식장애, 발작, 혼수상태, 사망

**Note: Lithium toxicity is a medical emergency.*

항경련제

적응증

특히 리튬이 효과가 없을 때 조증을 치료하기 위해 여러 항경련제가 사용되었으며 많은 대상자가 선택하는 약물이 되고 있다. 카바마제핀(carbamazepine, Tegretol), 발프로에이트(valproate, Depakote), 라모트리진(lamotrigine, Lamictal) 및 토피라메이트(topiramate, Topamax)는 일반적으로 사용되는 항경련제의 예이다. 이러한 약물은 급성 항조증 및 기분안정효과가 있는 것으로 밝혀졌다. 카바마제핀, 발프로에이트, 토피라메이트 및 라모트리진은 혼합 또는 양극성 상태, 2차 조증, 급속 순환기 및 리튬 불응증에 권장되는 치료법이다. 라모트리진은 특히 항우울제로 인한 조증에 대한 우려와 관련된 양극성 우울증 치료에서 항우울제의 효과적인 대안으로 확인되었다.

부작용

- 카바마제핀(carbamazepine, Tegretol): 혈액장애, 졸음, 메스꺼움, 구토, 변비 또는 설사, 두드러기 또는 피부발진, 간염
- 발프로에이트(valproate, Depakote): 여성의 생리기간 시간 연장, 위장장애, 떨림, 운동실조, 체중증가, 졸음, 현기증, 간부전, 다낭성 난소증후군
- 토피라메이트(topiramate, Topamx): 인지장애, 진정, 오심, 체중 감소, 현기증, 구토, 발진, 동요, 지각 이상
- 라모트리진(lamotrigine, Lamictal): 시야 흐림, 발진, 오심, 운동실조, 졸음, 스티븐스-존슨 증후군

간호사 이야기 22.2

한 노인 대상자가 조증 삽화로 정신건강의학과 병동에 입원했다. 그녀는 전에 조증을 경험했으며 리튬으로 지속적인 치료를 받고 있었다. 입원 기간 동안 리튬 용량을 증량했다. 간호사는 2일의 휴가 후 병동으로 돌아왔고 대상자가 몸이 좋지 않은 것처럼 보이며, 심한 떨림이 있고 혼란스럽고, 운동실조와 근간대성 경련이 있음을 알아차렸다. 그녀는 의사에게 전화를 걸어 우려를 표명하고 저녁에 먹을 리튬을 보류하겠다고 말했다. 그녀는 그에게 가능한 한 빨리 대상자를 진찰하고 리튬 수준 확인을 위해 혈액검사를 지시하도록 요청했다. 의사는 병동에 오는 것을 거부했고 대상자에 대한 간호사의 우려에 동의하지 않았다. 그는 저녁에 약을 먹여야 한다고 주장했고 다음날 아침 대상자를 만나겠다고 말했다. 간호사는 그의 결정을 받아들이기를 거부하고 직속 상사에게 전화를 걸어 대상자의 건강에 대한 우려를 설명했다. 약물은 보류되었고 긴급 혈액검사 결과 대상자의 리튬 수준이 2.2mmol/L인 것으로 확인되었다. 간호사는 리튬 독성을 정확하게 진단하고 대상자를 위한 최선의 치료를 옹호하기 위해 올바른 조치를 취했다.

금기/주의사항

항경련제는 MAOIs와 병용하거나 수유 중에는 금기이다. 고령자, 심장이나 신장 질환이 있는 사람, 임신 중에는 주의가 필요하다. 카바마제핀을 시작하기 전에 혈액 검사, 전해질, 간 및 신장 기능, ECG(심전도)를 포함한 다양한 검사를 수행해야 한다. 카바마제핀은 또한 다른 약물의 대사 및 혈중 농도를 방해할 수 있으므로 경구피임약 및 기타 약물에 주의가 필요하다. 태아 기형의 위험이 있으므로 임신 중에는 복용하지 않는다.

발프로에이트는 아스피린 및 일부 항정신병제와 함께 복용하지 않는다. 알코올 및 기타 CNS 억제제의 효과를 향상시킬 수 있다. 다낭성 난소증후군은 발프로에이트로 치료받은 여성에게 더 흔하다. 증상은 초기에 나타나는 경향이 있으며 종종 치료 첫 몇 개월 이내에 나타난다. 여성은 치료를 시작하기 전에 이러한 위험에 대해 알려야 한다.

상호작용

- 카바마제핀(carbamazepine, Tegreol): 에리트로마이신(erythromycin), 이소니아지드(isoniazid), 경구피임약, 테오필린(theophylline), 플루옥세틴(fluoxetine)
- 발프로에이트(valproate, Depakote): 알코올, 카바마제핀(carbamazepine), 바비튜레이트(barbiturate)를 강화할 수 있다. 아스피린이나 항정신병약과 함께 복용해서는 안 된다.
- 토피라메이트(topiramate, Topamx): 리튬(lithium) 및 발프로에이트(valproate)와 함께 사용하면 인지장애가 발생할 수 있다.

대상자 교육

- 대상자에게 약물 사용을 갑작스럽게 중단하지 않도록 안내한다.
- 대상자가 비정상적인 증상(자발적 멍, 비정상적인 출혈, 인후통, 발열, 권태감, 노란 피부나 눈)을 의사에게 보고하도록 권장한다.
- 위장장애가 발생하면 식사와 함께 약을 복용하도록 대상자에게 상기시킨다.
- 대상자에게 의사와 상의 없이 알코올이나 일반의약품을 복용하지 말라고 조언한다.
- 약을 복용하는 동안 임신을 피해야 한다고 설명한다. 경구피임법이 효과가 없을 수 있으므로 발프로에이트를 복용하는 경우 대체 피임법이 필요할 수 있다.

역사적 일화 22.2: 페노티아진(phenothiazines)의 진화

1950년대에 프랑스 외과의사인 헨리 라보리트(Henri Laborit)는 항히스타민제인 클로르프로마진(chlorpromazines, Thorazine)을 사용하여 수술 중 대상자에게 필요한 전신마취의 양을 줄였다. 이후 클로르프로마진의 진정효과가 정신과 대상자에게 적용되었고, 그 진정효과 덕분에 티오리다진(thioridazine), 트리플루페라진(trifluopelazine), 플루페나진(fluphenazine)을 포함하는 페노티아진 계열(phenothiazines)에 속하는 최초의 '정형 항정신병제' 또는 '주요 진정제'로 명성을 얻었다. 이 약물은 조현병의 파괴적 양성 증상 관리에 혁명을 일으켰다. 최근 몇 년 동안 이들의 사용은 부작용이 문제가 되었지만, 20세기 중반에 페노티아진(phenothiazines)은 성공적인 질병 관리에 대한 새로운 희망과 병원 밖에서 독립적인 생활이 가능하게 했다.

자세히 알아보기: López-Muñoz, F., et al., 2005. History of the discovery and clinical introduction of chlorpromazine. Annals of Clinical Psychiatry, 17(3): 113-35

항정신병제 또는 신경이완제

전통적인 항정신병제(정형 항정신병 약물이라고도 함) 또는 신경이완제는 1950년대에 발견된 이후 정신병 장애에 대한 중요한 치료제였다. 이러한 약물은 정신질환 치료에 혁명을 일으켰고 곧 대부분의 정신병적 장애 치료의 주류가 되었다. 정형 항정신병 약물의 각 그룹은 정신병의 양성 증상(예 망상, 환각, 운동장애)을 감소 또는 제거하는 데 동등하게 효과적인 것으로 보인다. 그러나 정형 항정신병 약물의 부작용은 삶의 질을 낮추고 약물복용 불이행과의 연관성 때문에 우려된다.

일반적으로 '비정형' 또는 '신규' 항정신병 약물이라고 하는 2세대 항정신병 약물은 1990년대에 도입되었으며 빠르게 정신병 증상에 대한 우선적 선택 약물이 되었다. 이러한 약물은 내약성이 우수하여 약물복용 불이행 문제로 이어질 가능성이 적다. 클로자핀(clozapine, Clozaril)이 기존의 항정신병 약물보다 월등한 효능을 보이는 것을 제외하고는 2세대 항정신병 약물은 일반적인 항정신병 약과 동일한 효능을 보이지만, 정신병의 음성증상을 줄이는 데 더 효과적이다. 클로자핀(clozapine, Clozaril), 리스페리돈(risperidone, Risperdal), 올란자핀(olanzapine, Zyprexa) 및 쿠에티아핀(quetiapine, Seroquel)은 2세대 항정신병 약물 중 가장 널리 사용되는 약물이다.

정형 항정신병 약물은 도파민 길항제이다. 이들은 주로 시냅스 후 D_2 수용체를 차단하지만 다른 시냅스 효과도 발휘한다. 약물은 조현병의 양성 증상을 줄인다. 반면 비정형은 도파민 수용체 아형 2(D_2) 및 세로토닌 수용체 아형 2($5HT_2$) 차단 작용이 있다.

적응증

항정신병 약물은 정신병적 증상이 있는 급성 및 만성 정신병, 망상장애 및 중증 우울증 치료에 사용된다. 조현병과 조현정동장애는 항정신병 약물의 가장 흔한 적응이다. 일부 페노티아진(phenothiazine) 그룹은 프로클로르페라진(prochlorperazine, Compro)의 경우 항구토제, 클로르프로마진(chlorpromazine, Thorazine)의 경우 난치성 딸꾹질 치료와 같은 다른 용도로 사용되기도 한다. 많은 항정신병 약물, 특히 클로르프로마진과 같은 저효능 약물은 현저한 진정효과가 있다. 내성이 일반적으로 빠르게 발달하지만 이 효과는 치료 초기에 특히 두드러진다.

부작용

정형 항정신병 약물의 부작용은 다양하다. 정형 항정신병 약물은 신체의 모든 계통에 영향을 미칠 수 있으며, 운동장애, 진정 및 발작을 포함한 중추신경계에 대한 영향에서부터 신경이완제 악성증후군(neuroleptic malignant syndrome, NMS)과 같은 잠재적으로 생명을 위협하는 부작용에 이르기까지 다양한 영향을 미친다(표 22.4). 부작용 중 가장 문제가 되는 것은 추체외로 반응이다. 이는 추체외로 운동계에 대한 항정신병 약물의 영향으로 파킨슨병의 운동장애를 담당하는 부분과 동일한 시스템이다. 추체외로 증상인 급성 근긴장이상, 파킨슨병 및 정좌불능증은 약물복용을 시작한 초기에 발생하며, 항파킨슨병 약물 및 벤조디아제핀 약물을 비롯한 다양한 약물로 관리할 수 있다. 지연성 운동이상증은 일반적으로 나중에 발생하며 아직까지 효과적인 치료법이 없다. 비정상적인 비자발적 운동척도(Abnormal Involuntary Movements Scale, AIMS)(박스 22.5)는 간호사가 대상자의 운동장애를 감지하는 데 사용되는 유용한 도구이다. 항정신병 약물에 대한 특이한 과민증인 NMS는

표 22.4 정형 항정신병 약물의 부작용

부작용	주요 특징	최대 위험 효과	중재
CNS 추체외로 부작용			
급성 근긴장이상 반응	머리 등 및 몸통의 고통스러운 근육경련이 몇 분에서 몇 시간 동안 지속될 수 있으며 갑자기 발생할 수 있음, 두려움을 유발할 수 있음	1~5일	항파킨슨병 약물의 빠른 투여, 필요한 경우 호흡 지원, 대상자 안심시키기
정좌불능	불안, 다리통증, 가만히 있을 수 없음	5~60일	항파킨슨병 약물 투여, 약물 변경
신경이완제 악성 증후군	고열, 심각한 추체외로 부작용, 발한, 근육 강직, 의식 혼탁, 크레아틴 인산활성효소 상승으로 인해 치명적일 수 있음	주 단위	지지적 요법, 모든 약물의 중단, 브로모크립틴(bromocriptine) 또는 단트롤렌(dantrolene) 치료
파킨슨병	경직, 마스크 쓴 것과 같은 표정, 보폭이 좁은 종종거리는 걸음걸이, 침을 흘림	5~30일, 1회 투여에도 생길 수 있음	도파민 작용제 투여 및 대상자 지원
발작	정형 항정신병 약물은 발작의 역치를 감소시킴, 발작의 위험은 약 1%이지만 빠른 이행 또는 발작의 병력이 있는 경우 심해짐	치료초기	초기 약물 중단 및 대상자 관찰, 약물 용량 조작
지연성 운동이상증	정형 항정신병 약물의 장기간 사용으로 인해 발생. 상동적 비자발적 움직임(혀, 입술, 발)	수개월 또는 수년 후(금단 시 악화)	대상자를 자주 평가, 비정형약물로의 변경, 다른 치료법 없음
기타			
항콜린성 부작용	구강건조, 시야흐림, 기립성 저혈압, 빈맥, 요정체, 코막힘		대상자 관찰 및 교육, 필요한 경우 지원 제공, 약물 변경
내분비 문제	체중증가, 성욕 감소, 발기부전, 무월경, 유즙 분비		대상자 교육, 섭취 열량 감소, 약물 변경
광과민성	피부 과색소침착		햇빛을 피하고 팔과 다리를 가릴 수 있는 보호복, 자외선 차단제, 선글라스 착용 교육
진정 작용	초조한 대상자에게 도움이 됨, 인지 저하로 오인될 수 있음		운전, 기계조작 금지, 휴식기간 권장, 복용량 조정

드물지만 잠재적으로 생명을 위협하는 심각한 반응이다(박스 22.6).

금기/주의사항

고령자 및 의학적 질환을 앓거나 당뇨병 진단을 받은 대상자에게 항정신병제를 투여할 때는 주의를 기울여야 한다. 임신과 수유부의 안전성은 명확하지 않다. 페노티아진(phenothiazines) 중 하나에 민감성이 있는 대상자에게는 교차 민감성이 가능하기 때문에 금기이다. 정형 항정신병 약물을 복용하는 대상자는 극한의 체온 변화/주변 온도 변화를 피해야 한다.

상호작용

항우울제, 항히스타민제, 항파킨슨제와 병용하면 추가적인 항콜린 효과가 나타날 수 있다. 제산제와 지사제는 항정신병제의 흡수를 방해할 수 있다. 알코올은 추가적인 중추신경계 억제를 유발할 수 있다.

박스 22.5 약물 부작용 평가에 사용되는 도구

LUNSERS

리버풀 대학교 신경이완제 부작용척도(Liverpool University Neuroleptic Side Effect Rating Scale, LUNSERS)는 부작용을 평가하는 데 유용한 도구이다. 이 도구는 자기 기입식이지만 간호사가 치료의 변화에 대한 대상자의 반응을 감지하는 데 도움이 되는 유용한 도구가 될 수도 있다(Morrison, et al., 2000).

도구 사용을 위해서는 다음을 참조한다: Day J.C., Wood G., Dewey M. et al., 1995. A self-rating scale for measuring neuroleptic side effects: validation in a group of schizophrenic patients. British Journal of Psychiatry. 166(5): 650 – 3.

AIMS

비정상적인 비자발적 운동척도(Abnormal Involuntary Movements Scale, AIMS)는 장기간 항정신병 약물을 복용하는 대상자에게 널리 사용되는 도구로 지연성 운동이상증의 징후를 사정하도록 설계되었다.

도구 사용을 위해서는 다음을 참조하시오: Mnetz M. R., Benjamin S., 1988. How to examine patients using the Abnormal Involuntary Movements Scale. Hospital and Community Psychiatry 39(11): 1172 – 7.

박스 22.6 신경이완제 악성증후군

신경이완제 악성증후군(NMS)은 자율신경계 불안정(불안정한 맥박 및 혈압, 고열), 혼미, 혈청 내 크레아틴키나아제(Creatine Kinase) 상승, 때로는 미오글로빈혈증과 함께 심한 근육의 강직을 보이는 파킨슨병과 유사하지만 드문 장애이다. 심한 형태에서는 약물 중단 후 일주일 이상 증상이 지속될 수 있다. 이 증후군으로 인한 사망위험이 높다(10% 이상). 따라서 의심되는 경우 즉각적인 의료중재가 필요하다. NMS는 더 많은 수의 항정신병 약물 사용, 1세대 약물(정형 항정신병 약물) 사용 및 더 높은 최대 용량 복용과 관련이 있다. 특히 NMS는 할로페리돌(haloperidol, Halol), 아리피프라졸(aripiprazole, Abilify), 디포 플루펜틱솔 데카노에이트(depot flupenthixol decanoate, 장기지속형 주사제) 및 벤조디아제핀(benzodiazepine)과 더 높은 관련이 있다.

대상자 교육

대상자는 약물 부작용에 대한 교육과 순응도를 유지하는 데 도움이 필요하다. 정형 항정신병 약물을 복용하는 사람들은 극고온이나 극저온 등의 온도나 햇빛에 나가는 것을 조심해야 한다.

비정형 항정신병 약물

비정형 항정신병 약물은 약리학적으로 모두 같지 않으므로 다양한 부작용을 보이는 경향이 있다. 체중 증가, 변비 및 현기증, 당뇨병 및 대사증후군은 비정형 항정신병 약물에서 공통적으로 나타나는 부작용이라 할 수 있다. 일부는 고용량에서 추체외로 부작용을 일으킬 수 있지만 모든 비정형 항정신병 약물이 파킨슨병 증상, 정좌불능, 근긴장이상 또는 운동이상증과 동일하게 연관되지는 않는다. 너무 빠른 용량 증가와 같은 용량 조절로 발작이 발생할 수도 있다. 또한 치료 초기에 심방세동, 심방조동 또는 심근염과 같은 심장 문제가 드물게 발생할 수 있다.

간호사 이야기 22.3

안구운동발작(Oculogyric crisis, OGC)은 정신질환에 처방된 일부 신경이완제의 부작용인 급성 근긴장이상 반응이다. 장기간 비자발적으로 눈이 위쪽으로 편위되는 고통스러운 부작용이다.

P는 첫번째 조현병 삽화 치료를 위해 급성기 정신건강의학과 병동에 타의로 입원한 청년이었다. 그는 정신과 의사로부터 신경이완제(리스페리돈)를 처방받았다. 약물 치료 3일차에 내가 교대를 위해 도착했을 때 P는 병동 복도에 앉아 있었다. 그가 눈을 천장으로 향하고 목을 구부리고 입을 크게 벌린 채 의자에 뻣뻣하게 앉아 있는 것이 보였다. 이것은 OGC의 전형적인 증상이며 즉각적인 중재가 필요했다.

P와 이야기하면서 나는 그가 이 증상으로 괴로워한다는 것을 알았다. 더 이상의 고통을 일으키지 않도록 신속하고 조용하게 벤즈트로핀(Benztropine)을 처방대로 근육주사하여 15분 이내에 증상을 완화시켰다. 나는 처방된 약의 효능을 확인하고 무슨 일이 일어났는지 자세히 설명하고 그의 두려움을 달래기 위해 다음 30분 동안 그와 함께 앉아 있었다. 정신건강의학과 병동에 3주 입원하는 동안 P는 OGC를 몇 차례 더 경험했고 동일한 방식으로 치료되었다.

OGC 발생 시에는 적절한 치료가 제공되도록 즉각적인 처치, 지원 및 지속적인 교육을 제공하는 것이 필수적이다. OGC는 신경이완제의 일반적인 부작용은 아니지만 특히 젊은 남성에서 흔하다. 정신간호사는 약물 부작용을 인식하고 효과적으로 관리할 수 있어야 한다.

개별 약물의 부작용 중 일부는 다음과 같다.

- 클로자핀(clozapine, Clozaril): 다른 어떤 항정신병 약물보다 안전성 문제가 더 많다. 심각한 부작용은 무과립구증의 가능성이며, 이는 대상자의 1~2%에서 발생한다. 이러한 부작용이 발생할 경우 이를 신속하게 감지할 수 있도록 예방 조치를 취해야 한다. 다른 부작용으로는 변비와 마비성 장폐색증, 타액분비 과다(수면 중 특히 심함) 및 빈맥이 있다. 클로자핀은 올란자핀과 함께 비만을 가장 많이 유발하는 약물이다.
- 지프라시돈(ziprasidone, Zeldox): 현기증, 떨림, 구강 건조, 저혈압
- 리스페리돈(risperidone, Risperdal): 불면증, 초조, 불안, 두통, 특히 치료 시작 시의 저혈압, 졸음, 체중 증가, 위장장애, 성기능장애 및 추체외로 증상
- 올란자핀(olanzapine, Zyprexa): 졸음, 체중 증가, 체위성 저혈압, 말초부종, 추체외로 증상 및 항콜린성 부작용(구강건조, 저혈압, 빈맥)
- 쿠에티아핀(quetiapine, Seroquel): 경미한 졸음, 경미한 무력감, 구강건조, 제한된 체중 증가, 체위성 저혈압, 빈맥 및 간헐적인 실신

비정형 항정신병 약물과 관련된 체중 증가 및 대사증후군의 발병은 심각한 문제이다. 체중 증가는 이전에 예측 가능한 것으로 보고되었다. 앨리슨 등(Allison, et al., 1999)은 체중 변화에 대한 메타분석을 진행하여 표준 약물용량으로 10주 동안 약물치료를 한 결과, 클로자핀, 4.45kg; 올란자핀, 4.15kg; 리스페리돈, 2.10kg; 지프라시돈, 0.04kg의 체중 증가는 불충분한 데이터로 평가할 수 없었다. 체중 증가는 일반적으로 치료 첫 4~12주 동안 발생한다. 초기 이후 체중 증가는 장기간에 걸쳐 낮은 수준으로 계속된다. 비정형 항정신병 약물과 관련된 체중 증가는 일반적으로 복부비만 및 지방 증가와 관련이 있으며, 이는 이환율 및 사망률 증가 및 삶의 질 저하와 관련이 있다. 고혈압, 고지혈증, 고혈당 및 복부비만을 포함한 '대사증후군'이 발생할 수 있으며, 당뇨병

및 심혈관 질환의 위험이 증가하게 된다. 따라서 비정형 항정신병 약물과 관련된 체중 증가 및 대사장애는 임상의와 대상자의 주요 관심사가 되었다.

연구에 따르면 조현병 대상자의 대사증후군 유병률은 51~68%인 것으로 보고된다. 클로자핀을 처방받은 대상자에 대한 또 다른 연구는 이전 연구보다 심혈관 및 대사 질환의 유병률이 더 높은 것으로 나타났다. 가장 흔한 심혈관질환은 심전도(ECG) 이상(60%)이었고, 낮은 고밀도지단백(HDL) 콜레스테롤 수치(69%)와 높은 중성지방 수치(77%)가 가장 흔한 대사이상이었다.

비정형 항정신병 약물의 체중 증가 및 대사장애의 높은 비율은 식욕 및 체중 관리를 조절하는 포도당 대사시스템의 장애를 비롯한 여러 요인과 관련이 있다. 이 시스템의 손상은 제2형 당뇨병 및 이상지질혈증 발병과 관련이 있는 것으로 보인다. 그러나 체중 증가와 심혈관위험은 흡연, 좌식생활, 운동 부족 및 약물 남용과 같은 수정 가능한 위험요인에 기인하지만, 약물을 복용하지 않는 개인에게도 자율신경계 기능장애가 존재한다는 증거가 있다. 항정신성 약물은 이러한 개인의 심장위험을 악화시킬 수 있다.

대사증후군은 권장보다 높은 허리둘레 측정값과 증가된 중성지방, 감소된 HDL 콜레스테롤, 상승된 혈압 및 상승된 공복 혈장 포도당 중 세 가지 이상이 있을 때 진단된다. 대사증후군의 관리에는 생활방식의 변화(영양 개선 및 운동 증가), 지속적인 모니터링 및 이상지질혈증, 고혈압 및 포도당 불내성(필요한 경우)에 대한 약물치료가 포함된다. 대사증후군을 평가하기 위한 지침에는 허리둘레 측정, 체중, 키, 체질량지수(BMI), 혈액화학검사 및 가족력과 개인력을 포함하는 기준선 선별이 포함되며, 이후 정기적인 모니터링이 뒤따른다. 따라서 대상자의 신체건강에 대한 관심은 중요한 간호사의 역할이다.

비정형 항정신병제로 인한 체중 증가에 대한 조기중재는 약물복용을 시작하거나 약물 변경이 이루어질 때 수행되어야 하며, 체중 증가에 긍정적인 개선효과가 있는 것으로 나타났으므로 칼로리 섭취 감소와 운동 증가를 목표로 해야 한다. 이러한 약물과 관련된 체중 증가를 관리하기 위해 여러 중재가 도입되었다. 예를 들어, 생활방식 중재, 교육, 체중 감량 약물 및 운동을 실행하고 그 효과에 대해 평가하였다. 그러나 현재까지의 연구에서는 약리학적 중재 그룹이나 표준 치료집단보다 생활방식 중재집단에서 훨씬 더 큰 체중 감소를 나타냈다.

간호사는 대상자가 체중 증가, 식이요법 및 운동에 대해 정기적으로 검사하도록 해야 한다. 실제로 간호사는 대상자가 체중 증가와 당뇨병 및 심혈관질환과 같은 대사증후군을 예방하기 위해 건강한 선택을 하도록 교육하는 데 적합한 위치에 있다. 간호사는 체중 증가가 문제될 때까지 기다리기보다 비정형 항정신병 약물의 체중 증가 가능성을 인식하고 약물을 처음 복용할 때부터 대상자와 협력하는 것이 중요하다. 이러한 약물과 관련된 체중 증가는 대상자에게 상당한 고통을 유발하는 것으로 알려져 있다. 그러나 정신간호사는 체중 증가 및 기타 약물 부작용을 관리하기 위해 대상자와 협력하는 것이 중요한 간호사의 책임이라는 것을 인식하지만 때로 교육과 자신감의 부족을 보고한다.

금기/주의사항

클로자핀

클로자핀을 복용하는 대상자는 무과립구증의 잠재적 위험을 인지하고 정기적으로 모니터링해야 한다. 이 약물은 무과립구증과 관련이 있기 때문에 최소 두 가지의 다른 항정신병 약물에 반응하지 않은 대상자에게만 적용된다. 클로자핀은 클로자릴 대상자 모니터링 시스템 프로그램을 통해서만 처방될 수 있다. 대상자의 혈액은 18주 동안 매주, 그 이후에는 매월 모니터링해야 한다. 소비자가 독감 유사증상을 보고하는 경우 즉각적인 감별 혈구수(differential blood count)를 검사해야 한다. 치료 중 감염이 발생하거나, 백혈구(WBC) 수가 3,500/mm³ 아래로 떨어지거나, 기준선에서 상당한 양만큼 떨어지면 WBC 및 감별 혈구수 검사를 반복해야 한다. 3,500/mm³ 미만의 백혈구 수를 확인하고 2,000~1,500/mm³ 사이의 절대 호중구 수(Absolute Neutrophil Count, ANC)를 나타내면 백혈구 및 ANC를 적어도 주 2회 확인해야 한다. WBC 수치가 3,000/mm³ 이하 또는 ANC 수치가 1,500/mm³ 이하로 떨어지면 즉시 클로자핀을 중단하고 대상자를 면밀히 모니터링해야 한다. 고령자에게 이러한 약물을 사용할 때는 특히 주의를 기울여야 한다.

상호작용

골수기능을 저하시킬 수 있는 상당한 가능성이 있는 것으로 알려진 약물은 클로자핀과 동시 투여를 피해야 한다. 비정형 항정신병제는 알코올 및 기타 중추신경계 억제제의 효과를 강화시킬 수 있다.

대상자 교육

클로자핀을 복용할 때 정기적인 혈액 검사를 받는다는 것을 알려주어야 한다. 대상자는 또한 클로자핀을 복용하는 동안 독감과 유사한 증상이 나타나면 즉시 의사의 진찰을 받는 것이 중요하다는 사실을 알고 있어야 한다. 비정형 항정신병 약물과 관련된 가능한 부작용 및 약물 상호작용에 대한 정보가 제공되어야 한다.

변비는 경미한 약물 부작용으로 간주되기도 하지만 클로자핀에서 나타날 수 있는 심각한 부작용이다. 사실 클로자핀으로 인한 변비와 관련된 몇 가지 사망사례가 있었다. 다른 심각한 결과에는 마비성 장폐색 및 독성 거대결장이 포함된다. 대상자에게 변비의 가능성에 대해 경고하고 배변습관을 모니터링해야 할 필요성에 대해 교육하고 변비를 관리하기 위한 중재를 수행하는 것이 중요하다(예 하루에 6~8잔의 물 마시기). 더 많은 중재에 대해서는 **박스 22.7**을 참조한다.

박스 22.7 항정신성 약물로 인한 변비 부작용 관리

사정:
- 규칙적인 배변
- 현재 식단, 운동
- 기타 약물

조언:
- 하루에 6~8잔의 물 마시기
- 식단에서 섬유질 섭취 증가
- 운동량 늘리기
- 필요에 따라 사용 가능한 약 복용

지연성 증상 치료에 사용되는 항파킨슨병 약물

항콜린제라고도 하는 항파킨슨병 약물은 항정신병 약물의 추체외로 부작용이나 지연성 부작용을 줄이는 데 사용된다. 중추 항콜린작용이 있는 항파킨슨병 약물은 파킨슨병, 급성 근긴장이상 및 정좌불능증(항정신병 약물을 복용하는 일부 대상자가 경험하는 지연성 증상을 구성함)과 관련된 증상을 줄이는 작용을 한다. 이들은 아세틸콜린의 작용을 억제하고 기저핵에서 콜린성 영향을 감소시켜 항정신병 약물로 인해 감소된 도파민 영향과 균형을 이루도록 돕는 것으로 추정된다. 항파킨슨병 약물, 작용 및 부작용의 예는 **표 21.5**를 참조한다.

그러나 항정신병 약물을 복용하는 많은 대상자가 추체외로 효과를 경험하지 않기 때문에 항파킨슨병 약물은 일상적으로 투여되지 않는다. 항파킨슨병 약물은 또한 원치 않는 효과를 갖고 있으며, 이러한 약물을 도취적이고 때로는 환각 효과로 의도적으로 오용하는 경우가 많다.

표 22.5 항파킨슨제: 작용 및 부작용

이름	작용	일반적인 부작용(용량 관련)
벤즈트로핀 메실산염(benztropine mesylate, Cogentine)	항히스타민제 및 진정작용, 장시간 작용	(항콜린성) 구강건조, 동공확장, 배뇨지연, 변비, 시야흐림, 오심
벤즈헥솔(Benzhexol, Artane)	특정 항콜린 작용; 각성제 특성	현기증, 환각
비페리덴(Biperiden, Atol)	항콜린 작용	다행감, 발열
오르페나드린(Orphenadrine, Norflex)	항콜린 작용	노인에서 섬망

항정신병제 사용의 특별한 이슈

세로토닌 증후군

세로토닌은 뇌의 신경세포 사이의 의사소통에 관여하는 화학물질이다. 세로토닌이 너무 적으면 우울증 발병과 관련이 있는 것으로 여겨지며, 너무 많으면 세포 활동이 과잉되어 '세로토닌 증후군'으로 알려진 잠재적으로 치명적인 증상을 유발할 수 있다. 세로토닌 증후군은 새로운 약을 복용한 후 몇 시간 이내에 발생할 수 있다. 세로토닌 대사 또는 조절경로의 모든 단계에 영향을 미치는 약물은 증후군을 유발할 수 있다. 항우울제, 특히 SSRI가 가장 관련이 있다. 세로토닌 증후군의 증상에는 혼란, 동요, 동공확장, 두통, 오심/구토, 빠른 심박수, 떨림, 근육조정 상실 및 심한 발한 등이 있다. 문제가 되는 약물의 즉각적인 중단과 치료가 중요하다. 약물을 빨리 중단하면 대부분의 상황이 저절로 해결된다. 그러나 위기가 끝날 때까지 지지적 치료가 필요하다.

인지강화제

인지강화제는 기억력을 향상시키고 에너지와 각성 수준을 높이며 집중력을 높인다. 이러한 약물은 여러 임상 조건에서 인지기능을 개선하기 위해 지난 10년 동안 광범위하게 연구되었다. 주의력 결핍 과잉행동장애와 같은 발달장애는 메틸페니데이트(methylphenidate, Ritalin)와 아토목세틴(atomoxetine, strattera)으로 치료된다. 부작용에는 체온 증가, 증가된 활동; 구강건조; 행복감; 감소된 피로, 졸음 및 식욕; 오심과 두통; 혈압 및 호흡 증가가 있다. 알츠하이머병 및 파킨슨병과 같은 신경퇴행성 장애는 일반적으로 콜린에스테라제 억제제[도네페질(donepezil, Aricept), 리바스티그민(rivastigmine, Exelon), 갈란타민(galantamine, Reminyl)] 및 메만틴(memantine, Namenda)을 표준으로 치료한다. 그러나 이것이 기억력이나 주의력을 향상시키는지 여부를 결정하는 것은 어렵다. 부작용으로는 오심 및 기타 위장장애, 언어 및 시각 기억장애 등이 있다.

필요시(prn) 항정신병제 투여

초조, 고통 또는 공격성을 신속하게 감소시켜야 할 때 정신건강의학과 입원 시설에서 종종 항정신병 약물의 prn 처방 및 투여가 발생한다. 항정신병제와 벤조디아제핀은 이러한 방식으로 사용되는 주요 약물이다. 일반적으로 대부분의 prn 약물은 입원 후 처음 며칠 동안 투여되며 저녁 근무 시간, 오후 6시 이후 및 주말에 가장 자주 투여된다. prn 투여는 대부분 정규 약물 투여 시간 및 식사시간과 일치하는 것으로 보인다.

prn 약물을 투여하는 이유에는 초조, 위협적인 행동, 과민성, 학대, 불면증, 혼란, 폭행 및 대상자의 요청이 포함된다. 환경적 영향도 제안되었다. 우셔 등(Usher, et al., 2007)의 연구에서 대상자가 보살핌을 받는 물리적, 심리적 환경이 개인의 안정감에 영향을 미치고 정신 건강에 부정적인 영향을 미쳐, 불안, 초조, 좌절을 야기하고, 궁극적으로 공격성을 유발하여 결국 prn 약물을 투여하는 것에 영향을 준다고 제안했다.

물렌과 드링크워터(Mullen & Drinkwater, 2011)는 정신건강시설이 다양한 치료선택을 제공해야 하며, 약물사용을 최소화하고 사용을 정기적으로 모니터링해야 한다고 주장한다.

prn 투여를 위해 가장 자주 처방되는 약물은 정형 항정신병 약물, 특히 할로페리돌 같은 약물이다. 벤조디아제핀은 급성 초조함과 불안한 행동을 관리하는 데 있어 정형 항정신병 약물만큼 효과적인 약물이다. 그러나 현재 실무에서는 벤조디아제핀보다 정형 항정신병 약물이 정신병적 장애의 초기 관리에 주로 사용되고 있음을 보여준다.

복약 이행도 및 일치

조현병 대상자를 효과적으로 치료하려면 대상자가 정기적으로 약을 복용해야 한다. 처방된 항정신병 약물요법에 대한 이행도는 일부 조현병 대상자에게 계속되는 문제이다. 과거에는 이 문제를 문헌에서 불순응이라고 했다. 그러나 '순응'이라는 용어는 대상자와 의료인 사이의 권력 차이뿐만 아니라 정신건강 관리에 있어서 대상자의 능동적인 참여가 아닌 수동적인 참여를 의미하므로 현재는 '이행'이라는 용어가 사용된다.

대상자가 처방대로 약을 복용하지 않는 불이행은 종종 재발 및 재입원의 원인이 된다. 복약 이행도 문제는 복잡하고 다면적이며 대상자의 의견을 거의 포함하지 않는다. 대상자가 처방된 대로 약을 복용하지 않으면 증상이 예상대로 개선되지 않을 수 있다. 이것은 의료인이 약물이 효과적이지 않다고 생각하게 하며 장기적으로 불필요한 치료 변화를 일으킬 수 있다. 그러나 처방된 대로 약물을 복용하면 기능 회복을 촉진하고 질병 관련 합병증을 예방할 수 있다.

불이행의 원인은 다음과 같은 문제와 관련이 있다.

- 약물 부작용(정형 항정신병 약물과 비정형 항정신병 약물의 다양한 부작용이 복약 이행도에 영향을 미침), 항정신병 약물이 대상자의 삶의 질에 부정적인 영향을 미칠 수 있으며 질병의 증상보다 더 큰 고통을 유발할 수 있음
- 질병인식불능증(anosognosia), 질병에 대한 통찰력과 질병과 약물복용 필요성 간의 관계에 대한 이해 부족
- 개인의 취향

조언과 달리 사람들은 때때로 약물복용을 중단하고 즉시 증상이 재발하지 않기 때문에 약물과 건강 사이의 연관성을 알지 못한다.

항정신병 약물의 낮은 복약 이행도를 극복하기 위해 몇 가지 전략이 연구되었다. 간호사와 대상자 사이의 우호적인 관계가 복약 이행도를 높이는 데 필수적이다. 복약 이행을 돕는 다른 유용한 전략에는 약물 및 부작용에 대한 교육, 약물 디스펜서 제공, 빈번한 후속 조치 및 지원, 동기부여 상담 등이 있다. 어떤 전략도 그 자체로는 충분하지 않은 것으로 보이며, 복약 이행에 대한 다차원적인 접근방식이 실제로 가장 좋을 수 있다.

'일치(Concordance)'는 의약품 계획 및 선택에 관해 대상자와 임상의 간의 합의를 나타내는 데 사용되는 용어이다. 일치의 주요 측면은 유연하게 협력하고, 상태 및 약물 계획에 대한 대상자의 신념을 이해하

박스 22.8 복약 이행을 돕기 위한 중재

- 대상자에 대해 잘 알아본다
- 대상자가 약이 처방된 이유를 이해하도록 돕는다.
- 약물 및 약물의 지속적인 복용과 관련된 결정에 대해 이야기하는 데 시간을 할애한다.
- 경험하고 있는 부작용에 대해 질문하고 가능한 경우 부작용을 관리하기 위한 전략을 제공한다.
- 대상자가 약과 관련된 문제를 의사나 간호사와 논의할 수 있도록 돕는다.
- 약품 정리를 돕기 위해 디스펜서를 제공한다.
- 가족이나 중요한 사람을 위한 교육 세션을 제공한다.

고, 공유된 의사결정으로 합의된 목표를 향해 함께 하는 것이다.

중단증후군

중단증후군은 항우울제 또는 항정신병 약물 중 하나를 바꾸거나 빠르게 중단할 때 발생할 수 있다. 금단증후군의 흔한 증상은 현기증, 감각이상, 무감각, 전기충격과 같은 감각, 혼수, 두통, 떨림, 오심, 발한, 식욕부진, 불면증, 악몽, 구토, 설사, 콧물, 과민성, 불안, 안절부절못함, 동요 및 가라앉는 기분 및 클로자핀 금단과 관련된 고열이 있다. 속발성 정신증(rapid-onset psychosis) ('과민성 정신증'이라고도 함)은 일부 중단 사례에서 발생한다. 항정신병 약물의 갑작스러운 중단은 질병의 재발뿐만 아니라 신경이완제 악성증후군(NMS) 및 금단긴장증(withdrawal catatonia)을 포함하여 드물지만 잠재적으로 생명을 위협하는 사건과 관련이 있다. **사례연구 22.1**은 NMS로 이어지는 중단 사례를 보여주고, 정신간호사가 이와 관련된 교육을 받는 것과 향정신성 약물 중단의 결과로 발생할 수 있는 신체상태를 인식하는 것이 중요함을 보여준다.

중단증후군이 발생하는 정확한 이유는 불분명하지만 콜린성 및 도파민성 차단 및 후속 반동과 관련

박스 22.9 중단증후군을 예방하고 관리하는 방법

- 약물을 바꾸거나 중단할 때는 서서히 용량을 줄인다.
- 중단을 계획하고 면밀히 모니터링한다.
- 불면증에 수면제를 처방한다.
- 다른 증상에 대해 항불안제를 처방한다

이 있는 것으로 생각된다. 중단증후군을 피하기 위해 정신간호사는 대상자를 교육하고 모니터링하는 중요한 역할을 한다. 교육의 중요한 원칙은 점진적으로 약물을 중단하거나 약물을 전환하는 것이다. 중단증후군의 발생을 최소화하는 더 많은 방법은 **박스 22.9**를 참조한다.

항정신병제와 관련된 심혈관계 위험

정신질환은 사망위험 증가와 관련이 있으며, 가장 일반적으로 심혈관질환과 관련이 있다. 또한 심한 흡연보다 기대수명의 감소를 일으키는 여러 질환이 정신질환자의 심혈관질환의 위험성을 2~3배 높인다. 여러 향정신성 약물은 특히 기저질환이 있는 개인에서 염전성 심실빈맥(torsades de Pointes)과 같은 치명적인 부정맥을 일으킬 수 있는 심전도상 QT 간격의 연장이 있을 수 있다. 흔하지 않은 심실성 빈맥인 염전성 심실빈맥은 QT 연장과 관련되어 돌연사를 유발할 수 있다.

임상의는 향정신성 약물로 치료하기 전이나 약물 용량을 올리기 전에 위험성이 있다고 생각되는 대상자의 심혈관상태를 사정해야 한다. 특히 심전도(electrocardiography, ECG) 모니터링을 하고, 대상자의 다른 약물(일부 항생제 및 메타돈과 같은 다른 약물은 QT 간격을 연장할 수 있음)이 QT 간격을 연장시키는 위험성이 있는지에 대한 세심한 분석이 필요하다. 의료팀의 다른 구성원과의 협력을 통해 최적의 의료 및 정신건강 치료를 가능케 하는 간단한 해결책을

사례연구 22.1

신경이완제 악성 증후군으로 이어지는 약물복용 중단

편집성 조현병 진단을 받은 40대 남성이 응급실을 찾았다. 그는 최근 8년 동안 복용해 온 항정신병 약물 및 항우울제(매일 클로자핀 225mg 및 벤라팍신 XL 225mg)를 중단했다고 보고했다. 당시 그는 당황하여 땀을 흘리고 몸을 떨며 간호사에게 '환청/목소리'가 들린다고 말했다. 사정 결과 WBC 수는 20,600/mL (20,600 mm3), CPK 17361U, 체온 37.7°C, 맥박 80~122회/분, 호흡 18~40회/분이었다. 그는 클로자핀과 벤라팍신의 콜린성 반동의 결과로 NMS 진단을 받았다. 즉시 정신건강의학과 병동으로 이송되었고 치료에는 매일 정기적인 경구 디아제팜 20mg이 처방과 필요에 따라 로라제팜 4mg이 포함되어 있다. 그의 정신적·육체적 상태는 다음 2주 동안 점차 개선되었다. 그 후 그는 클로자핀과 벤라팍신을 점차적으로 다시 시작했고 그의 정신 상태는 개선되었다.

출처: Kurien, R., Vattakatuchery, J. J., 2013

찾을 수 있다.

이 문제와 관련된 약물에는 시탈로프람(citalopram, Celexa) 및 에스시탈로프람(escitalopram, Lexapro)과 같은 항우울제와 티오리다진(thioridazine; 가장 큰 QT 연장 원인), 지프라시돈(ziprasidone, Zyprexa), 할로페리돌(haloperidol, Haldol; 특히 정맥주입 약물) 및 일로페리돈(iloperidone, Fanapt)을 포함한 항정신병 약물이 포함된다.

대상자 교육

항정신병 약물은 정신질환을 앓고 있는 대상자에게 도움이 될 수 있지만 대상자가 항상 지시대로 약물을 복용하지는 않는다. 복약 이행도는 급성기 서비스(acute care services)의 사용 감소 및 지역사회 서비스 참여 증가와 관련이 있다. 그러나 복약 이행도는 대상자의 주요 문제로 확인되었다. 하펠 등(Happell, et al., 2004)에 의해 수행된 질적 연구에 따르면, 대상자는 항정신병 약물처방의 이유와 부작용에 대한 전반적인 이해 부족을 보고했다. 처방된 약을 복용해야 할 필요성에 대한 교육은 간호사의 중요한 역할로 확인되었다. 그러나 간호사는 자신이 다른 사람에게 항정신성 약물에 대해 교육할 준비가 제대로 되어 있지 않다고 보고하였으며, 많은 사람이 이러한 약물에 대한 지식 부족에 대해 우려를 표명한다. 복약 이행도 향상을 위한 중요한 전략으로 약물교육이 제안되었지만 교육만으로 항상 효과적인 것은 아니다. 항정신성 약물의 이행도를 향상시키기 위해 고안된 교육 프로그램은 약물복용의 행동적 측면이나 동기부여 접근, 가족치료, 심리치료 또는 상담과 결합될 때 더 효과적이다. 불이행 및 간호의 예는 **사례연구 22.2** 및 **22.3**을 참조한다.

비판적 사고 과제 22.1

1. 부정(denial)은 의식적인 수준에서 대처할 수 없는 문제에 직면했을 때 일반적으로 사용되는 방어기전이다. 만성 정신질환의 진단과 관련하여 슬픔과 상실의 한 요소로서의 부정의 개념에 대해 논의해 본다. 부정의 개념은 통찰력의 개념과 어떻게 다른가? 사례연구 22.2의 파트 A에서 간호사는 대처기전으로서 부정의 중요성을 인식하면서 T의 불이행을 어떻게 관리할 수 있는가?
2. T의 편집증, 교육 및 이해 부족, 원치 않는 약물 부작용과 같이 T의 불이행에 기여하는 다른 요인을 해결하기 위한 관련 전략을 탐색해 본다.

사례연구 22.2

항정신성 약물 복약 불이행(Part A)

T는 5년 전에 편집성 조현병으로 처음 진단을 받았다. 그의 증상은 처방된 약물에 대한 열악한 이행도와 대마초 '자가투약'으로 인해 악화되었다. 대마초 사용이 그를 더 편집증적으로 만들었다는 것이 객관적으로 분명함에도 불구하고 T는 그것이 긴장을 푸는 데 도움이 된다고 느꼈고, 대마초로 인한 피해를 최소화하거나 중단하는 것과 관련된 교육을 거부했다.

T에게 처방된 약을 준수하는 데 가장 큰 장애물은 부정이었다. 그는 진단을 받아들이지 않았다. 결과적으로 그는 치료를 받아들이지 않았다. 조현병 진단이 그에게 상실감을 유발할 수 있다는 점(예 정상성, 독립 수준의 변화, 삶의 목표 재평가, 수용 감소)을 인정한다면, 그 부정을 슬픔의 구성요소로 이해할 수 있을 것이다. T는 분명히 다른 고전적인 슬픔 단계, 특히 분노(자신을 치료하는 정신과 의사에게)와 협상[데포 약물(장기지속형 주사제) 투여 연기 또는 취소에 대해 지역사회 사례 관리자에게]이 가장 두드러지게 나타났다.

T의 불이행에 기여한 다른 요인은 질병 자체-편집증은 임상의와의 신뢰 및 라포 형성을 방해함-질병 및 치료에 대한 교육/이해 부족, 그리고 처방된 약의 부작용이었다.

비판적 사고 과제 22.2

1. 사례 연구 22.3의 파트 B에서 T는 비정형 항정신병 약물에 대한 시험 처방을 받았다. 이 약물 그룹은 일반적인 항정신병 약물과 어떻게 다른가? 정형 및 비정형 항정신병 약물 그룹의 장점과 단점을 확인하시오.
2. 추체외로 부작용의 발생률은 사용하는 특정 항정신병 약물에 따라 다르다. 다양한 추체외로 부작용을 확인하고 가장 효과적인 관리 방법을 알아보시오.
3. T는 클로자핀(clozapine, Clozaril)을 시험 처방받았다. 이 약을 사용할 때의 장점과 단점은 무엇인가? 클로자핀이 정신병 대상자에게 가장 우선 처방되는 약물이 아닌 이유는 무엇인가?
4. 대마초는 일반적으로 정신질환이 있는 대상자가 사용한다. 그 이유는 무엇인가? '자가투약(self-medication)'이라는 용어는 무엇을 의미하는가? 정신증이 있을 때 대마초의 효과를 살펴보시오.
5. T의 불이행에 사용된 관리계획의 전략을 비판적으로 분석하시오. 자신의 생각에 그 계획은 성공적인가? 그렇다면(혹은 아니라면) 그 이유를 설명하시오.

협력 처방

처방의 전통적인 역할이 변화하고 있다. 정신건강 실무도 다르지 않다. 서로 다른 분야의 여러 의료전문가가 대상자, 가족 및 기타 사람들과 협력하여 다양한 환경에서 최고 품질의 의료 서비스를 제공하려고 할 때 협력적 실무가 가능하다. 협력적 실무는 대상자 결과(outcome)에 긍정적인 영향을 미친다. 그것은 대상자가 충분한 정보에 입각한 결정을 할 수 있도록 지원하기 위해 정신건강서비스 제공의 모든 측면에서 대상자를 참여시키는 원칙에 기초한다.

항정신성 약물사용의 사전동의 및 윤리

자신의 치료법을 결정할 대상자의 권리는 개인의 자율성과 안녕에 대한 선의와 존중이라는 근본적인 가치에 기반한다. 타당한 사전동의는 개인이 동의할 수 있는 능력이 있고, 동의를 위한 적절한 정보를 받았으며, 자발적으로 자유롭게 동의한 것을 말한다. 연령, 장애, 외모, 행동, 의학적 상태(정신상태 포함),

신념 또는 명백한 의사소통 능력에 근거하여 동의할 능력이 없거나 대상자가 동의하지 않는다고 가정하는 것만으로는 충분하지 않다. 자신의 의사를 충분히 표현할 수 있는 사람은 치료에 동의할 권리가 있다. 때때로 가족과 돌봄제공자를 포함한 대리 의사결정자는 개인이 결정을 내릴 수 있는 능력이 부족하다고 간주될 때 대신하여 동의할 수 있다. 그러나 항정신성 약물에 대한 사전동의는 매우 어려울 수 있다. 대상자의 정신질환은 대상자가 치료에 관해 합리적 결정을 어렵게 만들 수 있으며, 임상의는 약물사용을 지속해야 할 필요성에 대해 적절한 결정을 내리는 대상자의 능력에 의구심을 가질 수 있다. 이는 의료인에게 강제적이거나 은밀한 약물투여 문제를 유발할 수 있다. 대상자에게 약물복용 외에는 선택의 여지가 없다고 느끼게 하거나 은밀하게(대상자가 약물을 투여받고 있다는 사실을 숨기면서) 약물을 투여하는 것은 개인의 자율권을 침해하기 때문에 완전히 비윤리적이다. 다만 대상자의 의사결정 능력이 부족하다고 판단되는 경우에는 그 치료가 대상자에게 최선이라고 판단되는 한 자율성의 원칙에 위배되지 않는다. 따라서 임상의는 대상자가 특히 응급상황에서 긴급한 문제로 치료에 동의하거나 거부할 수 있는 능력이 있는지 평가하는 것이 중요하다.

데포 또는 항정신병 약물 장기 지속형 주사제

1960년대에 도입된 데포(Depot) 또는 지속형 주사

사례연구 22.3

향정신성 약물 복약 불이행(Part B)

T의 불이행에 기여하는 요인을 해결하기 위한 관리 계획이 만들어졌다. T의 외래진료는 사례관리자 역할의 임상간호사에게 배정되었다. 이 간호사는 처방된 약물을 관리하고 모니터링했으며 T와 치료적 동맹을 구축하기 위해 노력했다. T가 입원했을 때, 진단의 첫 3년 동안 자주 발생했던 것처럼, 정신건강의학과 병동의 간호사가 배정되어 사례관리자와 협력하여 치료의 연속성을 제공하고 T가 사례관리자와 라포를 형성할 수 있도록 했다.

시간이 지남에 따라 T는 그의 진단 및 치료 선택사항에 대한 교육의 기회를 제공한 두 명의 간호사와 라포를 맺기 시작했다. 이후 T는 치료팀 전체를 더 수용하게 되었고 치료 중인 정신과 의사와 약물 문제에 대해 자유롭게 논의했다.

T의 수용도가 높아짐에 따라 약물 선택사항은 더 이상 장기지속형 주사에 국한되지 않고 경구약물이 시험 처방되었다. T는 정형 항정신병 약물에 매우 민감했으며 치료용량 미만에서 추체외로 부작용이 발생했다. 다른 비정형 항정신병 약물의 시험에서도 증상이 잘 조절되지 않고 체중이 현저하게 증가하는 문제가 있었다. 12개월 전에 클로자핀 시험이 시작되었다. 450mg 야간 투여로 용량을 안정화하는 데 4개월이 걸렸다. 그렇게 함으로써 T의 정신상태도 안정되었다. 그는 자신의 상태와 치료에 대한 상당한 통찰력과 좋은 수용도를 발전시켰다.

9개월 후, 치료팀의 격려로 T는 대마초 중단에 참여했다. T는 그 이후로 대마초를 두 번만 사용했다고 말했다. 소변 샘플을 통해 객관적으로 확인되지 않았지만 그의 사례관리자는 증상 조절과 일상생활 및 사회적 상호작용 활동을 수행하려는 동기가 더 개선되었다고 언급했다.

T는 현재 8개월 이상 지나는 동안 정신건강의학과 병동에 입원할 필요가 없는 상태이다. 그가 새해까지 안정을 유지한다면 그의 사례관리자는 T의 일자리를 찾는 것을 도우려 한다.

제인 항정신병 제제는 경구 복약 이행도에 문제가 있는 경우, 대상자가 경구로 약물을 복용할 수 없는 경우, 장흡수가 의심되는 경우 또는 우발적 과용의 가능성이 있는 경우에 유용하다. 중요한 것은 이 전략이 보다 일관된 치료 선택사항을 제공한다는 것이다. 대상자가 이러한 형태의 치료를 선호하는 경우도 있다. 주로 유성 베이스에 용해된 데카노에이트 에스테르(decanoate esters)에서 생산되는데, 지속성 주사제 형태의 항정신병 약물은 조현병 및 기타 정신 건강 문제가 있는 사람들의 최대 33%에게 처방된다. 정신간호사는 주사 가능한 항정신병 약물투여에 일반적으로 가장 책임이 크다. 이들은 입원시설과 지역사회 환경 모두에서 제공될 수 있다. 심부 근육주사로 투여하면 약물이 탈에스테르화되어 활성 약물이 방출되고 순환계로 천천히 확산된다. 주사는 일반적으로 2~4주마다 제공되며(표 22.6), 약물 방출은 데포 약물로 간주되기 위해 최소 1주 동안 지속되어야 한다. 데포 주사는 주사할 용량이 많으므로 z-트랙 기술을 사용하여 대근육에 주사해야 한다.

이 전략은 복약 이행도 문제를 관리하는 한 가지 방법이지만, 강력한 간호사-대상자 관계는 복약 이행도를 높이는 데 도움이 될 수 있으며, 대상자는 가

사례연구 22.4

향정신성 약물에 대한 동의와 관련된 윤리적 문제

간호사인 J는 약 카트를 밀고 네 명의 대상자가 있는 곳으로 들어가서 약물 제공을 시작한다.

그녀는 긴팔 잠옷을 입고 누워 있는 대상자 A에게 다가간다. 약물을 주사기에 준비하고 침대에 앉아 소매를 걷어 올리고 주사부위를 노출한 A에게 다가가 J는 아무 말도 하지 않고 주사를 놓는다.

J는 10세 대상자 B에게 이동한다. B는 마취제 때문에 몽롱한 상태이다. J가 알약을 먹으라고 요청하자 약을 삼켰다.

J는 대상자 C로 이동하여 알약을 넘겨준다. 대상자는 약의 작용과 용도를 묻는다. J는 모른다고 대답하고 "의사가 지시한 것이므로 복용하는 것이 좋습니다."라고 말한다.

그런 다음 J는 대상자 D에게 이동하고 D에게 약을 건네주니 대상자가 "먹고 싶지 않아요."라고 말한다. J는 "약을 안 드시면 저녁식사는 없어요."라고 대답한다. D는 마지못해 알약을 먹는다.

네 명의 대상자에 대한 동의:

A. 동의는 명시적이거나 묵시적일 수 있다. 예를 들어 소매를 걷어 올리는 것은 묵시적 동의를 제공하는 행위이다.
B. 두 가지 이유로 동의하지 않았다. 첫째, 대상자가 미성년자(18세 미만)이기 때문에 법적 능력이 없다. 둘째, 마취로 인해 결정을 내릴 수 있는 정신적 능력이 없다.
C. 사전동의가 필요하다. C는 정보에 입각한 결정을 내리는 데 필요한 정보가 제공되지 않았다.
D. 동의는 위협, 유인 또는 강요없이 자유롭게 제공되어야 한다. 식사를 보류하겠다고 위협하는 것은 D의 '자유의지'를 무시한다.

유효한 동의의 네 가지 요소를 기억한다. 약을 복용하기 위해 대상자는 다음을 갖추어야 한다.

1. 법적 능력/지적 능력(나이 및 인지 능력)
2. 자발적으로 동의한 경우
3. 동의가 문제의 약물에 적용 여부
4. 결정을 내리는 과정에서 대상자가 충분한 정보를 받았다는 것

표 22.6 장기 지속형 주사제(데포 약물)

약물	상품명	시험용량	용량범위	주사간격	비고
1세대 항정신병 약물					
플루펜틱솔 데카노에이트 (Flupenthixol decanoate)	데픽솔 (Depixol)	5~20mg 주사	일반적인 용량범위 20~40mg 매 2~4주 >100mg의 고용량은 치료 저항성에 사용	2~4주마다	
할로페리돌 데카노에이트 (Haloperidol decanoate)	할돌(Haldol)	25mg 주사로 제안함	50~300mg	2~4주마다	추체외로 부작용의 높은 유병률
주클로펜틱솔 데카노에이트 (Zuclopenthixol decanoate)	크로픽솔 (Clopixol)	100mg 주사	200~400mg 치료 저항성을 위해 더 높은 용량이 사용됨	2~4주마다 빈도는 증가할 수 있음	추체외로 부작용의 높은 유병률
2세대 항정신병 약물					
아리피프라졸 모노하이드레이트 (Aripiprazole monohydrate)	아빌리파이 메인테나 (Abilify Maintena)	경구 아리피프라졸 사용으로 내약성 확립	300~400mg	일반적으로 매 4주마다, 최소 26일	경구 아리피프라졸 2주간 중복 복용 필요
올란자핀 파모산염 (Olanzapine pamoate)	자이프렉사 렐프레브 (Zyprexa Relprevv)	경구 올란자핀과 내약성 확립	150~300mg 격주로, 매달 405mg까지	2~4주마다	주사 후 증후군의 위험, 투여 후 최소 2시간 동안 모니터링 필요
팔리페리돈 팔미테이트 (Paliperidone palmitate)	인베가 서스티나 (Invega Sustenna)	경구 팔리페리돈 또는 경구 리스페리돈으로 내약성 확립	25~150mg	매달 (용량 로딩 후)	부하 용량 일정: 치료 시작 시, 2회 주사는 8일 째
팔리페리돈 팔미테이트 (Paliperidone palmitate)	인베가 트린자 (Invega Trinza)	팔리페리돈 인베가 치료 4개월 후에만 시작	175~525mg	3개월마다	모든 지속형 주사제 중 최장 주사간격
리스페리돈(Risperidone)	리스페달 콘스타 (Risperdal Consta)	즉시 효과를 나타내는 경구용 리스페리돈으로 내약성 확립	25~50mg	2주마다	작용 지연으로 인해 시작 시 경구투여와 중복되어야 함

능한 한 처방된 약의 투여경로를 선택하는 데 참여할 권리가 있음을 기억하는 것이 중요하다. 한 연구는 데포 또는 장기 지속형 항정신병 약물투여와 관련하여 정신간호사가 경험하는 윤리적 문제를 조사했다. 연구 결과에 따르면 정신간호사는 때로는 강요에 가깝다고 생각하지만 치료적 관계를 보호해야 할 필요성을 인식하고, 대상자에게 최선의 이익이 된다고 믿는 일을 하려는 욕구로 인해 갈등을 겪는 것으로 나타났다. 불행히도, 여러 연구에 따르면 지역사회 간호사들이 데포 주사를 투여할 때 대상자와 보내는 시간이 거의 없었다.

급성 초조에 대한 약물

폭력과 공격성으로 확대될 수 있는 급성 초조는 내부요인(예 성격 특성 및 극심한 정신적 고통)과 외부

요인(예 주변 직원 및 서비스 사용자의 태도 및 행동, 물리적 환경 및 개인의 자유를 제한하는 모든 제한의 조합)에 따라 다르게 나타난다. 급성 초조는 정신건강의학과 병동에서 정신과 집중치료실에 이르기까지 다양한 상황에서 발생할 수 있으며 반드시 정신질환이나 장애와 관련이 있는 것은 아니다. 초조 관리를 위한 초기 접근은 정신·사회적이어야 한다. 그러나 정신사회적 중재가 성공적이지 않을 경우, 본인이나 직원, 가족/돌봄제공자 및 기타 대상자를 포함한 타인에게 피해가 발생하는 것을 방지하기 위해 약물이 필요할 수 있다.

급성 초조를 위한 약물은 일반적으로 근본적인 원인을 치료하는 것과 달리 불안 완화 및 진정효과를 목표로 한다. 1차 중재는 부작용이 적고 과도한 편도체 활성화로 인한 감정반응을 조절하는 효능 때문에 벤조디아제핀과 함께 경구약물을 제공하는 것이어야 한다. 항정신병 약물은 1세대 약물(예 할로페리돌 및 드로페리돌) 및 2세대 약물(예 올란자핀)과의 강력한 히스타민 결합(진정 유발) 뿐만 아니라 D_2 차단의 신경 이완효과로 인해 초조한 행동을 관리하는 데 매우 효과적이다. 항정신병 약물은 초조가 정신병적 과정과 관련되어 있을 때 근본적인 정신병적 증상을 치료하는 데 도움이 될 수 있다. 그림 22.1은 다양한 상황에서의 약물 선택에 대한 개요를 보여준다.

특수 집단의 향정신성 약물 사용

임산부 및 수유부

임신 중이거나 모유수유 중인 여성을 관리하는 것은 정신간호사에게 중요한 도전과제이다. 임신과

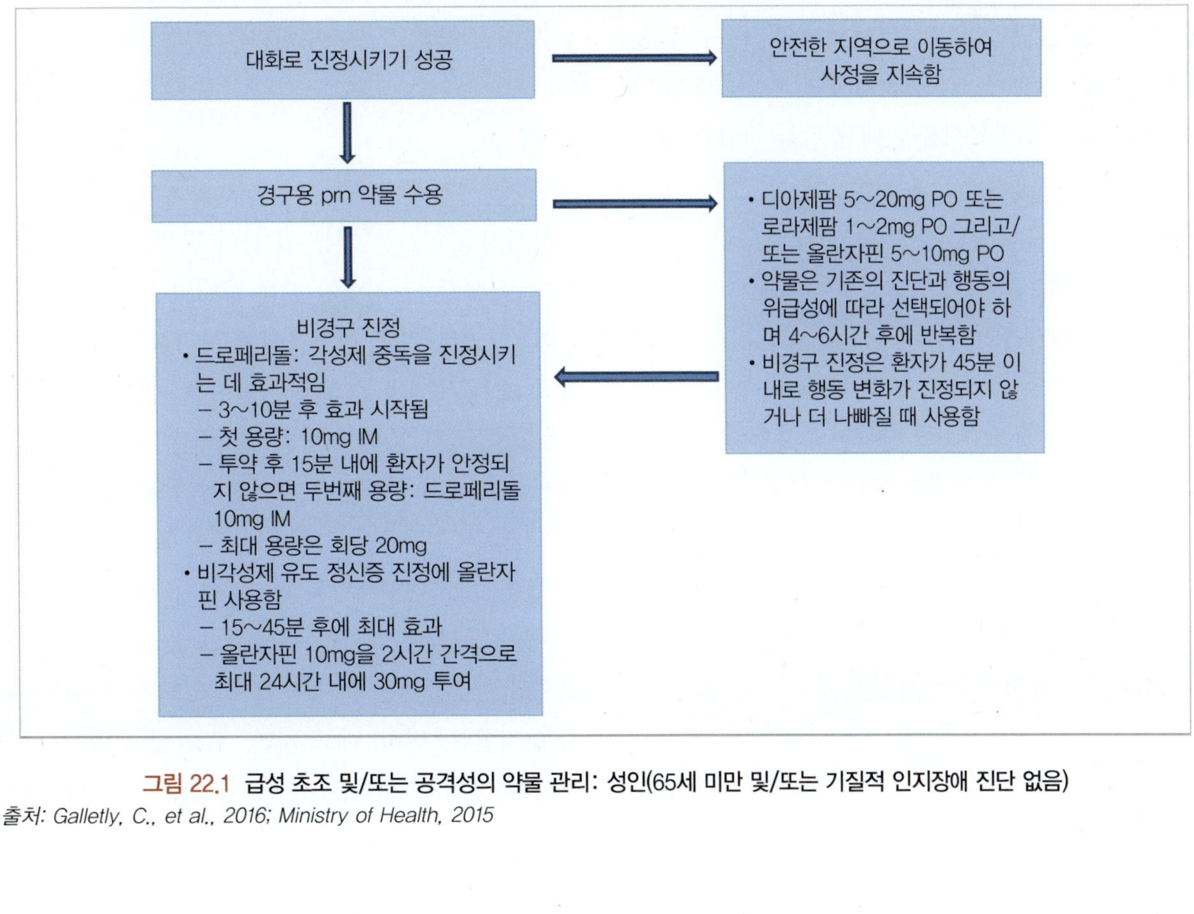

그림 22.1 급성 초조 및/또는 공격성의 약물 관리: 성인(65세 미만 및/또는 기질적 인지장애 진단 없음)
출처: Galletly, C., et al., 2016; Ministry of Health, 2015

모유수유 중에 필요한 경우 항정신성 약물의 처방과 투여는 태아나 신생아에게 많은 위험을 초래한다. 항정신병 약물, 특히 비정형 항정신병 약물은 임신 중 또는 산후기간에 정신질환을 경험하는 여성에게 일반적으로 처방되는데, 임신 중에 안전하다는 것이 입증되지 않았기 때문에 임신 중 사용은 무작위 임상시험의 근거를 기반으로 하지 않는다. 그러나 산전 심리적 고통은 조산, 저체중, 작은 머리둘레 및 신생아의 낮은 기능과 관련이 있는 것으로 알려져 있기 때문에 임신 중 치료되지 않은 정신장애의 결과는 약물에 대한 산전 노출의 위험과 비교되어야 한다.

여러 항정신성 약물은 임신 초기에 기형 유발의 원인이 될 뿐만 아니라 임신 후기 신생아에게 부작용이 있을 수 있는 것으로 알려져 있다. 대부분의 항우울제는 임신 중에 안전한 것으로 보인다. 그러나 항우울제와 리튬은 모유로 소량 배출되기 때문에 모유수유를 선택한 산모의 아기는 특히 출생 후 처음 몇 주 동안 면밀히 모니터링해야 한다. 우셔 등(Usher, et al., 2005)은 임신 중이거나 모유수유 중인 여성의 항정신성 약물사용에 대해 다음 지침을 제안했다.

- 데포 주사를 포함한 항정신병 약물은 임신 초기에는 피해야 한다.
- 비정형 약물을 사용하는 여성은 임신이 진단되는 즉시 정형 항정신병 약물로 변경해야 한다.
- 임산부와 수유부에게는 가능한 한 가장 낮은 용량을 처방해야 한다.
- 수유 중인 여성은 데포 주사를 피해야 한다.
- 만삭으로 태어난 신생아만 모유를 통해 약물을 섭취할 가능성에 노출되어야 한다.

아동 및 청소년

항정신성 약물은 수십 년 동안 아동과 청소년에게 사용되어 왔지만 이들에 대한 약물의 사용은 주의 깊게 모니터링되어야 한다. 2세대 약물은 아동과 청소년의 다양한 상태를 치료하는 데 사용된다. 2세대 항정신병 약물 및 기타 항정신성 약물은 자폐증, 아스퍼거증후군, 뚜렛증후군 및 틱장애와 같은 수많은 상태를 관리하는 데 사용되지만, 비약리학적 치료법이 선호된다. 그러나 약물을 사용하는 경우 비정형 항정신병제가 소아 및 청소년에서 부작용이 덜하기 때문에 일반적으로 선택된다. 항우울제는 이 그룹에서 극도로 주의해서 처방되어야 한다. 왜냐하면 고용량의 삼환계 약물이 심장 독성 및 발작을 일으키는데, 특히 아동이 취약하기 때문이다. 수백 밀리그램의 삼환계 약물을 우발적이거나 고의적으로 과량 투여한 아동의 사망이 보고된 바가 있다. 따라서 간호사는 항정신성 약물을 처방받은 아동을 돌보는 경우 특히 주의를 기울여야 한다.

노인

항정신성 약물은 기분 및 불안 장애, 양극성 정동장애, 우울증 및 치매와 같은 상태의 노인에게 처방된다. 그러나 고령 대상자에게 항정신성 약물을 처방할 때는 특별한 주의를 기울여야 한다. 일반적으로 노인, 특히 70세 이상의 사람들은 약물 대사 및 배설이 느려지기 때문에 항정신성 약물사용으로 인해 더 많은 부작용을 경험하는 것으로 간주된다. 예를 들어, 벤조디아제핀은 현기증을 유발할 가능성이 더 높아 낙상 및 심각한 부상을 초래할 수 있다. 고령자의 항우울제는 문제가 될 수 있으며 현기증, 체위성 저혈압, 변비, 배뇨 지연, 부종 및 떨림을 유발할 가능성이 더 높다. 노인의 항정신성 약물처방이 섬망과 같은 인지 장애와 관련이 있다는 근거도 있다. 정신간호사는 이러한 약물이 고령의 대상자에게 사용될 때 발생할 수 있는 특별한 문제를 인식하고 부작용을 모니터링하는 데 주의를 기울이는 것이 중요하다. 다약제는 이 그룹에 심각한 결과를 초래할 수 있으므로 가능한 한 피해야 한다. 고령자는 젊은 사람보다 더 많은 약을 복용하는 것으로 알려져 있으며, 한 가지 이상의 약을 복용하는 경우가 많다.

항정신성 의약품 사용은 치매 대상자에게 일반적이다. 그러나 치매 대상자에게 향정신성 의약품 사용이 일반적이라고 알려져 있음에도 불구하고, 이 약물들이 치매와 관련된 행동 및 심리적 증상을 관리하는 데 사실상 거의 사용되지 않는 것으로 보고되었다.

단원 요약

이 장에서는 prn 향정신성 약물의 사용, 처방된 약물의 복약 이행도 및 특수집단에서의 사용을 포함하여 정신약리학 관련 문제에 대한 개요를 제시했다. 보다 나은 의료인으로서 정신 간호사가 네 가지 주요 향정신성 약물 그룹(항불안제, 항우울제, 기분안정제 및 항정신병제)과 관련된 뚜렷한 약물 적응증, 상호작용, 부작용 및 예방조치에 대한 지식과 이해를 갖추고 있어야 한다. 정신간호사는 정신약리학 및 관련 문제에 대한 실무지식이 있어야 한다. 이러한 약물을 투여하는 것은 중요한 간호중재이기 때문이다. 제공된 정보는 연구에 입각한 치료결정을 내리고 성공적인 대상자 사정 및 교육에 참여할 수 있도록 정신간호사를 준비하는 데 도움이 될 것이다. 또한 간호사가 향정신성 약물의 부작용을 감지하고 관리하는 데 도움이 될 것이다. 그중 상당수는 해롭거나 심지어 생명을 위협할 수도 있다.

수업참여를 위한 연습

1. 소그룹에서 정신간호사가 향정신성 약물을 투여할 때 고려해야 할 법적, 윤리적 문제에 대해 토론해본다. 특히 비상 상황에서의 동의와 관련된 문제를 고려한다.
2. 소그룹에서 복약 준수와 관련된 중요한 문제가 무엇이라고 생각하는지 간략하게 설명해본다. 당신의 신념은 대상자의 신념과 어떻게 다를까? 당신이 발견한 사항에 대해 대그룹에서 토론해본다.
3. 소그룹에서 다음 질문에 대해 토론하고 답한다.
   - 대상자가 독성 수준의 약물을 처방받아 투여 받고 있다고 생각되는 상황을 어떻게 관리할 것인지 논의한다.
   - 다약제가 항정신병 약물을 복용하는 사람들과 노인과 같은 취약집단 구성원에게 어떻게 문제가 될 수 있는지 설명한다.
   - 삼환계 약물과다의 징후를 설명하고 그러한 결과의 위험이 높은 사람들을 나열한다.
   - 항경련제는 양극성 장애가 있는 사람들의 관리에 사용된다. 이러한 약물의 작용을 설명하고 잠재적인 부작용을 나열한다.
   - 리튬은 일반적으로 기분 안정제로 사용된다. 이 약을 복용하는 사람들에게 정기적인 혈액 검사를 받는 것이 중요한 이유를 설명하고 리튬 독성의 치료 범위와 징후를 설명한다.
   - 향정신성 약물을 복용하는 대상자와 협력할 때 중요한 신체적 문제에 대해 논의한다.

● 유용한 웹사이트

AIMS tool. http://www.cqaimh.org/pdf/tool_aims.pdf

Australian Prescriber – useful information on drugs. https://www.nps.org.au/australian-prescriber/

Glasgow Antipsychotic Side-effect Scale (GASS). https://mypsych.nhsggc.org.uk/my-psych-placement/tools/glasgow-antipsychotic-side-effect-scale-gass/

Healthline – drug interactions. https://www.healthline.com/health/what-is-a-psychotropic-drug#drug-interactions

Medsafe (New Zealand Medicines and Medical Devices Safety Authority). https://www.medsafe.govt.nz/

National Prescribing Authority (Australia). https://www.nps.org.au/

Pharmaceutical Management Agency of New Zealand (PHARMAC). https://www.pharmac.govt.nz/

약학정보원 https://www.health.kr/searchDrug/search_detail.asp

KIMS 의약정보센터 https://www.kimsonline.co.kr/

약물상호작용 검토 https://reference.medscape.com/drug-interactionchecker

● 참고문헌

Allison, D. B., Mentore, J. L., Heo, M., et al. Antipsychotic-induced weight gain: a comprehensive research synthesis. Am. J. Psychiatry. 1999; 156(11):1686–1696.

Alveres, G., Quintana, D., Hickie, I., et al. Autonimic nervous system dysfunction in psychiatric disorders and the impact of psychotropic medications: a systematic review and meta-synthesis. J. Psychiatry Neurosci.. 2016; 41(2):89–104.

Ascher-Svanum, H., Zhu, B., Faries, D. E., et al. Medication adherence levels and differential use of mental health services in the treatment of schizophrenia. BMC Res. Notes. 2009; 2:6.

Australian Drug Foundation. Cognitive enhancers (smart drugs). Available: adf.org.au/subscribe, 2014.

Bandelow, B., Sher, L., Bunevicius, R., et al. Guidelines for the pharmacological treatment of anxiety disorders, obsessive-compulsive disorder and posttraumatic stress disorder in primary care. Int. J. Psychiatry Clin. Pract.. 2012; 16:77–84.

Barnes, T. R.E., Shingleton-Smith, A., Paton, C., Antipsychotic long-acting injections: prescribing practice in the UK. Br. J. Psychiatry 195 52 2009:S37–S42. doi:10.1192/bjp.195.52.s37

Beach, S., Celano, C., Sugrue, A., et al. QT prolongation, Torsades de Pointes, and psychotropic medications: a 5-year update. Psychosomatics. 2018; 59(2):105–122.

Bogan, D. L., Sit, D., Genovese, A., et al. Three cases of lithium exposure and exclusive breastfeeding. Arch. Womens Ment. Health. 2012; 15(1):69–72.

Brown, E., Gray, R. Tackling medication non-adherence in severe mental illness: where are we going wrong? J. Psychiatr. Ment. Health Nurs.. 2015; 22:192–198.

Brown, I., Stride, C., Psarou, A., et al. Management of obesity in primary care: nurses' practices, beliefs and attitudes. J. Adv. Nurs.. 2007; 59:329–341.

Cerovecki, A., Musil, R., Klimke, A., et al. Withdrawal symptoms and rebound syndromes associated with switching and discontinuing atypical antipsychotics: theoretical background and practical recommendations. CNS Drugs. 2013; 27:545–572.

Chong, W., Aslani, P., Chen, T. Multiple perspectives on shared decision-making and interprofessional collaboration in mental healthcare. J. Interprof. Care. 2013; 27:223–230.

Clyne, W., Mshelia, C., Hall, S., et al. Management of patient adherence to medications: protocol for an online survey of doctors, pharmacists and nurses in Europe. BMJ Open. 2011; 1:1.

Edward, K. L., Alderman, C. Psychopharmacology: Practice and Contexts. Melbourne: Oxford University Press; 2013.

Edwards, K. L., Rasmussen, B., Munro, I. Nursing care of clients treated with atypical antipsychotics who have a risk of developing metabolic instability and/or type 2 diabetes. Arch. Psychiatr. Nurs.. 2010; 24(1):46–53.

Galletly, C., Castle, D., Dark, F., et al. Royal Australian and New Zealand College of Psychiatrists clinical practice guidelines for the management of schizophrenia and related disorders. Aust. N. Z. J. Psychiatry. 2016; 50(5):1–117.

Happell, B., Manias, E., Roper, C. Wanting to be heard: mental health consumers' experiences of information about medication. Int. J. Ment. Health Nurs.. 2004; 13:242–248.

Hepburn, K., Brzozowska, M. M., Diabetic ketoacidosis and severe hyperlipidaemia as a consequence of an atypical antipsychotic agent. BMJ Case Rep. 2016; 2016. doi:10.1136/bcr-2016-215413

Hoti, K., Hughes, T., Sunderland, B. An expanded role for pharmacisist: an Australian perspective. Aust. Med. J.. 2011; 4(4):236–242.

Hubbard, R. E., Peel, N. M., Scott, I. A., et al. Polypharmacy among inpatients aged 70 years or older in Australia. Med. J. Aust.. 2015; 202(7):373–378.

Hung, E. K., McNiel, D. E., Binder, R. L. Covert medication in psychiatric emergencies: is it ever ethically permissible? J. Am.

Acad. Psychiatry Law. 2012; 40(2):239 – 245.

Hirschfeld, R. M.A. History and evolution of the monoamine hypothesis of depression. J. Clin. Psychiatry. 2000; 61(Suppl. 6):4 – 6.

Hussain, M., Mehta, M. A. Cognitive enhancement by drugs in health and disease. Trends Cogn. Sci.. 2011; 15(1):28 – 36.

Hyde, N., Dodd, S., Venugopal, K., et al. Prevalence of cardiovascular and metabolic events in patients prescribed clozapine: a retrospective observational, clinical cohort study. Curr. Drug Saf.. 2015; 10(2):125 – 131.

Jessurun, J. G., van Harten, P., Egberts, T. C.G., et al. The effect of psychotropic medications on the occurrence of constipation in hospitalized psychiatric patients. J. Clin. Psychopharmacol.. 2013; 33(4):587 – 590.

John, A. P., Koloth, R., Dragovic, M., et al. Prevalence of metabolic syndrome among Australians with severe mental illness. Med. J. Aust.. 2009; 190(4):176 – 179.

Kane, J. M., Garcia–Ribera, C. Clinical guideline recommendations for antipsychotic long–acting injections. Br. J. Psychiatry. 2009; 195(52):S63 – S67.

Kaufman, D. M., Milstein, M. J. Kaufman's Clinical Neurology for Psychiatrists, seventh ed. London: Elsevier Saunders; 2013.

Kieviet, N., Dolman, K. N., Honig, A. The use of psychotropic medication during pregnancy: how about the newborn? Neuropsychiatr. Dis. Treat.. 2013; 2013(9):1257 – 1266.

Kurien, R., Vattakatuchery, J. J. Psychotropic discontinuation leading to an NMS–like condition. Prog. Neurol. Psychiatry. 2013; 17(5):11 – 12.

López–Muñoz, F., Alamo, C., Cuenca, E., et al. History of the discovery and clinical introduction of chlorpromazine. Ann. Clin. Psychiatry. 2005; 17(3):113 – 135.

Malhi, G. S., Gershon, S., Outhred, T. Litiumeter: version 2.0. Bipolar Disord.. 2016; 18:631 – 641.

McCuistion L.E., Kee J.L., Hayes E.R., eds. Pharmacology: A Patient–Centered Nursing Process Approach, eighth ed., St Louis: Elsevier Health Sciences, 2014.

McDaid, T. M., Smyth, S. Metabolic abnormalities among people diagnosed with schizophrenia: a literature review and implications for mental health nurses. J. Psychiatr. Ment. Health Nurs.. 2015; 22:157 – 170.

Ministry of Health. Management of Patients With Acute Severe Behavioural Disturbance in Emergency Departments. Sydney: NSW Government; 2015.

Menon, S. J., et al. Psychotropic medication during pregnancy and lactation. Arch. Gynecol. Obstet.. 2008; 277(1):1 – 13.

Morrison, P., Gaskill, D., Meehan, T., et al. The use of the Liverpool University Neuroleptic Side Effect Rating Scale (LUNSERS) in clinical practice. Aust. N. Z. J. Ment. Health Nurs.. 2000; 9(4):166 – 176.

Mullen, A., Drinkwater, V. Pro re nata use in a psychiatric intensive care unit. Int. J. Ment. Health Nurs.. 2011; 20:409 – 417.

National Institute for Health and Care Excellence. Violence and aggression: short–term management in mental health, health and community settings (NICE Guideline 10). Available at: https://www.nice.org.uk/guidance/ng10. 2015.

Park, T., Usher, K., Foster, K. Description of a healthy lifestyle intervention for people with schizophrenia taking second generation antipsychotics. Int. J. Ment. Health Nurs.. 2011; 20:428 – 437.

Patel, M. X., De Zoysa, N., Baker, D., et al. Antipsychotic depot medication and attitudes of community psychiatric nurses. J. Psychiatr. Ment. Health Nurs.. 2005; 12:237 – 244.

Psychotropic Expert Group. Therapeutic Guidelines: Psychotropic, Version 7. Melbourne: Therapeutic Guidelines Limited; 2013.

Royal Australian and New Zealand College of Psychiatrists. Royal Australian and New Zealand College of Psychiatrists clinical practice guidelines for mood disorders. Aust. N. Z. J. Psychiatry. 2015; 49(12):1 – 185.

Royal College of Pathologists of Australasia. Pathology manual: pathology results. Retrieved from: https://www.rcpa.edu.au/Manuals/RCPA–Manual/Pathology–Tests/L/Lithium 2019. (Accessed 15 May 2019).

Read, J. Psychiatric Drugs: Key Issues and Service User Perspectives. New York: Palgrave Macmillan; 2009.

Remington, G., Agid, O., Foussias, G., et al. Clozapine's role in the treatment of first–episode schizophrenia. Am. J. Psychiatry. 2013; 170(2):146 – 151.

Salomon, C., Hamilton, B. Antipsychotic discontinuation syndromes: a narrative review of the evidence and its integration into Australian mental health nursing textbooks. Int. J. Ment. Health Nurs.. 2014; 23:69 – 75.

Schachter, D., Kleinman, I., Harvey, W. Informed consent and adolescents. Can. J. Psychiatry. 2005; 50(9):534 – 540.

Smith, J. P., Herber, O. R. Ethical issues experienced by mental health nurses in the administration of antipsychotic depot and long–acting intramuscular injections: a qualitative study. Int. J. Ment. Health Nurs.. 2014; 24:222 – 230.

Snowdon, J., Galanos, D., Vaswani, D. Patterns of psychotropic medication use in nursing homes: surveys in Sydney, allowing comparisons over time and between countries. Int. Psychogeriatr.. 2011; 23(9):1520–1525.

Stahl, S. M. Stahl's Essential Psychopharmacology: Neuroscientific Basis and Practical Applications, fourth ed. New York: Cambridge University Press; 2013.

Su, Y-P., Chang, C-K., Hayes, R. D., et al. Retrospective chart review on exposure to psychotropic medications associated with neuroleptic malignant syndrome. Acta. Psychiatr. Scand.. 2014; 130(1):52–60.

Taylor, D. M., Barnes, T. R.E., Young, A. H. The Maudsley Prescribing Guidelines in Psychiatry, thirteenth ed. London: Wiley Blackwell; 2018.

Thanasan, S. Clozapine withdrawal catatonia or lethal catatonia in a schizoaffective patient with a family history of Parkinson's disease. Afr. J. Psychiatry. 2010; 13:402–404.

Tirupati, S., Chua, L. E. Obesity and metabolic syndrome in a psychiatric rehabilitation service. Aust. N. Z. J. Psychiatry. 2007; 42(2):606–610.

Treatment Protocol Project. Management of Mental Disorders, fourth ed. Sydney: World Health Organization Collaborating Centre for Mental Health and Substance Abuse; 2004.

Tschoner, A., Engl, J., Laimer, M., et al. Metabolic side effects of antipsychotic medication. Int. J. Clin. Pract.. 2007; 61(8):1356–1370.

Usher, K., Baker, J., Homes, C. Understanding clinical decision making for prn medication in mental health inpatient facilities. J. Psychiatr. Ment. Health Nurs.. 2010; 17:558–564.

Usher, K., Baker, J., Holmes, C., et al. Clinical decision-making for 'as needed' medications in mental health care. J. Adv. Nurs.. 2009; 65(5):981–991.

Usher, K., Foster, K., Bullock, S. Psychopharmacology for Health Professionals. Sydney: Elsevier; 2009.

Usher, K., Foster, K., McNamara, P. Antipsychotic drugs and pregnant or breastfeeding women: the issues for mental health nurses. J. Psychiatr. Ment. Health Nurs.. 2005; 12(6):713–718.

Usher, K., Holmes, C., Baker, J., 2007. Enhancing the Understanding of Clinical Decision Making for PRN Medications Within Mental Health Facilities. Final report to the Queensland Nursing Council (QNC), Brisbane.

Usher, K., Park, T., Foster, K. The experience of weight gain as a result of taking second-generation antipsychotic medications: the mental health consumer perspective. J. Psychiatr. Ment. Health Nurs.. 2013; 20:801–806.

Van der Loos, M. L., Mulder, P., Hartong, E. G., et al. Long-term outcome of bipolar depressed patients receiving lamotrigine as add-on to lithium with the possibility of the addition of paroxetine in nonresponders: a randomized, placebo-controlled trial with a novel design. Bipolar Disord.. 2011; 13:111–117.

Vieta, E., Cruz, N., Garcia-Campayo, J., et al. A double-blind, randomized, placebo-controlled prophylaxis trial of oxcarbazepine as adjunctive treatment to lithium in long-term treatment of bipolar I and II disorder. Int. J. Neuropsychopharmacol.. 2008; 11:445–452.

Wadekar, M., Syed, S. Clozapine withdrawal catatonia. Psychosomatics. 2010; 51(4):355.

Wheeler, A., Crump, K., Lee, M., et al. Collaborative prescribing: a qualitative exploration of a role for pharmacists in mental health care. Res. Soc. Adm. Psychiatry. 2012; 8(3):179–192.

World Health Organization. Framework for action on interprofessional education and collaborative practice. Retrieved from: https://www.who.int/hrh/resources/framework_action/en/ 2010. (Accessed 15 May 2019)

CHAPTER 23

1차 보건의료 및 지역사회

Primary care and community

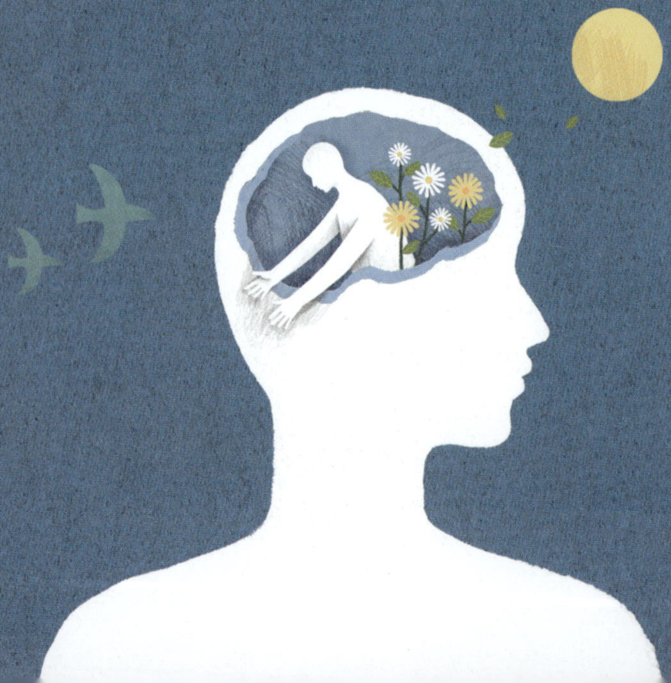

주요 내용

- 정신건강 문제는 모든 임상상황에서 발생할 수 있다. 1차 보건의료 및 지역사회 간호사는 정신건강 문제를 조기에 발견하고 적절한 치료를 할 수 있다.
- 간호사는 간호업무 범위 내에서 수행해야 하지만 1차 보건의료 및 지역사회 간호사는 정신건강에 대해 대상자와 대화하는 데 자신감을 가져야 하고, 정신건강 문제에 대한 초기 평가를 능숙하게 수행하고 어떤 전문서비스에 의뢰해야 할지 판단해야 한다.
- 1차 보건의료 및 지역사회 간호사는 정신건강 문제가 있는 사람뿐만 아니라 신체적 문제를 가진 사람에게 치료를 제공할 때에도 정신건강 문제가 있는지 주의를 기울여야 한다.
- 정신건강 문제가 있는 사람은 또한 신체 건강이 나쁠 위험이 높다. 간호사는 이러한 사람이 대사성질환 및 예방 가능한 건강 문제에 관한 검진을 포함한 신체 건강서비스에 적절히 접근할 수 있도록 함으로써 건강을 향상시킬 수 있다.
- 낙인은 여전히 사람들이 정신건강서비스에 접근하는 데 중요한 역할을 한다. 편견 없는 배려와 가치판단을 하지 않는 언어는 낙인을 줄이는 데 중요하다.
- 간호사는 신뢰관계를 구축하기 위해 정신건강 증상에 대해 사람들과 개방적으로 이야기해야 한다.

주요 용어

- 1차 간호(primary care)
- 낙인(stigma)
- 상담(counselling)
- 의사소통(communication)
- 일반실무(general practice)
- 지역사회 간호(community care)

학습 목표

이 단원을 통해 다음을 수행할 수 있다.

- 1차 보건의료 및 지역사회 간호에서 신체적 · 정신적 건강에 대한 대상자 중심 접근방식의 중요성을 이해한다.
- 지역사회에서 치료를 제공할 때 정신건강을 적절히 고려해야 할 필요성을 인식한다.
- 1차 보건의료 간호사와 지역사회 간호사가 지속적인 정신건강 상태와 단기 정신건강 문제가 있는 사람들의 회복에 어떻게 영향을 미칠 수 있는지 고려한다.
- 정신건강을 위한 지지체계가 대상자의 전반적인 건강과 삶의 질을 향상시킬 수 있음을 이해한다.

J의 생생한 경험담

이 장의 시나리오는 정신건강 문제를 겪고 있는 사람들의 우려 사항과 관점을 제시하는 데 어려움을 겪을 수 있음을 인정한다. 약물치료는 만능이자 궁극적인 것이 아니라 정신건강 부문을 구성하는 톱니바퀴의 톱니이다. 소비자에게 광범위한 서비스와 옵션을 제공하는 것이 가장 큰 이점이다. 정신건강에 대한 낙인을 묘사하고 가중시키는 데 있어 미디어의 역할을 선별하는 것은 매우 중요하다.

서론

이 장에서는 1차 보건의료 및 지역사회 환경에서 정신건강과 관련 있는 주요한 개요를 살펴볼 수 있다. 이 장을 학습하면서 모든 사람을 위한 전인적 건강 관리의 중요한 측면으로서 정신건강을 탐구하게 될 것이다. 어떤 사람에게는 정신건강 문제가 지속되지만 다른 사람에게는 정신건강 문제가 삶의 다양한 지점에서 발생하며 상황적 위기와 관련이 있을 수 있다. 정신건강 문제의 성격이나 심각성과 관계없이 조기선별, 평가 및 중재가 최상의 결과를 제공할 가능성이 높다. 모든 간호사가 정신전문 간호사가 될 필요는 없지만 이 장은 모든 간호사가 지역사회에서 정신건강을 지원하는 데 중요한 역할이라는 것을 이해하는 데 도움이 될 것이다.

정신전문 간호사는 정신건강 분야의 전문기술과 지식을 갖추고 있어 이 분야의 실무범위를 확장한다. 그러나 모든 간호사는 정신건강 검진 및 사정, 의뢰 및 지원을 제공하기 위해 실무범위 내에서 안전하게 실무를 수행할 책임이 있다. 최근 정신질환자를 대상으로 1차 보건 분야에서 간호사가 제공한 간호중재에 관한 실험연구에 따르면 제공되는 간호중재는 소수에 불과했지만 이러한 중재는 대상자와 의료종사자 모두에게 수용 가능했으며, 많은 사람이 증상의 상당한 개선을 보여주었다. 이것은 정신건강을 지원하는 1차 보건의료 및 지역사회 간호사의 중요한 역할을 강조한다.

1차 보건의료 및 지역사회 치료 환경

대도시와 농촌 지역 사이에는 1차 보건의료 및 지역사회 의료서비스에 대한 접근의 차이가 있고, 일부 인구집단에 대한 장벽이 존재하지만 대부분은 1차 보건의료 및 지역사회 의료서비스를 받는다. 예를 들어, 2021년 한국 성인의 71%가 주로 이용하는 의료기관은 외래 중심의 의원이라고 보고하였다. 이러한 이유로 1차 보건의료 및 지역사회 간호사는 특히 모두를 위한 정신건강 증진 측면에서 중요하며, 정신질환 위험이 있는 대상자를 선별하고 증상이 있는 대상자를 조기에 선별해야 한다(제1장 및 제4장 참조). 또한 우리는 1차 보건의료 및 지역사회 치료환경이 정신질환자의 신체건강을 지원하는 데 필수적이라는 것을 알고 있다.

정신질환 진단과 신체건강 사이에 상관성이 있다는 중요한 증거가 있다. 심각한 정신질환을 앓고 있는 대상자는 일반 사람보다 평균수명이 약 12~17년 짧은 것으로 입증되었다. 정신질환자 중 13%만이 의료혜택 또는 의약품혜택 제도를 통해 정신건강 관련 치료를 받지만 신체건강 상태로 조기사망하는 사람의 절반을 차지한다. 정신질환자의 80%가 사망에 영향을 미치는 신체질환도 가지고 있다. 정신질환자 중 자살로 인해 사망한 사람이 1명이라면 10명의 정신질환자는 암이나 심혈관질환 또는 호흡기질환과 같은 신체적 질병으로 인해 조기사망한다. 정신질환을 겪고 있는 대상자의 신체건강을 최적화하는 것은 정부와 정책 입안자들의 우선순위 영역이 되고 있다.

간호사는 정신질환자가 신체 건강과 정신 건강을 관리할 수 있도록 돕는 중요한 역할을 한다. 중요한 점은 정신질환자가 신체적 · 정서적 증상에 대해 이야기할 때 간호사가 이를 믿어야 한다는 것이다. 과거 또는 현재 정신과적 진단이 있었다면 대상자가 신체적 문제를 표현해도 간호사는 혼동될 수 있으며, 이는 잠재적으로 시의 적절하지 못한 치료로 이어질 수 있다.

간호사는 정신질환자, 가족 및 간병인에게 그들이 복용하는 약물, 부작용 및 이러한 부작용을 관리하는 방법을 이해하도록 교육하는 중요한 역할을 한다. 또한 간호사는 대상자가 건강한 생활방식을 실천하고 유지하도록 지원하는 데 중요한 역할을 한다. 부적절한 식단, 제한된 신체활동 및 흡연과 같은 생활습관 위험요소는 이 집단에서 심혈관질환, 뇌졸중 및 호흡기질환의 위험을 높인다. 간호사는 대상자의 생활방식 위험요소를 변화시킬 준비가 되어 있는지 평가하고, 대상자가 변화를 위해 계획을 세우고 실천하도록 지원하며, 작지만 지속하고 있는 변화를 칭찬해 주고 강화하는 데 도움을 줄 수 있다. 긍정적인 강화, 격려 및 정서적 지원의 가치는 결코 과소평가되어서는 안 된다.

또한 간호사는 신체건강 문제가 있는 1차 보건의료 및 지역사회 치료를 받는 대상자의 정신건강을 고려하고 그 대상자가 정신건강 문제를 겪고 있을 수 있다는 사실에 주의를 기울여야 한다. 예를 들어, 사람들이 정신건강 문제로 주치의를 방문할 때 신체증상을 설명할 가능성이 더 크다. 실제로 통증은 정신건강 문제 때문에 방문한 1차 보건의료 진료에서 가장 흔한 초기 호소이다. 또는 정신건강에 영향을 미치는 것으로 알려진 신체적 건강상태를 경험하고 있을 수 있다. 예를 들어 우울증은 일생 동안 성인 4명 중 1명에게 영향을 미치는 비교적 흔한 정신건강상태이다. 당뇨병 및 심혈관질환과 같은 만성질환이 있는 대상자는 주요 우울증을 경험할 가능성이 2배 더 높다.

남성은 여성보다 정신건강 문제로 도움을 요청할 가능성이 적고, 정신건강 문제를 경험할 가능성도 적다. 자살로 사망한 많은 사람은 사망 전 12개월 동안 1차 보건의료기관에 다녔고, 50%는 사망 전 1개월 동안 1차 보건의료기관에 다녔다. 따라서 간호사는 '위험신호'를 인지하여 이에 따라 조치를 취하고 정신건강에 대한 대화를 시작하여 사람들이 정신건강 요구사항을 표현할 수 있도록 해야 한다. 항상 정신건강을 염두에 두고 1차 보건의료 또는 지역사회 치료를 받는 이유와 관계없이 정신건강 문제의 위험이 높거나 정신건강 증상을 경험할 수 있음을 이해해야 한다. 간호사는 위험신호를 포착하고 적절하고 효과적인 탐색질문을 할 뿐만 아니라 정신건강에 대한 대화를 통해 사람들이 정신건강 관련 요구를 말할 수 있도록 도와야 한다. 1차 보건의료기관에 어떤 이유로 내원했든지 간호사는 대상자가 정신건강 문제에 관련된 고위험에 노출되어 있거나 정신건강 관련 증상을 경험하고 있을 수 있음을 기억해야 한다. 또한 정신건강 문제가 있는 대상자의 신체적인 문제도 탐색해야 한다. 간호사가 자살에 대한 생각과 의도를 심각하게 고려하고 대상자에게 직접 물어보는 것도 필수적이다. 간호사는 자살에 대해 묻는 것이 자살행동을 유발할 것이라고 걱정할 수 있다. 그러한 태도와 믿음은 사실이 아니다. 자살은 사람의 배경, 교육 또는 재정 상태와 관계없이 평생 동안 심각한 문제가 될 수 있다. 자살이라는 주제를 무시하는 것은 문제를 해결하지 못하며, 대상자가 느끼는 감정에 대해 진솔하고 정중한 대화를 나누면 생명을 구할 수 있다. 자살 및 자살위험 평가에 대한 자세한 내용은 제8장을 참조한다.

한국 정신건강간호사를 위한 업무표준으로는 『정신건강 사례관리시스템 표준매뉴얼』, 『중독정신건강 표준사례관리 매뉴얼』, 『정신재활시설 표준사례관리 매뉴얼』, 『정신건강 검진도구』 및 『사용에 대한 표준지침』 등이 있다. 이 문서는 1차 보건의료 및 지역사회 의료환경에서 일하는 간호사가 정신건강에 어떻게 기여할 수 있는지를 설명하는 광범위한 표준을 제공한다.

다음 시나리오 23.1 및 23.2는 '정신건강'이라는 관점이 1차 보건의료 및 지역사회 치료환경에 있는 사람들에게 어떻게 적용될 수 있는지 설명한다.

시나리오 23.1

J는 고혈압과 심혈관질환의 오랜 병력이 있는 70세 남성이다. 그는 일상적인 건강평가 및 치료계획 검토를 위해 일반 진료를 받았다. 작년에 그는 골프를 치던 중 심각한 심장마비가 발생하여 우회수술을 받았고 몇 주 동안 병원에 입원했다. 집에 돌아온 지 8개월이 넘었지만 그는 심장마비 이후로 골프를 치지 않았고 더 이상 골프를 치는 동료를 만날 수 없다고 말했다. 간호사가 J에게 피곤해 보인다고 말하자 그는 '잠을 잘 자지 못하고 에너지가 부족하다'고 대답했다. 그는 어떤 일을 할 때 예전보다 더 많은 노력이 필요하고 어떤 일을 시작하기가 어렵다고 하였다. 간호사가 보기에 그는 작년 이후로 체중이 8kg 줄었고 탈수된 것처럼 보였으나, 병원 간호사가 심장건강 개선을 위해 체중 조절을 해야 한다고 해서 살이 빠진 게 오히려 좋다고 말한다. 이어 그는 요즘 식욕이 별로 없고 먹고 마시고 싶은 욕구가 없어서 살을 빼기 쉬웠다고 농담을 한다.

위험신호

- 누구나 때때로 기분이 좋지 않을 때가 있다. 그러나 우울한 기분이 개인의 일상적인 기능에 영향을 미치거나 2주 이상 지속되는 경우 우울증이 존재하는지 고려할 필요가 있다.
- 먹고 싶은 욕구 감소와 관련하여 일상적인 활동에 참여하지 않거나, 에너지 부족을 경험하고, 수면장애와 음식 및 수분 섭취가 부족한 경우 대상자의 정신건강 및 정서적 안녕에 대해 몇 가지 조사 질문을 해야 한다.
- 대상자가 함께 골프를 치던 친구들과 어울리지 않고 친구들을 만나지 않게 되었다는 사실을 바탕으로 대상자의 사회적 고립 여부에 대해 고려해야 한다.
- 대상자가 가족의 지원을 많이 받고 있는지 여부가 불분명하기 때문에 이에 대해 자세히 조사해야 한다.

보호요소

- 사회적 지원은 심혈관질환이 있는 개인의 우울증 증상을 감소시킬 뿐만 아니라 개인의 대처능력을 개선하고 긍정적인 건강행동의 수용을 촉진할 수 있다. 반대로 사회적 지원의 부족은 삶의 질을 저하시키고 질병의 발병율을 증가시키는 것으로 입증되었다.
- 사회적 지원에는 가족, 친구, 이웃 및 지인을 포함한 다양한 사람이 실제적 또는 정서적 지원을 포함한 사회적 지원을 제공할 수 있다. 배우자나 가족과 함께 사는 심혈관질환자는 혼자 사는 사람보다 사회적 지원이 더 많다고 인식하고 우울증이 덜하다. 불행히도 인구가 고령화됨에 따라 많은 대상자가 더 이상 배우자나 가족이 없고 사회적 지원을 받기 위해 다른 곳에 의존하게 된다. 정신건강 분야에서 가족과 협력하는 방법에 대한 자세한 내용은 제6장을 참조한다.
- 1차 보건의료 및 지역사회 간호사는 사회적 자원을 평가하고 사회적 자원이 필요한 대상자에게 네트워크 구축을 지원할 수 있는 사회단체 및 지역사회서비스와 연결하는 데 중요한 역할을 한다. 특히 1차 보건의료 및 지역사회 간호사는 정서적 지원의 형태로 사회적 지원을 제공할 수 있다.
- 한동안 연락이 없었지만 대상자는 골프 커뮤니티 내에서 다시 연락할 수 있는 소셜 네트워크를 가지고 있다.

지식

- 5명 중 1명은 심장우회술, 급성관상동맥증후군 또는 만성심부전 후 우울증의 영향을 받는다.
- 우울증은 동기와 관심/에너지/삶의 즐거움 감소, 수면 부족 및 식욕 저하를 유발함으로써 회복 과정 및 행동 수정에 영향을 미치며, 이로 인해 심근경색 후 심각한 결과를 초래할 수 있다.
- 우울증에 걸린 사람은 신체재활에 참여하고 장기적인 신체적 · 정신적 건강 결과를 개선할 심장재활과 같은 프로그램에 참여하려는 욕구가 부족할 수 있다. 따라서 지속적인 우울증은 심혈관질환 대상자의 사망률을 높이고 삶의 질에 부정적인 영향을 미친다는 것이 분명해졌다.
- 심혈관질환자의 우울증은 의료비용을 증가시키고 예정에 없던 문제를 더 많이 유발한다.
- 심혈관질환자의 우울증을 감지하고 적절하게 관리하는 것은 심장재활을 최적화하는 중요한 전략이다.
- 많은 사람이 강력한 증거에 기반한 중재의 중요성과 가용성을 인식하고 있음에도 불구하고 심장 문제 발생 이후 우울증을 효과적으로 관리하기 위한 충분한 지원과 치료를 받지 못하고 있다.
- 심혈관 문제 발생 이후 1차 보건의료 및 지역사회 대상자에게 진료를 제공하는 개인 의원은 효과적인 우울증 관리를 제공하기 위해 가장 적절한 의료전문가에게 의뢰할 수 있도록 주의 깊게 선별하고 평가해야 한다.

태도

- 정신질환자에 대한 태도는 여전히 좋지 않으며, 결과적으로 그들은 사회에서 가장 소외되고 취약한 집단에 속한다. 이것이 수년에 걸쳐 변화하고 있지만 낙인은 여전히 매우 널리 퍼져 있다.
- 광범위한 지역사회 구성원, 의료전문가 또는 자신으로부터 낙인을 경험하는 것은 도움을 구하는 사람들에게 장벽이 될 수 있다. 정신건강 증상에 대한 도움을 구하지 않는 것은 널리 퍼져 있는 부정적인 태도 때문인 경우가 많다.
- 간호사의 태도는 매우 중요하다. 정신건강 문제가 있는 대상자는 건강전문가가 판단하는 느낌을 받으며, 부정적인 신념에 동의하는 간호사는 낙인 또는 차별하는 태도로 치료를 제공하게 되어 결국 이상적이지 않은 간호로 이어진다.
- 1차 진료 간호사가 정신질환자에 대해 가지고 있는 태도에 관해 자기 스스로 돌아보고 인식하는 것이 중요하다.
- 1차 보건의료 및 지역사회 간호사와 같이 전문 분야에서 상대적으로 고립된 환경에서는 멘토링과 슈퍼비전을 통해 이 실무 분야의 전문 기술을 개발하는 데 도움을 얻을 수 있다.

정신건강 기술

기본적인 정신건강 평가

심혈관질환자는 급성심장발작 이후에 심혈관서비스를 받으면서 동시에 심리평가 및 중재를 받을 수 있지만 대부분은 이런 서비스를 받지 않는다. 많은 경우 정신건강 증상은 급성기 병원환경을 떠난 후에 나타난다. 또한 일부 대상자는 신뢰하고 오랜 관계를 맺은 지역사회 기반 의료제공자로부터 도움을 구하는 것이 더 편하다고 느낄 수 있다.

1차 보건의료 간호사 및 지역사회 간호사가 대상자와 자신의 정신건강에 대해 이야기하는 데 자신감을 느끼고 검증된 평가도구를 사용하여 정신건강 문제에 대한 기본 평가를 능숙하게 수행할 수 있는 것이 중요하다.

간편정신상태 평정척도검사(Brief Psychiatric Rating

Scale, BPRS) 혹은 양성 및 음성 증후군척도(Positive and Negative Syndrome Scale, PANSS)와 같은 표준화된 선별도구는 1차 보건의료 및 지역사회 간호사가 초기 정신건강검사를 수행하는 데 사용할 수 있다. BPRS는 내담자의 정신상태를 평가하고 사고장애, 철회/지연, 불안/우울, 적대/의심, 동요/흥분에 대한 추가평가가 필요한 사람들을 선별하는 데 널리 사용된다. 그러나 간호사가 대상자의 진료 범위, 한계, 전문서비스에 의뢰해야 하는 경우를 인식하는 것도 중요하다.

신뢰와 치료적 관계 구축

대상자와 함께 일할 때 간호사가 다음을 수행하는 것이 중요하다.

- 경청은 증상에 대한 대상자의 우려와 일상생활에 미칠 수 있는 영향을 선별하는 데 도움이 된다.
- 대상자의 정신건강이 신체건강과 동등하게 중요하며 논의될 수 있음을 보여주기 위해 사실적인 방식으로 대화를 시작해야 한다.
- 개방적이고 사실적이며 부정적인 판단이나 가치판단적인 말을 사용하지 말아야 한다(예 사람들에게 걱정할 것이 없다고 말하거나 우울할 이유가 없다고 말함). 이것은 간호사가 현재 직면하고 있는 문제를 해결하는 데 도움을 줄 수 있으며 그렇게 하면 정신적 · 신체적 건강과 회복을 최적화할 수 있다.
- 대상자와 간호사 간에 지속적으로 신뢰할 수 있고 치료적인 관계를 유지하도록 촉진하는 방식을 보여준다. 예를 들어, 간호사는 J가 왜 골프를 치지 않는지 또는 그의 관심사가 무엇인지 이해하기 위해 동료를 만나지 않는 이유에 대해 질문할 수 있다.
- J의 경우, 적절한 경우 심장재활에 대한 소개를 제공한다. 여기에는 그의 식단과 영양을 검토하고 그를 노인건강 걷기 프로그램과 같은 사회적 자원에 연결하는 것도 포함될 수 있다.

관련 치료양식 및 고려사항

이야기치료요법

- 우울증이 있는 모든 사람이 약을 처방받는 것은 아니다.
- 상담 또는 이야기/심리 요법도 매우 효과적이며, 정신건강 전문가에게 의뢰해야 할 수도 있다. 기분장애 대상자에게 유용할 수 있는 치료법 유형에 대한 자세한 설명은 제12장을 참조한다.
- 정보통신기술을 이용한 정신건강 인터넷 치료 프로그램은 일반적인 정신건강 상태에 도움이 될 수 있다. 이러한 프로그램은 정신건강 임상의와 함께 하는 자조 형식으로 제공될 수 있다. 이들은 종종 젊은 사람들에게 가장 적합한 것으로 간주될 수 있지만, 인터넷 중재가 적절한지 결정하기 위해 노인을 개별적으로 평가해야 한다.

약물

일반적으로 우울증 환자에게는 약물이 처방된다(정신약리학에 대한 자세한 내용은 제22장 참조).

약물 관리에 관한 1차 보건의료 및 지역사회 간호사의 역할은 대상자와 대화하고 다음과 같이 질문하는 것이다.

- 약물로 관리하는 방법
- 처방대로 약을 복용하고 있는지 여부

중요한 것은 대상자가 경험할 수 있는 모든 부작용에 대한 것이다. 부작용이 불쾌한 경우 약을 복용하지 않을 수 있으므로 부작용을 이해하는 것이 중요하다.

대상자가 부작용을 겪고 있다면 그와 협력하여 이를 관리하는 효과적인 전략을 수립한다. 대상자가 목표를 설정하고 해결방법을 선별하는 데 참여하는 것이 중요하다.

정신건강 문제를 관리하는 데 사람들과 협력하는 것은 온정주의적인 접근방식을 취하는 것이 대상자에게 무엇을 해야 하는지 지식전달만 하는 것보다 더 나은 결과를 이끌어 낼 것이다.

사회적 · 정서적 지원

- 1차 보건의료 간호사는 사회적 · 정서적 지원을 제공할 수 있으며, 이것은 효과적인 치료방법이기도 하다.
- 대상자에게 정서적 지원을 제공하는 것은 대상자의 감정을 확인하고 대상자의 말을 적극적으로 경청하는 것이다.
- 대상자와 함께 기분을 개선하고 달성 가능한 목표를 설정하는 방법에 대해 이야기해 본다.
- 대상자에게 부정적인 혼잣말과 건설적인 혼잣말의 차이점을 보여준다.
- 대상자에게 이완이나 마음챙김 활동에 대해 이야기하고 신체활동이 기분을 고양시키는 데 도움이 될 수 있음을 알려준다. 대상자가 이러한 종류의 활동에 대한 일정을 개발하고 이러한 활동을 수행하도록 지원할 수 있는 사람을 찾도록 도와준다.
- 가장 중요한 것은 대상자의 우려를 무시하거나 그 영향을 축소하지 않는 것이다. '당신은 행복해할 일이 정말 많은 것 같습니다' 또는 '힘든 일은 곧 지나갈 겁니다…'와 같은 말은 도움이 되지 않는다.

시나리오 23.2

F는 20대 중반에 편집형조현병 진단을 받은 45세 여성이다. 지역사회 정신건강복지센터의 회복지원팀이 그녀를 담당하고 있지만 정신과 외래진료를 통해 매달 팔리페리돈 팔미테이트(paliperidone palmitate) 주사를 맞고 있다. 그녀는 5년 전 아버지가 돌아가신 후 현재 어머니와 함께 임대주택에서 살고 있다. F는 아버지가 돌아가신 후, 집을 거의 떠나지 않고 자해 위협, 사고장애 및 편집증의 증가로 인해 두 번 입원했다. 그녀의 입원은 매번 TV를 통해 그녀를 추적하고 있다는 굳은 믿음 때문에 몇 달 동안 이어졌다.

그녀는 슈퍼마켓에서 일했지만 반복되는 정신건강 증상으로 인해 현재 실직 상태이다. 이전에 정신과를 방문했을 때 그녀의 사고장애, 환청 및 편집증의 증상은 항정신병 약물 복용으로 상당히 잘 통제되었었다. F는 과거에 지역사회 치료 명령을 받았지만 더 이상은 아니다. 그녀는 1년 전에 성공적으로 술을 끊었지만 매일 30개비의 담배를 피우고 있다. 그녀는 금연을 시도했으나 세 번 실패했다. 신체사정 결과 대상자의 혈압이 상승하고(150/90) 공복혈당이 150mg/dL이며 지난 4개월 동안 체중이 6kg 증가했다.

F는 말을 할 때 매우 조심스러워하고 입원에 대해 부정적이다. 그래서 결국 다시 병원에 가게 될까 봐 두려워한다. 또한 친밀감을 형성하고 그 사람을 믿을 수 있다고 느낄 때까지 자신의 생각에 대해 누구에게도 말하기를 꺼린다. F는 과거에 정신건강에 대해 조롱을 받은 적이 있다. 그녀의 현재 정신상태는 안정적이며, 잘 회복되고 있다고 설명한다. 계속해서 환청을 듣지만 경찰에 추적당한다는 믿음은 줄어들었다. F는 자신이 듣는 환청이 좋은 것을 말한다고 생각하지만, 때때로 환청이 없어지기를 바랐다. 그래서 때때로 환청에게 '닥쳐'라고 소리를 질러야 하고, 그것은 어머니를 화나게 한다. F는 자해나 자살에 대해 생각하고 있지 않다고 말한다.

위험신호

- 신체검사에서 몇 가지 위험신호가 나타났다. 고혈압, 혈당 상승 및 체중 증가는 모두 대상자의 신체건강 상태와 심장대사 건강에 대한 추가 조사의 필요성을 강조한다.
- 흡연, 알코올, 영양(식이) 섭취 및 신체활동과 같은 생활방식과 관련된 위험요인에 대한 추가조사는 신체건강에 대한 추가위험을 선별하기 위해 필요하다.
- 항정신병 약물 또한 대사증후군 발병위험에 영향을 미친다.

보호요소

- 정신건강 전문가들 사이에서 대사증후군 모니터링의 중요성에 대한 인식이 높아지고 있음에도 불구하고 이는 임상실습에서 일관되게 적용되지 않는다. 대사 모니터링 비율은 정신전문 입원환경에서 수행되었음에도 불구하고 일부 연구에서 3% 정도로 낮은 것으로 보고되었다. 그러나 일반인들의 연구에서는 36~43.4%의 모니터링 비율을 보고했다. 이 통계는 1차 보건의료제공자가 이러한 모니터링이 이루어지고 있는지 확인하고 주의를 기울여야 할 필요성을 강조한다.
- 정기적인 모니터링은 비정상을 조기에 발견하고 위험을 줄이기 위한 치료 기회를 제공하며 1차 보건의료 간호사가 대상자의 건강을 돌보고 있음을 보여준다.
- 항정신병 약물을 복용하는 사람들은 다음을 포함한 정기적인 대사검사를 받아야 한다.
  - 매년 심전도
  - 3개월 간격 혈액검사(전혈구 수, 요소, 전해질, 공복혈당 및 지질, 간기능검사 및 프로락틴)
  - 체중, 허리둘레, 혈압 및 체질량지수와 같은 신체적 건강지표 모니터링
  - 개인의 신체건강을 모니터링하는 것은 위협적이지 않은 방식으로 정신건강에 대해 논의할 수 있는 좋은 기회를 제공한다. 대상자 중심의 전인적이며 문화적으로 적절한 접근방식은 이 두 가지가 항상 함께 수행되어야 함을 나타낸다.

지식

- 여성은 남성보다 갑상샘 관련 질환 및 철분이나 비타민 D 결핍이 3배 이상이다. 갑상샘 관련 질환의 증상으로 우울, 분노, 스트레스 등의 기분 변화, 체중 변화, 추위나 더위를 잘 못 견디는 증상, 건조한 피부, 탈모 등이 있다. 비타민 D 결핍의 증상은 근육경련, 멍, 우울증이 있다.
- 우리나라의 조현병 비율은 평생유병률 0.5%, 1년 유병률 0.2%이며, 남녀 간의 차이는 별로 없다.
- 40대 후반에서 50대 초반의 여성은 폐경을 겪으며 전반적으로 신체기능이 많이 약화되면서 다양한 심리정서적 특징을 나타내게 된다. 성적 관심이 저하되고, 성적 활동이 저하되면서 자신감이나 자기확신이 떨어지고, 기억력이 감퇴된다.

• 대사증후군

- 정신질환자의 신체건강을 나타내는 주요 지표는 대사증후군이다.
- 대사증후군은 고혈압, 내장비만, 이상지질혈증 및 공복혈당장애를 포함하는 일련의 증상이다. 이러한 증상이 함께 모여 있을 때 당뇨병, 뇌졸중 및 심혈관질환 발병위험이 크게 증가하고 높은 이환율과 사망률로 이어진다.
- 대사증후군의 위험은 주로 체중 증가 및 기타 대사장애의 결과로 인한 항정신병 약물 처방의 증가이다.

- 조현병 환자가 경험하는 양성 및 음성 증상(징후 및 증상에 대한 설명은 제12장 참조), 낙인 및 사회적 고립은 신체건강과 대사증후군의 위험을 줄이는 활동에 참여하는 것을 제한할 수 있다.

수정 가능한 위험요소

- 조현병 음성 증상의 심각성이 증가함에 따라 체중 증가(약물과 관련될 수 있음)뿐만 아니라 식이요법 및 운동과 같은 건강증진활동에 참여하는 것이 감소할 수 있다.
- 정신질환자는 불균형적으로 높은 흡연율을 보이며, 일반 인구보다 흡연 가능성이 2~3배 더 높다는 사실을 확인했다. 전체 흡연율의 감소가 일반 인구에서 관찰되었지만 정신질환자에게는 반영되지 않았다. 흡연은 또한 일부 약물의 효능을 감소시킨다는 것을 기억해야 한다.

태도

- 정신질환, 특히 정신병적 장애(특히 편집형조현병)를 앓고 있는 대상자는 영화와 미디어에서 자주 부정적으로 묘사된다. 또한 정신질환이 없지만 폭력범죄를 저지르고 다른 사람에게 분노를 표출하는 사람들을 '사이코' 또는 '조현병'으로 묘사되기도 한다. 이러한 고정관념과 차별적이고 낙인적인 언어는 정신질환자를 더욱 소외시키는 역할을 한다.
- 정신질환자는 가해자보다 범죄의 피해자일 가능성이 더 높다.
- 지역사회에 만연한 낙인 찍는 태도와 부정확하고 선정적인 미디어 묘사로 인해 간호사는 조현병과 같은 정신병적 장애를 경험하는 사람을 두려워할 수도 있다.
- 부정적인 신념에 동의하는 간호사는 낙인을 찍거나 차별적인 태도로 치료를 제공하여 부적절한 간호를 제공할 수 있다.
- 1차 보건의료 간호사는 자기성찰과 자기인식을 통해 정신질환자를 대하는 태도를 살펴보는 것이 중요하다.
- 1차 보건의료 및 지역사회 의료환경과 같이 비교적 전문적으로 고립된 환경에서 간호사는 멘토링 및 수퍼비전을 통해 이 분야의 전문기술을 개발할 수 있다.

정신건강 기술

치료적 관계

- 대상자와 긍정적인 관계를 발전 및 유지하여 신뢰와 상호 존중에 기반한 치료적 관계를 구축한다. 대상자가 간호사를 신뢰하고 존경한다면 진실하게 말할 가능성이 훨씬 더 높다.
- 대상자에게 그녀의 환청 경험에 대해 흥미롭고 사실적인 방식으로 자유롭게 이야기하면 신뢰를 구축하는 데 도움이 될 것이다.
- 대상자에게 남자 목소리로 들리는 환청에 대해 물어본다. 환청의 내용은 무엇인가? 환청의 목소리는 언제 말을 멈추는가? 환청은 그녀에게 일을 하라고 명령하는가? 그녀는 환청의 명령에 저항할 수 있는가?
- 대상자는 자살이나 자해에 대한 생각이 없다고 부인하지만 이에 대해 다시 물어본다. 그녀와 함께 안전계획을 세우는 것이 적절할 수 있다(제8장 및 이 장의 끝에 있는 '유용한 웹사이트' 링크 참조).
- 대상자에게 누군가 그녀를 해칠 생각이 있는지 물어본다.
- 대상자에게 정신건강이나 건강 및 정서적 평안과 관련된 삶의 다른 측면과 관련하여 도움이 필요한 것이 있는지 물어본다.
- 개방적이고 정직한 의사소통이 항상 최선이다.

간호활동 및 중재

협진계획

- 대상자가 직면하고 있는 다양한 건강 문제를 해결하는 데 도움을 주기 위해 운동생리학, 영양학 또는 공인 당뇨병 교육자와 같은 다른 건강전문가에게 의뢰하는 것이 도움이 된다고 결정되는 경우 치료계획을 세워야 할 것이다.
- 계획을 빨리 세우라고 재촉하기보다는 신뢰를 구축한 후 세워야 한다.
- 대상자는 다른 의료전문가가 참여하는 것을 꺼릴 수 있기 때문에 이러한 협진을 받아들이도록 간호사가 지속적으로 지원할 필요가 있다.
- 대상자의 허락을 받아 그녀의 필요에 맞는 적절한 중재를 받을 수 있도록 다른 의료제공자와 함께 건강이력에 대해 논의해 본다.

신체건강 사정 및 모니터링

- 간호사는 전년도에 심전도를 한 번도 수행하지 않은 경우 심전도를 포함하여 완전한 신체건강 사정을 수행해야 한다.
- 간호사는 혈압, 허리둘레, 혈청지질, 혈당수치, 산소포화도, 체중 및 체질량지수와 같은 신체적 건강지표를 평가하는 것 외에도 생활양식과 관련된 위험요소와 대상자의 변화 준비도를 주의 깊게 사정해야 한다.
- 대상자의 영양 및 신체활동에 대한 사정은 혈당 상승과 고혈압을 고려할 때 매우 중요하다.
- 대상자의 동의하에 지역사회 보건팀과의 연대하는 것이 중요하다.
- 간호사는 또한 적절한 혈액검사 및 약리학적 검토를 위해 대상자를 일반의에게 의뢰해야 한다.

관련 치료양식 및 고려사항

대화치료요법

- 임상의들은 편집형조현병과 같은 정신병이 있는 대상자와 증상에 대해 이야기하는 것을 피해야 한다고 생각했다. 적절한 약물요법과 함께 사용될 때 언어적 및 사회적 중재가 어느 정도 가능함을 보여준다.
- 조현병에서 가족중재는 재발률을 줄이고 사회적 기능을 향상시키는 것으로 나타났다.
- 인지행동치료는 정신병의 양성증상을 경험하는 대상자에게 긍정적인 치료가 될 수 있다.
- 기억과 주의력 향상을 목표로 하는 경우 사회 기술 훈련 및 인지교정과 같은 중재가 음성증상 관리에 도움이 될 수 있다.
- 이러한 치료방식은 동기부여 또는 자신감 부족을 개선하는 데 도움이 될 수 있으며, 사회 및 직업기술을 개선하는 데 도움이 될 수 있다.

신체건강 및 생활방식

- 위에 설명된 대로 대상자의 신체건강 및 대사 위험요소를 모니터링하는 것이 필수적이다.
- 대상자는 동기부여 방식을 사용하여 자신의 속도로 삶의 양식을 변화시킬 수 있도록 지원해야 한다.
- 금연을 지원하는 것은 지속적인 과정이며 처방약물요법이 필요할 수 있다. 그러나 동기강화 인터뷰를 사용하는 1차 보건의료 및 지역사회 간호사의 중재는 금연 및 생활습관의 위험요인을 감소시키는 데 효과적일 수 있다.

단원 요약

이 장에서는 두 가지 임상 시나리오를 탐색하여 1차 보건의료 및 지역사회 치료 맥락에서 정신건강에 대한 몇 가지 정보를 제공했다. 정신질환 대상자와 함께 일할 때 자신감을 키우는 데 도움이 되는 몇 가지 중재가 설명되어 있다. 이러한 전략 중 일부는 특정 상황에 적용된다. 그러나 어려운 정신건강 문제를 겪고 있는 대상자와 효과적으로 일할 수 있는 방법은 항상 있다. 이러한 방법들을 숙달하기 위해 추가 교육과 실습이 필요하지만 여기에 설명된 많은 기술을 참조하여 적용할 수 있다. 돌보는 대상자의 말을 경청하고 배려하며 진정성 있게 대하는 것이 중요하다. 모든 임상환경에서 간호사가 적용해야 하는 대인관계 기술 및 정신건강 중재에 대한 자세한 설명은 제2장을 참조한다.

신규 간호사는 일반적으로 자신이 '잘못된 말'을 하고 돌보는 대상자의 상황을 더 어렵게 만들까 봐 걱정한다. 관대하게 베푸는 조언을 피하고 대신 신중하고 사려 깊은 접근방식을 취한다면 대상자에게 해를 입힐 가능성은 거의 없다. 진실하고 진정성 있게 행동하길 권한다. 대상자는 간호사가 진실하고 진정성이 없는 것을 느낄 수 있다. 경청 및 공감과 같은 치료적 의사소통 기술을 연습하고 이를 뒷받침하는 이론을 이해하면 더 자신감을 느끼고 상호작용의 목표를 이해하게 될 것이다. 또한 이 장을 읽음으로써 정신건강 문제가 있는 대상자에게 무조건적인 긍정적 관심과 존중으로 대응하는 것의 중요성을 깨닫기 바란다. 그들을 사람으로 소중히 여기고 그들을 위한다고 치료계획을 단독으로 세우기보다는 그들과 함께 치료계획을 세우길 바란다. 대상자의 생생한 경험을 기록하길 바라는데, 대상자는 건강과 질병에 대한 경험을 포함하여 자기 삶의 전문가이기 때문이다. 4명 중 1명은 정신건강 문제를 안고 살고 있으며, 모든 사람은 때때로 정서적 평안에 어려움을 겪는다. 따라서 진정한 전인적 간호를 제공할 수 있도록 정신건강 지식과 기술을 개발하는 것이 현명하다.

유용한 웹사이트

Australian College of Mental Health Nurses Mental Health Practice Standards for Nurses in Australian General Practice. http://www.acmhn.org/images/Resources/1-32_GPN_Standards18_NEWsc2.pdf

Beyond Blue Safety Planning. https://www.beyondblue.org.au/get-support/beyondnow-suicide-safety-planning/create-beyondnow-safety-plan

Black Dog Institute. https://www.blackdoginstitute.org.au/

Blue Knot Foundation. National centre of excellence for complex trauma. https://www.blueknot.org.au/.

eMHprac - e-mental health in practice. https://www.emhprac.org.au/

headspace youth mental health. https://headspace.org.au/

Primary Health Network mental health tools and resources. https://www1.health.gov.au/internet/main/publishing.nsf/content/phn-mental_tools

SANE Australia. https://www.sane.org/

Te Oranga Hinengaro Māori Mental Wellbeing (2018). https://www.hpa.org.nz/sites/default/files/Final-report-TeOrangaHinengaro-M%C4%81ori-Mental-Wellbeing-Oct2018.pdf

UK Mental Health Triage Scale. https://ukmentalhealthtriagescale.org/

University of Melbourne Recovery Library. https://recoverylibrary.unimelb.edu.au/

국가정신건강정보포털 https://www.mentalhealth.go.kr/portal/bbs/bbsList.do?bbsId=BBSSTATS

● 참고문헌

Australian Bureau of Statistics, 2017. Mortality of People Using Mental Health Services and Prescription Medications. Analysis of Data 2011. ABS, Canberra.

Australian Bureau of Statistics, 2015. National Health Survey: Mental Health and Co-existing Physical Health Conditions, Australia 2014–15. ABS, Canberra.

Australian College of Mental Health Nurses, 2018. Mental Health Practice Standards for Nurses in Australian General Practice. ACMHN, Canberra.

Australian Institute of Health and Welfare (AIHW), 2018. Patient experiences in Australia in 2016–2017. Cat. No. HPF 34. Canberra: AIHW.

Australian Institute of Health and Welfare (AIHW), 2015. The health and welfare of Australia's Aboriginal and Torres Strait Islander peoples: 2015. Cat. no. IHW 147. Canberra: AIHW.

Australian Nursing and Midwifery Federation, 2014. National Practice Standards for Nurses in General Practice. Australian Nursing and Midwifery Federation, Melbourne.

Benson, C., Kisely, S., Korman, N., et al., 2018. Compliance of metabolic monitoring at rehabilitation facilities. Australas. Psychiatry 26, 41–46.

Clement, S., Schauman, O., Graham, T., et al., 2015. What is the impact of mental health-related stigma on help-seeking? A systematic review of quantitative and qualitative studies. Psychol. Med. 45, 11–27.

Geiss, M., Chamberlain, J., Weaver, T., et al., 2018. Diagnostic overshadowing of the psychiatric population in the emergency department: physiological factors identified for an early warning system. J. Am. Psychiatr. Nurses Assoc. 24, 327–331.

Halcomb, E.J., McInnes, S., Moxham, L., et al., 2019. Nurse-delivered interventions for mental health in primary care: a systematic review of randomised controlled trials. Fam. Pract. 36, 64–71.

Halcomb, E., McInnes, S., Moxham, L., et al., 2018. Mental Health Practice Standards for Nurses in Australian General Practice. Australian College of Mental Health Nurses Inc, Canberra.

Halcomb, E., Salamonson, Y., Cook, A., 2015. Consumer satisfaction and comfort with nursing in Australian general practice. Collegian 22, 199–205.

Happell, B., Platania-Phung, C., Gaskin, C.J., et al., 2016. Use of an electronic metabolic monitoring form in a mental health service – a retrospective file audit. BMC Psychiatry 16, 109.

Hawkes, A.L., Patrao, T.A., Ware, R., et al., 2013. Predictors of physical and mental health-related quality of life outcomes among myocardial infarction patients. BMC Cardiovasc. Disord. 13, 69. doi:10.1186/1471-2261-13-69.

Hofmann, S.G., Asnaani, A., Vonk, I.J., et al., 2012. The efficacy of cognitive behavioral therapy: a review of meta-analyses. Cognit. Ther. Res. 36, 427–440.

Hori, R., Hayano, J.-i, Kimura, K., et al., 2015. Psychosocial factors are preventive against coronary events in Japanese men with coronary artery disease: the Eastern Collaborative Group Study 7.7-year follow-up experience. Biopsychosoc. Med. 9 (1), 3. doi:10.1186/s13030-015-0030-8.

Joyce, C.M., Piterman, L., 2009. Farewell to the handmaiden?: profile of nurses in Australian general practice in 2007. Aust. J. Adv. Nurs. 27 (1), 48–58.

Kessler, R.C., Barker, P.R., Colpe, L.J., et al., 2003. Screening for serious mental illness in the general population. Arch. Gen. Psychiatry 60, 184–189.

Mahmood, Z., Clark, J.M., Twamley, E.W., 2019. Compensatory cognitive training for psychosis: effects on negative symptom subdomains. Schizophr. Res. 204, 397–400.

Martin, F., 2010. The impact of depression on recovery and rehabilitation following STEMI. Br. J. Card. Nurs. 5, 58–63.

McFarlane, W.R., 2016. Family interventions for schizophrenia and the psychoses: a review. Fam. Process 55, 460–482.

McKenna, B., Furness, T., Wallace, E., et al., 2014. The effectiveness of specialist roles in mental health metabolic monitoring: a retrospective cross-sectional comparison study. BMC Psychiatry 14, 234. doi:10.1186/s12888-014-0234-7.

Ministry of Health, 2019a. NZ Health Survey 2017–18 Annual Data. Ministry of Health, Wellington.

Ministry of Health, 2019b. Office of the Director of Mental Health and Addiction Services. Annual Report 2017. Ministry of Health, Wellington.

Moxham, L., Hazelton, M., Muir-Cochrane, E., et al., 2018. Contemporary Psychiatric-Mental Health Nursing: Partnerships in Care. Pearson Australia, Sydney.

Oranta, O., Luutonen, S., Salokangas, R.K.R., et al., 2011. The effects of interpersonal counselling on health-related quality of life after myocardial infarction. J. Clin. Nurs. 20, 3373–3382.

Orman, J., O'Dea, B., 2018. e-Therapy in primary care mental health. Aust. J. Gen. Pract. 47 (4), 168–172.

Perlman, D., Brighton, R., Patterson, C., et al., 2018. Stigmatization and self-determination of preregistration nurses: a path analysis. Int. J. Ment. Health Nurs. 27, 422–428.

Pols, A.D., Schipper, K., Overkamp, D., et al., 2017. Process evaluation of a stepped–care program to prevent depression in primary care: patients' and practice nurses' experiences. BMC Fam. Pract. 18, 1–14.

Prins, A., Bovin, M.J., Smolenski, D.J., et al., 2016. The primary care PTSD screen for DSM–5 (PC–PTSD–5): development and evaluation within a veteran primary care sample. J. Gen. Intern. Med. 31, 1206–1211.

Prochaska, J.J., Das, S., Young–Wolff, K.C., 2017. Smoking, mental illness, and public health. Annu. Rev. Public Health 38, 165–185.

Reavley, N.J., Jorm, A.F., Morgan, A.J., 2016. Beliefs about dangerousness of people with mental health problems: the role of media reports and personal exposure to threat or harm. Soc. Psychiatry Psychiatr. Epidemiol. 51, 1257–1264.

Richards, S.H., Dickens, C., Anderson, R., et al., 2018. Assessing the effectiveness of Enhanced Psychological Care for patients with depressive symptoms attending cardiac rehabilitation compared with treatment as usual (CADENCE): a pilot cluster randomised controlled trial. Trials 19, 1–18.

Roberts, R., Lockett, H., Bagnall, C., et al., 2018. Improving the physical health of people living with mental illness in Australia and New Zealand. Aust. J. Rural Health 26, 354–362.

Su, S.F., Chang, M.Y., He, C.P., 2018. Social support, unstable angina, and stroke as predictors of depression in patients with coronary heart disease. J. Cardiovasc. Nurs. 33, 179–186.

Thompson, A.E., Anisimowicz, Y., Miedema, B., et al., 2016. The influence of gender and other patient characteristics on health care–seeking behaviour: a QUALICOPC study. BMC Fam. Pract. 17, 38.

Tso, G., Kumar, P., Jayasooriya, T., et al., 2017. Metabolic monitoring and management among clozapine users. Australas. Psychiatry 25, 48–52.

Turner, D.T., McGlanaghy, E., Cuijpers, P., et al., 2017. A meta–analysis of social skills training and related interventions for psychosis. Schizophr. Bull. 44, 475–491.

US Department of Health and Human Services, 2017. Mental Health Myths and Facts [Online]. Available: https://www.mentalhealth.gov/basics/mental–health–myths–facts. (Accessed 3 July 2019).

Ward, T., Wynaden, D., Heslop, K., 2018. Who is responsible for metabolic screening for mental health clients taking antipsychotic medications? Int. J. Ment. Health Nurs. 27, 196.

Zwar, N.A., Richmond, R.L., Halcomb, E.J., et al., 2015. Quit in general practice: a cluster randomized trial of enhanced in–practice support for smoking cessation. Fam. Pract. 32, 173–180.

CHAPTER 24

정신과적 응급처치

Emergency care

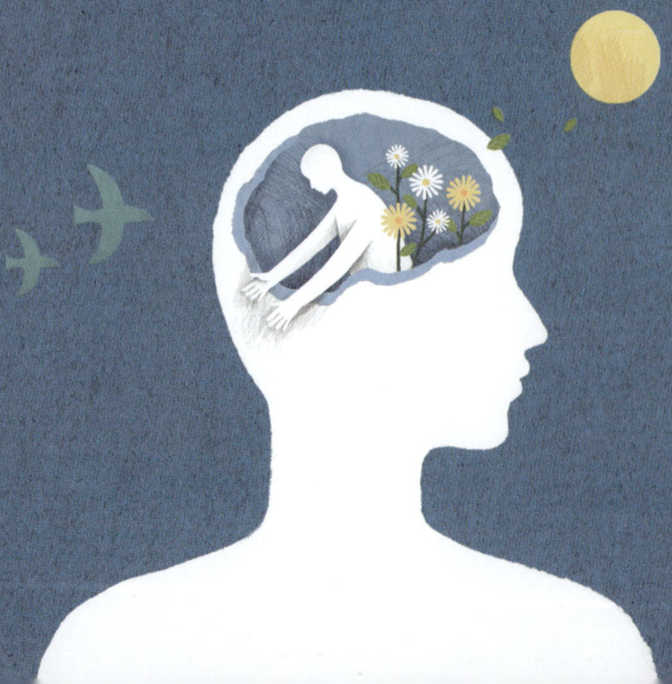

주요 내용

- 응급실에 내원하는 사람들의 정신건강 문제는 신체적 건강 문제와 관련되어 있을 뿐만 아니라 그들이 보이는 문제의 주요 원인으로 제시되고 있다.
- 불안이나 공황으로 인한 것으로 추정하기 전에 가슴통증, 호흡곤란과 같은 신체적 증상은 의학적으로 조사해야 한다.
- 정신건강 표현에 반응하는 간호기술은 치료적 관계맺기 기술이다.
- 해결 중심 치료와 같은 치료적 중재는 환자가 이전에 성공적으로 관리한 스트레스 상황을 식별하도록 돕는 데 유용하다.

주요 용어

- 불안(anxiety)
- 사정(assessment)
- 자해(self-harm)
- 참여(engagement)
- 치료적 관계(therapeutic relationships)
- 외상(trauma)

학습 목표

이 단원을 통해 다음을 수행할 수 있다.

- 응급실에서 사용할 정신건강 사정기술을 설명한다.
- 응급실에 내원하는 대상자의 치료적 관계맺기 필요성에 대해 설명한다.
- 급성 신체적 증상과 심리적 디스트레스 사이의 관계를 설명한다.
- 급성 디스트레스에 대응하기 위한 유용한 간호접근 및 치료적 중재를 적용한다.

J의 생생한 경험담

정신건강 문제를 경험하는 대상자의 트라우마 유병률은 매우 높다. 트라우마 기반 간호(trauma-informed care)를 인정하고 논의하며 개인이 대처전략을 개발하도록 지원하는 것은 강점과 회복 모델의 중요한 요소이다. '환자'라는 용어에 대한 대안을 고려하는 것이 중요하다. 실제 경험 영역의 일반적인 의견은 '대상자'가 선호되는 용어라는 것이다. 이 점을 주목하면, 모든 사람은 자신이 선호하는 방식에 대한 관점과 선택권을 갖게 될 것이다.

서론

정신건강 문제가 있는 대상자의 응급실 내원비율이 증가하고 있으며, 이는 국제적 현상이다. 종합병원 응급실은 정신건강서비스에 접근하는 사람들의 첫 번째 접촉 지점이다. 이를 위해서 사고 및 실무의 변화와 수요의 변화를 충족하기 위한 자원의 재배치가 필요하다. 응급실이 적시에 치료를 제공하고 응급실 직원을 지원하기 위해 추가 전문가 자원에 접근하는 것이 중요하지만 응급실 간호 및 의료진의 지식과 기술 또한 이러한 임상요구를 해결하기 위해 확장되어야 한다.

이 장에서는 두 가지 임상사례를 사용하여 초조하거나 정신적 디스트레스 상태에서 응급실을 찾는 대상자를 대응할 때의 주요 고려사항을 제공한다. 응급실에서 '정신건강' 문제로 분류되는 것은 명확하게 정의되지 않았으며, 의료서비스에 접근하는 사람들의 정신건강을 항상 고려해야 한다. 예를 들어, 우울증의 발병률은 일반적으로 심장병, 고혈압, 암, 당뇨병과 같은 의학적 질병을 가진 대상자에게 더 높다. 응급실에서는 정신건강과 관련하여 나타나는 다음과 같은 일반적 유형이 있다.

- 불안과 공황
- 자해
- 자살 생각 및 자살 시도
- 우울증
- 정신질환
- 정신적 디스트레스를 유발하는 신체건강 문제
- 통증(급성 또는 만성)
- 상황적 위기
- 누적 스트레스
- 약물 및 알코올 관련 문제

응급상황에서 정신건강 표현에 대한 접근

정신건강사정은 주요 임상활동으로 간주된다. 간호사에게 사정은 대상자와의 일상적인 상호작용에 통합된 지속적인 과정이다. '사정'이라는 단어는 상당히 절차적인 의미를 내포하고 있지만, 효과적인 평가 및 자료수집은 효과적인 치료적 관계맺기에 달려 있으며, 전인적이고 인간 중심의 관계맺기가 간호실천의 핵심이라는 점을 기억해야 한다. 간호에서의 정신건강 사정에 대한 자세한 정보는 제8장을 참조한다.

공식화된 위험을 사정하는 것은 최근까지 우세한 정신건강서비스였다. 그러나 이제는 임상위험 사정 및 관리 실무가 위해행위 감소에 영향을 미친다는 증거가 없다고 인식되고 있다. 예를 들어, 위험요소(예 계획 또는 수단)에 중점을 두는 것이 자살예방에 영향을 미친다는 증거는 없으며, 임상서비스 또는 후속 조치의 필요성을 결정하기 위한 위험 수준 정도(높음, 중간, 낮음)를 보증하지는 않는다. 자살사고와 계획은 흔하지만 자살행위는 통계적으로 드물다. 더욱이 응급상황에서 정신건강 대상자의 발달력과 관련된 많은 질문은 현재의 건강 문제와 무관하게 고려되며, 대상자들은 동일한 질문을 반복적으로 받는 것에 대해 혐오감을 표시했다. 대신 대상자는 치료반응에 대한 선호도를 확인하며 경청하고 이해하는 것의 이점을 강조했다. 이것은 긴 상호작용을 필요로 하지는 않는다. 짧은 대화로도 한 사람의 말을 듣고 그들이 직면하고 있는 어려움에 대해 제대로 인식할 수 있다. 셰아(Shea, 2017)는 자살사고를 경험한 일부 사람들에게 이전 또는 최근 기억에서 경험하지 못한 희망이 다시 나타나는 것에 대해 관심을 갖는 동료와 함께 고통스러운 경험을 공유하는 것이 편안함을 느끼게 한다고 하였다.

임상사례

대학 4학년에 재학 중인 여학생이 자살하고자 다량의 수면제를 먹고 쓰러진 것을 룸메이트가 발견하여 응급실로 이송되어 왔다. 여학생은 한 달 전 남자친구와 헤어져서 우울해 하며 매우 힘들어 하고 있었고 룸메이트에게 "남자친구 없이 살 수 있을지 자신이 없다. 그 친구가 내 곁에 없으니 내 삶은 의미가 없는 것 같다"고 말했다. 여학생은 과거에도 남자친구와 헤어질 때마다 매우 힘들어 하며 학업에 집중하지 못하고 죽고 싶다는 말을 자주 했었고 "남자친구를 사귀고 연애를 하는 것이 자신이 없다"고 말했다. 여학생은 과거 자살을 시도한 적은 없었다.

증상과 징후

- 다량의 수면제를 먹고 자살을 시도함
- 남자친구와 헤어진 후 우울감을 호소함
- 남자친구와 헤어질 때마다 죽고 싶다는 말을 자주 함

간호진단

자해의 위험성

간호활동

- 안전한 환경을 제공한다.
- 불규칙한 순회 등 자살 예방 모니터링을 통해 주의깊게 관찰한다.
- 우울 수준을 파악하고 고위험 수준인 경우 약물치료를 수행한다.
- 대상자의 자살사고, 자살계획을 사정한다.
- 자살을 하지 않겠다는 행동계약서를 작성한다.

약물처방:
Trazodone 150mg
#3PO

결과

- 자해행동을 하지 않는다.
- 자발적으로 사건에 대해 이야기한다.
- 불안을 느낄 때 호흡법 및 이완요법을 적용한다.

증상과 징후

- 남자 친구가 없는 삶은 의미가 없다고 생각하고 있음
- 남자친구를 사귀거나 연애를 하는 것에 대한 자신감이 낮음

간호진단

자존감 저하

간호활동

- 이별에 대한 대상자의 감정을 표현하도록 격려한다.
- 지역사회(예: 자조그룹)에서 가능한 사회적 지지 자원과 연계한다.
- 대상자가 여러 활동 또는 문제해결을 위해 수행하는 부분에 대해 긍정적 강화를 제공한다.
- 대상자의 강점을 찾도록 격려한다.

결과

- 자신의 긍정적인 부분을 확인하고 인정한다.
- 적절한 지지체계를 확보한다.

증상과 징후

- 남자친구와 헤어진 후 자살을 시도함
- 남자친구와 헤어질 때마다 힘들어 하고 학업에 집중하지 못함

간호진단

비효과적 대처

간호활동

- 대상자가 경험하는 좌절과 분노를 다루는 다른 방법을 함께 계획한다.
- 대상자가 당면한 문제를 객관화하고 현실적인 수준의 문제해결 방법을 찾도록 돕는다.
- 스트레스 관리 방법을 교육한다.
- 스트레스 상황에 대해 효과적인 자기 보호 및 방어수단을 확립하도록 돕는다.

결과

- 자신의 문제를 확인하고 문제해결을 위한 수준을 현실에 맞게 조정한다.
- 효과적인 문제해결 방법을 적용한다.

그림 24.1 응급실에 내원한 자살 시도 대상자를 위한 간호계획 개념지도

또한 정보 제공 및 안심시키기, 음식 및 음료와 같은 기본적인 편안함은 불안과 고통을 완화하고 임상의와 대상자의 관계맺기를 향상시킬 수 있다. 다음 시나리오 24.1은 정신건강 문제가 있는 대부분의 대상자에게 특히 어린 시절에 어떤 형태의 트라우마 또는 역경을 경험했는지, 응급실 내원객에게 얼마나 일반적인지 그 사실을 인식하는 것의 중요성을 보여준다. 이 관점은 또한 트라우마를 경험한 대상자가 의료시스템을 접한 결과로 디스트레스와 재외상을 경험할 가능성이 더 높다는 것을 인식하게 한다. 정신건강에 대한 외상 기반 접근방식에 대한 자세한 내용은 제2장을 참조한다.

위험신호

- 심각한 트라우마 이력 및 정신적 충격을 초래하는 입원 과정의 위험
- 호흡기 및 심장 질환을 동반한 비만 환자
- 공격성 위험
- 자해 위험(아직 밝혀지지 않은 과다복용과 같이 이미 가해진 잠재적 위험과 가능한 위험)
- 도주(무단이탈) 위험

보호요소

- R은 드문 경우는 아니지만, 이전에 그녀가 잘 알고 있는 상의의 외상 기반 접근방식을 사용한 언어적 점진적 안정화(de-escalation) 전략에 잘 반응했다.
- 항상 그런 것은 아니지만, 이전에 심리사와 이야기한 다양한 디스트레스 내성 및 기타 정신적 전략을 상기시키는 임상의에게 잘 반응했다.
- R은 고의적인 자해 및 자살행동의 광범위한 이력을 가지고 있지만, 이러한 행동에 위험이 있다고 느낄 때 또는 이러한 행동을 하고난 직후에 도움을 요청한 이력도 있다. 일부 대상자의 경우, 자해 또는 자살행동을 시도한 직후에 도움을 받는 것은 과거 행동패턴에 비해 대처에 상당한 개선을 나타낼 수 있다는 점에 유의해야 한다.

시나리오 24.1

R은 27세 여성으로 응급전화 위기상담에 전화를 걸어 구급차를 타고 응급실로 이송되었다. 그녀는 자살할 생각으로 처방받은 약을 과다복용했다고 말했고 응급전화 위기상담 직원은 응급구조대에 전화를 걸었다.

병원의 응급실과 중독서비스, 지역 정신건강서비스에서 R을 잘 알고 있다. 그녀는 어린 시절 트라우마 후에 이차적인 복합 외상후스트레스장애 진단을 받았고, 오랜 시간 자살사고와 감정을 관리하는 데 어려움을 겪었으며, 고의적인 자해와 심각한 자살행동의 사건들을 자주 경험했다. 그녀는 이전에 과다복용으로 삽관 및 집중치료를 위해 입원했었다. 치료는 지역사회 정신건강서비스에 의해 조정되지만 비슷한 상황에서 정기적으로 응급실에 내원하고 근무시간 후에 지역 정신건강 급성 치료팀과 자주 접촉한다.

R은 또한 심각한 의학적 동반질환을 가지고 있다. 고도비만(체중 147kg, 체질량지수 57), 제2형 당뇨병, 폐쇄성 수면 무호흡증, 동성빈맥, 만성 무릎통증과 요통을 가지고 있다.

응급실에 도착했을 때, R은 구급차 들것에 누워 직원들에게 욕을 하며 "나를 여기서 나가게 해줘!"라고 소리치고 있다. 그녀는 불안해하며 팔과 다리로 들것의 안전벨트 고정장치를 두드리고 있다. R은 병원에 가기를 저항하고 구급차 안에서 계속해서 자살충동을 호소했기 때문에 「정신건강복지법」에 따라 이송되었다.

지식

● 일반 지식

- 외상 기반 접근방식의 일반 원칙
- 신체건강 문제가 대상자의 정신건강에 미치는 영향

● 불안과 디스트레스 관리

- R의 불안과 고통을 관리하기 위한 언어적 점진적 안정화 기법 지식 및 기술
- 언어적 점진적 안정화 기법이 효과가 없는 경우 R의 행동에 대한 대응으로 진정제 필요(이 경우 진정제로 인한 비만 관련 호흡기, 기도 위험 또는 기타 합병증을 고려하는 것이 중요)

● 프로토콜

- 행동장애의 진정에 사용되는 약물 관련 프로토콜에 대한 지식
  - 첫 번째 선호: 경구 진정제 제공[디아제팜(diazepam) 5~20mg PO 또는 로라제팜(larazepam) 1~2mg PO 또는 올란자핀(olanzapine) 5~10mg PO]
  - 경구용 진정제를 원하지 않는 경우, 비경구 진정제 투여(1차 투여 드로페리돌 5~10mg 근육주사)
  - 15분 이내에 진정되지 않으면 두 번째 드로페리돌(droperidol) 투여(10mg 근육주사/정맥주사), 최대 투여량은 사건별 20mg
- 기관 또는 보건당국 및 관련 관할 법률에 의해 요구되는 억제대 및 진정에 대한 기록물 보관 필수 조건 지식
- 다음과 관련된 서비스 프로토콜에 대한 지식
  - 「정신건강복지법」에에 따라 입원 대상자를 검토하기 위한 법적 절차
  - 응급실에서 정신건강 상담이 필요하지 않다고 판단되는 경우, 「정신건강복지법」에 따라 입원 대상자를 심사하고 퇴원할 수 있도록 규정을 마련하는지 여부(그 대상자가 퇴원하고 싶은 마음이 확고하다면, 대상자가 병원에 머무르도록 하기 위해 상당한 신체적 억제대와 진정제가 요구되는지에 대한 선택이 선호될 수 있음)

추가적인 강압적 치료 참여와 진정제의 합병증 위험은 R을 추가검토하기 위해 입원시키는 이점과 정신의학적 검토를 기다리지 않고 응급실에서 퇴원하는 것에서의 위험을 비교해야 한다. 이 경우 R에게 직접 적용되지 않을 수도 있지만 일부 발표된 지침과는 달리 자살사고를 가지고 응급실에 내원한 모든 대상자가 정신건강 전문가의 진찰을 받을 필요는 없다고 한다. 어떤 경우는 응급실 선임 임상의가 공식적인 정신의학적 사정 없이 퇴원을 결정할 수 있다.

● 인력

- 부서 전체에서 사용 가능한 자원과 업무부하 요구사항을 감안할 때 R이 필요로 하는 높은 수준의 간호를 제공할 수 있는 응급실의 역량
  - R은 정신적 안정화 및 저용량 경구 진정제에 반응할 수 있으므로 간호사와 1:1로 보다 개방된 공간에서 돌보아질 수 있다.
  - 진정제가 투여된다면, R은 합병증 위험이 높아질 수 있기 때문에 신중한 관찰이 필요할 수 있다.
- 정신과 직원에 대한 접근
  - 현장의 정신과 직원은 정신과 의사의 검진을 위해 신속한 반응을 제공할 수 있다.
  - 정신과 직원이 현장에 있지만 제한적인 경우(인원이 적거나 서비스 요구가 많아서) 정신의학적 검토 수행이 지연될 수 있다.
  - 정신과 직원이 현장에 없어 전화 또는 화상 회의를 통해 연락하는 경우, 이로 인한 지연이 발생할 수 있다.

태도

- 차분하고, 비판단적이며, 공감하고, 분명한 접근방식이 필요하다. 이전에 의료서비스를 이용할 때 병원환경에서 경험했을 수 있는 트라우마를 포함하여 R의 외상 경험을 파악하고 간호에 포함시켜야 한다.
- R이 보이는 것은 심각한 의학적 응급상황에 해당하는 심리적 영역일 수 있으며, 그에 따라 그녀의 치료가 우선되어야 한다.
- R이 응급/급성 상황에서도 고려해야 하는 몇 가지 의학적 동반질환이 있음을 명심해야 한다. 정신질환을 가진 사람들의 신체건강을 무시하는 것은 흔한 일이다.

기술

● 관계맺기 및 인간 중심 접근

인간 중심의 접근방식으로 R과 관계를 맺어야 한다. 인간 중심의 인터뷰에서 대상자는 문제가 아니라 우리 모두에게 가져오는 많은 문제에 대한 해결책을 가진 독특한 개인으로 간주된다. 개인을 중심으로 인터뷰하는 사람은 겸손해야 한다. 왜냐하면 우리가 아무리 최선을 다해도 모든 질문을 알지 못하기 때문이다. 그러므로 대상자가 우리에게 깨닫게 하는 것과 그들이 우리에게 가져다주는 질문에 귀를 기울이는 것은 매우 중요하다.

● 언어적 점진적 안정화

- 트라우마 기반 접근방식을 사용하여 재외상화 가능성을 최소화한다.
- R과 함께 언어적 점진적 안정화 기법을 사용한다.
- 공감과 인정을 전달하여 치료적 관계 형성을 구축한다.
- R의 경험이 그녀에게 의미하는 바를 이해하기 위해 R이 무슨 말을 하는지 들어 보고 진정한 관심을 전달한다.
- 자신의 비언어적 의사소통(자세, 몸짓, 눈 맞춤, 표정과 속도, 목소리의 높낮이와 어조)을 의식한다.

● 안전

- R이 자신이나 다른 사람에게 해를 입히기 위해 사용할 수 있는 IV 라인/폴, 날카로운 물건 또는 기타 도구에 쉽게 접근하는 것과 같은 물리적 환경의 변수를 고려한다. 일반적으로 응급실은 시끄럽고 바쁜 장소이다. 부서에 R을 돌보기에 자극이 적고 임상적으로 적합한 장소가 있는가?
- 대상자를 대하는 태도에 긍정적인 영향을 미치기 위해 위의 사항을 고려하면 신체적으로나 심리적으로 안전한 환경을 조성할 수 있다. 이것은 신경학적 기반의 공포반응을 진정시킬 수 있게 하며, 참여를 극대화하고 회복이 촉진된다.
- R의 현재 행동과 관련된 피해의 위험을 줄이기 위해, 그리고 언어적 점진적 안정화 및 치료적 참여가 불충분한 경우, 필요에 따라 안전한 신체억제대 및 비경구 진정제를 투여할 수 있다.

치료방식 및 고려사항

● 해결 중심 단기치료

R을 참여시키고 그녀의 초기 불안과 고통을 언어적으로 감소시키려는 인간 중심의 강점기반 접근법이 사용될 수 있다. 일단 진정된 후 해결 중심 단기치료(solution-focused brief therapy, SFBT)는 R을 참여시키고 그녀의 대처방안에 대한 합리적인 결과를 공동으로 도출하는 데 유용할 수 있다. SFBT는 강력한 근거 기반의 강점기반 접근법이다. 이 접근법은 대상자가 확인된 미래 희망과 목표를 달성하기 위한

해결책으로 자신의 자원과 과거 성공을 탐색하도록 함으로써 대상자에게 권한을 부여한다.

SFBT는 대상자가 자신에게 도움이 되는 것에 대해 그들 자신이 전문가라고 가정한다. 개인이 힘들거나 스트레스가 많은 상황에 성공적으로 대처한 과거에 주의를 기울이고 이를 어떻게 달성했는지 임상가와 자신에게 설명하도록 돕는다. 또한 개인이 현재 문제가 없는 상태에서 자신의 삶이 어떤 모습일지 그리고 현재의 삶이 선호하는 미래와 조금이라도 비슷할 것인지에 대한 긍정적인 그림을 구축하는 데 도움이 된다.

일관성 있고 조직화된 접근법

R이 동시에 접촉하는 수많은 서비스를 고려할 때, 관련된 모든 서비스 제공 장소와 팀에 일관성 있고 조직화된 접근법은 R의 치료에 중요한 요소이다. 이는 그녀의 배경기록, 모든 팀/임상이 취해야 할 일관된 접근방식, 각 환경에서 사용할 특정 전략을 간략하게 설명하는 서비스 간 계약문서의 형식을 취할 수 있다.

계획에 대해 가능한 합의된 목표 또는 일반 원칙의 예는 다음과 같다.

- R을 위험에 빠뜨리는 현재의 스트레스 대처법과 달리 스트레스에 대처할 수 있는 안전한 방법을 개발할 수 있도록 지원하는 것
- 지역사회 내에서 R의 회복을 지원하기
- 회복을 지원하기 위해 지역사회 내에서 정신치료를 용이하게 하기
- 병원 및 응급실에서 보여지는 문제와 입원의 감소
- 입원이 필요한 경우 서비스 간에 일관성 있고 조직화된 접근법 제공
- R의 치료에 대해 논의하기 위해 다른 임상의가 쉽게 접근할 수 있는 담당 임상의 배정하기

응급실 상황에서 특정한 전략의 예는 다음과 같다.

- 도착 시 정신간호사가 있든 없든 응급실 전문의의 신속한 검토
- 담당 임상의의 응급실에서 나타난 모든 것에 대해 수석 임상의와 조기연락
- R과 대화할 때 침착하고 공감하며 유효한 접근방식을 사용하는 것의 중요성을 상기할 것
- 응급실 환경 지원을 목적으로 하는 다른 서비스의 치료 전략 예를 사용
- 담당 임상의가 급성 치료팀과 응급실 정신건강 임상의를 지원하여 R에게 일관된 접근방식을 제공할 것

시나리오 24.2

Y는 40세 여성으로 2주 동안 현기증, 심계항진, 숨가쁨, 구강건조, 손가락 따끔거림 및 위장 불편을 보고하며 응급실에 여러 번 내원했다. 그녀는 응급실 내원 동안 활력징후, 심전도, 흉부 X-ray, 전혈구 수 및 갑상샘 기능을 포함하여 수많은 검사를 받았다. Y는 또한 신경과 '현훈 클리닉' 외래로 의뢰되었다.

Y는 비흡연자이며 알코올이나 대마초 또는 암페타민과 같은 불법적인 물질을 사용하지 않는다. 그녀는 최소한의 커피와 차를 마시고 카페인 함량이 높은 '에너지 드링크'를 마시지 않는다. Y는 정신간호사에게 의뢰되었다.

Y는 스트레스가 자신의 증상에 영향을 미쳤음을 인식하였다. 그녀는 남편과 두 명의 어린 자녀가 있으며 풀타임 약사로 일하고 있다. Y는 특히 자녀에 대해 걱정하는 경향이 있음을 인정한다. 그녀는 종종 질병이나 사고와 같은 나쁜 일이 그들에게 일어날 것을 두려워한다. Y의 어머니가 10살 때 암으로 세상을 떠났고 아버지는 16살 때 심장마비로 돌아가셨다고 했다. Y는 본질적으로 매우 불안하고 '과보호적'이라고 묘사하는 할머니 밑에서 자랐고, 최근 Y의 할머니는 제주도의 중환자실에 입원했으며 위중한 상태이다. Y는 할머니를 만나기 위해 비행기를 타고 제주도로 갔으나 그녀는 비행 중에 공황증상을 보였다. 과거에 비행에 어려움을 겪은 적은 없었다. 할머니를 찾아 간 병원은 그녀의 어머니가 치료를 받고 돌아가신 병원과 같았다. 그 병원으로 돌아와 중환자실에 있는 할머니를 만난 것이 Y에게 큰 고통을 안겨주었고, 남편과 아이들이 그리워 제주도에 도착한지 이틀 만에 집으로 가는 비행기를 타기로 결정했다.

위험신호

- 공황 증상은 심혈관 및 호흡기 질환, 갑상선기능항진증 등을 포함하는 의학적 상태처럼 보인다.
- 공황 상태와 함께 동반되는 심장 및 호흡기 질환도 증가한다.
- 관상동맥 질환과 관련된 많은 증상은 공황과 함께 흔하게 나타난다.
- 불안의 과거력이 알려져 있더라도 임상의는 관상동맥 질환의 동반이환 가능성을 과소평가하지 않아야 한다.
- 흉통을 호소하는 사람들의 경우, 집중적인 병력, 신체검사, ECG 및 진단검사의 신중한 사용을 통해 생명을 위협하는 급성 상태를 배제해야 한다.

보호요소

- Y는 지지적인 남편과 가족이 있다.
- 그녀는 교육을 받았고, 정규직으로 일하고 있으며, 안정된 주거 환경을 가지고 있고 재정적 스트레스도 없다.
- 그녀의 식생활과 생활 습관은 그녀에게 심각한 신체적 조건을 초래하지 않는다.
- Y는 도움을 구하고 있으며 스트레스가 자신의 증상에 중요한 영향을 미친다는 것을 알고 있다.

지식

불안과 공황 증상은 일반 사람들에게도 널리 퍼져 있다. 우리나라의 경우 2021년도 정신질환실태 역학조사에 따르면 불안장애의 평생 유병률은 6.2%이고, 남성 5.4%, 여성 13.4%로 여성이 남성보다 유병률이 높았으며, 세부 질환별 평생 유병률은 특정공포증 6.3%, 범불안장애 1.7%, 사회공포증 0.6%, 외상후스트레스장애 1.5%, 광장공포증 0.3%, 강박장애 0.2%, 공황장애 0.4% 순이었다. 1년 유병률은 3.1%이었으며 남성 1.6%, 여성 4.7%로 국내 여성의 유병률은 남성에 비해 2.9배 더 높았다. 연령대별로는 18~29세 1년 유병률이 4.0%로 가장 높았다. 불안에 대한 더 자세한 논의는 제9장을 참조한다.

불안과 공황 증상의 본질

불안과 공황의 급성 증상은 투쟁-도피 반응의 징후이다. 이러한 증상은 카테콜아민 분비 증가와 과호흡의 결과로 나타나는데, 이 둘은 증상이 중복된다. 투쟁-도피 반응 동안 카테콜아민은 부신속질과 교감신경 말단에서 방출되어 스트레스 요인을 극복할 수 있도록 준비시키는 신체행동 및 생리학적 변화를 촉진한다.

카테콜아민의 아드레날린과 노르아드레날린은 투쟁-도피 반응에서 중요한 역할을 하며, 신경전달물질과 호르몬으로 작용하여 심혈관, 호흡 및 대사작용을 생성한다. 이것은 스트레스를 받으면 2~10배 증가하며 강력한 심장자극제로 작용하여 심박수를 높이고 심근수축 및 관상동맥 혈류의 압력을 증가시킨다. 투쟁-도피 반응의 또 다른 징후는 뇌줄기(뇌간) 호흡중추 쪽 변연계와 시상하부 사이의 연결을 통해 발생하는 호흡 증가이다. 과호흡은 공황발작에서 가장 흔히 볼 수 있는 생리적 반응 중 하나이다. 과호흡이 일어나는 동안 개인은 과도한 이산화탄소를 배출하며 급성 호흡성 알칼리증을 유발하고 동맥압의 이산화탄소($PaCO_2$)와 pH 상승을 동반한다. 만성적으로 과호흡을 하는 대상자는 정상에 가까운 pH와 중탄산염(HCO_3^-) 감소를 동반한 보상 호흡성 알칼리증이 발생할 수 있다.

알칼리증은 알부민에 대한 칼슘 결합을 증가시키고 이온화된 칼슘을 감소시키며 칼륨을 세포로 이동시켜 혈청 저칼륨혈증을 유발한다. 이 저탄산혈증으로 인한 호흡성 알칼리증은 다양한 증상을 유발한다. 저칼슘혈증의 결과로 신경흥분성이 증가되며, 지각이상(입술과 사지의 따끔거림)과 손목 및 발목의 경련을 일으킨다. 빈맥은 저칼륨혈증과 교감신경 활동의 증가를 포함한 호흡성 알칼리증에서 발생하는 생리학적 변화로 인해 발생할 수 있다. 흉통은 관상동맥 경련이나 심근으로 가는 산소공급 감소로 인해 발생할 수 있으며, 정상 호흡에서와 같이 가로막(횡격막)을 사용하기보다는 과호흡 시 흉벽근육을 과도하게 사용한 결과일 수도 있다. 덥고, 홍조를 띠고, 땀을 흘리는 것은 과호흡으로 인해 호흡이 증가하기 때문이다. 위장관 증상은 메스꺼움, 구토 및 위장운동성 증가를 포함한 급성 호흡성 알칼리증에서 발생한다. 말초신경 및 중추신경계 증상은 어지러움, 현기증, 불안, 건망증 및 불수의적인 운동을 포함한다.

태도

- 심리적인 스트레스가 원인이 되더라도 증상을 무시하지 않는 것이 중요하다.

기술

정신교육

- 불안의 본질, 투쟁-도피 반응, 과호흡과 두려움, 공황상태의 사람들이 흔히 갖고 있는 인지적 반응에 대한 정보는 대상자가 불안과 공황 증상을 해결하도록 지원하는 첫 번째 단계이다.
- 불안 및 공황과 관련된 일반적인 두려움에 대해 듣는 것은 대상자의 경험을 안심시키고 정상화할 수 있다. 예를 들어, 공황발작을 경험한 사람들은 종종 자신이 '미쳤다'거나 '통제력을 잃었다'고 보고한다. 이것이 공황발작을 경험하는 많은 사람이 가지고 있는 두려움이라고 안심시키는 것은 엄청난 치료효과가 있다.

선별검사

- 알코올, 니코틴, 카페인(에너지 드링크 포함), 대마초, 암페타민, 코카인, 항우울제, 스테로이드, 티록신 및 페니토인과 같은 불안 및 공황 증상과 관련된 물질 및 약물검사를 한다.

치료방식 및 고려사항

- 불안과 공황 증상을 해결하기 위해 권장되는 접근법은 비약물 접근이다.
- 사람들은 신체적 및 인지적 증상으로부터 전환할 수 있는 요가, 명상 또는 정원 가꾸기와 같은 활동과 관심사에 참여하도록 장려되어야 한다.
- 대사조절운동(예 빠르게 걷기, 달리기, 수영 또는 자전거 타기)은 불안과 공황과 관련된 신경 에너지를 방출하여 증상을 줄이는 데 효과적인 것으로 입증되었다.
- 자연 속을 걷거나 단순히 자연환경에 노출되는 것이 정신적·정서적 평안에 긍정적인 영향을 미친다는 근거가 증가하고 있다. 자연환경에의 노출은 심지어 미국과 영국의 의사들에 의해 '처방'되고 있다.

● 유용한 웹사이트

Blue Knott Foundation – support for adults traumatised as children. https://www.blueknot.org.au/

Breathe App by Reach Out – free app for iOS that provides coaching for deep-breathing exercises. https://au.reachout.com/tools-and-apps/reachout-breathe.

Head to Health – information on anxiety disorders, with useful information and links to other useful websites and apps.

https://headtohealth.gov.au/mental-health-difficulties/mental-health-conditions/anxiety-disorders.

● 참고문헌

보건복지부(2022). 2021년도 정신질환 실태조사.

Australian Institute of Health and Welfare, 2018. Mental health services in Australia . Retrieved from: https://www.aihw.gov.au/reports/mental-health-services/mental-health-services-in-australia/report-contents/hospital-emergency-services.

Carter, G., Page, A., Large, M., et al., 2016. Royal Australian and New Zealand College of Psychiatrists clinical practice guidelines for the management of deliberate self-harm. Aust. N. Z. J. Psychiatry 50, 939 – 1000 .

단원 요약

바쁜 응급치료 환경에서 효과적으로 일하기 위해서는 신체와 정신 건강 사이의 불가분적인 상호관계와 사람들의 신체적·정서적 각성상태에 대한 민감도를 고려해야 한다. 응급실에서의 치료는 대상자와 길고 심도 있는 논의를 수반할 필요가 없다. 실제로 비언어적 반응을 염두에 두고 겸손과 존중의 태도를 전달하고 안심과 지원을 제공하는 데 중점을 둔 접근방식은 엄청난 치료효과가 있을 수 있다. 위험 문제를 고려할 필요가 있지만 인간 중심의 치료 참여라는 기본 철학은 응급실에서 진료를 받는 대상자에게 긍정적인 결과를 최대화하는 열쇠이다. 해결 중심 관점은 응급상황에서 대상자를 대화에 참여시키기 위한 실용적인 체제를 제공하여 현재의 강점, 대처기술 및 사람들을 미래에 초점을 맞추도록 돕는다.

Franklin, C., 2015. An update on strengths-based, solution-focused brief therapy. Health Soc. Work 40(2), 73–76 .

Franklin, C., Zhang, A., Froerer, A., et al., 2016. Solution focused brief therapy: a systematic review and meta-summary of process research. J. Marital Fam. Ther. 43(1), 16–30.

Frumkin, H., Bratman, G.N., Breslow, S.J., et al., 2017. Nature contact and human health: a research agenda. Environ. Health Perspect. 125(7), 075001.

Gingerich, W.J., Peterson, L.T., 2013. Effectiveness of solution-focused brief therapy: a systematic qualitative review of controlled outcome studies . Res. Soc. Work Pract. 23(3).

James, P., Banay, R., Hart, J., et al., 2015. A review of the health benefi ts of greenness. Curr. Epidemiol. Rep. 2(2), 131–142.

Keniger, L.E., Gaston, K.J., Irvine, K.N., et al., 2013. What are the benefi ts of interacting with nature? Int. J. Environ. Res. Public Health 10(3), 913–935.

Large, M., Kaneson, M., Myles, N., et al., 2016. Meta-analysis of longitudinal cohort studies of suicide risk assessment among psychiatric patients: heterogeneity in results and lack of improvement over time. PLoS ONE 11(6), e0156322.

Large, M., Sharma, S., Cannon, E., et al., 2011. Risk factors for suicide within a year of discharge from psychiatric hospital: a systematic meta-analysis. Aust. N. Z. J. Psychiatry 45, 619–628.

NSW Ministry of Health, 2015. Management of Patients With Acute Severe Behavioural Disturbance in Emergency Departments. Ministry of Health, North Sydney. Retrieved from : https://www1.health.nsw.gov.au/pds/ActivePDSDocuments/GL2015_007.pdf .

Parnas, S., Isobel, S., 2017. Navigating the social synapse: the neurobiology of bedside manner. Australas. Psychiatry 26(1), 70–72. Reeves, E.A., 2015. Synthesis of the literature on trauma-informed care. Issues Ment. Health Nurs. 36, 698–709.

Ryan, C.J., Large, M., Gribble, R., et al., 2015. Assessing and managing suicidal patients in the emergency department. Australas. Psychiatry 23, 513–516.

Santangelo, P., Procter, N., Fassett, D., 2018. Mental health nursing: Daring to be different, special, and leading recovery-focused care? Int. J. Ment. Health Nurs. 27(1), 258–266.

Shea, S.C., 2017. Psychiatric Interviewing: The Art of Understanding, third ed. Elsevier, Edinburgh. Treatment Protocol Project, 2013. Management of Mental Disorders, fifth ed. Clinical Research Unit for Anxiety and Depression. University of New South Wales School of Psychiatry, Darlinghurst.

Tucker, A., Norton, C.L., DeMille, S.M., et al., 2015. The impact of wilderness therapy: utilizing an integrated care approach. J. Exper. Educ. 39(1), 15–30.

Wand, T., D' Abrew, N., Acret, L., et al., 2016. Evaluating a new model of nurse-led emergency department mental health care in Australia: perspectives of key informants. Int. Emerg. Nurs. 24, 16–21.

CHAPTER 25

법의정신간호

Forensic Mental Health Nursing

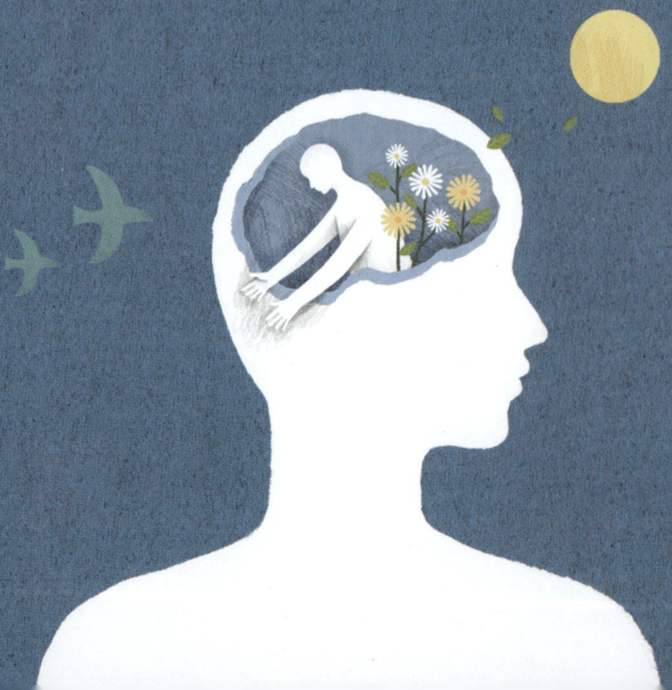

주요 내용

- 정신간호사는 법의정신간호 대상자와 협력하는 데 필요한 지식, 기술 및 태도를 확인해야 한다.
- 법의정신간호 대상자는 범죄 관련 문제를 포함하여 해결해야 하는 다양한 요구사항을 가지고 있다.
- 간호사는 대상자의 요구를 충족하고 지역사회의 안전을 보장하기 위해 위험사정, 치료 및 관리 프로세스를 지속적으로 개발하고 사용해야 한다.
- 법의정신간호사는 대상자 및 돌봄제공자와 협력하여 회복 중심 간호에 초점을 맞추고 있다.

주요 용어

- 동반이환질환(comorbidity)
- 범죄와 정신건강 문제(criminality and mental ill health)
- 주택과 및 노숙자(housing and homelessness)
- 법과 감옥(law and jail)
- 회복 중심 간호(recovery–oriented care)
- 위험사정(risk assessment)
- 자기인식(self–awareness)
- 사회적 정의(social justice)

학습 목표

이 단원을 통해 다음을 수행할 수 있다.

- 법의정신건강 대상자의 실제 경험과 요구에 대한 인식을 설명한다.
- 법의정신건강 대상자를 위한 특정 간호중재를 확인한다.
- 법의정신건강 간호의 중심이 되는 기술, 지식 및 태도에 대해 논의한다.
- 위험사정, 치료 및 관리에 대한 구조화된 임상판단 접근방식을 활용한다.

J의 생생한 경험담

맥락을 고려하지 않고 누군가를 '공격적'이라고 분류하는 것은 매우 쉬울 수 있다. 이 장의 저자는 공격성과 폭력에 대해 주의 깊게 논의했다. 대상자가 고통스러움을 느끼는 스트레스 요인을 경험할 수 있고, 그로 말미암아 공격적이거나 폭력적인 행동을 할 수 있다는 것을 인정하고 있다. 특히 범죄와 정신건강 문제에 기여하는 낙인은 개인의 정체성과 자존감에 영향을 줄 수 있다.

서론

여러 가지 이유로, 정신건강 문제가 있는 대상자는 형사사법정보시스템에서 지나치게 많이 포함되어 있다. 법의정신건강서비스는 법의정신건강 대상자의 격리, 사정, 치료 및 관리를 제공하기 위해 호주와 뉴질랜드에서 개발되었다. 이러한 서비스는 형사사법정보시스템이나 정신건강사례관리시스템이 법의정신건강 대상자를 위한 서비스를 적절하게 제공할 수 없으며, 두 시스템이 대상자의 요구를 충족시키기 위해서, 그리고 때로는 지역사회 안전을 위해서 협력해야 한다는 인식으로부터 발전해 왔다.

형사사법제도에는 범죄를 저지른 것으로 의심되는 사람을 체포하는 경찰과 범죄를 수사하고 증거를 수집하는 검찰, 그리고 유죄 또는 무죄를 결정하고 유죄가 밝혀지면 처벌을 부과할 책임이 있는 법원이 포함된다. 투옥 및 지역사회 기반 선고가 가능한 처벌이다. 처벌 대상이 정신질환을 앓고 있다고 생각되면 경찰서 구류, 법원 또는 교도소에서 사정 및 치료를 위해 정신건강서비스로 전환할 수 있는 선택사항이 있다. 그러나 대부분의 주요 정신건강서비스에는 특정 법의정신건강 대상자를 수용, 사정, 치료 및 관리할 수 있는 구조적 안전성이나 이용 가능한 치료 및 재활 선택사항이 없으므로 법의정신건강서비스가 개발되었다.

국내의 경우 법의정신의학은 재판에서 개인의 정신능력을 결정하는 것을 다루는 분야로 재판과 관련된 각종 감정 및 사실인정 기술, 범죄수사와 관련된 각종 평가 및 예측, 사법 절차와 관련된 정신과적 문제 및 범죄와 관련된 정신질환에 대한 평가와 예측, 치료를 다루고 있다. 법무부 범죄예방정책국의 국립법무병원은 국내 유일의 범법의정신질환자의 입원, 치료기관으로, 「치료감호법」에 의하여 치료감호 처분을 받은 자의 수용, 감호와 치료를 수행하고, 법원, 검찰, 경찰 등에서 의뢰한 자에 대한 정신감정을 수행한다.

법의정신건강서비스의 구성요소에는 경찰 구금센터, 교도소 및 법원 내 서비스가 포함되고 안전한 병원과 지역사회서비스도 필수요소이다. 전통적으로 구금하고 강제적인 치료와 보살핌과 관련되었던 법의정신건강서비스는 회복 중심적인 서비스로 전환해야 하는 도전을 받고 있다.

따라서 정신건강 요구와 안전 확보의 어려움과 무관하게 만족스러운 삶을 살고자 하는 대상자의 실제 경험에 초점을 맞추어야 한다. 구금환경 내에서 대상자 중심 접근방식을 통합하는 것은 문제가 있지만 현대 법의정신간호사에게 필수적인 실천 우선순위로 남아 있다.

이 장에서 '법의정신간호사'라는 용어는 형사사법 또는 법의정신건강 환경에서 업무를 전문으로 하는 정신간호사를 설명하는 데 사용된다. 다른 의료 분야와 마찬가지로 이러한 환경에는 다른 전문가보다 간호사가 더 많다. 이러한 환경에서 일하는 간호사

박스 25.1 법의정신건강 대상자 그룹

- 정신상태 사정 또는 치료를 위해 경찰, 법원, 검찰, 변호사 또는 독립적인 법정 기관에서 의뢰한 범죄자 또는 범죄혐의자
- 정신장애로 인해 변론하기에 부적합하거나 무죄로 구금되거나 조건부 석방된 범죄혐의자
- 법원이나 독립적인 법정 기관에 의해 안전한 법의학 시설에 입원 환자로 구금하라는 명령을 받은 정신질환이 있는 범죄자 또는 범죄혐의자
- 안전한 입원 치료가 필요한 정신질환이 있는 수감자
- 석방 당국에서 의뢰한 정신질환이 있는 선별된 고위험 범죄자
- 전문 정신건강 평가 또는 구금 시설 치료가 필요한 정신질환이 있는 수감자
- 돌봄제공자나 지역사회에 중대한 위험이 되고 전문 법의정신건강서비스의 개입이 필요한 주류 정신건강서비스에 있는 정신질환자

시나리오 25.1

J는 25세이며 감옥에서 급성기 법의정신건강 병동에 입원했다. 그는 룸메이트를 칼로 찌른 혐의로 감옥에 수감되어 있다. 사건이 있던 날 J는 밤새도록 술을 마시고 그의 룸메이트가 자신의 소지품을 훔쳤다믿고 룸메이트가 절도사건에서 다른 지인과 공모했다는 것을 확신하여, 룸메이트를 만났을 때 화가 나서 부엌칼로 그를 공격했다. 입원하기 전에 J는 교도관을 죽이겠다고 반복적으로 위협하여 교도소 관리실(수감자들이 혼자 감방에 갇히는 곳)에 있었다. 그는 자신은 정신질환이 없다고 말하면서 정신건강 전문가와의 대화를 거부했다.

J가 병원에 도착했을 때 수갑을 차고 있었으며 불안해 보였고 과도하게 경계하는 모습이었으며, 영양실조로 보였고 눈도 마주치지 않으려고 했다. 초기 사정에서 J는 자신이 입원한 이유를 알고 있지만 정신질환이 있다는 데 동의하지 않는다고 말했다. 그는 자신이 체포된 이후로 한 번도 접촉한 적이 없는 그리스의 대가족 출신이라면서 가족과 연락이 되지 않는 것은 가족이 자신과 연락하는 방법을 몰랐기 때문이라고 설명했다. 초기 사정에서 J는 다른 사람들과 말다툼을 하는 등 기분을 상하게 한 적이 있다고 했다. J는 어려서부터 술을 마시고 '좋지 않은 무리와 어울렸다'고 말했고 몇 년 전 교통사고에서 머리를 다쳐 그 이후로 일을 할 수 없었다. J는 과거에 지역사회 정신건강서비스와 접촉한 적이 있지만 정신질환이 없었기 때문에 도움을 받지 못했다고 했다. 이번이 J는 첫 입원이고, 병동의 다른 환자들이 걱정된다고 하였다.

는 복잡한 법의정신건강 대상자에게 포괄적인 치료를 제공하는 데 필요한 지식, 기술 및 태도를 가지고 있어야 한다.

이 장은 형사사법 및 법의정신건강 환경에서의 간호에 초점을 맞추고 있지만 간호사가 언젠가는 대상자와 협력하여 신체건강, 정신건강 또는 법의정신건강 요구사항을 해결하게 될 것이라는 데 의심의 여지가 없다.

위험신호

- 입원기간에 따라 정신간호사가 제공할 수 있는 치료가 결정된다. 단기입원인 경우, J의 정신상태를 안정시키고 교도소 환경에서 관리할 수 있는 기술을 제공하는 것이 우선이다. J의 입원기간이 더 길어진다면, 우선 그의 정신상태를 안정시켜야 범죄와 관련된 요구사항을 해결할 가능성이 있을 수 있다.
- 가족과의 접촉 가능성을 모색해야 한다.
- J와의 신뢰관계 형성은 그의 건강을 전체적으로 사정하고 그와 협력하여 일하기 위해 필요하다. J는 장기간의 징역형을 선고받고 보호병동이나 교도소에서 법의정신건강서비스를 받게 될 가능성이 있다.

지식

- 법의정신건강 대상자는 법의정신간호사가 대상자 및 돌봄제공자와 협력하여 총체적인 치료를 제공하기 위해 철저히 사정해야 하는 복잡한 요구사항을 가지고 있다.
- 치료에 대한 임상적 필요성 외에도 많은 대상자는 사회적 · 문화적 · 적응적 기능장애 및 자신이나 다른 사람에게 위험이 될 수 있는 위반패턴과 관련된 회복이 필요하다.
- 입원 시 생물심리사회적 요인(예 정신상태, 가족력, 문화적 · 영적 · 종교적 요구, 신체건강, 교육, 고용)을 포함하는 포괄적인 사정뿐만 아니라 자신과 타인

에 대한 위험을 자세하게 사정하는 것도 중요하다.

- 투옥의 영향과 이것이 개인의 정신적 · 정서적 · 신체적 상태에 어떤 영향을 미칠 수 있는지 고려하는 것도 중요하다(예 투옥과 관련된 외상, 운동 불가능, 가족과 같은 지원으로부터의 고립 및 계류 중인 법원 문제와 관련된 스트레스).

법의정신건강 대상자의 법적 지위

- 법의정신건강 대상자는 국가마다 크게 다른 형사사법제도 및 정책의 적용을 받으며 일반적으로 발견된다.
- 법정에 출두하는 피고는 변론하기에 적합해야 한다. 정신질환으로 인해 특정 기준(고발 및 재판의 성격 이해, 변론 입력 및 변호사에게 지시 가능 포함)을 충족하지 못하는 경우 법정에 복귀할 수 있을 때까지 치료를 받도록 명령받을 것이다. 소수의 대상자는 자신을 변론하기에 적합하지 않으며, 그들의 치료와 감독을 보장하기 위해 다른 절차가 마련된다.
- 대상자가 범죄 당시에 건강하지 않아서 행위(범죄)의 본질을 이해하지 못했거나 그 행위가 잘못되었다는 것을 알지 못했다는 사실이 입증되면 법원에서 정신장애를 이유로 무죄 판결을 받는다. 정신장애로 인해 무죄 판결을 받은 대상자는 치료를 받아야 한다. 치료 기간과 장소는 범죄의 심각성과 대상자의 위험상태에 따라 달라진다.
- 정신질환을 앓고 있는 수감자는 구금시설에서 적절한 수준의 치료와 보살핌이 제공되지 않거나 수용자가 치료 받기를 꺼리는 경우 치료를 위해 안전한 병원으로 이송해야 한다. 국내의 경우 법무부의 국립법무병원에서 정신 · 약물 · 환경요법 등을 이용한 정신과적 치료와 집단치료, 사회적응훈련, 정신사회재활교육, 직업능력개발훈련 등이 이루어진다. 또한 출소자의 정신질환 재발 및 재범 방지를 위해 무상 외래진료도 실시하고 있다. 정신질환을 겪고 있는 구금시설 내 범죄자 중 일부는 치료를 계속할 수 있으며, 외래진료와 같이 지역사회에서 이용할 수 있는 것과 동등한 수준의 치료 및 돌봄이 필요하다. 이 서비스는 교도소 정신건강 관련 팀에서 제공할 수 있다. 일부 구금시설에는 수감자를 사정하고 치료하기 위한 정신건강 부서가 있다. 일부 고위험 수감자는 출소 후 사정 및 치료를 위해 법의학 정신건강병원이나 지역사회팀에 의뢰된다.
- 법의정신간호사가 근무하는 곳이라면 어디에서나 대상자에게 영향을 미치는 법률을 이해하는 것은 그들의 책임이다. 법의정신건강 대상자와 돌봄제공자는 때때로 법적 절차와 요구사항으로 인해 혼란스러워한다. 법에 대한 간호사의 지식은 법의정신건강 대상자와 돌봄제공자가 형사사법 법률 및 정책의 기능과 영향을 이해하고 보안, 안전 및 치료 의도를 통합하는 맥락에서 치료를 최적화하도록 사용해야 한다. 간호사는 또한 대상자와 돌봄제공자가 자신의 권리를 인식할 수 있도록 정보를 제공해야 한다.

인구통계학적 특성

- 법의정신건강 인구는 젊고, 남성이며, 미혼이고, 사회경제적 지위가 낮으며, 실업자이며, 교육성취도가 낮고 유죄 판결을 받기 전에 떠돌이생활 환경에 있는 경향이 있다. 그러나 수감된 여성의 수가 증가하고 있으므로 여성 법의정신건강 대상자 인구가 증가하고 있다(Australian Bureau of Statistics, 2018; Foulds & Monastario, 2018).
- 국내의 국립법무병원 수용 현황을 살펴보면 심신장애(정신질환), 약물중독, 정신성적장애 대상자가 수용되어 있으며, 2015년 이후 수용인원이 감소추

세이다. 2021년 기준 심신장애 대상자 851명, 약물 중독 대상자 25명, 정신성적장애 대상자 50명이다.

인지 및 사회적 기술

- 정신질환으로 인해 명료하게 생각하고 다른 사람과 건설적으로 관계를 맺는 능력이 손상되면 폭력 및 불쾌감을 포함한 반사회적 행동의 가능성이 높아진다.
- 인지 및 사회적 능력이 저하된 이유는 복잡하며, 정신질환과 직접적인 관련이 없을 수 있다. 그들은 가족 및 환경의 맥락에서 학습기회 감소, 가혹하거나 일관성 없는 양육, 불량한 동료관계 또는 후천적인 뇌손상과 관련되어 있을 수 있다.
- 상당한 비율의 법의정신건강 대상자가 어린 시절의 트라우마 경험과 후천성 뇌손상의 병력이 있다. 따라서 인지 및 사회적 기술의 개발은 법의정신건강서비스의 회복 요구사항이다.
- 인지 및 사회적 기술의 제한은 삶의 도전에 대한 사회적으로 긍정적인 반응을 방해할 수 있다.

정신질환 및 타인에 대한 위험

- 정신질환을 경험하는 대부분의 사람은 폭력적이지 않으며 다른 사람에게 위험하지 않다. 그들은 가해자라기보다 범죄의 피해자일 가능성이 더 크다.
- 정신질환과 범죄행위 사이의 관계는 복잡하고 개인마다 다르다.
- 간호사는 치료 및 위험 관리전략에서 다루어야 하는 위험 및 보호 요인을 확인할 수 있도록 각 대상자에 대한 고유한 관계를 확인해야 한다.
- 법의정신간호사가 담당하는 대부분의 범죄자는 심각한 정신질환(정신병 또는 주요 우울증)을 경험한다.
- 월리스, 멀린, 버제스(Wallace, Mullen & Burgess, 2004)가 수행한 20년 간의 중요한 연구에 따르면 폭력범죄의 전체 빈도는 지역사회 비교군보다 조현병을 겪는 사람들 사이에서 훨씬 더 높았다(8.2% 대 1.8%). 조현병을 앓는 대상자의 폭력범죄율은 연구기간 동안 점진적으로 증가했지만 같은 기간의 비교군과 비교할 때 증가율에는 차이가 없었다. 조현병을 경험하는 대부분의 대상자는 폭력적이지 않고 범죄를 저지르지 않으며, 위험은 편집증과 같은 특정 증상에 있을 수 있다.
- 국제 연구에 따르면 심각한 정신질환으로 인한 범죄 및 폭력적 행동이 약간 증가할 수도 있지만 정신질환이 범죄행위를 유발한다는 근거는 없다. 오히려 몇 가지 요인이 정신질환과 범죄에 영향을 미친다. 이러한 요인으로는 반사회적 경향과 알코올 또는 약물남용이 비슷한 비율을 차지한다.

물질사용

- 물질남용은 법의정신건강과 지역사회에서 일반적으로 발생한다.
- 연구자들은 정신질환 유무와 무관하게 범죄와 폭력의 주요 원인이 약물남용이라고 생각한다. 정신질환을 앓고 있고 물질을 남용하는 수용자의 비율이 높다.
- 법의정신건강 대상자는 물질남용 비율이 높으며 이는 범죄행위 및 폭력의 위험과 관련이 있다. 물질남용이 주요 정신장애, 특히 조현병 대상자의 폭력 및 공격성의 중요한 위험요소라는 상당한 증거가 있다.
- 물질남용과 공격성/범죄 사이의 연관성은 널리 인식되고 있지만, 그 작용원리는 물질의 활성제, 물질오용, 물질오용의 맥락 및 공격성 성향과 같은 개인적 요인의 상호작용을 포함하는 복잡한 과정으로 인해 제대로 이해되지 않고 있다.

- 물질사용 및 남용, 공존하는 정신장애와의 연관성에 대한 자세한 내용은 제11장을 참조한다.

태도

어느 시점에서 대부분의 간호사는 범죄 과거력이 있거나 범죄위험이 있는 대상자를 돌보고 치료하게 될 것이다. 대상자가 범죄를 저질렀고 정신질환을 앓고 있을 때, 간호사는 일반적으로 간호의 핵심 지식, 기술 및 태도, 특히 정신건강 간호 및 법의정신건강 대상자와 효과적으로 협력하는 데 필요한 향상된 기술을 적용해야 한다.

일부 간호사의 경우 법의정신건강 대상자의 복잡한 표현으로 인해 치료를 제공하는 능력이 잠재적으로 저하될 수 있다.

- 유쾌하지 않은 반사회적 성격 속성은 간호사의 도덕적 판단능력을 한쪽으로 치우치도록 하는 요인으로 나타날 수 있다(예 간호사가 적대적이거나 위협적인 행동의 대상이 되는 경우).
- 법의정신건강 간호연구는 간호사가 그러한 행동에 관한 도덕적 판단에 직면할 때 겪는 어려움을 분명히 했다. 이 행동에 대한 잘못된 판단은 간호 제공을 위태롭게 한다. 예를 들어, 대상자를 주로 '나쁜' 것으로 규정하면 이 대상자에게 계획된 돌봄이 완전히 부재할 수 있다.
- 일반 간호사와 법의정신간호사는 특히 법의정신건강 대상자의 범죄와 관련된 개인적 감정과 가치를 인식하고 관리하는 것이 중요하다.
  - 범죄에 초점을 맞추고 자신의 감정과 가치가 대상자에 대한 임상적 관점을 지배하도록 허용하는 간호사는 치료를 제공하는 데 비효과적일 것이다. 전문가로서의 가치와 업무 사이의 갈등으로 인한 부조화를 경험할 수도 있다.
  - 범죄행위가 간호사의 관심사가 아니라는 믿음도 마찬가지로 부적절하다. 그러한 경우 간호사는 개인적 · 도덕적으로 괴로워서 범죄행위를 무시하기로 선택할 수 있다. 그러나 범죄행위를 무시하면 법의정신건강 대상자의 중요한 요구가 다루어지지 않는다. 법의정신건강 환경 내에서 대상자를 구별하는 것은 범죄행위 및 기타 반사회적 행동이다.
- 전문적인 대응은 범죄행위를 법의정신건강 대상자와 치료적 관계를 맺는 동안 다루어야 할 필요 요소로 보는 것이다. 대상자는 개인의 선택과 책임을 증가시키기 위해 자신의 범죄행위와 관련된 요소를 이해할 필요가 있다.

정신건강 간호 활동 및 중재

- 법의정신건강 대상자는 일반적으로 자신과 타인에게 해를 끼칠 위험이 있는 정신질환, 범죄 이력과 성격 특성, 행동 및 반응방식을 가지고 있다.
- 법의정신건강 병원에서 일하는 간호사는 공격성과 폭력을 포함하여 심각하게 도전적인 행동을 지속적으로 나타내는 대상자를 돌볼 가능성이 높다.
- 공격성은 비자발적인 법의정신건강 대상자에게 치료를 제공하는 데 있어 불가피한 결과일 수 있으며, 그중 일부는 입원 치료의 지속적인 요구, 기대 및 갈등으로 인해 유발되는 분노를 관리하는 기술이 제한적일 것이다.
- 이러한 기관에서 일하는 간호사는 평가를 수행하고 치료를 지원하며 회복을 촉진한다.
- 법의정신간호사는 위험 관리에서 가장 덜 제한적인 대안을 고려하고 격리와 같은 제한적인 중재의 사용을 줄여야 한다.

박스 25.2 위험사정도구

단기에서 중기까지 가장 많이 사용되는 두 가지 도구는 다음과 같다.

- 상황적 공격성에 대한 동적 평가(DASA)는 긴급한 공격 가능성을 평가하기 위한 도구이다. 이 도구는 입원환경에서 매일 사용되며 간호사가 완료하는 데 약 5분이 걸린다. DASA는 공격의 위험을 예측할 뿐만 아니라 중재를 촉진하여 위험을 관리하는 데 도움을 주기 위한 것이다.
- 위험 및 치료 가능성의 단기 평가(START)는 중기 위험사정도구이다. START는 다른 사람에 대한 위험을 넘어 보다 일반적인 위험을 고려한다. 또한 존재하는 경우 유해사례의 가능성을 예방하거나 줄일 수 있는 보호 · 위험 요소의 식별 및 평가를 지원한다.

문화적 인식

- 법의정신건강서비스에서 서비스를 받는 지역사회의 문화적 요구와 이러한 요구에 대한 적절한 대응의 필요성에 대한 강한 인식이 있다.
- 법의정신간호사는 치료 과정 전반에 걸쳐 대상자의 문화적 · 영적 요구에 주의를 기울여야 한다. 이를 지원하기 위해 추가적인 문화적 · 영적 전문지식이 필요할 수 있다. 예를 들어, 법의정신건강 상담 과정, 지역사회 봉사활동 및 회복계획에 지역주민을 포함한다.
- 모든 문화의 중심은 가족이다. 가족구성원은 대상자를 위해 지역사회에 중요한 연결을 제공하고 지지적인 관계를 통해 대상자의 안녕을 증진할 수 있는 잠재력이 있다. 그러나 정신질환, 범죄의 성격 및 그 결과는 이러한 잠재력을 손상시킬 수 있다. 예를 들어, 심각한 폭력의 가해자가 정신질환을 앓고 있는 경우 가족구성원이 희생자가 될 가능성이 더 높다.
- 대상자의 억제는 가족기능(정서적 · 재정적 또는 사회적)에 영향을 미칠 수 있다. 간호사는 가족관계를 치유하고 법의정신건강 대상자의 요구를 해결하는 데 파트너가 될 가족의 잠재력을 극대화하기 위해 노력하는 다학제팀의 일원이어야 한다.

관련 치료양식 및 고려사항

- 현지 법률 및 정책은 체포, 선고 및 석방 후 대상자의 위치를 결정하고 조건, 치료기간 및 대상자의 권리를 확인한다.
- 법의정신건강 환경에 대한 연구는 제한적 관행 감소에 대한 체계적인 접근이 격리 사용빈도와 기간을 모두 줄일 수 있음을 보여주었다.
- 검증된 위험 평가도구를 공식적으로 적용하여 고려해야 할 요소의 범위와 패턴 인식을 확인한다. 또한 정적 · 동적 위험요소를 명확히 할 수 있다.
- 법의정신건강서비스에서 원주민과 이주 문화권의 사람들이 과도하게 대표되기 때문에 문화적으로 유능하고 안전한 관행은 법의정신건강에 특히 중요하다.

법의정신병원의 간호사가 법의정신건강 대상자를 안전하게 관리하는 것을 방해하는 장벽이 있지만, 다음과 같은 기회도 있다.

- 입원기간이 길어 불법약물에 대한 접근이 줄어들고 치료에 대한 접근성이 높아진다.
- 간호사가 사정, 치료 및 기타 환경 중재를 수행하기 위해 대상자와 협력할 수 있는 기회를 제공하는 높은 종사자-대상자 비율
- 모범사례 위험사정 및 관리 접근방식에 대한 접촉

위험사정

범죄, 특히 폭력의 예방 및 관리는 현대 법의정신건강에서 위험평가의 초점이 되었다.

- 자신이나 타인에 대한 위험을 나타내는 요소와 그러한 위험을 완화하는 보호요소를 확인하기 위해 엄격한 위험 평가 프로세스가 수행된다.
  - 정적 위험요인은 임상적 중재(예 성별 및 연령)에 의해 변경될 수 없다.
  - 동적 위험요소(예 물질사용 및 친구의 사회적 지지)는 임상적 수정에 더 개방적이고 위험 관리를

시나리오 25.2

어린 시절에 오랫동안 학대와 부당한 희생에 노출된 여성 S는 12세 때 학교를 중퇴했다. 그녀는 학대에 대처하기 위해 13세부터 마약과 알코올을 사용했다고 보고했다. S는 18세에 딸을 낳았고 출산 후에는 이야기할 사람이 없고, 가족과 멀어지고, 친구도 거의 없는 것 같은 느낌이 들었다고 했다. 정신병적 특징을 동반한 우울증의 맥락에서 10년 전 S는 딸을 살해한 것에 대해 정신장애를 이유로 무죄 판결을 받았다.

S의 정신질환이 안정화되는 데 4년이 걸렸지만, 집중적인 재활을 거친 후 그녀는 현재 보안 수준이 낮은 법의정신건강 병동에서 생활하고 있으며 지원되는 지역 사회 생활 시설로 전환하기 위해 휴가를 신청했다. S의 팀은 그녀가 휴가를 신청할 준비가 되었다고 생각하지만 S는 변화에 대해 걱정하고 있다. 그녀는 또한 파트타임 일자리에 지원했지만 새로운 고용주에게 자신의 질병과 범죄 사실을 공개해야 하는 것에 대해 불안해하고 있다.

S는 입원 이후 체중이 30kg 증가하였고 최근에 제2형 당뇨병 진단을 받았다. 체중 증가는 그녀의 자존감에도 영향을 미쳤다. S는 집 근처에 있는 체육관에 다니면서 체중 증가를 해결할 수 있기를 바라고 있다.

통해 변경할 수 있는 요소이다.

– 보호요인 식별에 대한 강조는 유해사례의 가능성을 감소시킨다.
– 적절한 중재계획은 검증된 위험사정도구 사용을 포함하는 구조화된 임상판단을 통해 지원된다. 자세한 내용은 **박스 25.2**를 참조한다.

위험평가를 수행할 때 포괄적인 정보를 체계적으로 수집해야 하고 다음과 같은 자료를 이용할 수 있다.

- 법의정신건강 대상자와 인터뷰 및 협력
- 대상자의 가족/돌봄제공자 및 관련 정보를 가진 사람과의 인터뷰
- 임상기록 검토
- 법적 보고서 및 사건보고서와 같은 기타 문서

위험사정 후에는 평가된 위험 관리계획을 관계자에게 명확하게 설명하고 협상하고 문서화한다.

위험신호

- 전환기간은 스트레스가 많으며 때로는 질병의 재발을 초래할 수 있다.
- 낙인은 다른 사람의 부정적인 평가로 인해 불이익을 받을 수 있는 법의정신건강 대상자에게 중요한 문제이다. 이것은 그들의 정체성과 자아개념에 영향을 미칠 수 있다.
- 법의학 대상자는 다양한 이유로 신체건강의 악화에 취약할 수 있다.

지식

수감된 범죄자는 형을 선고받은 인구의 낮은 비율을 차지하며 형사사법정보시스템은 지역사회 양형 선택을 선호한다. 영국의 문헌에 따르면 보호관찰 사례의 약 30%가 정신건강서비스와 공식적으로 접촉한 것으로 나타났지만 이 인구의 정신질환 비율에 대해서는 알려진 바가 거의 없다. 범죄를 저지르고 지역사회 기반 명령을 받은 대상자는 일반적으로 일반 정신건강서비스와 연결된다. 또한 일반 정신건강

서비스는 법의학 이력 또는 잠재적 범죄 연루를 나타내는 행동패턴이 있을 수 있는 복잡한 요구를 가진 대상자와 관련된다. 정신간호사 및 정신과 의사를 포함하는 전문 지역사회 법의학 담당자의 역할은 주류 정신건강서비스가 이러한 대상자 그룹을 관리하도록 지원하기 위해 시범 운영되었다. 법의정신건강 대상자가 법의정신건강 병원 및 교도소에서 지역사회로 전환할 수 있도록 지원하기 위해 전문 지역사회 법의정신건강팀이 설립되었다. 이러한 팀의 치료 모델에는 최종적으로 일반 정신건강서비스로 전환하는 것을 목표로 집중 사례관리가 포함된다. 법의정신건강 지역사회서비스는 일반 정신건강서비스와 함께 평가, 상담, 지속적인 치료 또는 공동 치료를 제공한다.

법무병원, 사법기관(법원, 교도소, 지역사회 교정 또는 가석방 위원회) 및 준법센터를 포함하여 지역사회 법의정신건강서비스에 의뢰할 수 있는 기관이 많다. 법의정신건강 대상자가 지역사회 정신건강서비스에서 항상 잘 받아들여지는 것은 아니며, 폭력 및 기타 범죄의 이력이 있는 경우, 높은 수준의 분노, 의심 또는 적대감, 치료 및 서비스 참여에 대한 반응이 부족하거나 순응도가 낮은 경우 또는 물질 오용의 문제가 있는 경우 지역사회 법의정신건강서비스에 의뢰되는 경향이 있다.

지역사회 법의정신건강팀의 사례관리자로서 간호사는 건강, 법률, 사회, 직업, 재정 및 숙박을 포함하여 필요한 서비스를 조정한다. 그들은 정신질환, 약물 남용, 공격성 및 기타 특정 문제를 관리하여 임상적 회복을 촉진하고 개인 회복을 지지하도록 지원한다. 법의학 대상자에 대한 지역사회 돌봄은 가족 및 돌봄제공자와 협력해야 한다. 또한 복잡한 요구사항을 종합적으로 해결하고 서비스 중복을 피하기 위해 다른 기관과의 공동관리를 위해 협업이 필요한 경우가 많다.

정신간호사는 어려운 전환기 동안 대상자를 지원하기 위해 이해하고 계획하고 대응해야 한다.

정신건강 간호 활동 및 중재

출소 전 계획 및 관계 구축

- 교정치료, 지지 및 감독 수준은 법의정신건강 대상자가 감옥이나 법의정신건강 병원에서 지역사회로 성공적으로 전환할 수 있도록 지원하는 데 필수적이다.
- 구금시설을 떠난 후 대상자와 함께 일할 기관은 그들이 아직 감옥이나 병원에 있는 동안 관계를 구축하기 시작해야 한다. 이렇게 하면 신뢰가 확립될 시간이 보장되어 대상자가 지역사회에 있을 때 참여 가능성이 높아진다. 또한 재범 가능성이 줄어든다.
- 중요한 지원에는 다음이 포함된다.
  - 정신건강서비스 및 약물사용 기관의 의미 있는 조기 중재
  - 대상자가 보석, 가석방 또는 지속적인 사법 중재가 필요한 다른 명령이 내려진 경우 사법기관의 중재
  - 주거, 음식, 재정 지원, 고용 및 사회적 지원에 대한 요구를 포함하여 사회적 돌봄 요구를 해결하기 위한 지원

낙인과 차별에 대처하기

- 법의정신건강서비스에 참여한 대상자는 범죄와 정신질환에 대한 이중낙인을 갖게 될 수 있다. 이 두 가지에 대한 지역사회의 태도는 잘못된 정보를 받아들이고 무지하며 두려워한다.
- 대중에게 정보를 제공하는 미디어는 잠재적으로 이러한 낙인을 찍을 수 있는 방식으로 정신건강 문제를 가진 범죄자에 대해 표현하는 경향이 있

다. 이러한 낙인은 결국 정체성, 자아개념 및 자존감에 영향을 미친다.

- 법의정신간호사는 낙인과 차별에 대처하기 위해 이에 대해 인식하고 있어야 하고, 필요한 경우 지지, 교육 및 옹호를 제공해야 한다.
- 이와 관련하여 법의정신간호사가 법의정신건강 대상자와 협력하는 것이 중요하다.

사회적 불이익을 고려하기

- 법의정신건강 대상자의 요구를 평가할 때 법의정신간호사는 대상자의 사회문화적 맥락도 고려해야 한다.
- 문화적 불이익과 낮은 사회경제적 지위의 영향은 특히 중요하다.
- 법의정신건강 대상자는 일반 인구에 비해 폭력, 협박, 성적 착취 및 금전적 착취 등과 같은 부당한 희생을 경험할 위험이 더 크다.
- 폭력은 정신질환을 앓고 있는 대상자가 거주하는 범죄율이 높은 지역의 문제일 수 있다. 정신질환을 앓고 있는 사람들이 질병에 대한 사회적 낙인의 영향으로 인해 낮은 사회경제적 위치로 이동하거나 벗어나지 못한다는 지표가 있다.

최적의 신체건강 증진

- 법의정신간호사는 대상자의 신체건강을 증진하기 위한 중재를 계획할 때 위험요인과 대상자의 요구를 고려해야 한다.
- 종합적인 간호를 위한 건강사정에는 신체건강이 포함되어야 하며 간호사는 최적의 신체건강을 촉진하고 향상시키는 치료계획을 개발, 구현 및 평가하기 위해 대상자, 가족 및 다학제팀과 협력해야 한다.
- 법의정신건강 대상자는 대사증후군과 당뇨병, 심혈관질환 및 호흡기 문제와 같은 신체질환에 걸릴 위험이 높다.
- 주요 기여요인은 항정신병 약물의 사용이지만 구금 환경에서 활동 및 생활방식 선택에 대한 제한은 신체적 건강 결핍에 기여한다.
- 법의정신간호사는 보건교육과 건강증진 활동을 통해 건강한 생활방식을 조성하는 환경에 기여해야 한다.

관련 치료양식 및 고려사항

- 출소 전 계획 및 관계 구축은 대상자와 협력하여 다양한 지원을 제공하며 구금에서 석방되기 몇 달 전에 시작해야 한다. 출소 전 계획 과정을 통해 관련된 모든 사람들이 서로의 역할을 명확하게 이해하고 출소 후 대상자에 대한 명확한 책무를 보여줄 가능성이 더 크다.
- 이 인구가 수용 가능한 수준의 사회적 기능과 삶의 질(교도소 또는 지역사회에서)을 달성하고 재범을 피하기 위해서는 통합된 건강, 정의 및 사회복지 기관의 대응이 필요하다.
- 문헌에는 법의정신건강 대상자의 신체건강 관리 문제를 해결하기 위해 정신간호사가 건강한 생활 프로그램을 시작한 예가 있다(Prebble, et al., 2011).

단원 요약

이 장은 간호사가 법의정신건강 간호의 실제 현실을 고려할 수 있도록 했다. 이러한 실제 현실의 도전은 법의정신건강 대상자의 요구, 이러한 요구를 충족하기 위한 서비스의 조정, 서비스 제공을 지시하는 법률과 관련된 '복잡성'이 특징이다. 이 모든 것은 법의정신건강 간호실무에 대한 도전으로 제시된다. 그러나 이 영역에서 간호에 대한 만족도는 이러한 복잡성의 직접적인 결과이다. 복잡성의 도전은 간호사에게 영감을 주고 우리 사회에서 가장 취약하고 불우한 사람에게 봉사하려는 열정을 불러일으킬 수 있다. 일부 법의정신건강 대상자가 외상, 불신 및 냉소의 역사와 관계를 맺는다는 인식이 있지만 간호사가 법의정신건강 대상자와 맺는 관계는 이 작업에서 중추적이다. 간호사가 치료에 대한 낙관주의와 치료에 대한 윤리적 접근을 유지할 때 그러한 장벽을 돌파하고 회복 중심 간호의 도전에 대처하는 것이 가능하다. 정보에 입각한 협력적인 치료계획, 낙인 및 차별 문제 해결, 사회적 및 문화적 연결 지원은 모두 법의학서비스에서 지역사회 생활로 전환하는 기간 동안 필수적이다.

● 유용한 웹사이트

국내

https://www.cppb.go.kr/cppb/586/subview.do

https://www.index.go.kr/unity/potal/main/EachDtlPageDetail.do?idx_cd=2813

Australia

Australasian Legal Information Institute (Austlii): http://www.austlii.edu.au/

Each state and territory has different legislation. The following sites may provide a good starting point.

Law and justice: http://australia.gov.au/topics/law-and-justice

Mental Health Review Tribunal: https://www.mhrt.qld.gov.au/

Queensland Forensic Mental Health Branch: https://www.health.qld.gov.au/public-health/topics/mental-health

Victorian Institute of Forensic Mental Health, Forensicare: https://www.forensicare.vic.gov.au/

New Zealand

Department of Corrections: https://www.corrections.govt.nz/

Mason Clinic (Auckland Regional Forensic Psychiatry Services, including an e-learning package): https://www.healthpoint.co.nz/public/mental-health-specialty/mason-clinic-regional-forensic-psychiatry/at/mason-clinic/

Ministry of Health New Zealand: http://www.moh.govt.nz/

Ministry of Justice: http://www.justice.govt.nz/

Other useful sites

International Association of Forensic Nurses: https://www.forensicnurses.org/

Statistics New Zealand: http://archive.stats.govt.nz/browse_for_stats/snapshots-of-nz/yearbook/society/crime/corrections.aspx

World Health Organization Mental Health Atlas Project: https://www.who.int/mental_health/evidence/atlas/profiles/en/

● 참고문헌

Allnutt, S., Ogloff, J., Adams, J., et al., 2013. Managing aggression and violence: the clinician's role in contemporary mental health care. Aust. N. Z. J. Psychiatry 47 (8), 728 – 736.

Australian Bureau of Statistics, 2018. Prisoners in Australia 2018. http://www.abs.gov.au/ausstats/abs@.nsf/mf/4517.0. (Accessed 16 February 2019).

Australian Health Ministers' Advisory Council, 2006. National statement of principles for forensic mental health, 2006. Available: https://www.aihw.gov.au/getmedia/e615a500-d412-4b0b-84f7-fe0b7fb00f5f/National-Forensic-Mental-Health-Principles.pdf.aspx. (Accessed 25 February 2019).

Bennett, S., Farrington, D.P., Huesmann, L.R., 2005. Explaining gender differences in crime and violence: the importance of social cognitive skills. Aggress. Violent Behav. 10, 263 – 288.

Brooker, C., Fox, C., Barrett, P., et al., 2008. A health needs assessment of offenders on probation caseloads in Nottinghamshire and Derbyshire. University of Lincoln, Lincoln.

Canning, A., O'Reilly, S., Wressell, L., et al., 2009. A survey exploring the provision of carers' support in medium and high secure services in England and Wales. J. Forens. Psychiatry Psychol. 20 (6), 868–885.

Coffey, M., 2012. Negotiating identify transition when leaving forensic hospitals. Health 16 (5), 489–506.

Constantine, R., Petrila, J., Andel, R., et al., 2010. Arrest trajectories of adult offenders with a serious mental illness. Psychol. Public Policy Law 16 (4), 319.

Daffern, M., Maguire, T., Carroll, A., et al., 2015. Workplace violence: a focus on the mental health sector. In: Day, A., Fernandez, E. (Eds.), Violence in Australia: Policy, Practice and Solutions. The Federation Press, New South Wales, pp. 104–116.

Douglas, K., Guy, L., Hart, S., 2009. Psychosis as a risk factor for violence to others: a meta–analysis. Psychol. Bull. 135 (5), 679–706.

Egeressy, A., Butler, T., Hunter, M., 2009. 'Traumatisers of the traumatised': trauma experiences and personality characteristics of Australian prisoners. Int. J. Prison. Health 5 (4), 212–222.

Elias, S., 2009. Blameless babes. Annual 2009 Shirley Smith Address. Wellington Branch of the NZ Law Society, Victoria University, Wellington.

Fazel, S., Baillargeon, J., 2011. The health of prisoners. Lancet 377 (9769), 965–966.

Fazel, S., Grann, M., Carlstron, E., et al., 2009. Risk factors for violent crime in schizophrenia: a national cohort study of 1806 patients. J. Clin. Psychiatry 70 (3), 362–369.

Foulds, J.A., Monastario, E., 2018. A public health catastrophe looms: the Australian and New Zealand prison crisis. Aust. N. Z. J. Psychiatry 52, 1019–1020.

Freudenberg, N., Daniels, J., Crum, M., et al., 2005. Coming home from jail: the social and health consequences of community re–entry for women, male adolescents, and their families and communities. Am. J. Public Health 95, 1725–1736.

Hodgins, S., 2008. Violent behavior among people with schizophrenia: a framework for investigations of causes, and effective treatment, and prevention. Philos. Trans. R. Soc. Lond. B. Biol Sci. 363 (1503), 2505–2518.

Jackson, M., Hardy, G., 2011. ABI in the Victorian prison system. Department of Justice, Melbourne.

Livingston, J., Rossiter, K., Verdun–Jones, S., 2011. Forensic labelling: an empirical assessment of its effects on self–stigma for people with severe mental illness. Psychiatry Res. 188 (1), 115–122.

Maguire, T., Daffern, M., Bowe, S., et al., 2018. Risk assessment and subsequent nursing interventions in a forensic mental health inpatient setting: associations and impact on aggressive behaviour. J. Clin. Nurs. 27 (5–6).

Maguire, T., Young, R., Martin, T., 2012. Seclusion reduction in a forensic mental health setting. J. Psychiatr. Ment. Health Nurs. 19, 97–106.

Martin, T., Daffern, M., 2006. Clinician perceptions of personal safety and confidence to manage inpatient aggression in a forensic psychiatric setting. J. Psychiatr. Ment. Health Nurs. 13 (1), 90–99.

Martin, T., Maguire, T., Quinn, C., et al., 2013. Standards of practice for forensic mental health nurses: identifying contemporary practice. J. Forensic Nurs. 9 (3), 171–178.

Mason, T., Richman, J., Mercer, D., 2002. The influence of evil on forensic nursing practice. Int. J. Ment. Health Nurs. 11 (2), 80–93.

McKenna, B., Skipworth, J., Tapsell, R., et al., 2015. Prison mental health in–reach: the impact of innovation on transition planning, community mental health service engagement and re–offending. Crim. Behav. Ment. Health 25, 429–439.

McKenna, B., Thom, K., Simpson, A., 2007. Media coverage of homicide involving mentally disordered offenders: a matched comparison study. Int. J. Forensic Ment. Health 6 (1), 57–63.

Miles, H., Dutheil, L., Welsby, I., et al., 2007. 'Just say no': a preliminary evaluation of a three–stage model of integrated treatment for substance use problems in conditions of medium security. J. Forens. Psychiatry Psychol. 18 (2), 141–159.

Ogloff, J., Daffern, M., 2006. The dynamic appraisal of situational aggression: an instrument to assess risk for imminent aggression in psychiatric inpatients. Behav. Sci. Law 24, 799–813.

Prebble, K., Kidd, J., O'Brien, A., et al., 2011. Implementing and maintaining nurse–led healthy living programmes in forensic inpatient settings: an illustrative case study. J. Am. Psychiatr. Nurses Assoc. 17 (2), 127–138.

Simpson, A., Penney, S., 2011. The recovery paradigm in forensic mental health services. Crim. Behav. Ment. Health 21 (5), 299–306.

Timmons, D., 2010. Forensic psychiatric nursing: a description of the role of the psychiatric nurse in a high secure psychiatric facility in Ireland. J. Psychiatr. Ment. Health Nurs. 17, 636–646.

Wallace, C., Mullen, P., Burgess, P., 2004. Criminal offending in schizophrenia over a 25-year period marked by deinstitutionalisation and increasing prevalence of comorbid substance use disorders. Am. J. Psychiatr. 161 (4), 716–727.

Webster, C.D., Martin, M.L., Brink, J., et al., 2009. Short-Term Assessment of Risk and Treatability (START). St Joseph's Healthcare, Forensic Psychiatric Services Commission, Port Coquitlam, BC.

Young, A., 2006. Dual diagnosis and forensic care. Are the needs of service users being met? J. Psychiatr. Ment. Health Nurs. 13, 117–124.

INDEX

색인

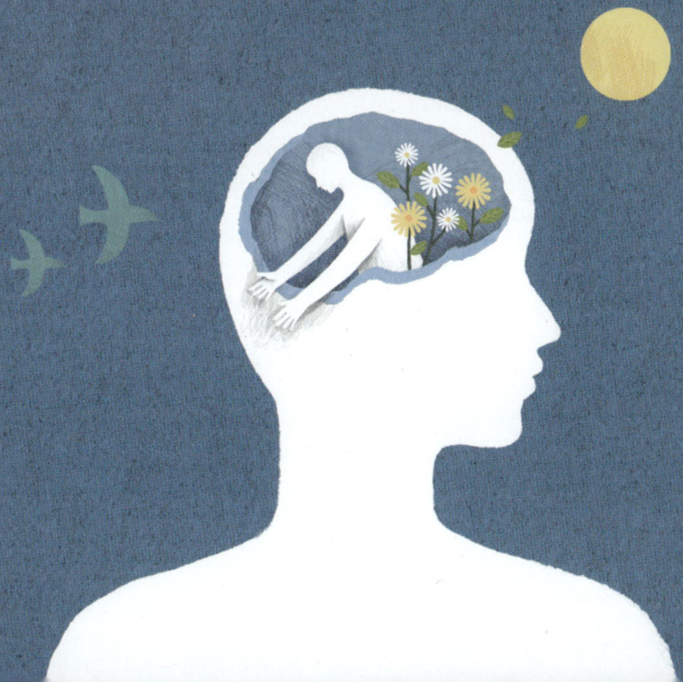

• 한글

ㄱ

가족 132
가족 낙인 136
가족 사정 367
가족 역할 463
가족 중심 실무 140
가족 회복탄력성 133
가족기반치료 376
가족력 193
가족치료 145
가족회복 138
가치 427
간단한 정신 테스트 점수 488
간이정신상태검사 487
간편정신상태 평정척도검사 567
간호 11
간호 접근 401
간호관찰 56
간호사 14
간호실무 14
갈란타민 547
감정노동 154
강박 101
강박장애 241
강점 기반 접근방식 133
강점 모델 78
강점 사정 202
강제 치료 100
강제이주 26
개인의 세계관 294
개인적 환경 487
건강 70
건강 문제 22
건강력 293
건강의 결정요인 487
건강정보이해력 485, 503
격리 96, 101
경계선 394
경계선 성격장애 397
경력전환 166
경제적 요인 26
경제적 환경 487
고령자 484
고령화 484
공감피로 156
공격성 594
공리주의 91
공존질환 236
공포증 489
공황발작 241
공황장애 241
과다수면장애 412
과민성 정신증 549
관계 70
관리 170
관리 프로세스 167
관음장애 437
관찰 330
광선요법 417
광장공포증 242
교대근무형 415
교육 170
교정치료 597
구강건강 222
국제 간호사회 13
국제질병분류 203
근무환경 167
근위요인 26
글래스고 혼수척도 330
금단 309, 319
금단긴장증 549
금연 218
급성 스트레스장애 247
급성기 치료환경 52
기도양압호흡기 417
기면증 413
기분 198
기분 안정제 299
기분안정제 538
기분조절장애 288
기억 199
기초적인 기능 사정 486
긴장증 265

ㄴ

낙인 29, 136, 282
남성성욕감퇴장애 435
내성 309
노르아드레날린 세로토닌 재흡수 억제제 538
노숙자 26
노인 우울 검사(간단형) 491
노인우울척도 간단형 488
노출장애 436
노화 484
니코틴 금단 325

ㄷ

다약제 사용 500
다학제팀 52
단계별 간호서비스 36
단계적 치료 모델 10
단기 정신병적 장애 267
단기중재 333
단짝 제도 164
당뇨병 213
대리 의사결정 103
대리외상 157
대마초 금단 324
대사증후군 212
대사증후군 570
대사증후군 선별검사 213
대상자 교육 550
대인관계 중재 298
대인관계 치료 97
대인관계치료 377
대처 75
데포 552
도네페질 547
도박중독 309
돌봄제공자 132
동기강화상담 333
동기면담 333
동기부여 377
동료 지원 62
동반장애 물질사용장애 337
동성애 433
두려움 232
두문자어 186
뒤쳐진 수면위상형 414
등록 199
디지털 정신건강 자원 253

ㄹ

라모트리진 539
롤런드 보편적 치매평가척도 487
루이소체 치매 494
리바스티그민 547
리버풀 대학교 신경이완제 부작용척도 543
리스페리돈 541, 544
리튬 289, 299, 538
리튬 독성 61

ㅁ

마찰도착장애 436
만성 신장질환 486
만성 심부전 485
만성질환 485
말기신질환 486
말비빔 265
망상 264
망상장애 267
맥락으로서의 자아 427
메만틴 547
메틸페니데이트 547
멘토링 165
면담 183
모노아민 산화효소 억제제 298, 536
무언어증 265
무의욕증 265

무절제한 섭식행동 366
무쾌감증 265
문화적 견해 295
문화적 문제 194
문화적 정체성 , 11
문화적 지원 254
물리적 환경 487
물질 남용 293
물질 사용이력 193
물질사용장애 316
물질유도성 정신병적 장애 267
물품음란장애 436
미덕 91

ㅂ

반향언어 265
발기장애 435
발달 문제 444
발달력 193
발생률 4
발프로에이트 539
범불안장애 239, 489
범진단적 치료 접근 253
법무병원 597
법의정신간호사 590
법의정신건강 590
법의정신건강서비스 590
법의정신의학 590
법정신건강 환경 53
벤조디아제핀 532
벤조디아제핀 금단 321
변증법적 행동치료 400
변태성욕장애 435
병식 199
보속증 265
복장도착장애 437
복측피개영역 312
부모-영아 심리치료 519
부부치료 519
부스피론 534
분류 201
불규칙한 수면-각성형 415
불면장애 412
불순응 548
불안 232
불안 반응 232
불안장애 234, 489
불안척도-7 238
브리케 증후군 422
비24시간 수면-각성형 415
비밀유지 98
비스테로이드성 소염제 539
비자발적 운동척도 542
비자발적 치료 97
비정상적인 비자발적 운동척도 543
빈곤 26

ㅅ

사건수면 415
사고 199
사례 공식화 200
사법기관 597
사정 180
사정도구 238
사정장애 435
사정지연 435
사회력 193
사회불안장애 243
사회생태학적 관점 25
사회성 부족 265
사회적 결정요인 25
사회적 관계망 294
사회적 및 문화적 요인 26
사회적 불이익 598
사회적 지원 566
사회적 지지 249
사회적 환경 487
산전 우울증 516
산후우울증 288
산후정신병 516
삼환계 항우울제 536
상급실무 169
상담 치료 241
상호 기대 55
상호작용 치료방법 400
선별검사 332
선택 가족 132
선택적 세로토닌 재흡수 억제제 537
선행 92
섬망 492
섭식장애 350
성 가치관 437
성 관련 장애 434
성 태도 재조정 438
성격 388
성격장애 388, 393
성기-골반 통증/삽입 장애 435
성기능부전 434
성반응주기 433
성별 불쾌감장애 437
성장 마인드셋 163
성적가학장애 436
성적피학장애 436
성정체성 28
성지향 433
성찰 153
세로토닌 증후군 547
소아성애장애 436
소진 156
속발성 정신증 549
수면 관련 환기 저하 414
수면-각성 장애 412
수면보행증 415
수면의 주기 408
수면평가 411
수용 427
수용전념치료 252, 427
수정판 사건충격척도 239
스트레스 69, 70, 232
스펙트럼 68
시계 그리기 테스트 488
식별정보 190
신경가소성 75
신경생물학 75
신경성 식욕부진증 350
신경성 폭식증 352
신경손상 486
신경이완제 541
신경이완제 악성증후군 542, 543
신대체요법 486
신어조작증 265
신체건강 294
신체건강 사정 196
신체이미지 363
신체증상장애 422
신체활동 220
심리교육 377
심리상태 70
심신 수련 160
심전도 549
심층 연기 155
심혈관질환 214

ㅇ

아동 450
아토목세틴 547
아편유사제 금단 321
아프가 점수 522
악몽장애 416
악행 금지 92
안지오텐신 전환효소 억제제 539
알로스태시스 137
알츠하이머병 494
알코올 금단 320
암페타민 금단 323
앞당겨진 수면위상형 415
야경증 416
약물 안전성 500
약물치료 378
양극성 장애 289
양성 및 음성 증후군척도 568
양성애 433

언어 199
언어의 점진적 안정화 582
에든버그 주산기 우울 측정도구 517
여성 극치감장애 435
여성 성적 관심/흥분 장애 435
역전이 398
연구 170
연령차별 484
연상이완 265
열린 대화법 269
염전성 심실빈맥 549
영성 295
영양 219
영양실조 360
영양재개증후군 371
영양재활 373
영양중재 220
영적 돌 160
영적 정체성 28
예일-브라운 강박장애 평정척도 239
올란자핀 541, 544
와해된 사고 265
와해된 행동 265
외모 198
외상 194
외상 후 성장 157
외상 후 스트레스 장애 245
우울증 289, 490
운동 221
원가족 132
원위요인 26
월경 전 불쾌장애 288
위기 72
위기 중재 398
위험 사정 202
유병률 4
육아 교육 프로그램 519
윤리원칙 91
윤리적 틀 90
음성증상 265
응급실 578
의무론 91
의미 만들기 159
의원성 277
의존 308
이성애 433
이야기치료요법 568
이웃 26
인간 중심의 접근방식 582
인구통계학적 요인 26
인보이스 269
인위성 장애 423
인정 248
인지강화제 547
인지교정 59
인지기능 사정도구 488
인지능력 503
인지적 탈융합 427
인지행동치료 252, 334
인지행동치료 417, 492
일반적 건강관리 162
일-생활 균형 158
일주기 리듬 수면-각성 장애 414
일지 189
일치 548
임상 슈퍼비전 165
임상검사 331
임상관리 프로세스 167
임상교육 164
임상실무 환경 168
임상촉진 164
입원 368
입원 기반 서비스 38

ㅈ

자기 낙인 136
자기결정 81
자기관리 400
자기연민 153, 160
자기인식 152
자문조정정신의학 24
자살 9, 497
자살 행동 96
자살충동 295
자율성 91
자조 프로그램 378
자폐증 470
자해 9
자해행동 394
재발 방지 279, 336
적극적인 행동 427
적응장애 247
전기경련요법 96, 299
전문간호사제도 54
전문성 개발 163, 164, 168
전문적 지지 166
전문적인 표준 182
전문직 과제 153
전문직 실무 88
전인적 자기돌봄 157
전환장애 423
절정기 433
정동 198
정상 수면 408
정신간호사 54
정신건강 4, 68, 565
정신건강 간호사정 183
정신건강 간호중재 271
정신건강 낙인 26
정신건강 스펙트럼 74
정신건강복지법 , 12
정신건강서비스 10
정신건강의 스펙트럼 68
정신과 분류체계 203
정신과 입원병동 38
정신과 치료 94
정신병 262
정신상태 23
정신상태 사정 197
정신상태 평가 331
정신약리학 94
정신의학적 진단 92
정신적 디스트레스 4
정신질환 73
정의 92
정체성 27
제2형 당뇨병 213, 486
제3자의 정보 190
제거행동장애 353
젠더 28
조기사정 435
조기지원 프로그램 164
조현병 264, 266, 496
조현병 스펙트럼 장애 266
조현양상장애 267
조현정동장애 267
종합 사정 190
주산기 516
주요 우울장애 288
주제이탈 265
중단증후군 549
중독 308, 316
중추성 수면 무호흡증 414
중추신경계 532
즉각 기억 199
지속적인 우울장애 288
지역사회 건강 36
지역사회 의료서비스 564
지역사회 정신건강환경 53
지지적 의사결정 103
지지정신치료 378
지프라시돈 544
직업-사람 일치 168
직업적 경계 98
직장 내 스트레스 154
직접 관찰 189
진단 201
진단검사 196
진단적 은폐 211
진정제 532
질병 22
질병불안장애 422
질병인식불능증 548

ㅊ

청소년 450
체중 증가 212
체질량치수 360
초이론적 변화모델 333
촉발 사건 72
출산 가족 132
치료적 의사소통 183, 274
치료적 자기이용 152
치매 493, 494
치매평가 487

ㅋ

카르바마제핀 539
칸나비노이드 금단 324
코넬 치매 우울증 척도 488
콜린에스테라제 억제제 547
쿠에티아핀 541, 544
클로르프로마진 541
클로자핀 541, 544, 545

ㅌ

토피라메이트 539
트라우마 32
트라우마 기반 간호 32
트라우마 기반 접근방 29
트라우마 노출 157
트라우마적인 출산 경험 523
특정 공포증 244

ㅍ

판단력 200
페노티아진 541, 543
평생학습 163
폐쇄성 수면 무호흡 저호흡증 413
폐해 최소화 337
폭력 26
폭식장애 352
표면 연기 155
표준화된 간이 정신상태검사 488
표준화된 사정도구 187
프레드니솔론 39
프로클로르페라진 541
프로프라놀올 534
프리셉터십 164

ㅎ

하지불안증후군 416
학교 54
합성 칸나비노이드 315
항경련제 539
항불안제 532
항우울제 298, 426, 535
항정신병 약물 275
항정신병약 426
항정신병제 541
항정신성 물질 314
항콜린성 약물 276
해결 중심 단기치료 582
해독 336
해리성 이론 268
해소기 433
행동 198
행동 문제 456
행위중독 309
현장실무 학습 164
현재 문제 190
현재력 191
현재를 살기 427
혈관성 치매 494
혈액투석 486
협력 처방 551
협력관계 78
협업 78
호흡기 장애 485
호흡기질환 221
혼동사정도구 493
환각 264
환경 26, 70
회복 138
회복 중심 간호 29
회복 중심 접근방식 32
회복 중심의 간호계획 279
회복탄력성 138, 153, 161
흡연 216
흥분기 433

기타

1차 보건 10
1차 보건서비스 36
1차 보건의료 564
3시간 규칙 374
7 items anxiety scale, GAD-7 238

• 영문

A

Abnormal Involuntary Movements Scale, AIMS 542, 543
acceptance 427
Acceptance and commitment therapy, ACT 427
acute stress disorder, ASD 247
adjustment disorder, AD 247
advanced practice 169
Advanced Sleep Phases Type 415
agoraphobia 242
allostasis 137
alogia 265
Angiotensin converting enzyme inhibitors, ACEI 539
anhedonia 265
anosognosia 548
anxiety disorders 489
Apgar score 522
asociality 265
atomoxetine 547
Autism 470
avolition 265

B

baseline assessment of function 486
bbreviated Mental Test Score 488
being present 427
bisexuality 433
brief intermittent psychosis 267
Brief Psychiatric Rating Scale 567
Briquet syndrome 422
buddying 164
burnout 156
Buspirone 534

C

carbamazepine 539
Cardiovasular disease, CVD 214
career transitions 166
catatonia 265
CBT 492
CBT–E 376
central nervous system, CNS 532
Central Sleep Apnea, CSA 414
chlorpromazine 541
Circadian Rhythm Sleep–Wake Disorder 414
clinical facilitation 164
clinical management processes 167
clinical supervision 165
clinical teaching 164
Clock Drawing Test 488
clozapine 541, 544
Cognitive Behavioral Therapy, CBT 417
cognitive defusion 427
cognitive–behavior therapy 492
committed action 427
compassion fatigue 156
Concordance 548
Confusion Assessment Method 493
conversion disorder 423
Cornell Scale for Depression in Dementia 488
countertransference 398
cultural 26

D

delayed ejaculation 435
Delayed Sleep Phase Type 414
Delta–9–tetrahydrocannabinol, THC 315
delusional disorder 267
delusions 264
demographic 26
dependence 307
Depot 552
Depression 490
derailment 265
detoxification 307
diagnostic overshadowing 211
disorganised behaviour 265
disorganised thinking 265
dissociachotic theory 268
donepezil 547
DSM–5 203

E

early graduate programs 164
echolalia 265
economic 26
education 170
electrocardiography, ECG 549
emotional labour 154
Enhanced Cognitive Behaviour Therapy, CBT–E 376
environmental 26
erectile disorder 435
excitement stage 433
exhibitionistic disorder 436
exposure to trauma 157

F

factitious disorder 423
female orgasmic disorder 435
female sexual interest/arousal disorder 435
fetishistic disorder 436
forced migration 26
frotteuristic disorder 436

G

GAD–7 238
galantamine 547
gender 28
gender dysphoria 437
generalised anxiety disorder, GAD 239
genito–pelvic pain/penetration disorder 435
Geriatric Depression Scale–short form, GDS 488
Glasgow Coma Scale 330
growth mindset 163

H

hallucinations 264
harm reduction 307
heterosexuality 433
homosexuality 433
Hypersomnolence Disorder 412

I

iatrogenesis 277
ICD–11 203
illness anxiety disorder 422
immediate memory 199
Impact of Event Scale–Revised, IES–R 239
Insomnia Disorder 412
intoxication 307
Irregular Sleep–Wake Type 415

J

job – person fit 168

L

lamotrigine 539
LGBTIQ+ 28
Lifelong learning 163
Lithium 538
Lithium carbonate 289, 299
Lithium carbonate 538
Liverpool University Neuroleptic Side Effect Rating Scale, LUNSERS 543
loose associations 265

M

male hypoactive sexual desire disorder 435
management 170

management processes 167
MAOI 298
Maudsley Model of Anorexia Nervosa Treament for Adults, MANTRA 377
meaning making 159
memantine 547
mental health stigma 26
mentoring 165
methylphenidate 547
Mini-Cog 488
Mini-Mental State Examination, MMSE 487
Monoamine Oxidase Inhibitors, MAOI 536
motivational interviewing 333
mutual expectation 55

N

Narcolepsy 413
negative symptoms 265
neighbourhood 26
neologism 265
neuroleptic malignant syndrome, NMS 542
Night Terrors 416
nightmare disorder 416
Non 24 hour Sleep-Wake Type 415
nonsteroidal anti-inflammatory drugs, NSAIDs 539
Noradrenalin Serotonin Reuptake Inhibitors, NSRI 538
NREM 수면 409

O

OARS 334
obsessive-compulsive disorder 241
Obstructive Sleep Apnea Hypopnea 413
olanzapine 541, 544
open dialogue therapy, ODT 269
orgasmic stage 433

P

panic disorder, PD 241
paraphilic disorders 435
Parasomnia 415
Patient Health Questionnaire 491
pedophilic disorder 436
perseveration 265
phenothiazine 541
phenothiazines 543
phototherapy 417
Positive Airway Pressure, PAP 417
Positive and Negative Syndrome Scale 568
post-traumatic growth 157
Post-traumatic stress disorder, PTSD 245
poverty 26
Power Threat Meaning Framework, PTM 268
preceptorship 164
prednisolone 39
premature ejaculation 435
prn 투여 547
prochlorperazine 541
professional development 163
Propranolol 534
Psychoeducation 248
Purging disorder 353

Q

QT 간격 549
quetiapine 541, 544

R

rapid-onset psychosis 549
reflection 153
registration 199
REM 수면 409
research 170
resilience 133, 153, 161
resolution stage 433
restless legs syndrome, RLS 416
restraint 96
risperidone 541, 544
rivastigmine 547
Rowland Universal Dementia Assessment Scale, RUDAS 487

S

Safewards 55
schizoaffective disorder 267
schizophrenia 266
schizophreniform disorder 267
seclusion 96
Selective Serotonin Reuptake Inhibitors, SSRI 537
self as context 427
self-awareness 152
self-compassion 153, 160
severe mental illness, SMI 210
sex response cycle 433
sexual dysfunction 434
sexual masochism disorder 436
sexual orientation 433
sexual sadism disorder 436
Shift Work Type 415
Sleep-Related Hypoventilation 414
sleepwalking 415
social 26
social anxiety disorder, SAD 243
somatic symptom disorder 422
specific phobia 244
Standardised Mini Mental-State Examination 488
Substance-induced psychotic disorder 267

T

talking therapies 241
tolerance 307
topiramate 539
torsades de Pointes 549
Trans-theoretical Model of Change 333
transvestic disorder 437
trauma-informed care 77

U

UCLA Loneliness Scale 488
UCLA 외로움 척도 488

V

validation 248
valproate 539
value 427
ventral tegmental area 312
vicarious traumatisation 157
violence 26
voyeuistic disorder 437

W

WHO 8
withdrawal 307
withdrawal catatonia 549
word salad 265
work environments 167
workplace stress 154

Y

Yale-Brown Obsessibe-Compulsive Scale, Y-BOCS 239

Z

ziprasidone 544

편집위원

강경화 청운대학교
강문희 충남대학교
김희숙 경북대학교
민지영 제주한라대학교
송지현 제주한라대학교
안영미 백석대학교
오은희 백석문화대학교
원미라 대원대학교
유영미 백석대학교
유진희 경인여자대학교
이윤주 재능대학교
장미희 경희대학교
허 정 전)김천대학교

집필진

권은진 부천대학교
김경미 강동대학교
김미자 대전과학기술대학교
김은주 대전대학교
김지인 순천대학교
박경란 한림성심대학교
서유진 동의대학교
손정아 강서대학교
시은아 강동대학교
신경숙 대경대학교
윤영주 문경대학교
채공주 한림성심대학교
최명희 위덕대학교

정신간호학 II

2024년 3월 7일 초판 발행
2025년 2월 20일 2판 발행

저　　자 안영미 외
발 행 인 배영환 외
발 행 처 도서출판 의학교육
등록번호 제 2013-114 호
주　　소 서울시 영등포구 영중로 138-1(영등포동 8가 80-2) 드림프라자 B 901호
Tel 02) 2637-4806, 4863 Fax 02) 2637-4807
홈페이지 www.medipub.co.kr
E - mail okpress1208@naver.com
정　　가 65,000원(세트)
I S B N 979-11-6127-248-1 94510(세트)
979-11-6127-250-4 94510